U0880170

中医名家名师讲稿丛书

第一辑

李德新中医基础理论讲稿

李德新　编著

人民卫生出版社

图书在版编目（CIP）数据

李德新中医基础理论讲稿/李德新编著. —北京：人民卫生出版社，2008. 1

（中医名家名师讲稿丛书·第一辑）

ISBN 978-7-117-09508-2

Ⅰ. 李…　Ⅱ. 李…　Ⅲ. 中国医药学　Ⅳ. R2

中国版本图书馆 CIP 数据核字(2007)第 183483 号

人卫社官网	www.pmph.com	出版物查询，在线购书
人卫医学网	www.ipmph.com	医学考试辅导，医学数据库服务，医学教育资源，大众健康资讯

中医名家名师讲稿丛书·第一辑

李德新中医基础理论讲稿

著　　者：李德新
出版发行：人民卫生出版社(中继线 010-59780011)
地　　址：北京市朝阳区潘家园南里 19 号
邮　　编：100021
E - mail：pmph @ pmph. com
购书热线：010-59787592　010-59787584　010-65264830
印　　刷：三河市尚艺印装有限公司
经　　销：新华书店
开　　本：705 × 1000　1/16　**印张**：36　**插页**：2
字　　数：646 千字
版　　次：2008 年 1 月第 1 版　2024 年 11 月第 1 版第 17 次印刷
标准书号：ISBN 978-7-117-09508-2/R · 9509
定　　价：58. 00 元
打击盗版举报电话：010-59787491　E-mail：WQ @ pmph. com
（凡属印装质量问题请与本社市场营销中心联系退换）

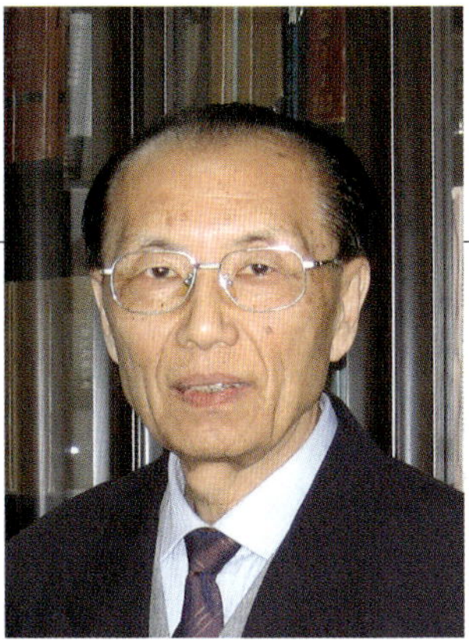

作者简介

李德新，1958年于辽宁中医学院（现为辽宁中医药大学）毕业，留校任教至今，长期从事中医的教学、科研和医疗工作，为本科生、硕士生、博士生、进修生讲授了中医基础理论、中医诊断学、中医内科学、中医科研方法学、伤寒论方药析义、中医与周易等课程。从高等中医院校开设中医基础理论课程之日始迄今，一直致力于中医基础理论的教学与研究工作。出版了专著《实用中医基础学》（辽宁科学技术出版社，1985），主编了高等中医院校函授教材《中医基础理论》（湖南科学技术出版社，1985）、全国高等教育自学考试指定教材《中医基础理论》（中国中医药出版社，2000）、全国高等中医药院校成人教育教材《中医基础理论》（湖南科学技术出版社，2001）、全国中医药院校21世纪课程教材《中医基础理论》（人民卫生出版社，2001）。

出版者的话

自20世纪50年代始，我国高等中医药院校相继成立，与之相适应的高等中医教育事业蓬勃发展，中医发展史也掀开了崭新的一页，一批造诣精湛、颇孚众望的中医药学专家满怀振兴中医事业的豪情登上讲坛，承担起传道、授业、解惑的历史重任。他们钻研学术，治学严谨；提携后学，不遗余力，围绕中医药各学科的建设和发展，充分展示自己的专业所长，又能结合学生的认识水平和理解能力，深入研究中医教学规律和教学手段，在数十年的教学生涯中，逐渐形成了自己独特的风格，同时，在不断的教学相长的过程中，他们学养日深，影响日广，声誉日隆，成为中医各学科的学术带头人，中医教育能有今日之盛，他们居功甚伟，而能够得到各位著名专家的教诲，也成为莘莘学子的渴望，他们当年讲课的课堂笔记，也被后学者视为圭臬，受用无穷。

随着中医事业日新月异的发展，中医教育又上升到新台阶。当今的中医院校中，又涌现出一大批优秀教师。他们继承了老一辈中医学家的丰富经验，又具有现代的中医知识，成为当今中医教学的领军人物。他们的讲稿有着时代的气息和鲜明的特点，沉淀了他们多年的学术思想和研究成果。

由于地域等原因的限制，能够亲耳聆听名家、名师授课的学生毕竟是少数。为了惠及更多的中医人，我们策划了"中医名家名师讲稿丛书"，分辑陆续出版，旨在使后人学有所宗。

第一辑(共13种)：

《任应秋中医各家学说讲稿》
《任应秋内经研习拓导讲稿》
《刘渡舟伤寒论讲稿》
《李今庸金匮要略讲稿》
《凌耀星内经讲稿》
《印会河中医学基础讲稿》
《程士德中医学基础讲稿》
《王绵之方剂学讲稿》
《王洪图内经讲稿》
《李德新中医基础理论讲稿》
《刘景源温病学讲稿》
《郝万山伤寒论讲稿》
《连建伟金匮要略方论讲稿》

丛书突出以下特点：一是权威性。入选名家均是中医各学科的创始人或重要的奠基者，在中医界享有盛誉；同时又具有多年丰富的教学经验，讲稿也是其数十载教学生涯的积淀。入选名师均是全国中医药院校知名的优秀教师，具有丰富的教学经验，是本学科的学术带头人，有较高知名度。二是完整性。课程自始至终，均由专家们一人讲授。三是思想性。讲稿围绕教材又高于教材，专家的学术理论一以贯之，在一定程度上可视为充分反映其独特思想的专著。四是实践性。各位专家都有丰富的临床经验，理论与实践的完美结合能给读者以学以致用的动力。五是可读性。讲稿是讲课实录的再提高，最大限度地体现了专家们的授课思路和语言风格，使读者有一种亲切感。同时对于课程的重点和难点阐述深透，对读者加深理解颇有裨益。

在组稿过程中，我们得到了来自各方面的大力支持，许多专家虽年事已高，但均能躬身参与，稿凡数易；相关高校领导也极为重视，提供了必要的条件。在此，对老专家们的亲临指导、对整理者所付出的艰辛努力以及各校领导的大力支持，深表钦佩，并致以诚挚的谢意。

人民卫生出版社

2007 年 12 月

前言

中医学以中医药理论与思维方法为指导，是研究人类生命、健康、疾病及其预防、诊断、治疗、康复和保健的医学科学，是人文社会科学与自然科学相交叉、融合、统一的综合学科。它充分体现出中国传统文化的背景和特点，是世界科学史上一颗罕见的明珠，具有复杂性科学的基本特征。

中医基础理论，作为中医学范畴的学科而言，是研究和阐明中医学的基本概念、基本知识、基本原理和基本规律的系统化了的理性认识。它以中国古代哲学气一元论和阴阳五行学说作为构建理论体系的世界观和方法论，并直接引用气、阴阳、五行、形神、体用、天人关系等哲学范畴和学说，去阐明医学科学的理论问题，把哲学与医学熔铸成一个不可分割的有机整体，具有鲜明的哲理性特征，是中国传统文化的科学观念、科学精神和科学思维的最完美、最典型的表现形态。中医基础理论从天、地、人三才一体的整体观念出发，以人为研究的主体，将自然科学与人文社会科学融为一体，天文地理，杂于其内；社会人文，融于其中，内容深邃，范围广泛。它是在实践基础产生并经过实践检验和证明的科学理论形态，是对生命、健康、疾病的本质性、规律性的正确反映。它是以气、阴阳、五行为科学观和方法论，由脏象、经络、气血精津液、体质、病因、病机、养生、预防、治则、五运六气等，按系统性原则构建起来的具有一定层次结构的复杂的知识体系。它以抽象思维和意象思维为主要思维方式，具有系统性、整体性、非线性、复杂性科学思维的特色。

科学理论系统是一定历史条件下的产物。任何科学理论既有客观性、绝对性的一面，又有条件性、相对性的一面。中医基础理论也毫不例外。随着科学实践的不断发展和人们认识的逐步深入，中医基础理论必将在继承与创新的辩证运动中，进一步充实、完善、更新，成为崭新的科学知识体系。

中医基础理论，作为一门教学课程而言，是指高等中医药教育中医专业教学计划中的一门基础医学学科，属专业基础课程。如果说中医学是一座科学大厦，那么中医基础理论便是这座科学大厦的基础。

本人应国家中医药管理局之邀，讲授了“中医药现代教育示范课程”《中医基础理论》，并制成了 VCD。中医药现代教育示范课程，选用 21 世纪课程教材《中医基础理论》(人民卫生出版社,2001)作为教材进行讲授。本书是以此为基础,,结合本人数十年的教学经验而编写的,补充介绍了五运六气的基本知识,使中医基础理论的知识体系更臻完善。在编写过程中,充分吸收了《中医药常用名词术语辞典》(李振吉主编,中国中医药出版社,2001),《中华人民共和国国家标准·中医基础理论术语》(李德新为标准起草技术负责人并执笔),《中医药学名词》(全国科学技术名词审定委员会公布,科学出版社,2004)等的研究成果,力求体现中医学理论的学术特色和优势,反映本学科领域的发展现状和趋势,对教学难点和疑点进行深入地分析、阐述,适当地接触学科前沿,注意理论联系实际,引发跨学科的思考和学习的兴趣,培养学生的创新意识、创新思维和创新能力,努力把中医学独特的科学思想和科学思维方法渗透于教学内容之中,使学生在学习中医基础理论科学知识的过程中,树立中医学的科学观,培养中医学的科学精神和掌握中医学的思维方法。

本书采用讲稿的形式,既不同于教材,又有别于学术讲座,有意保留讲课的语气和文风,力求体现出"讲"的现场感和作者的治学风格。

中医学博大精深,中医基础理论的学习固难,而教尤难,精通更难。为人师者,学为人师,行为世范,传道授业解惑,誓焚膏油以继晷,恒兀兀以穷年,口不绝吟于《素》、《灵》经典之文,手不停于中外百家之编,皓首穷经,躬身践履,熔铸古今,汇通中西,与时俱进,开拓创新。

李德新

2007年6月于辽宁中医药大学

目录

绪　论

中国医药学具有数千年悠久的历史，是中国人民长期同疾病作斗争的极为丰富的经验总结，是我国文化遗产的一个重要组成部分。它是在中国古代的唯物论和辩证法思想的影响和指导下，以气一元论和阴阳五行学说为世界观和方法论，通过长期的医疗实践检验和证明，逐步形成并发展成为具有复杂性科学特征的独特的医学科学，为中国人民保健事业和中华民族的繁衍昌盛做出了巨大的贡献，不愧是我国和世界科学史上一颗罕见的明珠。

一、中医学与中医学理论体系

(一)中医学

1. 科学的含义

什么是科学？科学的本质是什么？“科学”一词源于拉丁语的“Seientia”。在古代、中世纪和近代社会，“Seientia”一词是指揭示一般真理和必然真理的结论，主要是指自然科学。今天，“科学”一词的意义进一步扩展了，人们对科学有各种不同的解释。一般认为，科学的完整含义包括：科学是一种知识累积的传统，是一种社会建制，是一套方法，是第一生产力，即维持和发展生产的主要因素，是一种重要的观念来源和精神因素。

作为知识体系言，科学是“运用范畴、定理、定律等思维形式反映现实世界各种现象的本质和规律的知识体系。社会意识形态之一。”(《辞海》1999版)科学是认识和知识相统一的复合体，是由众多学科和交叉学科构成的多层次的庞大系统。

2. 中医学

医学，又称医学科学，是“研究人体过程以及防治疾病的科学体系。”(《辞海》1999 版)我国医学有传统医学和现代医学两个医学体系。前者主要指中医学，后者指西医学。医学属自然科学与社会科学等相结合的综合学科。

中医学是以中医药理论为指导，研究人的生命、健康及疾病的预防、诊断、治疗、康复的医学科学。它蕴含着中国传统文化的丰富内涵，充分体现出中国传统文化的背景和特点，体现了人文社会科学与自然科学的统一，具有复杂性科学的特征。中医学是由基础、临床、预防、康复等众多学科和交叉学科构成的庞大的学科系统。中医基础理论学科是中医学的学科系统的基础。

（二）中医学理论体系

1. 理论体系

理论是概念、原理的体系，是系统化的理性认识，具有全面性、逻辑性和系统性的特征。体系是由有关事物互相联系、互相制约而构成的一个整体。科学理论是在社会实践基础上产生，并经过实践检验和证明的理论，是客观事物本质的、规律性的正确反映。科学理论体系是由基本概念、基本原理或定律和具体的科学规律三个基本知识要素组成的完整体系。

2. 中医学理论体系

中医学属于科学的一个子系统，是由众多理论构成的多层次的系统。在逻辑上，科学及学科是种属关系，学科是科学的子系统。中医学理论体系是由中医学的基本概念、基本知识、基本原理，以及按照中医学逻辑演绎程序组织而成的，是以中国古代的唯物论和辩证法思想，即以气一元论和阴阳五行学说为哲学基础，以整体观念为指导思想，以脏腑经络的生理和病理为核心，以辨证论治为诊疗特点的医学理论体系。

在现代科学时期，科学的发展把分析与综合有机地联系起来，高度分析的基础上又高度综合。诚如量子论的创始人德国科学家马克思·普朗克所言“科学是内在的整体，被分解为单独的部门不是取决于事物的本质，而是取决于人类认识能力的局限性。实际上存在着由物理学到化学，通过生物学和人类学到社会科学的链条。科学知识体系具有整体化的本质。整体观念是中医学科学思想的核心，中医学理论体系远在古代科学时期，便充分地体现出科学知识体系的整体化本质。中医学虽属中国古代科学范畴，但其医学模式、理论特征和实践经验，却体现了现代科学的科学思想和科学精神，对未来医学科学的发展，具有重要的科学意义。

二、中国传统文化与中医学

（一）中国传统文化概述

1. 中国传统文化的概念

文化，广义指人类在社会实践过程中所获得的物质、精神的生产能力和创造的物质、精神财富的总和。狭义指精神生产能力和精神产品，包括一切社会意识形成，自然科学、技术科学、社会意识形态。

中国文化是指在中华人民共和国疆域内，从古至今，世代相传的，以汉族为主体的56个民族共同创造的文化，具有以汉族为主体的中华民族的共同民族特点。传统是指沿传下来的思想、文化、道德、风俗、艺术、制度以及行为方式等。传统是一个不断分析扬弃和综合创造的无限进程。

中国传统文化是指在中国文化历史发展过程中，自夏、商、周以来至鸦片战争前，中国奴隶社会和封建社会时期的文化（有的认为可延至“五四”新文化运动前），是由历史沿革而来的，世代相传的，具有中华民族特色的文化。

2. 中国传统文化的精神

中国传统文化是在中国特定的地理、经济和社会背景下形成和发展的，其核心精神为“致中和”。这种中和精神，是中国古代人们追求的最高目标、最高境界。这是一种普遍和谐的观念，包括自然的和谐、人与自然的和谐、人与人的和谐、人身心内外的和谐。“乾道变化，各正性命，保合太和，乃利贞。”（《易·乾卦·彖辞》）天地大化流行，万物各得其正，保持完满和谐，天地万物就能顺利发展。最完善的和谐称之为“太和”。“太和，和之至也。”（《张子正蒙注》）

它主要体现在：

（1）在人与自然关系上，就是要做到“天人合一”。“天人合一”思想，是中国传统文化精神的主导观念。无论是儒、道、佛、墨，还是法、兵、农、医等各家，均以“天人合一”为出发点和归宿。

（2）在人与社会关系上，就是要做到人伦和谐，即人际关系融洽、和谐、和睦，以和为贵，即“人和”。这种中和精神，培养了中华民族仁爱温良，平和宽大的品格，反映了中华民族崇尚团结，热爱和平的价值观念。

中国现代哲学大师张岱年教授认为，中国文化传统的基本精神的主要内涵为天人合一、以人为本、刚健有为、以和为贵。

3. 中国传统文化的特征

（1）整体性：中国传统文化把宇宙看成是一个天人合一的和谐整体，人—自然—社会是一个有机整体，善于从整体上认识世界，把握事物，重视事物之间的联系和发展，具有强烈的整体意识。这就是中国传统文化的整体观念。从整体上研究复杂体系是中国传统科学文化的基本特点。

（2）人文性：中国传统文化特别重视人的伦理道德，在哲学、宗教、文学、艺术等各种文化形态中，传统伦理思想处于中心地位，起着支配作用。重视修身，以修身为本，是中国传统道德的基本特点。修身是齐家、治国、平天下的前提和根本。主张通过自身的修养和学习，成为高尚的有理想的人。中国传统文化立身、齐家、治国安邦的道德规范，培育了中华民族积极进取、坚韧不拔、大公无私、勤俭仁爱、廉洁奉公、敬老扶幼等美德。

（3）承传性：中国传统文化重视传统的继承，认为继承是延续的前提。因此，中国传统文化的发展始终有着一以贯之的承传性。在学术上，讲究“道统”、“师承”，视先秦典籍为判断是非的经典。这种承传性的特征，使中华民族丰富而悠久的文化传统从古至今，一脉相承，表现出鲜明的统一性和连续性。

中医学是中国传统文化的重要组成部分，渗透着中国传统文化的基本精神和基本特征。我们习惯上将中医学称之为中国传统医学，在此，传统是指中国优秀的文化传统，而不是古代落后和保守的同义语。因此，中医学是中国传统医学，应理解为中医学是具有中国优秀文化传统的医学科学。

（二）中医学的文化特征

1. 天、地、人三才一体的整体观

中医学认为，天文、地理、人事是一个有机整体。天人合一，形神一体。人类生活在自然界和人类社会之中。人既有自然属性，又有社会属性。中医学从人与自然、社会的关系上去认识生命、健康和疾病问题，重视自然、社会和心理因素的作用，形成了人（生物、心理）—自然—社会的整体医学模式，强调上知天文，下知地理，中知人事，方可以为医。这是中国传统文化的大一统的整体观的体现。

2. 人命至重以人为本的医德观

中国传统文化的人文精神在于以人为本，强调人的主体地位，一切为了现实的、具体的人。基于这种人文精神，中医学认为，“天覆地载，万物悉备，莫贵于人”。“人命至重，贵于千金”，把人的生命价值视为医学的出发点和归宿。维护和保障病人的生命和健康是医生的神圣职责。把不为名利，无欲无求，潜心医术，志存救济，仁爱至尊，认真负责作为医德的标准。这是一种人道主义的救死扶伤精神，是中国传统文化关于人伦和谐价值观的体现。

3. 阴平阳秘、动静互涵的恒动观

天地万物本原于一气，人之生死由乎气。运动是气的根本属性。阴阳的对立统一是气运动的根本原因。人体是一个不断发生着升降出入的形气转化运动的机体。阴平阳秘，精神乃治，动静有常，互涵平衡，意味着健康。运动贯穿于生命过程的始终。中医学非常重视用运动变化的观点，来认识健康与疾病，指导防病治病，延年益寿。这是中国传统文化动静平衡观的体现。

4. 未病先防既病防变的防治观

中医学主张“不治已病，治未病”，强调未病先防，既病防变，与其治疗于有病之后，不如摄养于未病之先。生长壮老已是生命运动的自然法则。人不可能长生不老，也不能“返老还童”，但是注意调摄，则可以防止未老先衰而益寿延年。这种预防为主的医学思想，是中国传统文化中防微杜渐的忧患意识的具体体现。

(三)中国古代哲学、自然科学、社会科学与中医学

1. 中国古代哲学与中医学

哲学是理论化、系统化的世界观和方法论,是关于自然界、社会和人类思维及其发展的最一般规律的学问。科学的形成和发展离不开哲学,要受着哲学思想的支配和制约。中国古代哲学浓缩地反映出中华民族的特有传统,决定了秦汉以来中国传统文化的发展方向和演变轨迹,为中医学的形成和发展奠定了坚实的哲学基础。中医学以中国古代朴素的唯物论和辩证法思想,即以气一元论和阴阳五行学说为世界观和方法论,构建自身的理论体系,运用哲学的概念和范畴去阐明医学中的一系列问题,并贯穿于中医学理论体系的各个方面,使气一元论和阴阳五行学说成为中医学理论体系的重要组成部分。中国古代哲学天人合一,以人为本,人伦和谐的天人观和价值观念,以及系统辩证思维(如整体思维,对待思维,变易思维和中庸思维)的科学思维方式,对中医学的医学观和方法论的形成和发展起到了决定性的作用。

2. 中国古代自然科学与中医学

自然科学是研究自然界的物质形态、结构、性质和运动规律的科学,一般把现代自然科学分为基础科学、技术科学或应用科学和工程科学三大类。中国古代的自然科学,如天文学、历法学、气象学、物候学、地理学、地质学、植物学、动物学、解剖学、生理学、心理学等学科知识,为中医学认识自然和生命运动的规律奠定了科学基础。其中,古代解剖学对中医学探究生命运动、健康与疾病等问题起着至关重要的作用。《黄帝内经》、《难经》关于内脏器官的形态、位置、大小、容积和重量等记载,特别是对消化系统的描述,是相当丰富和准确的,与现代解剖学十分相近。在《黄帝内经》中,已明确提出“解剖”一词,其心、肝、脾、肺、肾、大小肠、膀胱等脏器名称,迄今还为我国现代解剖学和现代医学所沿用。《黄帝内经》可以视为世界上最早的人体解剖学。恩格斯说:“没有解剖学就没有医学。”中国古代的解剖学成就为中医学认识生命、健康和疾病问题奠定了形态学基础。

3. 中国古代社会科学与中医学

社会科学是研究社会现象的科学,其任务是研究并阐述各种社会现象及其发展规律。一般属于上层建筑的意识形态范畴(语言学等除外),包括政治、法律、道德、艺术、宗教等。科学是一种社会现象,科学活动总是在一定的社会环境中进行的。社会生产、政治、军事、法律、道德、宗教、美学、艺术等社会环境要素,对科学的发展有着重大影响。其中,尤以科学伦理对科学发展的影响为大。科学伦理规范规定着中医学沿着正确、健康的方向发展。科学伦理规范是科学观念和道德的规范,是从观念和道德层面上规范人们从事科学

活动的行为准则，其核心问题就是不损害人类的生存条件（环境）和生命健康，保障人类的切身利益，促进人类社会的可持续发展。中国传统文化的精神基础是伦理，重视人伦和谐，强调“仁者爱人”，以“和”为贵。以和为贵思想是中华民族核心的价值观念，注重人与人之间的和谐共处，注重人与环境之间，以及不同事物之间的和谐统一。在伦理上，把道德修养放在首位。把“爱人”作为根本的道德准则。它规定着中医学的科学伦理规范。中医学强调，在天、地、人三才之内，唯人最贵，不仅注重天人之间、形神之间的和谐统一，而且视人的生命至尊至贵。仁爱救人是医德的基本原则，所谓“医乃仁术”。医生应加强自己的道德修养，具有普济众生，恻隐仁爱之心，处处为病人着想，以不计名利、全力救治、潜心医道、认真负责作为医德的标准。“如此可为苍生大医，反此则是含灵巨贼。”（《千金要方・大医精诚》）人生活在社会中，不断地与外界环境发生联系，相互作用。自然环境和社会经济因素、心理因素、文化因素、生活行为方式等与人类的健康和疾病有着密切关系。中医学“以人为本”的医学观，不仅注重人的生物属性，而且尤为重视人的社会属性，从形体—神志—环境，即生物—心理—环境的和谐统一，来认识健康与疾病的问题。在环境因素中，尤为强调社会环境因素对人类健康和疾病的影响，并以此来指导医学科学的实践活动。

三、中医学理论体系的形成和发展

（一）中医学理论体系形成

1. 中医学理论体系形成的条件

科学是一种社会现象，它不能游离于社会之外而孤立地存在与发展。科学体系是社会的一个子系统，它要与社会其他子系统之间发生物质、能量和信息的交换，社会为科学的形成与发展提供了充分的必要的条件。科学理论是以科学事实为基础而构建的特殊体系，科学理论的概念、定律、原理等知识元素构成了科学理论的结构。

先秦两汉时期，中国传统文化比较发达，哲学、社会科学、自然科学，特别是生物科学，均取得了非凡的成就，为中医学理论体系的形成奠定了自然观、方法论和医学观的基础。在气、阴阳、五行哲学思想的指导下，以天人合一的系统整体观，运用朴素的辩证的科学思维方式，对以往的医药学实践经验和生物科学，特别是解剖学、生理学等科学事实进行系统地总结、概括，形成了中医学的概念、规律、原理等理论结构，从而初步建立了中医学的科学理论体系。中医学的科学理论，体现了中国传统文化的背景和特征，是具有中国特色的医学理论。中医学是中国古代科学技术的重要组成部分，是中国传统文化的珍品，它不仅在当时世界上独领风骚，保持着西方所望尘莫及的科学水平，而且在现代科学技术飞速发展的当今时代，仍然显示着其自身的科学价值。

2. 中医学理论体系形成的标志

《黄帝内经》、《难经》、《伤寒杂病论》和《神农本草经》，共同标志着中医学理论体系的初步形成。

《黄帝内经》，包括现存的《素问》和《灵枢》两部分。原书各9卷，每卷9篇，各为81篇，合计162篇。《黄帝内经》大约是战国至秦汉时期，许多医家进行搜集、整理、综合而成，并非一时一人之手笔。该书在气一元论和阴阳五行学说指导下，全面而系统地论述了人体的解剖、生理、诊断、治疗及预防养生等，其内容包括脏象、经络、病因、病机、诊法、辨证、治则、病证、针灸和汤液治疗等，奠定了中医学的理论基础，确立了天、地、人三才一体的整体医学模式，建立了中医学的理论体系。它首次系统地将气一元论和阴阳五行学说引入医学领域，使之成为构建中医学理论体系的世界观和方法论，并成为中医学理论体系的重要组成部分。《黄帝内经》的问世，标志着中医学由单纯积累经验的阶段，发展到系统的理论阶段，它为中医学的发展提供了理论指导和依据。《黄帝内经》不仅在医学上有很多的成就，成为医学的经典之作，而且用医学科学的成果，深入地探讨了中国古代哲学关于气、阴阳、五行、天人合一、形神、体用等一系列重大命题，为中国古代哲学的发展，也做出了巨大贡献。

《难经》，原名《黄帝八十一难经》，计3卷（或分为5卷）。作者及成书年代不详。原题秦越人撰。一般认为，大约成书于西汉时期。全书采用问答形式，论述了脏腑、经络、脉学、病理、针法等。其中，以基础理论为主，还分析了一些病证。其对经络、命门、三焦的论述，在《黄帝内经》的基础上有所阐发，是继《黄帝内经》之后的又一部中医经典著作。

《伤寒杂病论》，为东汉末年张仲景所著，经宋代林亿等整理后，分为《伤寒论》及《金匮要略》两书出版。全书内容概括了中医学的望、闻、问、切四诊，阴、阳、表、里、寒、热、虚、实八纲，以及汗、吐、下、和、温、清、补、消（利）八法，理、法、方、药齐备，正式确立了辨证论治的理论体系，为中医临证（床）医学的发展奠定了坚实的基础。《伤寒杂病论》是一部经典医学名著，迄今仍有许多宝贵的经验值得发掘。

《神农本草经》，简称《本经》或《本草经》，共3卷（亦有作4卷），是我国现存最早的药物学专著，成书年代说法不一。一般认为，该书非一时一人之手笔，大约成书于东汉时期。全书共收载药物365种，植物药252种，动物药67种，矿物药46种。根据药物功效而分为上、中、下三品，上品养命以应天，中品养性以应人，下品治病以应地，这是中国药物学最早的药物分类方法。书中还概括地论述君、臣、佐、使，四气（寒、热、温、凉）、五味（酸、苦、甘、辛、咸）、七情（单行、相须、相使、相畏、相恶、相反、相杀）和合等药物学理论，为中药理论体系的形成与发展，奠定了基础。《神农本草经》系统地总结了秦汉以来医家和民间的用药经验，所载药物大多疗效比较确实，是集东汉以前药物医学之大成的药物学重要典籍。

限于当时的科学水平和历史条件，《黄帝内经》、《难经》、《伤寒杂病论》和《神农本草经》，不可避免地存在着历史的局限性，甚至缺点和错误，这是我们学习和研究它们时应当加以注意的。

（二）中医学理论体系的发展

科学的发展除受到社会、政治、经济等外部因素影响外，其自身内部还存在着相对立的矛盾运动。科学理论和科学实验的矛盾是科学发展的内在动力。中医学理论体系在其发展过程中，随着社会实践特别是医疗实践的发展，《黄帝内经》所构建的理论有的已无法解释新的科学事实，出现了原有的科学理论与新的科学事实的矛盾。在社会需求的推动下，中医学理论体系内部不断地发生分化与综合，于是新的学派和分支学科应运而生。中医学理论体系就是在理论与实践、分化与综合、传统与创新的对立统一运动中，不断地向前发展的。中医学理论体系的发展，反映了相应历史时期的文化科学技术水平。

1. 魏晋隋唐时期

这一时期基础理论研究的特点为，一方面继承整理《黄帝内经》、《伤寒杂病论》经典著作，并阐发其理论，如杨上善、王冰对《黄帝内经》的注释和发挥，王叔和、孙思邈对《伤寒杂病论》的整理研究；另一方面重视总结临床经验，揭示疾病的现象与本质的关系，并使之上升为理论。如晋·王叔和的《脉经》奠定了脉学理论与方法的系统化、规范化的基础，是我国现存最早的脉学专著。隋·巢元方的《诸病源候论》是一部病因、病理学和证候学专著，它反映了我国11世纪时中医学理论与临床医学的发展水平，对后世医学的发展有着深远的影响。晋·皇甫谧的《针灸甲乙经》系统地论述了脏腑、经络、腧穴、病机、诊断、治疗、禁忌等内容，建立了较完整的针灸理论体系。唐代孙思邈的《备急千金要方》和《千金翼方》，详尽地记载了唐以前医学著作的医学理论、方剂、诊法、治法、食养等等作为一个医生所必备的各种医学理论和实践知识，代表了盛唐医学的先进水平，堪称我国第一部医学百科全书。总之，这一历史时期，中医学理论体系在秦汉时期的基础上，有了进一步的充实和系统化。

2. 宋金元时期

这一时期，哲学流派的学术争鸣，经济和科学技术的蓬勃发展，特别是思想家的革新精神，为中医学术的创新和突破性发展，奠定了社会文化科学基础。许多医家在继承前人已有成就的基础上,根据各自的实践经验,提出了自己的独创见解,形成了各具特色的学术流派,开创了中医学发展的新局面,大大地创造性地发展了中医学理论。其中,最具代表性的有刘完素(河间)、张从正(子和)、李杲(东垣)和朱震亨(丹溪),后世尊之为金元四大家。

刘完素(1120—1200)字守真,创河间学派,以火热立论,力倡“六气皆从火化”,“五志过极皆能生火”,用药多用寒凉。所以,被称为“寒凉派”。其火热理论对温病学说的形成给予深刻影响。

张从正(约1156—1228)字子和,传河间之学,力倡“攻邪论”,主张“邪去则正安”,临证善于用汗、吐、下三法以攻邪,被称之为“攻下派”。他还十分重视社会环境、精神因素的致病作用,丰富和发展了《黄帝内经》关于心身医学、社会医学的思想。

李杲(1180—1251)字明之,号东垣老人,提出了“内伤脾胃,百病由生”的学术观点,著“脾胃论”,治病重在“调理脾胃”、“升举清阳”,被称之为“补土派”。

朱震亨(1281—1358)字彦修,号丹溪。力主“相火论”,其学术思想的根本观点为“阳常有余,阴常不足”,治病以滋阴降火为主,被称之为“养阴派”。

综上所述,金元四大家,继承传统又不拘泥于传统,勇于创新,提出独立的学术见解,开创了中医学术发展的新局面,丰富和发展了中医学理论和临证实践。他们的创新精神对中医学术的发展产生了重大影响。当然,他们的学术思想也必然打上时代局限的烙印,应历史地加以分析。

3. 明清(中期)时期

明代至清代中期,是中医学术发展史上的重要时期之一。这一历史时期,中医学发展的主要特点为:一是出现了许多具有重大意义的医学创新与发明;二是整理已有的医学成就和临证经验,编撰了门类繁多的医学全书、医学类书、医学丛书,以及古典医籍注释等医学著作,使中医学理论和临证医学得到了进一步发展。

在中医学理论研究方面,温病学派的出现,标志着中医学理论体系的发展又取得了重大的突破性成就。吴又可创立了传染病病因学说的“戾气学说”的新概念,提出治疗传染病的较完整的学术见解,著成《温疫论》,为温病学说的形成奠定了基础。叶天士《温热病篇》,首创卫气营血辨证;吴鞠通《温病条辨》,创三焦辨证;薛生白《湿热病篇》,指出“湿热之病,不独与伤寒不同,且与温病大异”;王孟英《温热经纬》,“以轩岐仲景之文为经,叶薛诸家之辨为纬”。这些温病学家大胆地突破了“温病不越伤寒”的传统观念,创立了以卫气营血、三焦为核心的一套比较完整的温病辨证论治的理论和方法,从而使温病学在因证脉治方面形成了完整的理论体系。温病学说和伤寒学说相辅相成，成为中医治疗外感热病的两大学说，在治疗急性热病方面做出了巨大的贡献。以薛己、张介宾、赵献可为代表的温补学派，提出了“命门学说”，认为命门寓阴阳水火，为五脏六腑阴阳的根本，是调节全身阴阳的枢纽。李中梓则提出了“肾为先天本，脾为后天本”，“乙癸同源”的见解，为中医学理论特别是脏象学说的发展做出了新的贡献。王清任的《医林改错》，不仅为“脑主思维”说、“血瘀”说提供了新的科学认识，而且还纠正了前人关于脏腑解剖知识的某些错误，尽管因历史条件的限制，使其对人体解剖的认识尚有某些谬误，但丝毫抹杀不了他勇于抛弃前人错误，追求科学真理的精神。其可贵之处在于，他在当时经学盛行、繁琐考证的学术氛围中，一改沿袭相传的流风，坚持科学实验，即中医学理论研究的实证性原则，给中医学的科学方法论以新的启迪。

在药物学研究方面，以李时珍的《本草纲目》为代表。《本草纲目》是一部内容丰富、论述广泛、影响深远的药学巨著，不仅全面总结了16世纪以前我国药物学研究的成就，而且还对人体生理、病理、疾病的诊断、治疗，以及预防等进行了详细的论述，既极大地发展了中医药学理论，又丰富了世界科学宝藏。

4. 近现代时期

(1)近代时期(1840—1949)：从鸦片战争至中华人民共和国成立，近代中国社会发生了急剧的变化，西方文化的广泛传播，猛烈地冲击着封建思想体系，形成了新旧并存，中西混杂的态势，出现了“旧学”与“新学”，“中学”与“西学”之争。这种“新旧”、“中西”之争，贯穿在哲学、社会科学和自然科学的各个领域之中。在这种复杂的社会文化背景下，中医学理论体系的发展特点，一是继承发展得极度缓慢，二是出现了中西汇通和中医科学化思潮。

在考据学的影响下，许多医家从事中医古典医籍的考证、校订、注释、辑复等文献整理研究工作，对中医学理论研究和保存中医古代文献，做出了一定的贡献。

西医学，指现代医学而言，因来自西方，故称。随着西方医学在我国的广泛传播和发展，中医界中具有近代科学思想的人，诸如唐宗海、朱沛文、恽铁樵、张锡纯等，承认中医学和西医学各有所长，提倡既学习西医学先进之处，又要坚持中医学之长，如整体观、脏象、四诊八纲、辨证论治等，试图把中西医学术加以汇通，从理论到临床提出了一些汇通中西医的见解，形成了中西医汇通的思潮和学派。由于历史和自身的条件限制，中西医汇通派对中医学理论体系发展道路的探索，未能取得成功，但其经验教训，对今天实现中医学现代化，不无启迪意义。

20世纪30年代初到新中国成立前，“中医科学化”成为中医学术界盛行的一种思潮，以陆渊雷、谭次仲为代表人物，他们主张中医科学化，必须吸收其他学科知识，用科学的方法研究中医，对中医科学化的途径和方法也做了一定的探索，希冀弘扬光大中医学在科学上的真实价值。我们可从他们的学术思想中吸取有益的经验和失败的教训。

（2）现代时期（1949 年中华人民共和国成立至今）：中华人民共和国成立后，党和政府制定了中医政策，“发展现代医药和传统医药”，“实现中医学现代化”正式载入宪法，为中医药学的发展提供法律保证。在党和政府的关怀下，中医药事业蓬勃发展，中医学理论体系研究有了较为深入的发展，在研究的深度、广度上及方法上均超过了历史任何时期。

在中医基础理论学科的学术建设上，以中医高等院校统编教材、规划教材、21 世纪教材《中医基础理论》、《中医学基础》为标志，已构建了中医基础理论的基本科学知识体系。而《阴阳五行》、《中医学概论》、《实用中医基础学》、《气血论》、《痰病学》等许多论著，无不根柢经典，源流条贯，上阐经训，下启法门，示于临证，开拓新境。

在中医基础理论的研究方法上，除传统的文献学研究方法外，又积极地吸收、应用现代科学研究方法，进行传统与现代相结合的综合研究，多学科、多系统、多层次地揭示中医基础理论的科学内涵，已取得了可喜的成果，标志着中医基础理论的研究，具有鲜明的时代特点和创新意识，可谓“苟日新，日日新”。

我国中医药事业的发展关系到人民的健康医疗保障，特别是对构建和谐社会具有重要的意义。为了加强原始性创新，加强中医理论的研究具有战略性的重要意义和紧迫性。国家科技部设立了“国家重点基础研究发展计划（973 计划）中医理论基础研究专项”，体现了国家对中医药研究的重视和支持，必将对中医基础理论研究产生深远的影响。

5. 中医学现代化

（1）中医学现代化的含义：中医学现代化实际上是指中医药学现代化，是对科学技术范畴中的一门学科而言的，属于我国科学技术现代化范畴。以 19 世纪末相对论和量子力学的突破性进展为先导的物理学革命，标志着科学技术已进入到现代科学技术时代。科学的技术化、技术的科学化，科学技术一体化，是现代科学技术发展的特点和趋势。现代科学的认识方法和思维方式与近代科学相比，发生了重大改变。现代科学的思维方式是现代系统观思维方式，唯物辩证法是现代科学思维方式的核心与基础。21 世纪是知识经济、生物经济时代，生命科学和系统科学将是 21 世纪的带头学科。中医学必须顺应现代科学技术发展的趋势，伴随时代的进步，在继承、发扬自身优势和特色的基础上，勇于创新，成为适应现代社会需要的，具有现代科学内涵和水平的医学科学。一言以蔽之，中医学现代化就是使中医学具有现代科学水平。

（2）中医学现代化的指导思想：中医学属于传统科学范畴，在实现现代化的进程中，必须正确地处理传统与现代、继承与创新的关系。应在继承中医学术特色和优势的基础上，敢于并善于否定旧的传统，根据新的科学实践经验，修正原有的基本概念、基本理论，对新的现象、新的问题做出新的回答。科学创新需要依附于传统，对于传统不仅是承传，而更要去推动和创新，要运用现代科学的理论、技术和方法，进行自身的完善和发展。总之，实现中医学现代化必须充分认识中医学的科学价值，以提高中医学术水平和防治疾病能力为核心，正确地处理继承与创新、传统与现代的关系，既要继承中医学的特色优势，又要勇于创新，实现中医学传统理论的科学革命和技术创新，使中医学成为世界主体医学的重要组成部分，步入现代科学的殿堂。

（3）中医学现代化的任务：中医学现代化就总体而言，包括中医学的理论、技术和方法的现代化。在国家中医药管理局制订的《中医药基础研究纲要》、《中医临床研究纲要》和《中药现代化发展纲要》中，确定了“十五”、“十一五”期间中医学现代化的具体任务。

《国家中长期科学和技术发展规划纲要（2006—2020）》将“加强中医药继承与创新”列入重点领域及其优先主题之一，其发展思路是“加强中医药继承和创新，推进中医药现代化和国际化。以中医药理论传承和发展为基础，通过技术创新与多学科融合，丰富和发展中医药理论，构建适合中医药特点的技术方法和标准规范体系，提高临床疗效，促进中医药产业的健康发展。”其优先主题是“中医药传承与创新发展，重点开展中医基础理论创新及中医经验传承与挖掘，研究中医药诊疗、评价技术与标准，发展现代中药研究开发和生产制造技术，有效保护和合理利用中药资源，加强中医药知识产权保护研究和国际合作平台建设”。继承、创新、现代化、国际化是中医药创新发展的基本任务。

中医学现代化是随着我国科学技术现代化而逐步实现的，并非一蹴而就，一挥而成，它需要几代人的艰苦努力，是国家和民族长远的事业。中医学现代化的关键是中医基础理论的现代化，中医基础理论现代化是中医学现代化的前提和基础。

21 世纪生命科学的发展给中医药学走向现代化提供了机遇，借助现代科学的理论、技术和方法，将中医药学的理论和实践与现代生命科学前沿相对接，是中医药学生存、发展的必由之路，而中医药学与现代生命科学前沿的对接，也必将为现代生命科学的发展提供新的领域和思路。

6. 中医基础理论研究的思路与方法

（1）现代科学发展的趋势和特征：其一，系统综合。现代科学的分化与综合是并行的，分化是综合的前奏，综合是分化的高潮。因此，现代科学的发展是以分化和综合相统一为基础，以系统综合为特点的发展。其二，科学交叉。包括交叉学科和交叉科学。交叉学科是在众多非本学科的理论之间发生非线性相互作用而构成的独立系统。交叉科学是在众多的不同学科之间、不同交叉学科之间发生非线性相互作用而构成的系统。总之，系统综合和科学交叉是现代科学发展趋势和特征。

（2）现代科学研究的思路与方法：现代科学的研究思路：系统整体研究，交叉科学的思维方式。现代科学研究的方式：系统科学方法，交叉科学的研究方式。如：科学交叉为自然科学、社会科学、思维科学之间的交叉。学科交叉为不同学科之间的交叉。

（3）中医基础理论研究的思路与方法：中医基础理论研究的思路：熔铸古今，汇通中西，综合创新是中医基础理论研究的基本思路。基于临床又回归临床，坚持实践—理论—实践的认识规律。选择中医治疗具有优势的疾病，以证候为切入点，以病证结合的病人或动物模型为研究对象，采用同病异证、异病同证、证治异同的非线性复杂性技术路线，应成为中医基础理论研究的基本指导思想。

中医基础理论的研究方法：交叉科学的兴起是现代科学系统自身的结构和演化的趋势。交叉科学正朝着远距离、大跨度的交叉方向发展，多层次和时空大跨度的交叉必将导致科学发展的重大突破，引起科学发生革命性的科学交叉和交叉科学的思维方式、研究方式。

以不同学科的概念、规律、方法等理论元素，作用于中医学的理论，形成不同学科、不同侧面的跨学科的渗透、交叉和融合，使之发生非线性的相互作用，从而形成新的理论。

中医学理论与不同学科理论非线性相互作用的交叉点，便是中医学理论的创新点和突破点，也是中医学理论新的生长点。

中医学理论与不同学科理论的交叉点是中医基础理论研究的关键科学问题。科学问题是科学发现、科学创新、科学突破的逻辑起点。“十一五”中医基础理论研究的重大项目必须选准学科交叉点，学科交叉点应具体明确，一点突破便会带动全局。如是，中医基础理论的突破与创新便指日可待了。

四、中医学理论体系的唯物辩证观

恩格斯在《自然辩证法》中指出：“不管自然科学家采取什么样的态度，他们总还是在哲学的支配之下。”中医学是我国劳动人民在长期医疗实践基础上逐步形成的一门医学科学。其产生和发展，与其他科学一样，也同样受着哲学的影响和支配。气一元论和阴阳五行学说是中国古代的唯物论和辩证法。由于中医学理论以中国古代的气一元论和阴阳五行学说为哲学基础,所以在中医学的理论体系中,始终贯穿着唯物论观点和辩证法思想。

(一)中医学理论体系的唯物论观点

辩证唯物主义认为,承认世界的物质性是一切科学研究的前提。中医学在中国古代唯物论和辩证法思想指导下,唯物地论证了人类的生命起源、形体和精神的关系,以及疾病的成因和防治等医学上的一系列重大问题。

1. 唯物主义生命观

在汉语中,动植物以及人类之生俱称生命。现代生命科学认为,生命是"由高分子核酸蛋白体和其他物质组成的生物体所具有的特有现象。能利用外界物质形成自己的身体和繁殖后代,按照遗传的特点生长、发育、运动,在环境变化时常表现出适应环境的能力。"中医学认为,生命是物质的,生命现象是物质是运动,是人体脏腑组织功能活动的综合。精气是构成人体的原始物质。"人之生也,必合阴阳之气,媾父母之精,两精相搏,形神乃成。"(《类经·脏象类》)说明父母之精相合,以"以母为基,以父为楯"(《灵枢·天年》),形成胚胎,产生了形神兼备的人体。

由此可见,中医学承认生命是物质的这一基本前提,用朴素的唯物论观点,把生命看作是一个阴阳对立统一,运动不息的发展变化过程。根据当时的科学水平,对人类生命的起源,包括构成人体的原始物质、胚胎的形成和胎儿在母体内的发育过程,都做了唯物主义的论述。

2. 唯物主义形神观

形神是中医古代哲学的一对范畴。形指形体、肉体,神指精神、灵魂。形神关系,实际上是物质与精神的关系。中医学的形神学说,包括了物质与运动、机体与功能以及肉体与精神三个方面的问题。中医学吸取了古代唯物主义的思想精华,结合临床实践,正确地分析了形体和精神的关系。它一方面指出"精者身之本也"(《素问·金匮真言论》),肯定物质的"精气"是生命的根本,是第一性的东西;另一方面又指出"神者,水谷之精气也"(《灵枢·平人绝谷》),"气乃神之祖……气者精神之根蒂也"(《脾胃论·卷下》),强调精神是由物质派生的,是第二性的东西。人的意识、思维、情志等精神活动,并不是人们头脑里所固有的东西,而是客观事物反映到人们头脑中来,再经过头脑加工的产物。

形乃神之宅,神乃形之主。形是体,是本;神是生命的功能及作用。有形体才有生命,有生命才产生精神活动和具体的生理功能。人的形体又须依靠摄取自然界一定的物质才能生存,所以说"血气者,人之神"(《素问·八正神明论》)。神的物质基础是气血,气血又是构成人体的基本物质,而人体脏腑的功能活动,以及气血的营运,又必须受神的主宰,这种"形与神"相互依存而不可分割的关系,称之为"形与神俱"。形存则神存,形谢则神灭,无神则形不可活,无形则神无以附,二者相辅相成,不可分离,形神统一是生命存在的根本保证。中医学理论中的形神统一观,是养生防病,延年益寿,以及诊断治疗的重要理论根据。

3. 唯物主义疾病观

疾病是失去健康的异常生命过程。中医学对疾病的发生,不但从自然环境和社会环境去寻找致病根源,而且更重要的是从机体内部去寻找致病根源,说明病理变化,从而对生命、健康和疾病的内在联系做出了唯物主义说明。它认为,病邪侵犯人体,首先破坏阴阳的协调平衡,使阴阳失调而发病。但发病的关键在于人体正气的强弱,即所谓"正气存内,邪不可干"(《素问·遗篇·刺法论》),"邪之所凑,其气必虚"(《素问·评热病论》)。并指出疾病是可以认识的,也是可以防治的,提出了"治未病"的预防为主的医学思想。

(二)中医学理论体系的辩证法思想

辩证法是关于普遍联系和发展的哲学学说。中国古代哲学气一元论和阴阳五行学说具有丰富的、朴素的辩证法思想,以之为世界观和方法论的中医学理论体系也必然具有朴素的辩证法思想。中医学认为,天地人万物一体,皆本源于气,有着共同的物质根源,是一个普遍联系的有机整体。运动是气的固有属性,世界是运动发展的世界,阴阳的对立统一是宇宙的最根本的规律。中医学的辩证法思想,主要表现在它的矛盾观点、整体观点和运动观点。

1. 对立统一观

"矛盾法则,即对立统一的法则为辩证法的核心。"(《毛泽东选集》)中医学认为,阴阳是自然界运动发展的根本规律,生命是自然界物质运动的高度发展,是阴阳二气相互作用的结果。生命的本质就是机体内部的阴阳矛盾,"阳化气"与"阴成形"的对立统一,以及机体与周围环境的矛盾统一。人的生命活动过程就是人体的阴阳对立双方,在不断地矛盾运动中取得统一的过程。

2. 整体观

天、地、人三才一体,"天地合气,命之曰人"。人与自然社会是一个统一整体,人与环境有着密切联系。人是自然界的一个组成部分,并与自然界有密切的关系。人体以五脏系统为核心,各个脏腑组织器官共处于一个统一体中,不论是在生理上还是在病理上都是互相联系、互相影响的。这是一种整体观念的辩证观点。

3. 运动观

运动是物质的固有属性。"天之生物,故恒于动,人之有生,亦恒于动。"

(《格致余论·相火论》)中医学认为一切物质,包括整个自然界、整个人体,都是永恒运动着的。其运动形式为升、降、出、入,故曰“升降出入,无器不有”(《素问·六微旨大论》)。人体生命过程就是一个升降出入气化作用的动态平衡过程,在动态的相对平衡之中,显示出人体生命过程的生、长、壮、老、已的各个阶段来。

上述中医学辩证法思想的三个主要观点,贯穿在中医学的生理、病理、诊断和治疗各个方面。

(1)生理学的辩证观点:中医生理学的辩证观,主要表现为人体以五脏为中心,体内外环境相统一的脏象学说的整体观;脏腑之间相互依存、相互制约的对立统一观;气血津液等生命活动的必要物质与脏腑生理功能、精神活动与生理活动之间的辩证统一观等。

(2)病理学的辩证观点:中医病理学的辩证观,表现为邪气伤人,非常则变,既注意内因又不排斥外因的病因学观点;正气存内,邪不可干,强调内因的发病学观点;五脏相通,病变互传,移皆有次,注重整体联系的病理学观点等。

(3)诊断学的辩证观点:中医学认为,疾病是机体各系统脏腑器官之间,以及机体与外界环境之间平衡协调、对立统一关系的破坏。因此,在诊断疾病时,不是把人体疾病孤立起来就病论病,而是将疾病的形成、发展、变化与人体所处的自然与社会环境联系起来,当做一个整体来考察。主张明天道地理,识社会人事,通过事物的相互关系来诊察疾病;由外知内,由内而外,内外相袭,四诊合参,透过现象认识疾病的本质;察色按脉,先别阴阳,要善于抓住疾病的主要矛盾,从四诊的初级诊断阶段进入到辩证的高级诊断阶段,认识病的本质,从而做出正确的诊断。

(4)防治学的辩证观点:中医防治学的辩证观,体现在从运动变化的观点出发,强调未病先防,既病防变;用对立统一的观点指导治疗,主张扶正祛邪,调整阴阳;根据普遍联系的观点,提出治病应“必先岁气,无伐天和”(《素问·五常政大论》),因时因地制宜,以及注意个体差异而因人施治等。治疗上强调“异病同治”,“同病异治”,整体与局部并重,外治与内治结合,动与静统一。证变治亦变,承认疾病的阶段性和治病的灵活性,用药应贵乎轻重有度,与有方有守等。辨证论治则是辩证法思想在诊断和治疗上的集中反映。

五、中医学理论体系的基本特点

中医学经过长期的临床实践,在中国古代朴素的唯物论和辩证法思想指导下,逐步地形成了系统的独特的医学理论体系。它来源于实践,反过来又指导实践。这一独特的理论体系有其特有的性质,即中国传统医学所特有的本质、特点，它决定了中医学理论体系的独特性。中医学理论体系的基本特点，是指这一理论体系在医学观和方法论层次上的根本特点，是由中医学的气一元论、阴阳学说和五行学说所决定的。气一元论和阴阳五行学说是中国古代哲学的唯物论和辩证法。因此，以系统的、整体的、运动的、辩证的观点认识生命、健康和疾病等医学科学问题，是中国学理论体系的根本特点，也是中医学的特色和优势，是中国古代朴素的唯物论和辩证法思想在中医学理论体系中的具体体现。在中医学理论体系的唯物辩证观中已有述及。在此，仅就整体观念和辨证论治两个方面分述如下：

（一）整体观念

1. 整体观念的含义

整体是构成事物的诸要素的统一体，是由其组成部分以一定的联系方式构成的。整体观念是关于事物和现象的完整性、统一性和联系性的认识。中国古代朴素的整体观念是建筑在气一元论和阴阳五行学说基础上的思维形态或方式。中医学以气一元论和阴阳五行学说，来阐明人体脏腑组织之间的协调完整性，以及机体与外界环境的统一关系，从而形成了独具特色的中医学的整体观念。中医学的整体观念是关于人体自身以及人与环境之间的统一性、完整性和联系性的学术思想，是中国古代唯物论和辩证法思想在中医学的体现，是中医学的基本特点之一，它贯穿于中医生理、病理、诊法、辨证、治疗等整个理论体系之中，具有重要的指导意义。

2. 整体观念的内容

中医学把人体内脏和体表各部分组织、器官之间看成是一个有机的整体，同时认为四时气候、地土方宜、周围环境等因素，对人体生理病理有不同程度的影响，既强调人体内部的和谐统一，又重视机体与外界环境的和谐统一，这就是中医学整体观念的主要内容。

（1）人体内部的和谐统一：人体是由脏腑和经络系统构成的。在脏腑系统中，各个脏腑、组织器官都有各自不同的生理功能，这些不同的生理功能又都是整体功能活动的组成部分，从而决定了机体的整体和谐统一。因此，人体各个组成部分之间，在结构上是不可分割的，在生理上是相互联系、相互制约的，在病理上是相互影响的。机体整体和谐统一的形成，是以五脏为中心，配合六腑，通过经络系统“内联脏腑，外络肢节”的作用实现的。五脏是构成整个人体的五个系统，人体所有组织器官都包括在这五个系统之中。人体以五脏为中心，通过经络系统，把六腑、五体、五官、九窍、四肢百骸等全身组织器官有机地联系起来，构成一个表里相联，上下沟通，密切联系，协调共济，井然有序的统一整体，并且通过精、气、神的作用来完成机体统一的功能活动。这种五脏一体观充分地反映出人体内部各组织器官不是孤立的而是相互关联的有机的统一整体。

(2)人与外界环境的和谐统一:环境是指围绕着人类的外部世界,是人类赖以生存和发展的社会和物质条件的综合体。一般可分为自然环境和社会环境。中医学根据中国古代哲学"天人合一"说,提出了"人与天地相参"的天人一体观,不仅认为人体是一个有机整体,强调人体内部环境的统一性,而且还注重人与外界环境的统一性。

①人与自然环境的和谐统一:人类生活在自然界之中,自然界存在着人类赖以生存的必要条件。自然界的运动变化又直接或间接地影响着人体,而机体则相应地产生生理和病理上的反映,故曰:"人与天地相应也"(《灵枢·邪客》)。这种"天人一体观"认为,天有三阴三阳六气和五行的变化,人体也有三阴三阳六经六气和五脏之气的运动。自然界阴阳五行的运动变化,与人体五脏六经之气的运动是相互收受通应的。所以,人体与自然环境相即不离,息息相通。人在实现天人合一的境界过程中,应当尊重自然,适应自然,而不是违背自然,破坏自然。故曰:"四时阴阳者,万物之终始也,死生之本也,逆之则灾害生,从之则苛疾不起。"(《素问·四气调神大论》)中医学强调天人和谐而实现天人合一的思想具有重要的科学意义。

"人生于地,悬命于天,天地合气,命之曰人。"(《素问·宝命全形论》)人是自然界的产物,而自然界又为人类的生存提供了必要的条件,故曰:"天食人以五气,地食人以五味"(《素问·六节脏象论》)。人生活在自然之中,必须受自然规律制约,倘若违背了自然规律必将导致不良后果。在自然界中,四时气候、昼夜晨昏的变化,以及地土方宜等,均给予人的生命活动与疾病以深刻的影响。人类应主动地适应自然,与自然保持和谐统一,从而提高健康水平,减少疾病。

②人与社会环境的统一性:社会是以一定物质生产活动为基础而相互联系的人类生活共同体,是生命系统的一个组成部分。社会环境包括社会的政治、经济、文化等社会特征,人们的年龄、性别、风俗习惯、宗教信仰、婚姻状况等人群特征,以及生活方式、饮食习惯和爱好等。心理因素与社会环境密切联系在一起,称之为社会—心理因素。人的本质,在现实上是一切社会关系的总和。人既有自然属性,又有社会属性。人生活在社会环境之中,社会环境因素的变动与人们的身心健康和疾病有着密切关系。中医学强调人与自然、社会的和谐统一,非常重视社会—心理因素,即情志因素,对健康和疾病的影响。"精神内守,病安从来"(《素问·上古天真论》),视"七情内伤"为内伤疾病的重要致病因素。

3. 整体观念的指导意义

中医学的整体观念，是中国古代哲学天人合一的整体观在中医学中的应用和发展，是中医学在临床实践中观察和探索人体及人体与自然界关系所得出的认识，也是诊治疾病时所必须具备的思想方法，因而有重要的指导意义。它贯穿于中医学的生理、病理、诊断和防治养生之中，并对建立现代环境科学，认识和处理现代心身疾病，以及解决天人对立的生态失衡，均有所裨益。

（二）辨证论治

1. 辨证论治的基本概念

辨证论治是中医认识和处理疾病的基本理论和思维方法。根据中医理论分析四诊获得的患者的临床资料，探索病变的本质，经过辨证—辨病—辨证，从而辨别疾病的病与证，拟定治则治法。辨证论治是中医学术特色与优势的集中表现，是中医学理论体系的基本特点之一。

（1）症、证、病：任何疾病的发生、发展，总是要通过症状、体征等疾病现象而表现出来的，人们也总是通过疾病的现象去认识疾病的本质的。疾病的临床表现以症状和体征为其基本组成要素。

症状，是病人主观感觉到的异常现象或异常感觉或某些病态改变，如头痛、发热、咳嗽、恶心、呕吐等。而医生通过望、闻、问、切四诊及其他检查方法，客观查得的患病机体异常变化所引起的现象，则称为体征，如舌苔、脉象等。病人有目的的语言和行为异常，如哭笑无常，活动不自如等，称之为社会行为异常。一般将症状、体征和社会行为异常，通称为症状，即所谓广义的症状。因此，中医学把症状作为构成临床表现的基本要素。症状是疾病的客观表现，是认识疾病和进行辨证的主要依据。

证候，简称为证。证候是中医学的特有概念。在中医学术史以及现代文献中，证候是一个多义术语。或以证为症，或称为证，或为病机学术语，或为诊断学术语。根据全国中医证候规范化学术会议（1987，北京）关于疾病、证候、症状的定义和 GB/T1675. 2—1997《中医临床诊疗术语》，本书将证候定义为：证候，为证的外候，是在疾病过程中，一定阶段的病位、病因、病性、病势及机体抗病能力等本质变化的有机联系的反应状态，表现为临床可被观察的症状与体征。这一义项将证候限定为诊断学概念。换言之，证候是由症状组成的，它所包含的内容为疾病处于某一阶段的各种临床表现；反映了疾病的病因、病机、病性、病位，以及疾病的发展趋势；反映了机体自身的调节能力；反映了机体与外界环境的联系；为治疗提供了正确的依据和方向。

疾病，简称病。疾病是与健康相对的概念，失去健康状态意味着疾病。疾病是指机体在一定病因作用下，因正虚邪凑而致机体内外环境失调，阴阳失和,气血紊乱,脏腑经络的生理功能或形态结构发生改变,适应环境能力下降的异常生命过程。这一异常生命过程表现为症状和体征,由证候而体现出来。

症、证、病三者既有联系又有区别,三者均统一在人体病理变化的基础之上。症状是患病机体表现出来的可以被感知的疾病现象,是构成疾病和证候的基本要素。证候是一组具有内在联系的,反映疾病阶段性本质的症状集合。疾病是由证候体现出来的,反映了疾病发生、发展和转归的全部过程和基本规律。就症、证、病三者反映疾病本质的程度而言,症状反映疾病的个别或部分的本质,证候则反映疾病阶段性的本质。其中,证候将症状和疾病联系起来,从而揭示了症状和疾病之间的内在联系。

总之,病是由症状组成的,证也是由症状所组成的。症与证虽然与病有密切关系,但疾病既不单是一个突出的症状,也不单是一个证候。每一种病都有它的发病原因和病理变化,其不同阶段的病理变化,可产生不同的证候。每种病所表现出来的证候又因人、因时、因地而异,各种不同的证候又有相应的治疗原则。症、证、病三者既有密切联系,又有严格区别。

(2)辨证与论治:所谓辨证,就是将四诊(望、闻、问、切)所收集的资料,症状和体征,通过分析、综合,辨清疾病的原因、性质、部位,以及邪正之间的关系,概括、判断为某种性质的证候。所谓论治,又称施治,就是根据辨证的结果,确定相应的治疗原则和方法。辨证是决定治疗的前提和依据,论治是治疗疾病的手段和方法。通过论治可以检验辨证的正确与否。辨证论治的过程,就是认识疾病和解决疾病的过程。辨证和论治,是诊治疾病过程中相互联系不可分的两个方面,是理论和实践相结合的体现,是理法方药在临床上的具体运用,是指导中医临床工作的基本原则。

2. 辨证论治的运用

辨证论治的过程,就是中医临床思维的过程。

常用的辨证方法:在临床实践中常用的辨证方法有八纲辨证、脏腑辨证、气血津液辨证、六经辨证、卫气营血辨证、三焦辨证、病因辨证等。这些辨证方法,虽有其各自的特点,对不同疾病的诊断上各有侧重,但又是互相联系和互相补充的。

辨证论治的过程:在整体观念指导下,运用四诊对病人进行仔细的临床观察,将人体在病邪作用下反映出来的一系列症状和体征,结合地理环境、时令、气候,病人的体质、性别、年龄、职业等情况进行具体分析,从而找出疾病的本质而得出辨证的结论,确定为何种性质的证候,最后确定治疗法则,选方遣药进行治疗。这是中医临床辨证论治的基本过程。

3. 辨证论治的特点

中医在辨证论治过程中,以症状和体征等临床资料为依据,从病人的整体出发，以联系的、运动的观点，全面地分析疾病过程中所表现出来的各种临床现象，以症辨证，以症辨病，病证结合，从而确定对疾病本质的认识。

中医认识并治疗疾病，不是以辨证为满足，既要辨证，又要辨病，由辨病再进一步辨证。虽然既辨病又辨证，但又重于辨证。例如，感冒发热、恶寒、头身疼痛等症状属病在表，但由于致病因素和机体反应性的不同，又常表现为风寒感冒和风热感冒两种不同证候。只有把感冒所表现的"证候"是属于风寒还是属于风热辨别清楚，才能确定用辛温解表或辛凉解表方法，给予适当地治疗。由此可见，辨证论治既区别于见痰治痰，见血治血，见热退热，头痛医头，脚痛医脚的局部对症疗法，又区别于那种不分主次，不分阶段，一方一药对一病的治病方法，具有个体化、系统性、非线性、多维性、动态性、复杂性、综合干预的特点。

4. 辨证论治的意义

辨证论治作为指导临床诊治疾病的基本理论和思维方法，由于它能辩证地看待病和证的关系，既看到一种病可以包括几种不同的证，又看到不同的病在发展过程中可以出现同一证候。因此，在临床治疗时，还可以在辨证论治的原则上，采取"同病异治"或"异病同治"的方法来处理。所谓"同病异治"，是指同一种疾病，由于发病的时间、地区以及患者机体的反应性不同，或处于不同的发展阶段，所表现的证候不同，因而治法也不一样。还以感冒为例，由于发病的季节不同，治法也不同。暑季感冒，由于感受暑湿邪气，故在治疗时常须用一些芳香化浊药物，以祛暑湿。这与其他季节的感冒治法就不一样。再如麻疹，因病变发展的阶段不同，因而治疗方法也各有不同，初期麻疹未透，宜发表透疹；中期肺热明显，常须清肺；而后期则多为余热不尽，肺胃阴伤，则又须以养阴清热为务。另外，几种不同的疾病，在其发展过程中，由于出现了具有同一性质的证，因而可采用同一方法治疗，这就是"异病同治"。例如，久痢脱肛、子宫下垂等，是不同的病，但如果均表现为中气下陷证，就都可以用升提中气的方法治疗。由此可见，中医治病主要的不是着眼于"病"的异同，而是着眼于"证"的区别。相同的证，用基本相同的治法；不同的证，用基本不同的治法，即所谓"证同治亦同，证异治亦异"。这种针对疾病发展过程中不同质的矛盾用不同的方法去解决的科学理论和科学思维，就是辨证论治的精神实质。

六、中医学的医学模式

（一）医学模式的概念

1. 模式的含义

模式一般是指可以作为范本、模本、样本的样式。模式作为学术术语时，在不同学科有不同的含义，它既是研究自然现象或社会现象的理论图式或解释方案，又是一种思想体系和思维方式。

2. 医学模式的含义

医学模式是一种医学思想，又称医学观念，是指人们观察、分析和处理有关人类健康与疾病问题的观点和方法，是哲学思想在医学中的反映，是人类对生命、健康、疾病、死亡等重要医学观念的总体概括。

医学观念包括医学的本质、医学的认识研究方法、健康与疾病的发展规律、医学的社会功能等等。

医学模式研究医学的属性、职能、结构和发展规律，集中体现了一定时期内医学研究的对象、方法和范围。

医学模式是动态的，是随着医学科学技术的发展及人类保健需求的变化而发展的。它反映着一定历史阶段医学发展的特征、水平、趋向和目标。

（二）医学模式的类型

1. 神灵医学模式

在古代，由于生产力水平低下，人类对自然、健康和疾病的认识是超自然的，天命鬼神观念占统治地位。认为世界是受神灵支配的，人的生命和健康也是神灵的恩赐。疾病是鬼神作祟，天遣神罚所致，即所谓鬼神病因说。因此，保护健康和祛除疾病主要靠神灵的保佑，判断疾病的方法就是"问卜"，治疗疾病的方法则是祈祷、祝由、咒禁等巫术，医术掌握在巫的手里。巫医巫术的盛行为神灵医学模式的特征，在我国，夏、商、周时代的医学模式就是这种神灵医学模式。

2. 自然哲学医学模式

随着社会生产力的发展和科学技术水平的提高，人类对自然、生命、健康和疾病有了初步的理性认识，科学技术的发展处于自然哲学时期，即古代科学发展时期。在这一历史时期的医学模式属于自然哲学医学模式。自然哲学医学模式把健康与疾病，同人类生活的自然环境和社会环境联系起来进行观察与思考，用朴素的整体观念说明生命、健康、疾病与环境的关系。如希腊传统医学（古希腊医学）和印度传统医学的医学模式。中医学虽属于自然哲学范畴，其医学模式隶属于自然哲学医学模式，但它所具备的整体医学特征体现了现代生物—心理—社会医学模式的发展趋势，不仅符合当今人类医学保健的需求，更显示出自身的科学价值。

3. 生物医学模式

随着近代科学技术的发展，特别是生物科学的进步，使人类从生物学的观点来认识生命以及健康与疾病的关系，从而产生了生物医学模式。生物医学模式以生物学、物理学和化学为基础来阐述人类的生命过程及防治疾病的问题，认为人体可分解为各个部分，每一种疾病都可以在器官、细胞、分子水平上找到形态或化学的变化，确定其生物的理化的特定原因，并找到特异的治疗手段。生物医学模式对疾病的认识：

生物因素、物理因素、化学因素}—机体—结构改变/功能障碍—病因—{生物、物理、化学}—特异性治疗

生物医学模式是医学发展的重大进步，研究生物体本身结构和功能及其对各种内外环境因素的生物反应和疾病过程，至今仍是医学研究的基本课题。但随着现代科学技术的发展和医学研究的深入，其局限性和消极影响也日益暴露出来。生物医学模式的根本缺点在于忽视了人的社会属性，突出强调人的生物属性。单纯从生物学角度来考虑生命过程及疾病的防治问题，不仅不能充分解释现代卫生医疗保健实践中的一系列问题，而且还束缚着医学科学的进一步发展。

4. 生物—心理—社会医学模式

随着现代科学技术的发展，生物医学模式逐步演变为生物—心理—社会医学模式，即所谓现代医学模式。生物—心理—社会医学模式，是指人们把生物、心理、社会作为一个系统整体，来考察其同健康与疾病的关系问题所形成的一种观念。其基本内容为：

(1)生物遗传因素是理解生命活动和疾病的基础，并重视心身的交互作用。

(2)环境因素包括自然环境(物理因素、化学因素、生物因素等)和社会环境(经济收入、居住条件、营养状况、人际关系等)，环境因素对群体健康和个体健康有着重要作用。

(3)生活方式和行为因素：不良的生活习惯、生活方式和行为，如吸烟、嗜酒、膳食不合理、纵欲等都影响健康，并导致疾病的产生。

总之，现代医学模式强调从生物、心理、社会三种因素的交互作用，去研究生命、健康与疾病的问题，体现了医学的本质特征，反映了医学发展的规律和趋势。

(三)中医学的整体医学模式

1. 天人合一，形神合一的健康观

天地氤氲，万物化生，宇宙万物是一个生生不息的无限过程。天地合气，万物化生。“人生于地，悬命于天，天地合气，命之曰人。”人与天地万物同构，皆本原于气。“立天之道曰阴曰阳，立地之道曰柔曰刚，立人之道曰仁曰义。”

人在宇宙万物之中,不仅有生、有知,还有义。人不仅是自然的人,具有生物属性,而且还是社会的人,有理想人格的人,有仁义道德的人,具有社会属性。中医学研究和服务的对象,是具有生物和社会两重属性的人。中医学以天、地、人三才一体的整体观念为指导思想,以人为中心,从人与自然、社会三者的关系,去探讨人的生命过程及防治疾病的规律,强调从人与自然、社会的系统整体关系的角度,去理解生命、健康和疾病的问题。

阴阳匀平,是为"平人","平人者不病"。中医学称健康的人为平人。病谓失去健康状态,"不病"是指未失去健康状态。用阴阳学说分析人体健康和疾病的矛盾,机体阴阳平衡标志着健康。在此,机体阴阳平衡实质是指机体(人)与自然、社会即天地人三者的和谐统一。换言之,健康是人(机体)与自然、社会三者的协调、平衡,包括:

(1)机体自身的阴阳平衡:脏腑经络、气血精津液、形与神的阴阳平衡。

(2)机体与环境的阴阳平衡:环境包括自然环境和社会环境。阴阳四时为死生之本,从之则生,逆之则死,从之则治,逆之则乱。机体与自然环境的阴阳和谐则苛疾不起。机体的阴阳平衡与社会环境因素的关系,主要是指社会心理、经济、文化、行为和生活方式等社会环境对机体阴阳的影响。其中,尤以社会—心理因素的影响为最。七情内伤,饮食失宜,劳逸失度,行为乖张等是内伤疾病发生的主要因素,而七情内伤又起着关键作用。这些社会环境因素主要是通过干扰脏腑经络、气血阴阳而致病的。

2. 邪正交争,阴阳失调的疾病观

机体与自然环境、社会环境之间和谐统一,表现为机体自身的阴阳平衡,是为健康状态。否则,机体与自然环境、社会环境之间失去平衡、协调,表现为机体自身的阴阳失衡,即阴阳失调,意味着机体处于不健康或者疾病状态。引起机体阴阳失调而发病的因素,中医学统称为邪(邪气)。而与邪相抗争的机体自身的适应、调节、抗病、康复等能力,统称之为正气。邪正交争是中医发病学的基本原理。六淫、疫气、七情、饮食、劳倦等致病因素,涵盖了自然环境因素和精神、心理、社会环境因素。因此,中医学考察疾病的原因,不仅着眼于自然环境因素,更着眼于社会环境因素,特别是个体的精神心理因素。自然、社会环境因素作用于机体,机体自身的正气又不足以适应这种环境因素的变化,导致天、地、人三者之间失于和谐统一,机体表现为形神相失、气血紊乱等病理变化,以阴阳概之,称为阴阳失调。

3. 治病求本,防重于治的防治观

阴平阳秘,精神乃治。阴阳乖戾,疾病乃起。阴阳失调是疾病发生发展的基本机制,阴阳失调本质上是人与自然环境、社会环境三者之间的和谐失去常态。因此，治疗疾病的基本原则就是调整阴阳。所谓治病求本，就是本于阴阳，实际上就是重建天、地、人三者的和谐统一。中医治病强调辨证论治，因时、因地、因人制宜，既体现了天、地、人三才一体的整体治疗观，又体现了个体化治疗的特色。

健康和疾病是动态的，健康和疾病往往在同一机体内共存。健康与疾病之间的彼此消长关系是两者共存的主要特点。“不治已病，治未病”的思想，就是正确地处理健康与疾病的矛盾，防微杜渐，祛除影响健康的环境因素和精神心理因素，防止健康向疾病的转化。养生防病，应法于阴阳，和于术数，饮食有节，起居有常，清心寡欲，精神内守，使人与自然环境和社会环境保持和谐统一的关系，以健康长寿。

总之，中医学的医学模式是天、地、人三才一体的整体医学模式。它体现了医学科学的本质特征，反映了现代科学时代的医学发展的规律和趋势。这种医学观念贯穿于整个医学理论体系之中，指导着人们认识人的生理病理及诊治疾病和预防保健等医学实践活动。因此，中医学强调，作为一个医生必须“上知天文，下知地理，中知人事”，否则不可以为医。

七、中医基础理论的基本结构和知识体系

（一）中医基础理论的概念

1. 中医基础理论的学科含义

在学术分类上，就科学与学科关系而言，按现行的学科分类，中医学作为一门医学科学，是由中医基础理论、中医诊断学、中药学、方剂学、中医内科学、中医外科学、中医妇科学、中医儿科学、中医养生学等基础医学、临床医学、预防医学和养生康复学的众多学科与交叉学科构成的多层次的庞大系统。而中医基础理论则是中医学这一庞大系统中的一个子系统，属于学科范畴。

学科是指一定科学领域或一门科学的分支，是由众多理论构成的多层次的系统。换言之，学科是理论系统的集合。而理论又是由基本概念、基本原理或定律和逻辑结论所构成的系统。中医基础理论是中医学的基本概念、基本知识、基本原理和基本规律的科学知识体系。

2. 中医基础理论的课程含义

在教学上，学科是指教学科目，简称科目，又称课程。课程是按一定顺序和学生接受能力组织某一科学领域的知识和技能而构成的。作为课程言，根据教学对象不同，中医基础理论所涉及的知识体系及其深度和广度不尽一致，因而编写了适用对象不同的《中医基础理论》教材。中医基础理论课程的学术内容仅是中医基础理论的科学知识体系的一部分。中医基础理论的学科含

义有学术分类和教学科目两个义项，两个义项有联系又有区别，不应混为一谈。

（二）中医基础理论的基本结构

如前所述，科学理论是由基本概念、基本原理和逻辑结论等知识要素有机构成的，经过实践检验的、系统化了的科学知识体系。中医基础理论，作为中医学理论体系的基本理论，是由中医学的基本概念、基本原理和逻辑结构而建构的，经过长期实践检验的、系统化的医学科学知识体系。中医基础理论的基本结构包括逻辑结构和方法结构两个方面。

1. 中医基础理论的逻辑结构

中医基础理论的逻辑结构是由中医学的基本概念、基本原理和逻辑结论三个知识要素有机构成的。

（1）基本概念：基本概念是对科学对象的本质属性或特有属性或区别性特征的反映，是构成科学理论的基本单位。在中医基础理论概念系统中，最重要、最基本的概念是构成中医基础理论的基础。

如：气、阴阳、五行、脏腑、经络、六淫、七情、扶正、祛邪等为中医基础理论的基本概念。它们是中医基础理论建立的标志。

（2）基本原理或定律：原理通常是指科学的某一领域或部门中具有普遍意义的基本理论。定律则是对客观规律的一种表达形式。基本原理或定律是对科学研究对象的最本质、最普遍关系的反映，是科学理论的基本内涵和赖以建立的基础。其在语言和逻辑结构上表现为判断的思维形式，一般采用全称肯定判断来陈述。

中医基础理论的基本原理或定律如：心主神明、脾主运化、肺主气、肝主疏泄、肾藏精等，是中医基础理论的基本内涵和赖以构建的基础。

（3）科学推论：推论，又称推理，是由一个或几个已知判断（前提）推出另一未知判断（结论）的思维形式。由基本概念和基本原理演绎推导出来的结论，称之为科学结论。它执行着理论的解释功能和预见功能。

如：基本概念——脾、运化、水谷精微、气血；

基本原理——脾主运化；

科学推论——脾（胃）为气血之源，脾（胃）为后天之本。

中医基础理论的逻辑结构是中医基础理论的基本概念到基本原理，再到推论的、演绎式的、严密有序的逻辑结构。

2. 中医基础理论的方法结构

中医基础理论的方法结构包括概念语言工具、抽象模型工具和数学模式工具等。

(1)概念语言工具:中医基础理论的概念语言工具为构建科学理论的概念体系而建立的专有术语和手段的总和。

“一门科学提出的每一种见解,都包含着这门科学的术语革命”。(恩格斯《自然辩证法》)

科学术语是表述科学概念的符号。科学术语的规范化、标准化是科学理论建立和成熟的标志。中医基础理论术语可以是词,也可以是词组,还可以是句子(命题)。

科学概念应具有单义性、明晰性和准确性。中医学的科学概念具有哲学概念与医学概念互用、多义性特征。

如气、阴阳、五行、气机、气化、形神、天人合一等。

《中华人民共和国国家标准·中医基础理论术语》为构建现代中医基础理论奠定了术语学基础。

(2)抽象模型:抽象模型是获得基本概念和基本原理的思想模型及其方法的总和。抽象模型的描述和表达方式分为概念语言和数学形式。中医基础理论的思想模型主要以概念语言描述和表达。

如:阴阳思维模型、五行思维模型、气—阴阳—五行思维模型、六经思维模型、卫气营卫思维模型、五运六气思维模型等。

(3)数学工具:数学模型是思想模型的数学表达形式,是用演绎推理获得新知识的工具,也是从实验观测和计算,经过经验公式到达理论形态的工具。

象数思维是中医学的科学思维形式之一,其中的“数”实质上是一种数学思维。在一定意义上,五行思维模型、六经思维模型、卫气营血思维模型、五运六气思维模型等均寓数学思维之意。应用数学形式来表达中医基础理论的研究是中医基础理论现代化研究的一个重要科学问题。如证候诊断标准数学模型、临床疗效综合评价数学模型等,随着生物数学与中医基础理论的交叉研究的发展,数学方法和模型将成为中医基础理论的新的形式化语言体系。

中医基础理论的方法结构体现了中国古代科学方法的基本模式:实际问题—概念方法——般原理—实际问题。即从实际科学问题出发,根据科学事实,抽象出科学概念,再由概念上升到一般原理,又进一步将一般原理和概念应用于实际问题,如此循环往复,在实践中发现问题又解决问题,充分体现了理论的实用性。

(三)中医基础理论的知识体系

中医基础理论按其研究对象,其知识体系包括生命、健康和疾病,以及构建理论的世界观和方法论等方面的知识系统。具体言之,即:

1. 哲学基础

任何一门科学的形成和发展都离不开哲学,在哲学与自然科学尚未彻底分开的古代尤为如此。气一元论和阴阳五行学说是中国古代朴素的唯物论和辩证法,中医学吸取了汉代以前的哲学成果,直接地大量地引用气、阴阳、五行、形神、天人关系等重要的哲学概念和学说,去阐明医学中的问题,使之成为中医学的重要概念和理论,把哲学理论与医学理论熔铸成为一个不可分割的有机整体,体现出中国古代东方的特殊思维方式。中国古代哲学为中医学理论的形成和发展奠定了世界观和方法论的基础,而中医学理论的形成和发展又丰富和发展中国古代哲学。中国古代哲学与中医学相辅相成,相得益彰。

(1)气一元论:"气"在中国哲学史上是一个很重要的范畴,在中医学的学术思想中占有特别重要的地位,是中医学的哲学和医学理论的基石。气是物质实体,是构成宇宙天地以及天地万物的最基本元素,具有运动的本领。气的运动是气内部的相互作用,是事物发展变化的源泉,气和形以及两者的相互转化是物质世界存在和运动的基本形式。

(2)阴阳学说:阴阳学说是在"气"范畴的基础上建立起来的,与气一元论紧密地结合在一起,是中国古代朴素的对立统一理论。阴阳是标示事物性态特征的范畴,一是代表两种对立的特定属性,二是代表两种对立的特定的运动趋向或状态。阴阳是宇宙的总规律。但是,阴阳范畴不仅具有对立统一的属性,而且还具有另外一些特殊的质的规定,与现代辩证法的矛盾范畴不同。

(3)五行学说:五行学说是中国古代朴素的普通系统论。中医学运用五行学说,从系统的整体观察事物,认为任何一个(类)事物的内部都包含着具有木、火、土、金、水五种功能属性的成分或因素,并且木、火、土、金、水这五个方面按照一定规律相互联系,形成这一事物的整体功能结构。五行结构系统,通过与反馈机制相似的生克乘侮关系,保持系统的稳定性和动态平稳,从而论证了人体局部与局部、局部与整体之间的有机联系,以及人与环境的统一,即人体是一个统一整体的整体观念。五行学说的朴素的系统观念是现代系统理论的原始形态,在最一般的原则上与现代系统论相一致。但五行学说是一种朴素的系统理论,不可能像现代系统论那样更科学地阐明所有系统结构的一般关系和一般规律。

中医学运用气一元论和阴阳五行学说,来阐明人体的结构、生理、病理,并指导临床的诊断和治疗,以及养生防病等。本书着重介绍气一元论和阴阳五行学说的基本概念、基本内容及其在医学上的应用,同时也指出由于社会历史条件的限制,它还不可能有完备的理论、也不可能对许多复杂的生理、病理现象做出完全符合科学原理的说明。

2. 脏象经络

脏象、经络、气血精津液等学说是中医学关于正常生命现象的理论知识。

其中,象学说是中医学理论体系的核心。

(1)脏象学说:脏象学说是研究人脏腑结构、生理功能及其相互关系的系统理论。它认为人体是以心、肝、脾、肺、肾五脏为中心,以胆、胃、小肠、大肠、膀胱、三焦六腑相配合,以气、血、精、津液为物质基础,通过经络系统使内而脏腑,外而五官九窍、四肢百骸,构成一个有机的整体,并与外界环境相统一。它是中华民族劳动人民和医学家,通过长期对人类生命活动的观察研究和防病治病的实践,并以阴阳五行理论为指导,逐步形成和发展起来的学说,对中医诊治与预防疾病、养生与康复有重要的指导意义。中医脏腑概念虽然包含着解剖学成分,但主要是一个标示各种整体功能联系的符号系统,是人体结构与功能的辩证统一,因而不能与现代解剖学的同名脏器完全等同。本书具体阐明五脏六腑、奇恒之腑的生理功能、生理特性以及脏腑之间的相互联系。

(2)气血精津液学说:气血精津液既是脏腑功能活动的物质基础,又是脏腑功能活动的产物。气血精津液学说主要阐述气、血、精、津液的生成、作用及其相互关系,探讨生命的物质组成及其功能活动的物质基础。

(3)经络学说:经络学说是研究人体经络系统的组成、循行分布及其生理功能、病理变化以及指导临床各种治疗的系统理论。经络是人体运行气血的通道,纵横交贯,网络全身,将人体内外、脏腑、肢节联成为一个有机的整体。本书着重阐述十二正经和奇经八脉的基本概念、分布、走向与交接规律、循行路线,及其在生理、病理、诊断、治疗上的作用。

脏象学说、气血精津液学说和经络学说相互包容渗透,互为补充,形成了中医学对生命规律的独特精辟的认识。

3. 病因病机

病因病机学说是中医学关于疾病的理论知识,包括病因、发病与病机三部分内容。

(1)病因学说:病因学说是研究各种致病因素的性质和致病特点的系统理论。疾病的发生是致病因素作用于人体后使正常生理活动遭到了破坏,导致脏腑经络、阴阳气血失调所致。病因可分为六淫(风寒暑湿燥火)、疠气、七情(喜怒忧思悲恐惊)、饮食失宜、劳逸失当、外伤、胎传等。中医学对病因的认识,是通过对患者的症状、体征进行分析、推求而得出的理性认识。这种理性认识能为治疗用药提供依据。这种探求病因的方法称之为审证求因或辨证求因。按照症状、体征、证候来建立病因概念,是中医学确认病因的特殊标准和主要特点。

(2)病机学说:病机学说是研究疾病发生、发展和演变机制的系统理论,其内容包括发病机制、病变机制和病程演化机制三部分。发病机制是研究人体疾病发生的一般规律的理论。中医学认为，疾病的发生关系到正气和邪气两个方面，即“正气存内，邪不可干”、“邪之所凑，其气必虚”。病变机制，简称病机、病理，是研究人体病理变化规律的理论，包括邪正盛衰、阴阳失调，气血精津液失常以及脏腑经络失常等病理变化的一般规律。病程演变机制是研究疾病发生、发展和结局一般规律的理论，包括病位传变、病理转化、疾病转归与复发等。

4. 养生与防治

包括养生、预防和治则三部分。

（1）养生：中医养生学说是在中华民族文化为主体背景下发生发展起来的，具有中医特色的，研究人类生命规律，阐述增强体质，预防疾病，延年益寿的系统理论，把精、气、神作为人身之三宝，视为养生的核心，强调养生之道必须法于阴阳，和于术数，形神共养，协调阴阳，谨慎起居，和调脏腑，动静适宜，养气保精，综合调养。

（2）预防：预防是采取一定的措施，防止疾病的发生与发展。采取积极的预防或治疗手段，防止疾病的发生和发展，即“治未病”是中医治疗学的一个基本原则。治未病包括未病先防和既病防变两个方面。

①未病先防：未病先防是指在疾病发生之前，做好各种预防工作，以防止疾病的发生。要防病必先强身，欲强身必重摄生。摄生又称养生，是根据生命运动的规律，采取能够保养身体，减少疾病，增进健康，延年益寿的手段，所进行的保健活动。养生是最积极的预防措施，对增进健康，延年益寿，提高生命质量，具有普遍意义。除摄生防病外，还应注意防止病邪的侵害。

②既病防变：指未病之时，注重防病而防患于未然，一旦发病，又当注意早期诊断和早期治疗，防止疾病由轻浅而危笃。所谓“见微知著，弥患于未萌，是为上工”（《医学心悟·首卷》）。早期治疗则可截断病邪传变途径，先安未受邪之地，以防止疾病之传变。早期诊断、早期治疗，是既病防变的关键，一方面可控制病邪蔓延，另一方面又可以避免正气的过度损耗，易于治疗和恢复健康。

（3）治则：治则是治疗疾病的法则或原则，是治疗疾病的观念和确定治法的原则，对临床立法、处方具有普遍指导意义。治病求本，知常达变，因势利导和以平为期，为中医治疗疾病的基本观念。而正治反治、治标治本、燮理阴阳、调和气血、调理脏腑、形神兼顾、病证相参、三因制宜等，则是中医治疗疾病的基本原则。治法是在治则指导下所确定的具体治疗措施。治则指导治法，而治法体现治则。

理、法、方、药是中医诊治疾病过程的四个基本步骤，根据中医学理论，明确病因病机,确定治则治法,进行组方遣药。是中医学关于疾病的诊断与治疗操作规范的四大要素。辨证论治是理、法、方、药运用于临床的过程,为中医学术的基本特色。所谓“理”,指根据中医学理论对发病原理做出的准确的解释;所谓“法”,指针对发病原理所确定的相应的治则治法;所谓“方”,是根据治则选择最恰当的代表方剂或其他治疗措施;所谓“药”,是指对方剂中药物君臣佐使的配伍及其剂量的最佳选择。辨证是论治的前提,论治是在辨证基础上,拟定出治疗措施,辨证与论治在诊治疾病过程中,相互联系,密不可分,是理法方药在临床上的具体应用。

5. 五运六气

五运与六气合称五运六气。五运是木运、火运、土运、金运、水运的合称,是木、火、土、金、水五行之气在天地间的运行变化。六气是指自然界风、暑(热)、湿、燥、火、寒六种正常气候。五运六气用以代表不同年份和不同节气的气候特征。其演绎方法为甲、乙、丙、丁、戊、己、庚、辛、壬、癸十天干以定运,子、丑、寅、卯、辰、巳、午、未、申、酉、戌、亥十二地支以定气。运气学说是在中医整体观念指导下,以阴阳五行学说为基础,运用天干地支符号作为演绎工具,来研究气候变化及其与人体健康和疾病关系的学说。

上述内容,是中医基础理论知识体系的基本内容,是来自实践又转过来指导实践的基本理论,也是学习中医学临床各科的基础。所以必须认真学习,切实掌握。

学习中医学,要有明确的学习目的,即为继承发扬中医药学遗产,实现中医药学现代化、国际化,以便更好地为中国人民和世界人民的保健事业服务。学习中医学,还应坚持以辩证唯物主义和唯物主义为指导思想,充分认识基础理论的重要性,要做到理论联系实际。由于中医和西医是两个不同的医学体系,在学习过程中,要切实掌握中医学的特点,虽可联系西医学科学知识,但不能生搬硬套;既要分清两个医学体系,又不能把它们对立起来。简单地不加分析地肯定一方面或否定一方面,都不是科学的态度。

第一章

中医学的哲学基础

概　　说

一、哲学与科学

（一）哲学与世界观和方法论

哲学是关于自然界、社会和人类思维及其发展的最一般规律的学问，是理论化和系统化的世界观和方法论。

世界观是人们对整个生活世界的总的根本看法，其具体表现为自然观、历史观、道德观、科学观。自然观是人们对自然界的总的看法，包括对自然的本原、演化规律、结构以及人与自然关系等方面的根本认识。历史观，又称社会历史观，是关于人类社会的起源、本质和发展规律等基本问题根本见解。历史观和自然观既有区别，又相联系，构成了世界观的两个主要组成部分。支配人们进行道德判断、评价和道德活动的观念，称之为道德观，如善恶观、义务观、正义观、是非观、荣辱观等。科学观是关于科学的发生发展及其规律的根本看法，包括科学思想、科学知识、科学理论、科学方法和科学精神等。

世界观和方法论是统一的。方法论是关于认识世界和改造世界的方法的理论。用世界观指导认识世界和改造世界就是方法论。按其不同层次有哲学方法论、一般科学方法论和具体方法论之分。方法论是在更一般、更抽象的层次上对科学方法进行的理性认识，属于哲学范畴。它对于科学活动过程，特别是科学理论的形成、确认和内容的解释过程，起着原则性的重要作用。

（二）科学与世界观和方法论

科学是运用范畴、定理、定律等思维形式反映现实世界各种的本质和规律的知识体系，是由众多学科和交叉学科构成的多层次的庞大系统。政治思想、法律思想、道德、艺术、宗教、科学和哲学等相互联系、相互制约构成社会意识形态整体。科学属于意识形态的具体形式之一，一般来说，科学按其研究对象可分为自然科学、社会科学和思维科学。哲学则是关于自然科学、社会科学和思维科学的总括。哲学与科学的关系，是最典型的科学哲学相关论题。科学作为一种以生产知识为目的的人类社会活动，是整个社会活动的一部分，它与经济活动、社会活动、文化活动相互作用，其成果表现为一种动态的知识系统。科学是一种智力活动，科学思想源于哲学、政治、社会等方面的观念，哲学给予科学以世界观和方法的指导，成为孕育和发展科学的母胎，而科学的发展又成为世界观和方法论变革的动力。哲学指导了科学，科学又丰富了哲学。

二、中国古代哲学与中医学

（一）中国古代哲学

1. 中国古代哲学的基本理论

“任何真正的哲学都是自己时代的精华”（《马克思恩格斯全集·第1卷》第121页），中国哲学是世界历史上绝无仅有的真正哲学，它既是时代精神的精华，也是民族精神的精华。中国古代哲学浓缩地反映出中华民族特有的民族性格、社会心理、风俗习惯、价值观念、思维方式、认知结构等等，简而言之，它浓缩地反映出中华民族的特有传统。中国古代哲学是全部中国文化的理论基础，在中国传统文化中处于核心地位，对于科学、技术、政治、经济、历史、文学、艺术等各学科具有重要的指导作用。

气一元论、阴阳学说和五行学说是中国古代哲学的基本理论。

气一元论：在中国古代哲学中，气是表示现代汉语中所谓物质存在的基本观念，通常指一种极细微的物质，是构成天地万物的本原。《庄子·知北游》提出“通天下一气”的命题，认为人之生为气之聚散，万物都是气的运动变化。这是中国古代最早的气一元论。气一元论，对中国传统文化具有极其深刻的影响，成为中国古人认识世界的自然观。

阴阳学说：是在气一元论基础上建立起来的，是中国古代关于对立统一规律的认识，气是阴阳对立的统一体，物质世界在阴阳二气的相互作用下，不断地运动变化。

五行学说：是中国古代朴素的普通系统论，和阴阳学说一样，着眼于事物的矛盾作用，着眼于事物的运动和变化，从事物的结构关系及其行为方式，探索自然界物质运动动态平衡的规律。

气是天地万物统一的物质基础，是世界的本源。宇宙是一个动态的、有机的、气化流行的宇宙，宇宙的演化过程为气—阴阳—五行—万物。中国古代哲学以气为最高哲学范畴，按着气—阴阳—五行的系统论，揭示了世界万物包括生命的本质，阐明了世界一切事物的运动变化。

2. 中国古代哲学的特点和精神

中国古代哲学与西方哲学相比，具有有机整体、系统和谐、以人为本、辩证思维的特征。

有机整体:气一元论在中国古代哲学中最具有代表性,最能体现中国哲学的特点。宇宙本原于气,天地细缊,气化流行,万物化生。宇宙是一个气—阴阳—五行—万物的生生不息的无限过程。万物因相互联系而存在,相互交通而变化,而其本身不重实体而重在关系,永恒变易是宇宙的根本规律。这是一种有机的、整体的、动态的宇宙生成论。

系统和谐:阴阳学说和五行学说相结合,阴阳的相互作用是五行结构系统运动的内在动力,从而使五行结构系统具有了自我运动、自我调节的功能。阴阳五行系统构成了中国古代系统论。在这种系统论中,从事物的性质、功能的序列联系,即从事物之间的关系来把握复杂的整体。阴阳交感变易,五行生克制化,无过无不及,中道和谐,从而实现系统整体的稳定与协调。

辩证思维:中国古代的辩证法思想极为丰富,关于对立统一、相反相成、物极必反、整体联系、生化日新等问题的精彩论述,凝结着中华民族的聪明睿智。阴阳是中国古代辩证思想的基本范畴,以阴阳范畴为核心,中国古代哲学建立了气本为一,一分为二,合二而一,中和之道的一两分合的辩证思维系统。

以人为本:天地人三才一体,以人为贵。中国古代哲学着重对人生哲理,即人生之道的探讨,突显出以人为本的思想,诸如人生理想、人生价值、人生目的、人生态度、人性善恶、人格高下等,提倡尊重他人、尊重民意、与人为善、利群利他、忧国忧民、严于律己、宽以待人、崇尚高尚人格等,形成以修身为本,以伦理为中心的人生哲学,强调格物、致知、诚意、正心、修身、齐家、治国、平天下。

中国古代哲学的特点体现出中华民族自强不息、厚德载物的民族精神。

(二)中国古代哲学与中医学

1. 中医学气一元论和阴阳五行学说的特点

中医学是以中医药理论和思维方法为指导,研究人类生命、健康、疾病及其预防、诊断、治疗、康复和保健的医学科学。

中医学要探索生命的奥秘和健康与疾病的运动规律,就必须以先进的哲学思想为建构自己理论体系的世界观和方法论。中医学以中国古代的唯物论和辩证法思想,即气一元论、阴阳学说和五行学说为哲学基础,来建构理论体系,并使之其成为中医学理论体系的重要组成部分。

中医学继承和发展了中国古代哲学的气一元论、阴阳学说和五行学说,并以气一元论和阴阳五行学说作为世界观和方法论,用以阐明人类生命活动和外界环境的关系,疾病发生、发展及其防治规律,以及增进健康,延年益寿和提高劳动能力的措施等,建立了中医学的气一元论、阴阳学说和五行学说。

中医学的气一元论、阴阳学说和五行学说,从中国古代自然科学、社会科学特别是生命科学所取得的科学成果中汲取丰富的营养,用哲学思辨的方式概括和总结医学科学的基本问题,论述了生命、健康和疾病的运动规律。因此,中医学的气一元论、阴阳学说和五行学说既有哲学上的高度,又有科学上的深度。

2. 中医基础理论科学术语的特点

术语是"在特定专业领域中一般概念的词语指称。"(《GB/T15237.1－2000 术语工作》)科学术语是通过语音或文字来表达或限定专业概念的一种约定性符号。气、气化、阴阳、五行、形神、体用、天人合一等本为中国古代哲学——气一元论和阴阳五行学说的基本范畴。中医学不仅以中国古代哲学气一元论和阴阳五行学说作为构建理论体系的世界观和方法论,而且直接引用这些哲学术语来表述中医基础理论的科学概念,使之成为中医学概念体系中的有机组成部分。在中医学理论中,这些术语所表述的概念既有哲学意蕴又有医学内涵,使中医基础理论具有明显的哲理性特征,这是中医学的气一元论和阴阳五行学说的特点在中医科学术语的具体体现。因此,我们在学习中医学理论时,必须用明确语境的方法,明确其哲学含义和医学含义,使概念明确清晰。

中医学是中国古代的一门比较系统的学科,在探索人体生命运动规律时,把当时先进的哲学理论和医学理论熔铸成为一个不可分的整体,它以气一元论、阴阳学说和五行学说为自己的哲学基础,运用整体辩证的思维方式,分析和解决医学理论和医疗实践问题,构建了独具特色的中医学理论体系,建立起中医学的整体医学模式,并以其科学成就丰富和发展了中国古代哲学,体现出中国古代哲学的特点和精神。现代科学哲学研究表明,中医学的医学观、方法论和理论特征,更适合于现代特别是未来医学科学的发展。因此,要学习和研究中医学,就必须弄懂中医学理论中所包含的哲学内容,做到这一点,才能深刻理解中医学理论体系的本质和特点。

第一节 气一元论

气,是中国古代哲学中最基本的范畴,是标示物质存在的基本范畴,是世界的本原。气一元论是中国古代哲学中最根本最重要的哲学思想,是关于气是世界本原的理论,是一种动态的、有机的宇宙观,中华民族特有的世界观和方法论。气一元论认为,世界上一切事物都是物质气的不同形态,世界上一切现象都源于气。这是中国古代唯物主义哲学的最基本的理论。中国古代哲学的气一元论,应用于中医学领域,成为中医学认识世界和生命运动的世界观和方法论,与医学科学相结合,形成了中医学的气一元论。

一、气的基本概念

(一)气的哲学含义

1. 广泛意义之气

气是中国古代哲学的最高范畴,泛指任何现象,包括物质现象和精神现象。气既有物质性,又有精神性,是物质与精神的混沌或统一。如"气者,身之充也。"(《管子·心术下》)"气,体之充也。"(《孟子·公孙丑上》)这里的气是物质现象之气。而"浩然之气"(《孟子·公孙丑上》)则是指一种最高的仁义道德精神,属于精神现象之气。

2. 物质范畴之气

在哲学上,物质与精神、存在与思维对称。物质范畴之气,是指一种极细微的物质,是构成世界万物的本原。中国古代哲学作为物质范畴之气,大体有如下几种含义:

其一,气作为一种极细微的物质,是客观存在的物质元素。或无形或有形,是天地未分的混浊状态。

其二,气始终处在不断地聚散、细缊、振荡、屈伸、升降的运动之中,是具有动态功能客观实体。

其三,气是一个最一般的具有普遍意义的抽象概念,并非指空气、气息、云气、呼吸之气、水谷之气等常识性或具体科学的物质概念。

上述三种含义可用物质、运动、抽象三种属性的统一概括之。

3. 中西方哲学物质范畴的差异

中西方哲学物质范畴的差异是由其构思物质模型的参照物不同所决定的。中国古代哲学物质范畴的气,是以气体模型为参照物而抽象出来的,而西方哲学则是以固体模型为参照物而抽象出来。

中国古代哲学中的气与西方哲学的所谓物质基本相类似,但又有自己的特点。

(1)西方哲学所说的物质,具有如下一些特性:

其一,广袤性。物质具有广度和深度,有形状或质量的规定性。

其二,不可入性。物质具有一定的硬度,不能相互渗透,相互包容。

其三,惰性。惰性即惯性,惯性表现为物体保持静止或匀速直线运动,反映物体具有保持原有运动状态的性质。

(2)中国古代哲学的气范畴的特性与西方哲学所谓物质的广袤性有相同之处外,又具有自己的特点。

其一,可入性。气很细微,既无形质,又有形质。无处不入,无所不有,而贯通于一切有形有质之物的内外,如水火、草木、禽兽、人类等等。换言之,气没有不可入性。

其二,包容性。气充塞宇宙,凝聚而成为有形有质之物,是构成一切有形有质之物的原始材料,是构成一切事物的基础。气不仅包容一切气体、固体(细微的物质)的东西,而且也包容自然、社会和人身。气可兼纳物质和精神等一切现象。气的这种包容性、普遍性,远非西方哲学所说的物质所能及。

其三,渗透性。气能渗透到其他事物之中,或吸收他物的成分,而使自身变为阴气、阳气、风气、云气、天气、地气等,表现为气的多样性。

其四,运动性。运动是气的根本属性。气运行不息,始终处在细缊、聚散、振荡等运动变化之中。

其五,实体性。气与心相对,在中国古代哲学中,心指人的意识。气是独立于心之外的物质实体。

总之,气作为中国古代哲学的最高范畴,其本义,是一切客观的具有运动性的存在,其泛义,不论物质现象抑或精神现象,一切现象均称之为气。在中医学中,气作为一个哲学概念,气是物质的同义词,是一个具有普遍意义的抽象的物质概念。中医学用气的这一含义作为自然观来解释天地万物的起源和自然界一切事物的存在和运动状态,如“形气相感而化生万物”(《素问·天元纪大论》),“天地合气,命之曰人”(《素问·宝命全形论》)。这里气的含义与中国古代哲学气一元论中气的概念是一致的。

4. 气、元气与精气

中国古代哲学气范畴在演变过程中有“气”、“元气”和“精气”等不同的称谓,且常混称,应按术语学的要求对它们所表述的概念加以明确。一般认为:

气:是一种极细微的物质,是构成世界万物的本原。

元气:是产生和构成世界万物的原始物质,元气一词始于《鹖冠子·泰录篇》:“故天地成于之元气,万物秉于天。”汉代哲学著作多称气为“元气”,大多认为元气是构成万物的原始物质,但并非等于世界的本原。

精气:精气,有时亦称“精”,精气是一种精灵细微的气。“精气为物,游魂为变,是故知鬼神之变。”(《易·系辞上》)孔颖达疏:“云精气者,谓阴阳精灵之气,氤氲而成万物也。”《管子》则“精气”与“精”并称,认为精气是世界的本原。“精也者,气之精者也。”“凡物之精,比则为生,下生五谷,上为列星,流行于天地之间……是此气也。"(《管子·内业篇》)后来的思想家一般都把精气看作一种构成人生命和精神的东西。

气、元气、精气三者同属中国古代哲学物质范畴,均用于说明世界的物质性,但它们所表述的概念还是有差别的。气是最高范畴,属于三者之中的上位概念。元气则是气之原始状态,其抽象性尚未达到"本原"的高度,而精气则是构成人生命和精神之气。

(二)气的医学含义

1. 中医学的气系统

中医学以气一元论为其宇宙观和方法论,形成了以生理之气为核心的医学科学的气系统。将气规定为自然之气(如天地之气、五行之气、四时之气等)、生理之气(如人气、阴阳之气、精浊之气、五脏六腑之气、营卫之气等)、病邪之气(如六淫之气、恶气、毒气等)和药物之气(寒、热、温、凉四气,酸、苦、甘、辛、咸五味等)等,从人体复杂的生命运动和疾病现象,广泛而深入地分析了气的具体表现形态,并强调不仅人的精神产生于气,而且人的精神对气的运动变化有很大的反作用。中医学的气一元论思想,对中国古代哲学气范畴和气一元论的发展是一个重要的贡献。

气作为医学科学中具体的科学的物质概念,是构成人体和维持人体生命活动,运行不息,极其细微的物质。在生命物质—气、血、精、津、液的系统中,气是最大的概念。因此,气是构成人体和维持人体生命活动的最基本物质。医学科学具体物质概念的气是指具体的人体之气,是人赖以生存的具体物质,它与哲学意义上表示物质普遍概念的气是有区别的。它们之间是共性与个性,一般与特殊,抽象与具体的关系。其他如风气、寒气、天气、地气等则是指存在于自然界中的一些具体物质形态,与哲学意义的气及人体之气也不相同。

2. 中医学气概念的特点

中医学的气概念,虽源于中国古代哲学的气范畴,但又从医学角度发展了哲学的气范畴。气是人体生命的物质基础,其运动变化,也是人体生命的规律。中国古代哲学气一元论强调气的运动性,强调气既是存在,又有功能的意义,是物质与功能的统一。因此,中医学中的气则是生命物质与生理功能的辩证统一。

综上所述,中国古代哲学的气范畴,虽与西方传统哲学所谓物质相当,但又有所区别。西方哲学是以固体物为模式而提出物质概念的,物质存在的形态是原子、粒子。原子、粒子是间断性的物质颗粒,物质运动属机械运动。而中国古代哲学是以气体物为模式而提出物质概念的,气是有形质与无形质的统一,是连续、无间断状态的物质实体,其运动形式为升降、聚散、振荡等。这两种不同的自然观对东西方科学发展方向的影响是巨大的。中国古代哲学强调气的运动性,气既是物质存在,又有功能意义,是物质与功能的统一。基于此,中医学继承并发展了中国古代哲学气一元论的自然观,在探讨生命的本原、形体的结构时,认为气是构成人体和维持人体生命活动的最基本物质;在探讨生命运动规律时,认为生命过程就是气的升降出入的运动过程,是形与气的相互转化的气化过程,强调以五脏系统为核心的生命体具有形态结构解剖学基础,而又着重从气的升降出入运动状态来考察五脏系统的生理活动和病理变化,体现了生命物质与生理功能的统一。正确地理解气范畴的物质存在与功能意义的辩证关系,才能正确地认识五脏经络系统的结构与功能的辩证关系。

在中医学的概念体系中,气是一个最基本的也是含义最复杂的概念。在学习中,我们应该注意把医学科学的概念和哲学的气范畴区别开来。

二、气一元论的基本内容

(一)气是构成万物的本原

1. 宇宙的含义

宇宙是天地万物的总称,是时间和空间的总和。宇宙一词,最早见于《庄子·齐物论》。《淮南子·原道训》:"宇宙而章三光"。高诱注:"四方上下曰宇,古往今来曰宙,以喻天地。"宇宙又称天地、天下、太虚、寰宇、乾坤等。宇宙是物质世界,不依赖于人的意识而客观存在,并处于不断运动和发展中,在时间上无始无终,在空间上无界无尽。宇宙是多样性的统一,其多样性表现为物质形态的多样性,其统一性在于其物质性。

2. 宇宙的本原

气是一种极细微的物质,是构成世界万物的本原,是构成宇宙的本始物质。天地合气,万物自生,人是整个世界的特殊组成部分,是天地自然的产物。人禀气而生,含气而长。人之一生,一气而已。

中医学基于气是宇宙的本原这一基本观点,认为世界是物质的世界,气是世界的本原,是宇宙的本始物质,是构成天地万物的基本元素。世界上的气可以分为阴气和阳气两大类。

"混浊初开,乾坤始奠。气之轻清上浮者为天,气之重浊下凝者为地。"(《幼学琼林·天文》)气本为一,分为阴阳,气是阴阳二气的矛盾统一体。"清阳为天,浊阴为地,地气上为云,天气下为雨,雨出地气,云出天气。"(《素问·阴阳应象大论》)"天气"是自然界的清阳之气,"地气"是自然界的浊阴之气。阴气浊重,降而凝聚成为有形的物体,构成了五彩缤纷的大地;阳气清轻,升而化散为无形的太虚，形成了苍莽的天宇。天地阴阳之气上升下降，彼此交感而形成天地间的万事万物。“本乎天者，天之气也。本乎地者，地之气也。天地合气，六节分而万物化生矣。”（《素问·至真要大论》）总之，气是物质性的实体，是构成自然万物的最基本元素。天地万物的生成、运动、变化的根源，是物质世界的气内部所具有的阴阳二气对立统一运动的结果。

3. 生命的本原

人类是整个世界的特殊组成部分，是自然的产物。中国古代哲学用天人这对范畴来表述人与天地自然的关系，构建了系统的“天人合一”理论。中医学根据气一元论，提出了“人与天地同纪”，“人与天地相参”的观点，从天地大宇宙，人身小宇宙的天人统一性出发，用气范畴论述了天地自然和生命的运动变化规律。

气是宇宙的本原，是构成天地万物的基本物质。人是天地自然的产物，认为气也是生命的本原，是构成生命的基本物质。故曰：“人生于地，悬命于天，天地合气，命之曰人。”（《素问·宝命全形论》）“气者，人之根本也。”（《难经·八难》）人的生长壮老已，健康与疾病，皆本于气，故曰：“人之生死，全赖乎气。气聚则生，气壮则康，气衰则弱，气散则死。”（《医权初编》）

关于人的起源和本质，即人的生成问题，中医学从人在宇宙中生活的场所，人与自然的关系，来探讨人的生成。“气交之中，人之居也”。人居于气交之中，气交是天地阴阳二气相交汇的地方。“天地气交，万物华实。”（《素问·阴阳应象大论》）万物由气而成，人也不例外，“人以天地之气生，四时之法成。”（《素问·宝命全形论》）人和万物一样，都是天地自然之气合乎规律的产物。但是，人和万物不同，人能“应四时”，“知万物”，是天地万物中最为宝贵的。所谓“天覆地载，万物悉备，莫贵于人。”（《素问·宝命全形论》）人具有“任物”，“知万物”，认识事物，进行思维的功能。人之一生，一气而已，内则为人之心，外则为人之体，体者气之充，心者气之灵。“神气舍心，魂魄毕具，乃成为人”。人的形体由气而成，人的精神意识思维活动也是由机体所产生的一种特殊的气（神气）的活动。故曰：“气者，精神之根蒂也。”（《脾胃论·省言箴》）

4. 生命三要素

形、气、神是构成生命的三大要素。“夫形者，生之舍也；气者；生之充也；神者，生之制也。”（《淮南子·原道训》）形为生命物质载体，气为生命物质基础，神为生命的主宰。形以气充，神依气存，气纳则神存。形与神皆根源于气。

形神关系问题，既是中国古代哲学的重大命题，也是中医学理论体系中的一个重要组成部分。中医学的形神学说包括了物质与运动的关系、机体与生命功能的关系以及精神与肉体的关系等三个方面的问题，构成了中医学理论体系中的一个特殊的理论系统。形指物质、形体，神指精神、功能、作用。《黄帝内经》提出“形与神俱”的观点，认为形为人的形体，为体；神为生命活动和生理功能，为用。有形体才有生命，有生命才产生精神活动和具体的生理功能。形存则神存，形谢则神灭。形神统一是生命存在的根本保证，只有形与神俱，方能尽终天年。中医学的形神统一学说是养生防病，延年益寿，以及诊断治疗的重要理论依据。

（二）变化是气的存在形式及固有属性

运动是物质的存在形式及固有属性，气是构成天地万物的本原物质，所以运动是气的存在形式及固有属性。气具有内在的运动性，经常处在运动变化之中。宇宙中所发生的一切变化和过程，都是气运动的结果。

1. 变化的基本含义

变化是中国古代哲学用于表述运动的一对范畴。“变，言其著；化，言其渐。”（《横渠易说·乾》）变为显著的变化，化为逐渐的变化。变化的含义有二：

其一，指事物的量变和质变。化为量变，变为质变。

其二，指事物的贯通和化生。事物在运动之中的互相渗透、沟通谓之贯通，而事物的细缊、交感、融合、化生万物谓之化生。

《黄帝内经》亦称气的运动为“变”、“化”，“物生谓之化，物极谓之变”，“物之生，从乎化；物之极，由乎变。变化之相薄，成败之所由也。”（《素问·六微旨大论》）自然界一切事物的变化，不论是动植物的生育繁衍，还是无生命物体的生化聚散，天地万物的生成、发展和变更、凋亡，无不根源于气的运动。“气始而生化，气散而有形，气布而蕃育，气终而象变，其致一也。”（《素问·五常政大论》）

2. 气变化的根源

物质运动的根源在于物质自身的内在矛盾。天地万物的变化根源于气的运动，而气运动的源泉在于气自身之中，气自身具有运动能力。《黄帝内经》称之为“气有胜复”。

“气有胜复，胜复之作，有德有化，有用有变。”（《素问·六微旨大论》）气有胜复作用，即气本身具有克制与反克制的能力。气这种胜与复，克制与反克制的作用，是气自身运动的根源。气分阴阳，阴阳相错，而变由生。阴阳相错，又称阴阳交感。阴阳交感，即阴阳的相互作用，阴阳相错是气运动变化的根本原因。换言之，阴阳的对立统一是气运动变化的根源和宇宙总规律，故曰：“阴阳者，天地之道也，万物之纲纪，变化之父母，生杀之本始。”（《素问·阴阳

应象大论》)

一言以蔽之,运动是阴阳二气的运动,变化是气的固有属性。气有胜复、阴阳相错是气运动变化的根源。

3. 气变化的形式

气在其自身阴阳对立的作用下,表现为上下、升降、出入、动静、聚散、清浊等具体形式。《黄帝内经》以"升降出入"四字概之,故曰:"气之升降,天地之更用也……升已而降,降者谓天,降已而升,升者谓地,天气下降,气流于地,地气上升,气腾于天。高下相召,升降相因,而变作矣。""出入废,则神机化灭;升降息,则气立孤危。故非出入,则无以生、长、壮、老、已;非升降,则无以生、长、化、收、藏。"(《素问·六微旨大论》)

中医学认为,人是由气而生成的,气有运动的能力,所以人体也是一个具能动作用的机体。人不仅能"应四时",而且还能"知往今"。

动与静是指事物的运动与静止。动静作为事物变化的两种形式是对立统一的。动静无端,阴阳无始,动静既相互对立又相互依存。气有阴阳,相互感应,就有动静。方动即静,方静旋动,静即含动,动即舍静,动静互涵为万变之宗。动静统一是生命活动的要谛,故曰:"人身也,阴阳也;阴阳,动静也。动静合一,气血和畅,百病不生,乃得尽其天年。"(《增演易筋洗髓·内功图说》)中医学用气之动、静对立统一运动,去认识正常生命活动和异常的生命现象,以指导医疗实践。

4. 气变化的过程

气化流行是运动变化、生生不息的总过程。气化流行包括形与气的相互转化过程。

形气是形与气的合称。形是指具体的物象,气是构成宇宙的物质基础,气聚而成形,散而为气。气化而形,形返于气。天地万物总是处在形与气相互转化的过程之中。形气相互转化包括气化与形化。气化是指由气化生万物的过程,换言之,气的不断运动变化谓之气化。形化是指万物由气化生以后的形体遗传,即成形之物的代代相传。宇宙就是气化流行的过程,气化流行,生生不息。人体就是一个不断进行形与气相互转化的气化作用的机体。

(三)气是天地万物相互感应的中介

1. 中介与感应的含义

中介,是表征不同事物或同一事物内部不同要素之间的间接联系的概念,是客观事物转化和发展的中间环节,也是对立双方统一的环节。

感应,即交感相应。气的感应性是指阴阳二气的交感相应。有感必应,相互影响,相互作用。宇宙是气化流行的世界,人体是气化流行的机体。阴阳交感是气运动的根本原因。气化是由阴阳二气相互作用(交感相应)而化生万物的过程。气具有感应性,因此天地万物以气为中介而相互影响,相互作用,密切联系。

2. 气的中介作用

气很细微,既无形质又有形质,无处不入,无所不有,贯通一切,具有可入性。气不仅贯通于一切事物之中,而且还能吸收其他事物的成分,使自身变为阴气、阳气、天气、地气等等,表现为气的多样性。气凭借其可入性和渗透性而贯通、弥漫于事物之中,使事物之间建立起普遍的联系。

3. 气的中介机制

阴阳交感相应是气的中介作用的基本机制。

气一物而两体,气有阴阳是两,两存在于一之中。气是阴阳的对立统一体,阴阳对立的双方共同组成气的统一体,它们是一切运动变化的根源。气之阴阳两端的相互感应而产生了事物之间的普遍联系。有差异就有统一,有异同就有感应。相互感应和普遍联系是宇宙万物的普遍规律。阴阳二气的相互感应而产生了天地万物之间的普遍联系,使物质世界不断地运动变化。这种阴阳二气相互感应的思想具有朴素的辩证法因素,把人与自然、社会视为一个具有普遍联系的有机整体。中医学基于气的相互感应思想,认为自然界和人类、自然界的各种事物和现象,人体的五脏六腑与生理功能,以及生命物质与精神活动之间,虽然千差万别,但不是彼此孤立毫无联系的,而是相互影响,相互作用,密切联系的,在差异中具有统一性,遵循共同的规律,是一个统一的有机整体。

天地人三才一体而统一于气。总之,气贯通于天地万物之中,具有可入性、渗透性和感应性。未聚之气希微而无形体,可以和一切有形无形之气相互作用和相互转化,能够衍生和接纳有形之物,成为天地万物之间的中介,把天地万物联系成为一个有机整体。

三、气一元论在中医学中的应用

中医学把中国古代哲学的气一元论应用于医学方面,形成了中医学理论体系中的气一元论,用以建立中医学的自然观、生命观、健康观和疾病观、治疗观以及养生康复观和方法论等,论述了生命科学的基本问题。本节仅就中医学的科学观和科学方法论等方面的基本观点,说明气一元论在中医学中的应用,至于如何具体阐述生理、病理、诊断、治疗以及养生康复等医学理论问题,将在有关章节详细说明之。

(一)确立中医学的自然观

人们对自然界的总的看法称之为自然观。包括对自然界的本原、演化规律、结构以及人与自然界的关系等方面的根本认识。中医学基于气一元论而确立的自然观，主要包括以下几个方面：

其一，自然肇始于气。太虚寥廓，九星（天蓬、天芮、天辅、天禽、天心、天任、天柱、天英等九种古天文星名）悬朗、七曜（日、月及金、木、水、火、土五星）周旋、昼夜幽显、晦朔弦望、四时更替、天地细缊、万物化生，皆肇始于气。气本为一，分阴分阳，阴变阳合，五行以出，化生万物。由气—阴阳—五行构成了宇宙生成的模式。故曰："气者，万物之所资始也。"（《医方考·气门》）

其二，人与天地相参。天地人统一于气，中医学基于这一认识，从人与自然的物质统一性，用中国古代天文学、气象学、医学等多学科的科学成就论证了人与自然的统一，提出了"善言天者，必有验于人。"（《素问·举痛论》）"人与天地相参"（《素问·咳论》），"人与天地相应"（《灵枢·邪客》），"人与天地同纪"（《灵枢·营卫生会》）的理论。认为人与自然有着统一的本原和属性。人与自然具有共同的规律，均受气阴阳五行的运动法则的制约，人必须遵守自然的规律，强调"敬之者昌，慢之者亡，无道行私，必得夭殃。"（《素问·天元纪大论》）

（二）确立了中医学的医学观

人们观察、分析和处理人类健康和疾病问题的观点和方法，称之为医学观念，亦称之为医学模式。它是哲学思想在医学中的反映。中医学基于气一元论，从人与天地万物本原于气的观点出发，强调"人生于地，悬命于天，天地合气，命之曰人。""天覆地载，万物悉备，莫贵于人。"以天地人三才一体的整体观念为指导思想，以人为本，从人与自然、社会三者的关系去探讨人类生命、健康和疾病问题，建立了具有中华民族传统文化特色和优势的整体医学模式。

（三）确立中医学的方法论

1. 有机整体的科学方法

科学方法论是在一定世界观指导下从事科学活动的原则、程序和模式。中医学基于气一元论的世界观，形成了有机整体的科学方法。从人与自然以及人身各个部分的统一性，来考察生命、健康和疾病的科学问题，强调整体和谐和有机联系。认为任何生命现象都是有机整体运动的结果，而不是把人与自然以及人体自身机械地分割成若干独立部分，独立地进行考察，是整体论而非还原论，有机论而非机械论。体现了气的物质性、运动性、连续性、相关性，而构成浑然一体的宇宙图景。气具有内在的运动性，是物质与功能的辩证统一。因此，中医学从有机整体出发，重在考察事物之间的功能及其相互关系，由功能而结构。在功能和结构的整体系统把握上来阐明生命、健康和疾病的运动规律。例如，在脏象学说中，脏腑概念的确立，尽管与器官实体有关，但并非指解剖学意义上的器官实体,而主要指功能整体。可以认为,五脏是人体五类功能体系的集合,是代表人体五类功能体系的抽象符号。

2. 系统辩证的思维方式

气一元论关于整体和谐、有机联系、发展变化、相反相成的科学思想是中国古代科学思想的核心,也是中医科学思想的核心。这种科学思想决定了中医学的科学方法是整体论而非还原论,决定了中医学的系统辩证的科学思维方式。这种思维方式特点是整体性、系统性、辩证性。认为万物一体,天人合一,主体和客体统一,立足于整体和部分之间的关系,按着气—阴阳—五行的秩序和规律,从整体上把握生命、健康和疾病的运动规律。按气—阴阳—五行的逻辑结构进行科学思维,思维方式具有系统性、层次性、有序性、动态性、相关性、非线性等特点。气本为一,分阴分阳,阴交阳合,化生五行,体现出一和多与多和一的辩证关系。因此,中医学以气—阴阳—五行的逻辑为准则,把人与自然和社会视为一个复杂的有机系统,强调事物的结构和功能,不注重其实体和元素,从系统之间因果关系的非线性,综合地认识和处理问题,追求复杂系统的和谐稳定,属于一种复杂性的思维方式。

(四)论述医学的基本问题

1. 生命的含义

生命是什么?古今中外的哲学家和科学家努力探索其奥秘,揭示其本质,做出了各自的回答。生命的本质是现代科学特别生命科学的重大科学前沿问题。

在中国传统文化中,生死观是一个重大的哲学问题和科学问题。

生与死对称。"生,人之始也;死,人之终也。"(《荀子·礼论》)生命是生物生存及其具有的活动能力。"万物各得其所,生命寿长,终其年而不夭伤。"(《战国策·秦策三》)"人之所宝,莫宝于生命。"(《北史·源贺传》)"天地合气,命之曰人","男女媾精,形神乃成"。天地人统一于气,人命至重,贵于千金。因此,根据气一元论,可以认为生命是形、气、神的统一体,它体现了人的生命的自然属性和社会属性。

现代生命科学认为,生命是"由高分子的核酸蛋白体和其他物质组成的生命物体所具有的特有现象。"(《辞海》1999)细胞是生命体的基本结构单位,也是其活动单位。

生命的本源:人之生死由乎气,气聚则生,气散则死。"人与天地相参","以天地之气生,四时之法成","人与天地同纪"。人与天地万物一样,皆本源于气,都是天地形气阴阳交感的产物,是气有规律地运动变化的结果。基于此,中医学确立了唯物辩证的生命观。生命是物质的。生命现象或生命活动是物质(气)的运动,是人体脏腑经络功能活动的综合表现。“精气”是构成人体的原始物质。“人之生也,必合阴阳之气,媾父母之精,两精相搏,形神乃成。”(《类经·脏象类》)说明两精相合,“以母为基,以父为木楯”(《灵枢·天年》),形成胚胎,发育成形神兼备的人体。如果说“天地合气,命之曰人”的气,是从哲学层次说明生命的本原。那么,“两精相搏”的精,则是用医学科学的具体物质概念,说明生命的物质性及其起源。精是由气转化而来的,“气归精,精为化”,当气生成人体时,首先要演化成精。故曰:“精者,身之本”(《素问·金匮真言论》),“人始生先成精,精成而脑髓生”(《灵枢·经脉》)。

生命的运动:“生生之谓易”(《易·系辞上》),变化与更新谓之生生。生生是宇宙的根本原理,“二气交感,化生万物,万物生生而变化无穷。”(《太极图说》)气化流行则是生生不息的过程。生息化育,生生不息的过程,就是气化过程。自我复制、自我更新、自我调控是生命的基本特征,包括生物体新陈代谢的过程。通过新陈代谢,生物体同环境不断地进行物质和能量的交换,自我更新是生命系统的根本保证。中医学在气化理论的基础上,用气与形的相互转化的观点,说明人的新陈代谢过程,认为人体是一个不断地发生着升降出入的气化作用的机体。气化包括了气化为形,形化为气的转化过程。人体通过五脏六腑呼吸精气,受纳水谷,将其变为人体需要的气、血、精、津液等各种生命物质,沿着经络系统敷布全身。新陈代谢之后的废物和水液等则通过下焦排出体外。

气是维持生命活动的物质基础。人体之气,经常处于不断自我更新和自我复制的新陈代谢过程中。“味归形,形归气,气归精,精归化,精食气,形食味,化生精,气生形……精化为气”(《素问·阴阳应象大论》),就是对气化过程的概括。气化为形,形化为气的形气转化过程,包括了气、精、血、津、液等物质的生成、转化、利用和排泄过程以及由气化生以后的形体遗传,如生殖之精便具有遗传特性。“天食人以五气,地食人以五味。”(《素问·六节脏象论》)人体必须不断地从周围环境摄取生命活动所必需的物质,否则生命就无法维持。

升降出入是人体气化运动的基本形式,人体脏腑经络是其运动的主要场所,脏腑经络的各种生理活动则是气化运动的具体表现。如饮食物在体内的消化、吸收、转输;气、血、精、津液的化生与相互转化;代谢产物的产生和排泄,无不都是升降出入的气化作用的体现。故曰:“阴阳之所以升降者,气也;血脉之所以流行者,亦气也,营卫之气所以运转者,气也;五脏六腑之所以相养相生者,亦此气也。”(《仁斋直指方论·诸气方论》)

脏腑气化功能升降正常，出入有序，方能维持“清阳出上窍，浊阴出下窍；清阳发腠理，浊阴走五脏；清阳实四肢，浊阴归六腑”的正常生理活动，使机体与外界环境不断地进行新陈代谢，从而维持机体内部脏腑经络系统的相对平衡以及机体与周围环境的动态平衡。

总之，人之生死由乎气，人体之气遍布全身，脏腑经络，四肢百骸，无处不到，通过气自身的阴阳运动，调控天地之气和人体之气的复杂系统的和谐稳定，使气化活动正常进行，以维持人体的正常生命活动，所以说“升降出入者，天地之体用，万物之橐龠，百病之纲领，生死之枢机也。”（《读医随笔·升降出入论》）

2. 健康观

在中医学古代文献中尚未见有“健康”一词使用，《黄帝内经》“以平人”指称健康。平人即健康之人。“阴阳匀平，以充其形，九候若一，命曰平人。”（《素问·调经论》）阴阳匀平，命曰平人。气一物两体，一分为二，分为阴气和阳气。合之为一气，分之为阴阳。气是阴阳的矛盾统一体。人体之气在气化流行过程中，由于气自身阴阳交感、相互作用，使复杂的气系统处于和谐稳定状态，即“匀平”状态，意味着人体处于健康状态。气得其和为正气，在此之正气可泛指健康。气在气化过程中保持和谐稳定状态，即“气得其和”，亦即阴阳匀平。因此，从气一元论来认识健康，可以认为气化和谐谓之健康。这里的气化和谐指以人为贵的天地人三者统一体的气化和谐。

现代生命科学根据世界卫生组织（WHO）1998 提出的健康定义：“健康不仅是没有疾病和病证，而且是个体在身体上、精神上和社会上的良好状态。”认为“健康是人体各器官发育良好，功能正常，体质健壮，精力充沛，并具有健全的身心和社会适应能力的状态。通常用人体测量、体格检查、各种生理和心理指标来衡量。”

健康的特征：人之生死由乎气，气化则物生，气盛则物壮，气弱则物衰，气正则物和。健康与否与气之盛衰密切相关。天地合气，命之曰人。故从气一元论而言，健康的特征表现在：天地人系统的气化和谐，即气正则物和，具体言之：

其一，机体内部之气和谐。人体自身之气是一个复杂的系统，在气化过程中，始终保持着既无太过又无不及的和谐稳定状态。

其二，人体之气与天地之气相应。天地一大宇宙，人体一小宇宙。人以天地之气生、四时之法成。人与天地同纪，故人体之气通过自身的调节而与天地之气相适应，保持人体之气与天地之气之间的和谐稳定。

形气神是生命的三要素，气盛则形壮，形壮则神旺。人体之气以及人体之气与天地之气之间的和谐稳定，即天地人三才之气和谐为健康的基本特征，这种特征在生命过程中通过形气神生命三要素以神色形态而表现出来。

3. 疾病观

病因：人身之气和则诸疾不兴。气可养人，亦可伤人，故又有"百病皆生于气"之说。人体感邪而生病，人体致病的原因是由于感受邪气。所谓邪气是与正气相对而言的，不正谓之邪。用气的物质性、运动性来说明邪气和正气的概念，则气得其和为正气，失其和为邪气。"气之在人，和则为正气，不和则为邪气。凡表里、虚实、逆顺、缓急，无不因气而致。"（《类经·疾病类》）

病机：人身一气周流，无往而不贯。脏腑经络皆赖气为之用，气贵运行不息，升降有常。故曰："气之不得无行也，如水之流，如日月之行不休。"（《灵枢·脉度》）所以气之为病，"六淫戕于外，七情战于中，则气之冲和者致偏，清纯者化浊，流利者反滞，顺行者多逆。"（《类证治裁·卷之三·诸气论治》）要言之，气失冲和而为病。气失冲和主要表现为：气机升降出入失调，诸如气上（逆）、气下（陷）、气耗（虚）、气滞（结）、气闭（收）、气脱、气泄、气乱等等。"正以气之为用，无所不至，一有不调则无所不病，故其外有六气之候，在内则为六气之乱。而凡病之为虚为实，为寒为热，至其病变，莫可名状，欲求其本，则止一气是以尽之矣。盖气有不调之处，即病本所在之处也。"（《景岳全书·诸气》）因此，一切疾病的发生发展都与气的生成和运行失常有关。

诊断：气的运动离不开时间和空间。在病理状态下，气的运动失常也是在一定的时间和空间内进行的。这种时空观的具体反映是：病变有表里、脏腑、经络等部位之分，病变过程有发生、发展、转归等阶段之别。证是病理状态下气运动的时空性的集中体现。有诸内必形诸外，人体之气的运动失常必然通过脏腑经络的功能失调而表现出来。这种气失调所反映出来的人体形与神的异常现象，就是确定诊断的客观依据。气一元论在诊断学上的应用，主要是：

其一，分析四诊资料。中医学用气一元论来分析望、闻、问、切四诊资料，审神色声音，观形体顺逆，察五脏病形，以知人体真气的虚实。"精明五色者，气之华也。"（《素问·脉要精微论》）人体真气的盛衰可以从神色、形态、脉象等表现出来。如精神委靡，倦怠乏力，形体肥胖等为气虚的征象。望神和切脉在四诊中尤为重要。"血气者，人之神"，"神者，水谷之精气"。气能生形，有气才能有形，形健则神旺，形羸则神衰。根据气、形、神的关系，可知脏腑经络之气的功能正常或失调。如形体壮实，精神充足，目睛有神，神清气爽，是有神的表现，意味着真气未伤，脏腑功能正常，纵然有病，其病也轻，预后较好。

其二，脉为血气之神，邪正之鉴。血气盛者脉必盛，血气衰者脉必衰。脉正则无病，脉乖则有病。寸口为脉之大会。气口成寸，以决死生。脉以胃气为本，有胃气则生，无胃气则死。

辨别疾病证候：气失调是基本病理机制之一，气失调所表现出来的证候，如气虚证、气逆证、气陷证、气脱证等则属于基本证候。在此基础之上，根据气失调所在脏腑又可进一步确定某一脏腑气失调的具体证候。如同为气逆证，而咳喘甚则喘不得卧，呼多吸少等为肺气上逆证，甚则肾不纳气（肺肾之气上逆）证的表现。总之，从一般到特殊，从整体到局部，气上、气下、气结、气乱、气泄、气耗等皆是气失调的具体表现。

4. 防治观

中医学根据天地人三才一体，皆本原于气一元论思想和“百病皆生于气”的病理观点，确定了以气为核心的防治观。

整体调节，三因制宜：人与自然环境的统一性，以及人体内部的统一性，是建立在以气为物质基础之上的。因此，中医基于人与天地相应的整体观念，强调治病既着眼于整体调节，又要因时、因地、因人制宜，把人与天地当作“一元论”来认识。因时、因地、因人制宜的治疗观，就是气一元论思想在治疗学上的体现。

养生之道，养气为本：中国古代养生家视精气神为人身之“三宝”。“气乃神之祖，精乃气之子，气者精神之根蒂也，大矣哉！积气以成精，积精以全神，必清必静，御之以道，可以为天人矣。”（《脾胃论·省言箴》）生化之道，以气为本。人之有生，全赖此气。气为人体盛衰寿夭的根本，故养生至要，在于养气。养气，一是保养真气，一是条畅气机。调气是养生的基本原则之一。调气学派是中医养生学中一个重要的学术流派，主张慎起居，顺四时，和情志，节饮食，适劳逸而调其气，以促进人体的健康和长寿。

第二节 阴阳学说

阴阳学说是在气一元论的基础上建立起来的中国古代的朴素的对立统一理论，属于中国古代唯物论和辩证法范畴，体现出中华民族辩证思维的特殊精神，其哲理玄奥，反映着宇宙的图式。

阴阳学说认为，世界是物质性的整体，宇宙间一切事物不仅其内部存在着阴阳的对立统一，而且其发生、发展和变化都是阴阳二气对立统一的结果。

中医学把阴阳学说应用于医学，形成了中医学的阴阳学说，促进了中医学理论体系的形成和发展。中医学的阴阳学说是中医学理论体系的哲学基础之一和重要组成部分，是理解和掌握中医学理论体系的一把钥匙。“明之阴阳，

如惑之解，如醉之醒。”（《灵枢·病传》）“设能明彻阴阳，则医理虽玄，思过半矣。”（《景岳全书·传忠录》）

中医学用阴阳学说建立了本门学科的科学观和方法论，阐明生命的起源和本质，人体的生理功能、病理变化、疾病的诊断和防治的根本规律。阴阳学说贯穿于中医的理、法、方、药之中，指导着中医学的科学实践。

一、阴阳的基本概念

（一）阴阳的哲学含义

1. 阴阳的矛盾观念

阴阳是中国古代哲学的一对基本范畴。阴阳作为一概念，本为向日和背日的意思，向日为阳，背日为阴。阴阳一词连用，首见于《诗经》，谓：“既景乃岗，相其阴阳。”（《诗经·大雅·公刘》）其后《左传》、《国语》中“阴阳”多见，其义有阴阳二气和两种对待势力之谓。老子提出“万物负阴而抱阳”（《老子·四十二章》）的命题，把阴阳作为表示矛盾的一对哲学范畴，以揭示天地万物内在的一种本质属性。《易传》的“一阴一阳之谓道”（《系辞上》）以阴阳为对立统一的最高哲学概念，建立了以阴阳为核心的完整的哲学体系。阴阳是中国古代哲学表示矛盾观的基本范畴。

2. 阴阳的哲学意蕴

在中国古代哲学中，阴阳的含义为：

其一，客体存在的物质要素。阴阳本指阴阳之气，即阴气、阳气。气是构成宇宙的物质本原。气为一物，分之为二，而为两体，即是阴阳二气。

其二，运动变化的功能实体。就阴阳对峙而言，自然、社会和人体都具有阴阳相互对立、相互依赖的现象。天为阳，地为阴；暑为阳，寒为阴；男为阳，女为阴；夫为阳，妻为阴；尊为阳，卑为阴；顺为阳，逆为阴等。

其三，客观事物的固有属性。如刚柔、动静、屈伸、升降、寒热、开合等为阴阳的自然属性。其中，刚、动、伸、升、热、开为阳的象征，而柔、静、屈、降、寒、合为阴的象征。贵贱、穷富、尊卑等为阴阳的等级属性。其中，贵、富、尊为阳，贱、穷、卑为阴。善恶、仁戾、爱欲等为阴阳的道德属性。其中，善、仁、爱为阳，恶、戾、欲为阴。一言以蔽之。阴阳指一切相互对立的两个方面，即相互对峙的两端。

汉·董仲舒对阴阳这对范畴进行了明确的界说，谓：“阴与阳，相反之物也。”（《春秋繁露·卷十二·大道无二》）规定阴阳为事物相反的两个方面。这是对阴阳范畴性质最一般的规定，阴阳即矛盾之谓。

概言之，中国古代哲学用阴阳范畴来概括自然现象和社会现象各种相反相成的关系,并以自己的规定性来规定各种对峙范畴的性质及其相互关系。阴阳两端,相反相成为阴阳范畴的基本含义。

3. 气与阴阳的关系

就气与阴阳的关系而言,气是物质实体,是构成宇宙天体以及天地万物的最基本元素,是世界的本原。气范畴肯定了物质世界的统一性,气一物两体,分为阴阳,阴阳是气的两种固有属性。阴气和阳气又各具阴阳对立要素,相互渗透,相互作用,构成了气的矛盾统一体。一气分为阴阳,阴阳统一于气。气是一,万物本原为一气,但一气分阴阳,气有阴阳为两,两存在于一之中,表现为对立的两个方面。换言之,作为宇宙本原的气,是阴阳对立的统一物,物质世界在阴阳二气的相互作用下,不断地运动变化。“两不立则一不可见,一不可见则两之用息”。虚实、动静、聚散、清浊等是对立两方面的具体表现,也是一气之阴阳的具体内涵。这种阴阳对立的双方,共同组成气的同一体,它们是一切运动变化的根源。

综上所述,阴阳作为中国古代哲学范畴,它所代表、指称的对象有“存在”、“实体”、“属性”之别。哲学范畴是体现整个世界最普遍、最一般的本质联系的基本概念。因此,通过对阴阳所指称的“存在”、“实体”和“属性”,可以揭示出它所体现的事物的最普遍、最一般的本质联系,即阴阳是气的固有特性,其基本含义为:相对相关、相反相成。阴阳是中国古代哲学表示朴素矛盾观念的一对范畴,是中国古代辩证法的一对范畴。

4. 阴阳与矛盾的区别

阴阳虽然含有对立统一的意思,但是它与唯物辩证法的矛盾范畴有着根本的区别。这种区别表现为:

(1)阴阳范畴的局限性:唯物辩证法认为,一切事物内部所包含的对立都是矛盾。矛盾范畴,对于各对立面的性质,除了指出其对立统一外,不加任何其他限定。对立统一是宇宙中最普遍的现象。因此,对立统一范畴适用于一切领域,是事物和现象最抽象最一般的概括。而阴阳范畴不仅具有对立统一的属性,而且又有另外一些特殊的规定,属于一类具体的矛盾,即阴阳是标志事物一定的趋向和性态特征的关系范畴。如明亮的、上升的等等为阳,晦黯的、下降的等等为阴。对阴阳的具体规定限制了概念的包容性。所以,阴阳尽管包罗万象,具有普遍性,但在无限的宇宙中,阴阳毕竟是一种有限的具体的矛盾形式,其内涵和外延比矛盾范围小很多,其适用范围有一定的限度,仅能对宇宙的事物和现象做一定程度的说明和概括,更不能用以说明社会现象。

(2)阴阳关系的确定性:对于唯物辩证法来说,具体矛盾的双方,如果有主有从,何者为主,何者为从,则视具体情况而定。但阴阳学说认为,在相互依存的阴阳矛盾中，一般情况下阳为主导而阴为从属，即阳主阴从。在阴与阳这对矛盾中，阴处于依从的次要的地位，依顺于阳而存在、发展，这种观点反映在医学领域，在人体内部阴阳之中，强调以阳为本，阳气既固，阴必从之。“凡阴阳之要，阳密乃固……阳强不能密，阴气乃绝”，“阳气者，若天与日，失其所则折寿而不彰，故天运当以日光明。”（《素问·生气通天论》）。阳气是生命的主导，若失常不固，人就折寿夭亡。因此，在治疗疾病时，主张“血气俱要，而补气在补血之先；阴阳并需，而养阳在滋阴之上。”（《医宗必读·水火阴阳论》）总之，阴阳学说对矛盾双方的性质做了具体限定，一方属阴，一方属阳，阳为主，阴为从。一般来说，这种主从关系是固定的，这也表现出阴阳学说的特殊性和局限性。

（3）阴阳范畴的直观性：唯物辩证法是科学的唯物论和辩证法，其矛盾范畴是建筑在高度科学抽象的基础之上的，是宇宙的根本规律。而阴阳学说属朴素的唯物论和辩证法，由于当时的科学发展水平的限制，使阴阳范畴还不可能超出直观的观察的广度和深度。

（二）阴阳的医学含义

1. 阴阳的哲学与医学

阴阳既是中国古代哲学阴阳学说的范畴，又是中医学中的基本概念。如前所述，阴阳作为哲学范畴，旨在说明宇宙的生成和变化的规律，揭示世界万物最普遍、最一般的本质属性，属于最高层次的抽象和概括。而中医学的阴阳属于具体科学的基本概念，它所指称的是生命、健康和疾病等具体医学问题。哲学的阴阳与医学的阴阳相比较而言，前者最一般、最抽象，后者特殊、具体。

2. 阴阳的医学意蕴

中医学的阴阳概念所涉及的内容大体上包括物质、实质、属性三个方面。

其一，表示宇宙的本原物质。气是构成天地万物的本原物质，气一物两体，分之为二，合之为一。二分之为阴气和阳气，阴气和阳气是宇宙的本原。故曰：“阴阳者，万物之能始也。”（《素问·至真要大论》）“万物之生，皆阴阳之气也。”（《类经·运气类》）“天地合气，命之曰人。”（《素问·宝命全形论》）人也是由阴气和阳气所化生的，所以说“人生有形，不离阴阳。”（《素问·宝命全形论》）阴阳即指阴气和阳气。

其二，表示天地万物的实体。如自然阴阳，天为阳，地为阴；日为阳，月为阴；火为阳，水为阴。人体之阴阳，腑为阳，脏为阴；背为阳，腹为阴；四肢外侧为阳，四肢内侧为阴等等。

其三，表示事物对立统一的属性。凡是明亮、温暖、运动、外在、上升、清晰等属性为阳；凡是黑暗、寒冷、静止、内在、下降、浑浊等属性为阴。

综上所述,中医学的阴阳概念是气、实体、属性的三位一体,哲学概念和医学概念的统一。片面地强调一个方面,而忽视了另一方面,难以对中医阴阳学说做出全面、合理的解释。

3. 阴阳的医学定义

《黄帝内经》确立了中医阴阳学说,但没有给阴阳下一个明确的定义。明代·张景岳为阴阳下了明确定义:"道者,阴阳之理也。阴阳者,一分为二也。"(《类经·阴阳类》)这一阴阳定义的被定义项为"阴阳",其定义项为"一分为二",既明确又严格,达到了揭示概念内涵的目的。但是,阴阳是中医学的基本概念,与一般的科学概念不同,具有哲学性质,属于具体科学概念体系的范畴层次。其外延广泛,其上面没有属概念,不能用"属加种差"方法下定义。"一分为二",高度抽象、概括地揭示了阴阳最一般的规定性。

阴阳是一事物内部或两种事物之间相互对立的两种基本属性。凡是一分为二,相反相成规定的概念,或物质、或实体、或性质,均可用阴阳称之。

阴阳既可标示两种对立特定的属性,如明与暗,表与里,寒与热等等,又可标示两种对立的特定的运动趋向或状态,如动与静,上与下,迟与数等等。阴阳是宇宙的根本规律。

总之,阴阳是抽象的属性概念而不是具体事物的实体概念,也是一对关系范畴,它表示各种物质特性之间的对立统一关系,所以说,"阴阳者,有名而无形。"(《灵枢·阴阳系日月》)

中医阴阳学说的阴阳概念也具有哲学与医学的双重意义,在学习中,应根据阴阳的具体所指,判定其属哲学范畴,还是医学概念。

(三)阴阳的特性

1. 阴阳的普遍性

普遍性即共同性。阴阳是天地万物共同具有的性质。阴阳的对立统一是天地万物运动变化的总规律,"阴阳者,天地之道也,万物之纲纪,变化之父母,生杀之本始。"(《素问·阴阳应象大论》)不论是空间还是时间,从宇宙间天地的回旋到万物的产生和消失,都是阴阳作用的结果。凡属相互关联的事物或现象,或同一事物的内部,都可以用阴阳来概括,分析其各自的属性。如天与地,动与静,水与火,出与入等。

2. 阴阳的相对性

在哲学上,相对与绝对对称,组成辩证法的一对范畴。相对是指有条件的、暂时的、有限的、特殊的。具体事物的阴阳属性,并不是绝对的,而是相对的。也就是说,随着时间的推移或所运用范围的不同,事物的性质或对立面改变了,则其相对属性也就是随之而改变。所以说"阴阳二字,固以对待而言,

所指无定在。"(《局方发挥》)

阴阳这种相对性表现为:

(1)相互转化性:矛盾双方经过斗争,在一定的条件下,各自向着和自己相反的方面转变称之为转化。在一定条件下,阴和阳之间可以发生相互转化,阴可以转化为阳,阳也可以转化为阴。如寒证和热证的转化,病变的寒热性质变了,其阴阳属性也随之改变了。在人体气化运动过程中,生命物质和生理功能之间,物质属阴,功能属阳。二者在生理条件下,是可以互相转化的,物质可以转化为功能,功能也可以转化为物质。如果没有这种物质和功能之间的相互转化,生命活动就不能正常进行。

(2)无限可分性:无限,与有限相对,没有穷尽,没有限量之谓。自然界任何相互关联的事物都可以概括为阴和阳两类,任何一种事物内部又可分为阴和阳两个方面,而每一事物中的阴或阳的任何一方,还可以再分为阴阳。即阴中有阳,阳中有阴,阴阳之中复有阴阳,不断地一分为二,以至无穷。事物这种相互对立又相互联系的现象,在自然界中是无穷无尽的。所以说:"阴阳者,数之可十,推之可百,数之可千,推之可万,万之大不可胜数,然其要一也。"(《素问·阴阳离合论》)这种阴阳属性的相对性,不但说明了事物或现象阴阳属性的规律性、复杂性,而且也说明了阴阳概括事物或现象的广泛性,即每一事物或现象都包含着阴阳,都是一分为二的。如,昼为阳,夜为阴。而上午为阳中之阳,下午则为阳中之阴;前半夜为阴中之阴,后半夜则为阴中之阳。阴阳之中又可以再分阴阳。

3. 阴阳的相关性

彼此关联称之为相关。阴阳之间相互渗透、贯通、交感,彼此关联,称之为阴阳的相关性。阴阳所分析的事物或现象,应是在同一范畴,同一层次,即相关的基础之上的。只有相互关联的一对事物,或一个事物的两个方面,才能构成一对矛盾,才能用阴阳来说明。如天与地,昼与夜,寒与热,水与火,气与血等等。如果不具有这种相互关联性的事物或现象,并不是统一体的对立双方,不能构成一对矛盾,就不能用阴阳来说明。如水与火可以分阴阳,因为二者是对立的统一体,而火与血就不能分阴阳,因为两者不是一对相互关联的事物。

二、阴阳学说的基本内容

阴阳学说是中国古代的矛盾论,具有对立统一的属性,是中国古代的对立统一理论。阴阳的对立统一理论,一般用"相反相成"(《汉书·艺文志》)概括之。"相反"就是说两个矛盾方面的互相排斥,或互相斗争。"相成就是说在一定条件之下两个矛盾方面互相联结起来,获得统一性。"(《毛泽东选集·

第一卷》)《黄帝内经》用“阴阳离合”(《素问·阴阳离合论》)说明之。“离合”,分合、聚散之谓。

(一)阴阳对立

1. 阴阳对立的含义

对立是辩证法的范畴,指对立面,亦即矛盾的双方,又指矛盾的斗争性,即对立面的互相排斥和否定,任何事物都是对立的统一。对立是指处于一个统一体的矛盾双方的互相排斥,互相斗争。阴阳对立是阴阳双方的互相排斥,互相斗争。阴阳双方的对立是绝对的,如天与地、上与下、内与外、动与静、升与降、出与入、昼与夜、明与暗、寒与热、虚与实、散与聚等,天地万物无不如此。

事物统一体内部的阴阳对立,即阴阳矛盾的两个方面,并非是截然分离,毫无关联的,而是相互感应,密切联系的。“天地交而万物通”(《易·泰》)天地气交而生养万物,阴阳交感是事物生成变化的内在根据,它推动着宇宙万物的新陈代谢,生生不息。阴阳双方这种相互克服、相推、相感的关系,说明阴阳对立不是静止、凝固的,而是有联系的,即所谓阴阳制约。用现代哲学术语来说,就是阴阳的对立斗争。没有斗争就没有事物的发生和变化。如昼夜、寒暑的更迭,日往则月来,月往则日来,日月相推而明生。寒往则暑来,暑往则寒来,寒暑相推而岁成。春夏秋冬四季的温、热、凉、寒的气候变化,就是自然阴阳对立斗争的结果。

2. 阴阳对立的意义

自然四时:在一年四季中,春、夏、秋、冬四季有温、热、凉、寒气候的变化。春夏为阳,秋冬为阴,春夏之阳与秋冬之阴相对,但它们又是相互制约的。夏季本来是阳热盛,但夏至以后阴气却渐次以生,用以制约火热的阳气;而冬季本来是阴寒盛,但冬至以后阳气却随之而复,用以制约严寒的阴。春夏之所以温热是因为春夏阳气上升抑制了秋冬的寒凉之气,秋冬之所以寒冷是因为秋冬阴气上升抑制了春夏的温热之气的缘故。这是自然界阴阳相互制约,相互斗争的结果。

人体生命:生命现象的主要矛盾,是生命运动的动力,贯穿于生命过程的始终。“人生有形,不离阴阳。”(《素问·宝命全形论》)用阴阳对立来说明人的生命运动,生命就是人体的气化运动。气化运动的本质就是人体阴气与阳气、化气与成形的矛盾运动,即阴阳的对立统一。阴阳在对立斗争中,取得了统一,维持阴与阳之间的动态平衡,即所谓“阴平阳秘”,机体才能进行正常的生命活动。在斗争就有胜负,如果阴阳的对立斗争激化,打破了动态平衡,出现阴阳胜负,阴阳失调,就会导致疾病的发生。

总之,阴阳对立,不仅包容了天地人各种事物的对立,也概括了相反、相关的等各类的对立。我们学习阴阳对立这一原理，就是要学会用一分为二的辩证思维去分析事物的运动变化，去分析健康与疾病的问题。

总之，阴阳的对立是用阴阳说明事物或现象相互对立的两个方面及其相互制约的关系。

（二）阴阳互根

1. 阴阳互根的含义

互根，互为根据之谓。在哲学上，根据与条件对称，组成辩证法一对范畴。根据是决定事物存在、发展的内部原因，是事物内部固有的根本矛盾，是事物运动的根源。互根是相互对立的事物之间互为存在、发展、运动的根源，是表示相互对立的事物之间相互依存、相互联结关系的概念。阴阳互根是指阴阳之间的相互依存、相互为用的关系。阴阳对立的双方，任何一方都不能脱离另一方而单独存在，双方共处于一个统一体中。有阳必有阴，有阴必有阳，有阴无阳不行，有阳无阴也不行。阴阳彼此相须，缺一不可。故执著于某一方面，见阳不见阴，见阴不见阳，是不符合宇宙的根本规律的。阴阳互根深刻地揭示了阴阳对立双方的不可分离性，阴阳双方均以对方的存在为自身存在的根据。阴阳所代表的性质或状态，如天与地，上与下，动与静，寒与热，虚与实，散与聚等等，不仅互相排斥，而且互相依存。阳根于阴，阴根于阳，无阳则阴无以生，无阴则阳无以化。阳蕴含于阴之中，阴蕴含于阳之中。阴阳分一为二，又合二为一，对立又统一。故曰："阴阳之理，原自互根，彼此相须，缺一不可。"（《景岳全书·传忠录》）"阴阳互根……阴以吸阳……阳以煦阴……阳盛之处而一阴已生，阴盛之处而一阳已化。"（《素灵微蕴》）阴阳互根深刻地揭示了阴阳对立双方的不可分离性。

2. 阴阳互根的意义

中医学用阴阳互根原理来阐述人体脏与腑、气与血、结构与功能等之间的关系，用唯物辩证法的矛盾观点来看阴阳，阴阳对立属矛盾的斗争性，而阴阳互根则属矛盾的统一性。阴阳，一分为二，又合二而一，对立又统一，这是中国古代哲学中辩证思维的显著特点，也是中医学的科学思维的显著特征。

（1）阴阳互根是确定事物属性的依据：分析事物的阴阳属性，不仅要注意其差异性，而且还要注意其统一性，即相互关联性，从差异中寻找同一。双方共处于一个统一体中，才能运用阴阳来分析说明。如上属阳，下属阴，没有上之阳，也就无所谓下之阴；没有下之阴，也就无所谓上之阳。昼属阳，夜属阴，没有昼之阳，就无所谓夜之阴；没有夜之阴，也就没有昼之阳。热属阳，寒属阴，没有热之阳，也就无所谓寒之阴；没有寒之阴，也就没有热之阳。所以说，阳依赖于阴，阴依赖于阳，每一方都以其对立的另一方为自己存在的前提和条件。如果事物不具有相互依存的关联性,并不是统一体的对立双方,就无法分析其阴阳属性,也就不能用阴阳来说明了。

(2)阴阳互根是事物发生变化的根源:因为阳根于阴,阴根于阳,阴与阳相互依赖,缺少任何一方,则另一方也就不复存在了。所以事物的发展变化,阴阳二者是缺一不可的。如:就个体的生理活动而言,在物质与功能之间,物质与物质之间,功能与功能之间,均存在着阴阳互根的关系。物质属阴,功能属阳,物质是生命的物质基础,功能是生命的主要标志。物质是功能的基础,功能则是物质的反映。脏腑功能活动健全,就会不断地促进营养物质的化生,而营养物质的充足,才能保护脏腑活动功能的和谐平衡。和谐平衡是中国古代整体思维形态之一,平衡、又称中和、中道,和谐平衡思维的基本特征是注重事物的均衡性、适度性。和谐平衡思维在中医学中作为科学思维形态,用以论述生命运动的规律,无过无不及谓之平衡,过与不及谓之失衡。阴阳的运动变化(消长)稳定在一定范围内,人体以及人体与环境之间,才能保持正常的和谐平衡状态。如阴阳运动变化(消长)超越了一定的限度,(指平衡的限度,即条件),则平衡被打破,在自然界则引起灾害,在人体则引起疾病。

如果双方失去了互为存在的条件,有阳无阴谓之"孤阳",有阴无阳谓之"孤阴"。孤阴不生,独阳不长,一切生物也就不能存在,不能生化和滋长了。在生命活动过程中,如果正常的阴阳互根关系遭到破坏,就会导致疾病的发生,乃至危及生命。所谓"阴阳离决,精气乃绝"。

(3)阴阳互根是阴阳相互转化的内在根据:因为阴阳代表着相互关联的事物的双方或一个事物内部对立的两个方面,因而阴和阳在一定条件下,可以各向自己相反的方面转化。阴阳在一定条件下的相互转化,也是以它们的相互依存相互为根的关系为基础的。因为阴阳对立的双方没有相互联结、相互依存的关系,也就不可能各自向着和自己相反的方向转化。

(三)阴阳消长

1. 阴阳消长的含义

消长,增减、盛衰之谓。阴阳消长,是阴阳之间互为增减盛衰的运动,即阴阳对立双方的增减、盛衰、进退的运动。阴阳对立双方不是处于静止不变的状态,而是始终处于此盛彼衰,此增彼减,此进彼退的运动变化之中。其消长规律为阳消阴长,阴消阳长。从阴阳矛盾运动的量变和质变言,则阴阳消长为量变过程。

2. 阴阳消长的意义

自然四时:人与自然相统一。自然界的四季和昼夜的阴阳消长,呈现出周期性的节律性的变化。以四季为例,"冬至四十五日,阳气微上,阴气微下。

夏至四十五日，阴气微上，阳气微下。”（《素问·脉要精微论》）天地阴阳二气以二至（冬至、夏至）两个节气为转折点，呈现出增长、减少的规律。“春夏则阳气多而阴气少，秋冬则阴气盛而阳气衰。”（《素问·厥论》）这是一年四季的阴阳消长变化，即阴阳量的多少。“人亦应之”，人体阴阳消长节律与自然界阴阳消长节律是一致的。人体阴阳消长的周期性节律变化，是人类长期适应环境的结果。

人体生命：阴阳双方在彼此消长的动态过程中保持相对的平衡，人体才保持正常的运动规律。平衡是维持生命的手段，阴阳匀平（平衡）是健康的标志。“阴阳之在人，均则宁，偏则病。无过不及之谓均，过与不及之谓偏。盛则过矣，虚则不足矣。”（《医经溯洄集》）阴阳双方在一定范围内的消长，体现了人体动态平衡的生理活动过程。如果这种消长关系超过了生理限度（常阈），便会出现阴阳某一方面的偏盛或偏衰，于是人体生理动态平衡失调，疾病就由此而生。在疾病过程中，同样也存在着阴阳消长的过程。一方的太过，必然导致另一方的不及；反之，一方不及，也必然导致另一方的太过。阴阳偏盛，是属于阴阳消长中某一方“长”的太过的病变，而阴阳偏衰，是属于阴阳某一方面“消”的太过的病变。阴阳偏盛偏衰就是阴阳异常消长病变规律的高度概括。一般来说，阴阳消长有常有变，正常的阴阳消长是言其常，异常的阴阳消长是言其变。总之，自然界和人体一切发展变化都包含着阴阳消长的过程，是阴阳双方对立斗争，依存互根的必然结果。

（四）阴阳转化

1. 阴阳转化的含义

转化即转换、变化，指矛盾的双方经过斗争，在一定条件下走向自己的反面。阴阳转化是阴阳之间在“极”、“重”的条件下，向相反方面变化。阴阳对立的双方，在一定条件下的相互转移、变化，即阴可以转化为阳，阳可以转化为阴。

阴阳的变化过程包括着量变和质变过程。事物的发展变化，表现为由量变到质变，又由质变到量变的互变过程。如果说“阴阳消长”是一个量变过程，那么“阴阳转化”便是一个质变过程。

阴阳转化是事物运动变化的基本规律。在阴阳消长过程中，事物由“化”至“极”，即发展到一定程度，超越了阴阳正常消长的阈值，事物必然向着相反的方面转化。但必须指出的是，阴阳的相互转化是有条件的，不具备一定的条件，二者就不能各自向相反的方向转化，这种条件中医学称之为“重”或“极”。故曰：“重阴必阳，重阳必阴”，“寒极生热，热极生寒。”（《素问·阴阳应象大论》）阴阳之理，极则生变。阴阳的消长（量变）和转化（质变）是事物发展变化全过程的密不可分的两个阶段，阴阳消长是阴阳转化的前提，而阴阳转化则是阴阳消长的必然结果。

2. 阴阳转化的意义

自然四时：以季节气候变化为例，一年四季，春来冬去，夏往秋至。春夏属阳，秋冬属阴，春夏秋冬四季运转不已，就具体体现了阴阳的互相转化。当寒冷的冬季结束转而进入温暖的春季，便是阴转化为阳；当炎热的夏季结束转而进入凉爽的秋季，则是由阳转化为阴。

人体生命：在人体生命活动过程中，生理上，物质与功能之间的气化过程，如营养物质（阴）不断地转化为功能活动（阳），功能活动（阳）又不断地转化为营养物质（阴）就是阴阳转化的表现。实际上，在生命活动中，物质与功能之间的气化过程，是阴阳消长和转化的统一，即量变和质变的统一。在疾病的发展过程中，阴阳转化常常表现为在一定条件下表证与里证、寒证与热证、虚证与实证、阴证与阳证的互相转化等。如邪热壅肺的病人，表现为高热、面红、烦躁、脉数有力等，这是机体反应功能旺盛的表现，称之为阳证、热证、实证。但当疾病发展到严重阶段，由于热毒极重，大量耗伤人体正气，在持续高热、面赤、烦躁、脉数有力的情况下，可突然出现面色苍白、四肢厥冷、精神委靡、脉微欲绝等一派阴寒危象。这是机体反应能力衰竭的表现，称之为阴证、寒证、虚证。这种病证性质的变化属于由阳转阴。又如咳喘患者，当出现咳嗽喘促，痰液稀白，口不渴，舌淡苔白，脉弦等脉症时，其证属寒（阴证）。常因重感外邪，寒邪外束，阳气闭郁而化热，反而出现咳喘息粗，咳痰黄稠，口渴，舌红苔黄，脉数之候，其证又属于热（阳证）。这种病证性质的变化，是由寒证转化为热证，即由阴转为阳。明确这些转化，不仅有助于认识病证演变的规律，而且对于确定相应的治疗原则，也有着极为重要的指导意义。

总之，阴阳是中国古代哲学的基本范畴之一。中国古代哲学中的一些重要概念、范畴和命题，都是以阴阳这一范畴为基础而展开讨论和阐释的，把阴阳当成事物的性质及其变化的根本法则，将许多具体事物都赋予了阴阳的含义。事物的对立面就是阴阳，对立着的事物不是静止不动的，而是运动变化的，阴阳是在相互作用过程中而运动变化的。阴阳的相互作用称之为"阴阳交感"，又名阴阳相推、阴阳相感。交感，交，互相接触；感，交感相应。互相感应，交感相应，谓之交感。阴阳交感表现为阴阳的对立、互根、消长和转化。

阴阳的对立、互根、消长、转化，是阴阳学说的基本内容，了解了这些内容，进而理解中医学对阴阳学说的运用，就比较容易了。

三、阴阳学说在中医学中的应用

阴阳学说是中国古代关于对立统一规律的理论。中医学继承和发展了中国古代的阴阳学说,把朴素的唯物论和辩证法推向了一个新的水平,用于阐明生命运动的规律,指导医疗实践,成为中医学的世界观和方法论。

中医阴阳学说以普遍联系的、运动变化的辩证观点,论述医学科学的具体科学问题,其基本概念、基本原理和基本理论揭示了人体正常和异常的生命活动规律,以指导对疾病的诊断、防治和养生康复等。

(一)确立了中医学的科学观

1. 普遍联系观

联系是事物内部矛盾双方或事物之间相互依赖、相互制约、相互渗透和相互转化的关系,是事物存在和发展的条件。天地万物是普遍联系的统一整体,气是构成天地万物的本原,天地万物统一于气,气一物两体,分为阴气和阳气,阴气和阳气的矛盾运动是推动一切事物运动变化的根本原因,是宇宙的总规律,天地万物通过阴阳二气的相互交感而相互联系。“阴阳之道,同气相求。”(《类经·阴阳类》)天地万物的阴阳二气,以“同气相求”的方式相互联系。“同声相应,同气相求,水流湿,火就燥……本乎天者亲上,本乎地者亲下,则各从其类也。”(《易·乾·文言》)孔颖达疏:“同气相求者……言天地之间,共相感应,各从其气类。”同气相求谓阴阳二气交感相应。交感相应是阴阳的普遍联系原则,体现了整体观念的普遍联系观点,天地人的复杂系统通过阴阳的交感相应而联系成为一个有机整体。换言之,天地万物是以联系的方式而存在的,人与自然以及人体内部各系统之间不是孤立存在的,而且相互联系。就阴阳学说言,天地万物相互联系的方式和作用机制为阴阳的交感相应,阴阳之道,同气相求,阴阳交感,三才一体。

2. 运动变化观

物质的存在形式及其固有属性称之为运动,包括宇宙中所发生的一切变化和过程。物质之间的相互作用,物质由一种状态向另一种状态的过渡和转变,称之为变化。运动和变化是同一序列的概念。事物变化的源泉和动力是其自身内部的矛盾性。运动有升降、出入、进退之分,变化有量变和质变之别。“成败倚伏生乎动,动而不已,则变作矣。”(《素问·六微旨大论》)“阴阳四时者,万物之终始也,死生之本也。”(《素问·四气调神大论》)“阴阳相推而生变化”(《易·系辞上》),阴阳的矛盾运动是事物发生、发展、消亡的根源,存在于一切事物的过程始终。事物运动的基本形式为升降出入。“升降出入,无器不有,故器者生化之宇。器散则分之,生化息矣。故无不出入,无不升降。”(《素问·六微旨大论》)化为“物之生”属量变,变为“物之极”,属质变。“物生谓之化,物极谓之变。”(《素问·天元纪大论》)“物之生,从于化,物之极,由乎变。变化之相薄,成败之所由也。故气有往复,用有迟速,四者之有,而化而变。”（《素问·六微旨大论》）总之，阴阳相错，动静相召，上下相临，升降相因，而变由生。

（二）确立了中医学的方法论

1. 朴素辩证思维方式

辩证思维是以运动的、变化的、联系的观点认识事物的思维形式，是从对象的内在矛盾运动变化，从各个方面的相互联系中进行考察，以便从整体上、本质上完整的认识对象。阴阳学说是中国古代的辩证法，它确立了中医学的普遍联系和运动变化的科学观。这种辩证法的科学观决定了中医学的科学思维方式是辩证思维方式。其主要表现形式如：

联系思维：阴阳交感相应反映天地万物统一于气而互相联系的机制，体现了从普遍联系、相互制约观点认识事物的整体思维方式。

变易思维：阴阳消长和阴阳转化，体现了从运动变化的观点来认识事物的变易思维形式。

和谐思维：和，适合、恰当、恰到好处之谓，配合得匀称、适当、协调谓之和谐。阴阳学说用“阴阳得和”（《灵枢·邪客》）与“阴阳不和”（《灵枢·通天》）来说明阴阳之间在运动变化中的和谐与否。“谨察阴阳所在而调之，以平为期。”（《素问·至真要大论》）和则平，不和则不平。阴阳和谐就是阴阳在消长运动变化过程中，维持着最佳的平衡状态。“阴阳和平”、“阴阳匀平”、“阴阳和调”，谓事物的阴阳矛盾双方在变易过程中，无过无不及，而保持“中道”之变，天地万物并育而不相害，并行而不相悖，处于完美的和谐状态，生生不息。天地以和顺为命，万物以和谐为顺。

相成思维：又称相反相成思维，以相互联系，相互依赖，相互补济的观点认识对立两个方面或对立两种事物的思维方式，称之为相成思维。阴阳对立言阴阳矛盾双方之反，阴阳互根言阴阳矛盾双方之成。阴阳既对立又互根，相反又相成。事物分阴阳，阴中有阳，阳中有阴，阴阳之中复有阴阳。天地万物非阴即阳，亦阴亦阳。

2. 一分为二的分类方法

分类与划分的含义：分类是根据事物的共同点（主要是本质特征）和差异点，将事物分为不同的类的一种逻辑方法。分类以比较为基础，通过比较识别出事物之共同点和差异点。然后根据共同点将事物综合的较大的点，根据差异点将事物划分的较小的类，从而将事物分为具有一定从属关系不同等级系统。

划分是揭示词项或概念外延的逻辑方法，按一定标准，把词项或概念反映的对象分成若干小类。划分由三部分组成：被划分的概念，称为划分的母项；

划分后所得的概念，称为划分的子项；划分时所依据的标准，称为划分的根据。按照不同的划分根据，可以对同一对象进行不同的划分。分类是划分的一种特殊形式，是以对象的本质作为根据的划分。

阴阳分类方法的含义：阴阳分类法属于逻辑学上的两分法，两分法是一种特殊的划分。把一个母项划分为两个外延上互相否定的子项，其中一个子项具有某种属性，另一个子项不具有某种性质。阴阳分类是一种普遍划分方法。

3. 阴阳分类的根据

在自然界中，相互关联的事物或现象中对立着的两个方面，具有截然相反的两种属性，并可以用阴阳概括之，这就是事物或现象的阴阳属性。然而，事物或现象中对立着的双方所具有的属性，既不能任意规定，也不能随便颠倒，而是有一定规律的。那么，用什么标准来划分事物或现象的阴阳属性呢？"水火者，阴阳之征兆也。"(《素问·阴阳应象大论》)中医学以水火作为阴阳的征象，水为阴，火为阳，反映了阴阳的基本特性。如，水性寒而就下，火性热而炎上。其运动状态，水比火相对要静，火较水相对要动。寒热、上下、动静是水与火所表现出来的两种不同的性质和运动趋向或状态，以之抽象出阴阳的一般属性，即阳具有积极、进取、刚强等特性，阴具有消极、退守、柔弱的特性。凡具有积极、进取、刚强等特性的事物或现象，就可规定其为阳；凡具有消极、退守、柔弱等特性的事物或现象，就可规定其为阴。如此推演下去，即可以用来说明事物的阴阳属性。

划分事物或现象阴阳属性的标准是：凡属于运动的、外向的、上升的、温热的、明亮的、功能的……属于阳的范畴；静止的、内在的、下降的、寒凉的、晦黯的、物质的……属于阴的范畴。由此可见，阴阳的基本特性，是划分事物和现象阴阳属性的依据。

基于这种划分标准，中医学对于自然之天地日月、四季昼夜、地理方位、天干地支、数之奇偶，人的性别、体质、形体，以及病因、证候、药物等无不分为阴阳两类。

表1-1　阴阳属性归属表

属性	空　间	时间	季节	温度	湿度	重量	亮度	事物运动状态		
阳	上外左南天	昼	春夏	温热	干燥	轻	明亮	功能上升	动	兴奋、亢进
阴	下内右北地	夜	秋冬	寒凉	湿润	重	晦黯	物质下降	静	抑制、衰退

阴阳分类法的应用：中医学用阴阳属性作为划分标准，对自然和人的生命的复杂现象划分为阴和阳两大类。如人体部位：人体的上半身为阳，下半身属

阴;体表属阳,体内属阴;体表的背部属阳,腹部属阴;四肢外侧为阳,内侧为阴。

脏腑:心肺脾肝肾五脏为阴,胆胃大肠小肠膀胱三焦六腑为阳。五脏之中,心肺为阳,肝脾肾为阴;心肺之中,心为阳,肺为阴;肝脾肾之间,肝为阳,脾肾为阴。而且每一脏之中又有阴阳之分,如心有心阴、心阳,肾有肾阴、肾阳,胃有胃阴、胃阳等。

经络:经属阴,络属阳,而经之中有阴经与阳经,络之中又有阴络与阳络。就十二经脉而言,就有手三阳经与手三阴经之分,足三阳经与足三阴经之别。

气血:血为阴,气为阳。在气之中,营气在内为阴,卫气在外为阳等等。

四时:春夏为阳,秋冬为阴。

干支:在甲乙丙丁戊己庚辛壬癸十天干中,甲丙戊庚壬五干为阳,乙丁己辛癸五干为阴。在子丑寅卯辰巳午未申酉戌亥十二地支中,子寅辰午申戌六支为阳,丑卯巳未酉亥六支为阴。

总之,阴阳为“万物之纲纪”,阴阳两分法是对世界万物和生命运动的复杂现象纲领性分类法。纲举而目张,它体现了中医学科学思维的程序性和逻辑性。

中医阴阳学说在两分法的基础上又创造了一种“三阴三阳”的分类方法。首先用两分法将母项分为阴阳两个子项,然后分别对阴、阳两个子项进行再划分,则阴、阳各分为三个子项,即太阴、少阴、厥阴为三阴,太阳、阳明、少阳为三阳。

“阴阳两字,固以对待而言,所指无定在。”(《局方发挥》)阴阳划分的标准不是固定不变的,体现出阴阳分类法的辩证性、灵活性。

(三)论述医学的基本问题

1. 生命观

“生之本,本于阴阳”:气是构成人体和维持人体生命活动的最基本物质。气一物两体,分阴分阳。“人生有形,不离阴阳”,“人以天地之气生,四时之法成”,“天地合气,命之曰人”。人体是阴、阳二气的对立统一体。人体的阴阳二气和哲学上的阴气、阳气有渊源关系,但也有区别。人体阴、阳二气是对人体最基本的生命物质之气的一分为二,是关于人体的具体概念,是医学意义的概念。人体的阴阳二气,阴静阳躁,各司其职,“阴在内,阳之守也;阳在外,阴之使也。”(《素问·阴阳应象大论》)“阴者,藏精而起亟也,阳者,卫外而为固也。”(《素问·生气通天论》)阴气是阳气的后盾,阳气是阴气的屏障。人体的阴气与阳气相比较而言,阳气主要为四肢、肌肉提供营养,阴气主要为内在脏腑提供营养。所谓“清阳发腠理,浊阴走五脏;清阳实四肢,浊阴归六腑。”(《素问·阴阳应象大论》)

阳主升，阴主降：人体是一个不断地进行形气相互转化的气化作用的机体，阴气和阳气的升降出入是人体生命本质的标志。以其特性而言，阳主升，阴主降。阴阳之中复有阴阳，所以阳虽主升，但阳中之阴则降；阴虽主降，但阴中之阳又上升。人体阴精与阳气的矛盾运动过程，就是气化活动的过程，也是阴阳的升降出入过程。死生之机，升降而已。气化正常，则升降出入正常，就表现为正常的生命活动。否则，气化失常，则升降出入失常，就表现为生命活动的异常。升降出入，正确地把握了生命现象的一般性质，即生命机体的整体性；形象地说明了人体是生命运动不止的有机整体，是一个开放的、复杂的巨系统；反映了人体生命活动生、长、壮、老、已的规律。由于阴阳双方是对立统一的，所以两者之间的升与降，出与入也是相反相成的。这是从阴阳运动形式的角度，以阴阳升降出入的理论来说明人体的生理功能的。

2. 健康观

阴阳匀平，形肉血气相称，是谓“平人”，即健康人。这里的阴阳匀平，是指脏腑经络功能正常，气血运行和谐，形肉血气相协调。阴阳匀平，阴平阳秘，是人体阴阳二气无过、无不及，高度和谐的最佳状态。因此，阴阳匀平，阴平阳秘，意味着健康。机体阴阳平衡标志着健康。健康包括机体内部以及机体与环境之间的阴阳平衡，人体的正常生命活动，是阴阳两个方面保持着对立统一的协调关系，使阴阳处于动态平衡状态的结果。人体生理活动的基本规律可概括为阴精（物质）与阳气（功能）的矛盾运动，属阴的物质与属阳的功能之间的关系，就是这种对立统一关系的体现。营养物质（阴）是产生功能活动（阳）的物质基础，而功能活动又是营养物质的功能表现。人体的生理活动（阳）是以物质（阴）为基础的，没有阴精就无以化生阳气，而生理活动的结果，又不断地化生阴精。没有物质（阴）不能产生功能（阳），没有功能也不能化生物质。这样，物质与功能，阴与阳共处于相互对立、依存、消长和转化的统一体中，维持着物质与功能，阴与阳的相对的动态平衡，保证了生命活动的正常进行。

不论是物质与功能的矛盾运动，还是生命活动的基本形式，都说明在正常生理情况下，阴与阳是相互对立又相互依存，处于一个有利于生命活动的相对平衡的协调状态的。如果阴阳不能相互为用而分离，阴精与阳气的矛盾运动消失，升降出入停止，人的生命活动也就终结了。

3. 疾病观

人与外界环境的统一和机体内在环境的和谐平衡，是人赖以生存的基础。机体阴阳平衡是健康的标志，平衡的破坏意味着生病。疾病的发生，就是这种平衡协调遭到破坏的结果。阴阳的和谐平衡关系一旦受到破坏，而失去和谐平衡，便会产生疾病。因此，阴阳失调是疾病发生的基础。

(1)分析病因的阴阳属性

邪气之所在,或生于阴,或生于阳。一般而言,六淫属阳邪,饮食居处,情志失调等属阴邪。阴阳之中复有阴阳,六淫之中,风、暑、燥、火(热)为阳,寒、湿为阴。

(2)分析病理变化的基本规律

疾病的发生发展过程就是邪正斗争的过程。邪正斗争导致阴阳失调,而出现各种各样的病理变化。无论外感病或内伤病,其病理变化的基本规律,就阴阳学说言,不外乎阴阳的偏盛或偏衰。

①阴阳偏盛:阴阳偏胜,包括阴偏胜、阳偏胜,简称阴盛、阳盛,是属于阴阳任何一方高于正常水平的病理变化。

阳盛则热:阳盛是病理变化中阳邪亢盛而表现出来的热的病变。在这里,“阳胜”的胜是指邪气亢盛,“则热”的热是指病变的性质。阳邪致病,如暑热之邪侵入人体可造成人体阳气偏盛,出现高热,汗出,口渴,面赤,脉数等症状,其性质属热,所以说“阳盛则热”。因为阳盛往往可导致阴液的损伤,如在高热、汗出、面赤、脉数的同时,必然出现阴液耗伤而口渴的现象,故曰:“阳盛则阴病”。“阳盛则热”,是指因阳邪所致的疾病的性质而言;“阳盛则阴病”,是指阳盛必然损伤人体的正气(阴液)而言。

阴盛则寒:阴盛是病理变化中阴邪亢盛而表现出来的寒的病理变化。阴邪致病,如纳凉饮冷,可以造成机体阴气偏盛,出现腹痛,泄泻,形寒肢冷,舌淡苔白,脉沉等症状,其性质属寒,所以说“阴盛则寒”。阴盛往往可以导致阳气的损伤,如在腹痛,泄泻,舌淡苔白,脉沉的同时,必然出现阳气耗伤而形寒肢冷的现象,故曰:“阴盛则阳病”。“阴盛则寒”,是指因阴邪所致疾病的性质而言;阴盛则阳病,是指阴盛必然损伤人体的正气(阳气)而言。

用阴阳消长的理论来分析,“阳盛则热”属于阳长阴消,“阴盛则寒”属于阴长阳消。其中,以“长”为主,“消”居其次。

②阴阳偏衰:阴阳偏衰包括阴偏衰、阳偏衰,即阴虚、阳虚,是属于阴阳任何一方低于正常水平的病变。

阳虚则寒:阳虚是人体阳气虚损。根据阴阳动态平衡的原理,阴或阳任何一方的不足,必然导致另一方相对偏盛,阳虚不能制约阴,则阴相对的偏盛而出现寒象。如机体阳气虚弱,可出现面色苍白,畏寒肢冷,神疲蜷卧,自汗,脉微等症状。其性质亦属寒,所以称“阳虚则寒”。

阴虚则热:阴虚是人体的阴液不足。阴虚不能制约阳,则阳相对偏盛而出现热象。如久病耗阴或素体阴液亏损,可出现潮热,盗汗,五心烦热,口舌干燥,脉细数等症状。其性质亦属热,所以称“阴虚则热”。

用阴阳消长理论来分析,“阳虚则寒”属于阳消而阴长,阴虚则热属于阴消而阳长。其中,以消为主,长居其次。

③阴阳互损:包括阳损及阴,阴损及阳。根据阴阳互根的原理,机体的阴阳任何一方虚损到一定程度,必然导致另一方的不足。阳虚至一定程度时,因阳虚不能化生阴液,而同时出现阴虚的现象,称“阳损及阴”。同样,阴虚于一定程度时,因阴虚不能化生阳气,而同时出现阳虚的现象,称“阴损及阳”。“阳损及阴”或“阴损及阳”,最终导致“阴阳两虚”。阴阳两虚是阴阳的对立处在低于正常水平的平衡状态,是病理状态或非健康状态,不是生理状态。

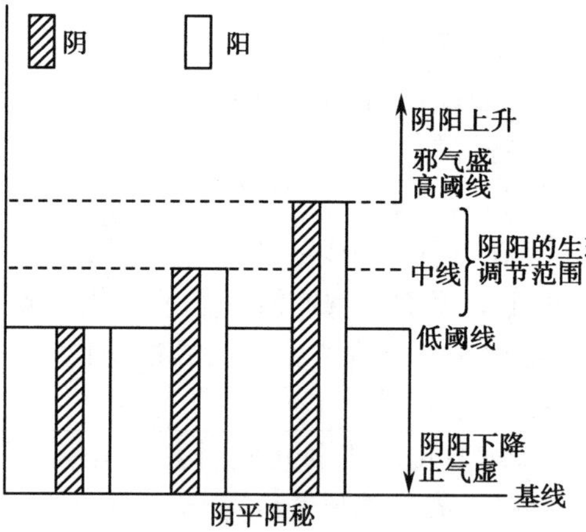

图 1-1 阴阳示意图

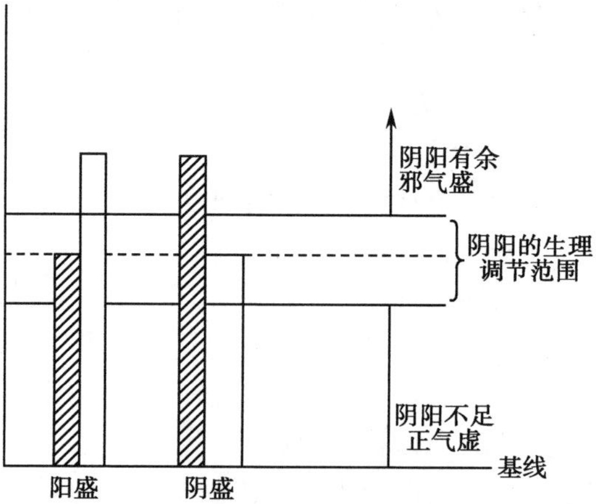

图 1-2 阴阳偏盛示意图

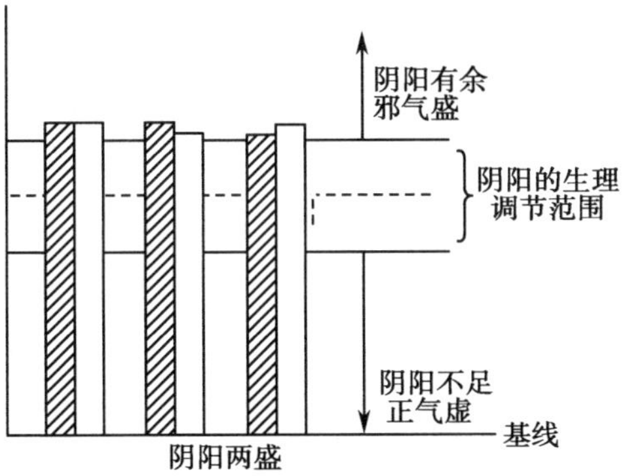

图1－3　阴阳两盛示意图

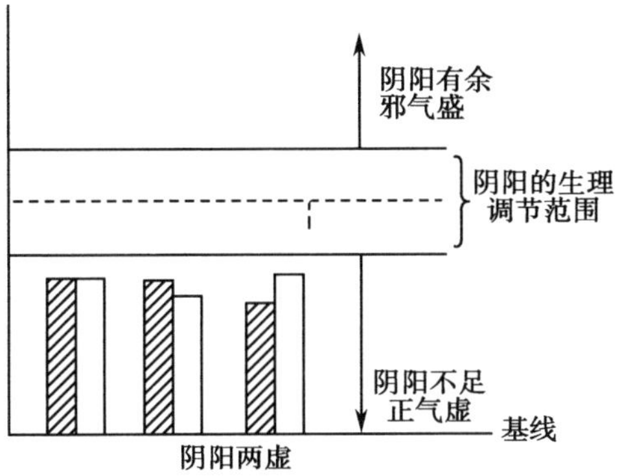

图1－4　阴阳两虚示意图

（据李德新《全国高等中医院校函授教材·中医基础理论》）

临床上，为了区别阳盛则热，阴盛则寒和阳虚则寒，阴虚则热，把阳盛则热称作“实热”，把阴虚则热称作“虚热”，把阴盛则寒称作“实寒”，把阳虚则寒称作“虚寒”。至于阳损及阴，阴损及阳乃致阴阳两虚，均属虚寒虚热范畴。阳损及阴，以虚寒为主，虚热居次；阴损及阳，以虚热为主，虚寒居次，而阴阳两虚则是虚寒虚热并存，且暂时处于均势的状态。但是由于这种低水平的平衡是动态平衡，所以在疾病的发展过程中仍然会有主次之分。

④阴阳转化：在疾病的发展过程中，阴阳偏盛偏衰的病理变化可以在一定的条件下，各自向相反的方向转化。如以证而言，阳证可以转化为阴证，阴证可以转化为阳证。阳损及阴和阴损及阳也是阴阳转化的体现。

在病理状态下，对立的邪正双方同处于疾病的统一体中，进行剧烈的斗争，它们的力量对比是不断运动变化着的。邪正斗争，是疾病自我运动转化的内在原因，医疗护理是促使转化的外部条件。由于阴中有阳，阳中有阴，所以阴证和阳证虽然是对立的，有显著差别的，但这种对立又互相渗透，阳证之中还存在着阴证的因素，阴证之中也存在着阳证的因素，所以阳证和阴证之间可以互相转化。

(3)指导疾病的诊断

中医诊断疾病的过程，包括诊察疾病和辨别证候两个方面。“善诊者，察色按脉，先别阴阳。”(《素问·阴阳应象大论》)阴阳学说用于诊断学中，旨在分析通过四诊而收集来的临床资料和辨别证候。

①分析四诊资料：如望诊中色泽的阴阳，以色黄、赤为阳，青、白、黑为阴。色泽鲜明属阳，晦黯属阴。闻诊中，以语声高亢洪亮者属阳，低微无力者属阴；呼吸有力，声高气粗者属阳，呼吸微弱，声低气怯者属阴。问诊中症状之阴阳，口渴喜冷者属阳，口渴喜热者属阴。脉诊中，则脉之浮、数、洪、滑等属阳，沉、迟、细、涩等属阴。

②辨别疾病证候：证候是中医学诊断疾病的核心。在临床辨证中，只有分清阴阳，才能抓住疾病的本质，做到执简驭繁。所以辨别阴证、阳证是诊断的基本原则，在临床上具有重要的意义。如八纲辨证中，表证、热证、实证属阳；里证、寒证、虚证属阴。在脏腑辨证中，脏腑气血阴阳失调可表现出许多复杂的证候，但不外阴阳两大类。如在虚证分类中，心有气虚、阳虚和血虚、阴虚之分，前者属阳虚范畴，后者属阴虚范畴。由于阴阳偏盛偏衰是疾病过程中病理变化的基本规律，所以疾病的病理变化虽然错综复杂，千变万化，但其基本性质就证候而言，可以概括为阴证和阳证两大类。“凡诊病施治，必须先审阴阳，乃医道之纲领，阴阳无谬，治焉有差，医道虽繁，可以一言以蔽之者曰阴阳而已。”(《景岳全书·传忠录》)

(4)指导疾病的防治

①指导养生防病：中医学十分重视对疾病的预防，不仅用阴阳学说来阐发摄生学说的理论，而且摄生的具体方法也是以阴阳学说为依据的。阴阳学说认为，人体的阴阳变化与自然界四时阴阳变化协调一致，就可以延年益寿。因而主张顺应自然，春夏养阳，秋冬养阴，精神内守，饮食有节，起居有常，做到“法于阴阳，和于术数”(《素问·上古天真论》)，借以保持机体内部以及机体内外界环境之间的阴阳平衡，达到增进健康，预防疾病的目的。

②指导疾病的治疗：由于疾病发生发展的根本原因是阴阳失调，因此调整阴阳，补偏救弊，促进阴平阳秘，恢复阴阳相对平衡，是治疗疾病的基本原则。阴阳学说用以指导疾病的治疗，一是确定治疗原则，二是归纳药物的性能。

①确定治疗原则

a. 阴阳偏盛的治疗原则：阴阳偏盛，即阴或阳的过盛有余，为有余之证。由于阳盛则阴病，阳盛则热，阳热盛易于损伤阴液。阴盛则阳病，阴盛则寒，阴寒过盛易于损伤阳气。故在调整阴阳的偏盛时，应注意有无相应的阴或阳偏衰的情况存在。若阴或阳偏盛而其相对的一方并没有构成虚损时，即可采用“损其有余”的方法。若其相对一方有偏衰时，则当兼顾其不足，配合以扶阳或益阴之法。阳盛则热属实热证，宜用寒凉药以制其阳，治热以寒，即“热者寒之”。阴盛则寒属寒实证，宜用温热药以制其阴，治寒以热，即“寒者热之”。因二者均为实证，所以称这种治疗原则为“损其有余”，即“实者泻之”。

b. 阴阳偏衰的治疗原则：阴阳偏衰，即阴或阳的虚损不足，或为阴虚，或为阳虚。阴虚不能制阳而致阳亢者，属虚热证，治当滋阴以抑阳。一般不能用寒凉药直折其热，须用“壮水之主，以制阳光”（《素问·至真要大论》王冰注）的方法，补阴即所以制阳。“壮水之主，以制阳光”又称壮水制火或滋水制火，滋阴抑火，是治求其属的治法，即用滋阴降火之法，以抑制阳亢火盛。如肾阴不足，则虚火上炎，此非火之有余，乃水之不足，故当滋养肾水，《黄帝内经》称这种治疗原则为“阳病治阴”（《素问·阴阳应象大论》）。若阳虚不能制阴而造成阴相对亢盛者，属虚寒证，治当扶阳制阴，一般不宜用辛温发散药以散阴寒，须用“益火之源，以消阴翳”的方法，又称益火消阴或扶阳退阴，亦是治求其属的治法，即用扶阳益火之法，以消退阴盛。如肾主命门，为先天真火所藏，肾阳虚衰则现阳微阴盛的寒证，此非寒之有余，乃真阳不足，故治当温补肾阳，消除阴寒，《黄帝内经》称这种治疗原则为“阴病治阳”（《素问·阴阳应象大论》）。

c. 阴阳俱损的治疗原则：阳损及阴，阴损及阳，根据阴阳互根的原理，阳损及阴则治阳要顾阴，即在充分补阳的基础上佐以滋阴（阴中求阳）；阴损及阳则应治阴要顾阳，即在充分补阴的基础上佐以扶阳（阳中求阴）。阴阳偏衰为虚证，所以称这种治疗原则为“补其不足”或“虚则补之”。

②归纳药物的性能：阴阳用于疾病的治疗，不仅用以确立治疗原则，而且也用来概括药物的性味功效，作为指导临床用药的依据。治疗疾病，不但要有正确的诊断和确切的治疗方法，同时还必须熟练地掌握药物的性能。根据治疗方法，选用适宜药物，才能收到良好的疗效。

中药的性能，是指药物具有四气、五味、升降浮沉的特性。四气（又称四性），有寒、热、温、凉。五味有酸、苦、甘、辛、咸。四气属阳，五味属阴。四气之中，温热属阳；寒、凉属阴。五味之中，辛味能散、能行，甘味能益气，故辛甘属阳，如桂枝、甘草等；酸味能收，苦味能泻下，故酸苦属阴，如大黄、芍药等；淡味能渗泄利尿（物质的浓淡相对而言，浓属阴，淡属阳）故属阳，如茯苓、通草；

咸味药能润能下，故属阴，如芒硝、牡蛎等。按药物的升降浮沉特性分，药物质轻，具有升浮作用的属阳，如桑叶、菊花等；药物质重，具有沉降作用的属阴，如龟板、赭石等。治疗疾病，就是根据病情的阴阳偏盛偏衰，确定治疗原则，再结合药物的阴阳属性和作用，选择相应的药物，从而达到"谨察阴阳所在而调之，以平为期"(《素问・阴阳应象大论》)的治疗目的。

中医学的阴阳学说，用普遍联系的、运动变化的观点，来说明人体正常的生命活动过程和异常的生命活动过程，并通过广泛的阴阳划分，把人与自然、病因与病机、疾病的本质与现象，以及诊断与防治联系起来，故称阴阳为"万物之纲纪"。

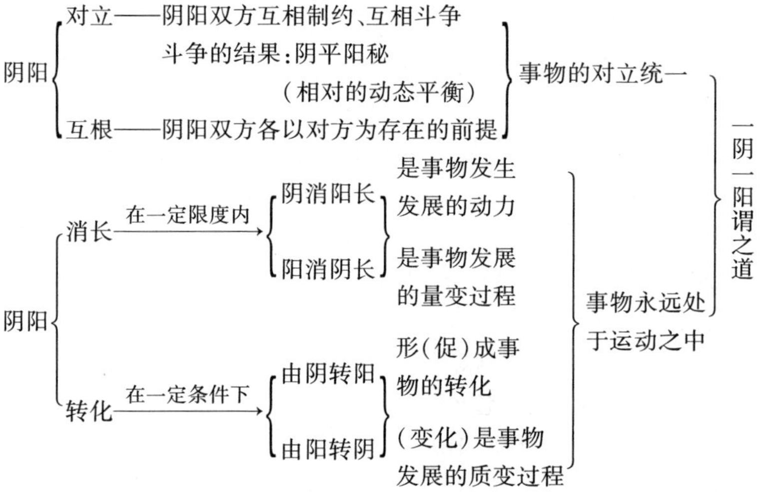

图1－5　阴阳学说基本内容简图

第三节　五行学说

五行学说属于中国古代唯物论和辩证法范畴，属元素论的宇宙观，是一种朴素的系统论。五行学说认为，宇宙间的一切事物，都是由木、火、土、金、水五种物质所构成的，自然界各种事物和现象的发展变化，都是这五种物质不断运动和相互作用的结果，天地万物的运动秩序都要受五行生克制化法则的统一支配。五行学说用木、火、土、金、水五种物质来说明世界万物的起源和多样性的统一，自然界的一切事物和现象都可按照木、火、土、金、水的性质和特点归纳为五个系统,五个系统乃至每个系统之中的事物和现象都存在一定的内在关系,从而形成了一种复杂的网络。五行学说以“五”为数,把自然、社会、人事、生命、健康、疾病等大千世界的各种事物和现象,统统纳入一个整齐的五行图式之中,形成了五行系统宇宙图式结构,它是中国古代朴素的系统论。

五行学说一方面认为,世界万物是由木、火、土、金、水五种基本物质所构成,对世界的本原做出了正确的回答;另一方面又认为,任何事物都不是孤立的、静止的,而是在不断的相生、相克的运动之中维持着协调平衡。所以,五行学说不仅具有唯物观,而且含有丰富的辩证法思想和系统论思想,是中国古代用以认识宇宙,解释宇宙事物在发生发展过程中相联系法则的一种理论。

中医学把五行学说应用于医学领域,以系统论观点来观察人体,阐述人体局部与局部,局部与整体之间的有机联系,以及人体与外界环境的统一,加强了中医学整体观念的论证,使中医学所采用的整体系统方法进一步系统化,对中医学特有的理论体系的形成,起了巨大的推动作用,成为中医学理论体系的哲学基础之一和重要组成部分。随着中医学的发展,中医学的五行学说与哲学上的五行学说日趋分离,中医学着重用五行互藏理论说明自然界多维、多层次无限可分的物质结构和属性,以及脏腑的相互关系,特别是人体五脏之中各兼五脏,即五脏互藏规律,揭示机体内部与外界环境的动态平衡的调节机制,阐明健康与疾病、疾病的诊断和防治的规律。

一、五行的基本概念

(一)五行的哲学含义

1. 五行的哲学意蕴

五行是中国古代哲学的基本范畴,在中国古代哲学史上,五行有两层含义:

其一,指五种物质元素。五行是指构成万物的木、火、土、金、水五种物质,中国古代思想家把木火土金水五种物质作为构成万物的基本元素,以说明世界万物的起源和多样性的统一。

其二,指五种道德行为。五行指仁、义、礼、智、信或仁、义、礼、圣、智,是五种伦理道德规范,在这个意义上的五行称作五常。

2. 五行与气、阴阳的关系

五行与气:气、阴阳、五行都是中国古代哲学的重要范畴。气是世界的本原,一气分五行,五行同一气,如《云笈七籤》吸收了阴阳五行思想,根据“元气本一,化生有万”的理论,阐述了气与五行的关系,谓“一含五气,为水、为火、为木、为金、为土”,一气分而为五行,五行归于一气。意即金木水火土五种物质元素是由气的运动变化而成，如是，将五行多元物质结构概念统一于气一元论的单一的物质概念之中。

五行与阴阳："天降阳，地出阴，阴阳合而生五行。"（《删定易图序论一》）即五行本原于阴阳之气，阴阳二气相互作用而产生五行。"阴变阳合而生水、火、木、金、土。五气顺布，四时行焉"，"五行一阴阳也，阴阳一太极也，太极本无极也。"（《御纂性理精义·卷一》）世界本原一气，气之动静而为阴阳，气为阴阳之体，阴阳为气之用，阴阳合和化生五行，所谓"有太极则一动一静而两仪分，有阴阳则一变一合而五行具。"（《御纂性理精义·卷一》）总之，"本是一气，分而言之曰阴阳，又就阴阳中细分之则为五行。五行即二气，二气即一气。"（吴澄《答人问性理》）一气分阴阳，阴变阳合，化生五行，阴阳五行均为气之消长变化。

五行寓阴阳，阴阳的矛盾对立统一使五行结构具有了自我运动和自我调节的功能。阴阳的对立互根和消长转化，维持着五行系统结构的动态平衡。"金木水火土，各奉其主，以从阴阳，相与一力而并功，其实非独阴阳也，然而阴阳因之以起，助其所主。"（《春秋繁露·天辩人在》）阴阳不是五行之外的独立力量，而是五行系统结构运动的内在原因和原动力，故称阴阳与五行"相与一力而并功"。

总之，天地万物本原一气，气一物两体分为阴阳，阴变阳合，化生五行。"在气化，分言之曰阴阳，又合之曰五行，又分之，则阴阳五行杂糅万变，是以及其流行，不特品类不同，而一类之中又复不同。"（《戴震集·绪言》）气—阴阳—五行—万物的宇宙演化模式，揭示了气的结构的整体性、系统性和层次性，同时也揭示了宇宙物质结构的整体性、系统性和层次性。

五行从属于气、阴阳。五行不仅是物质和运动，而且又不再是物质和运动，不即不离，亦即亦离，是五种物、五种性、五种能力。故"与其说中国五行所注重的是五种物质因素、材料或实体，就不如说更是五种作用、功能、力量、序列和效果。"（李泽厚《中国古代思想史论·阴阳五行的系统论》）五行的概念，不是表示五种特殊的物质形态，而是代表五种功能属性，是自然界客观事物内部阴阳运动变化过程中五种状态的抽象，属于抽象的概念，也是中国古代朴素唯物主义哲学的重要范畴，阴阳与五行相合，形成了阴阳五行系统论，它是中国古代的系统论，中医学理论是这种系统论的最高成就和典型形态。

（二）五行的医学含义

1. 五行的哲学与医学

中医学的五行，是中国古代哲学五行范畴与中医学相结合的产物，是中医学认识世界和生命运动的世界观和方法论。

其内涵包括:

(1)五行是对五种物质的抽象概括,是从属于气、阴气和阳气的构成万物的物质元素。如自然界的五行之气称为"苍天之气"、"五常之气"、"五气"等等。

(2)五行是事物的属性,包括自然的属性,人体的属性,以及疾病、脉症的属性等等。中医学,以五行属性把自然和人所表现出的正常和异常的现象均置于五行的框架内,这是中国古代以五为基数的分类方法。

(3)五行是宇宙的普遍规律,五行生克和五行胜复是世界的根本规律,也是生命活动的基本规律,是中国古代朴素的系统论。

中医学对五行概念赋予了阴阳的含义,认为木火土金水乃至自然界的各种事物都是阴阳的矛盾运动所产生,阴阳的运动变化可以通过在天之风、热、湿、燥、寒等六气和在地之木、火、土、金、水五行反映出来。中医学的五行不仅仅是指五类事物及其属性,更重要的是它包含了五类事物内部的阴阳矛盾运动。

2. 五行的医学定义

五行是木、火、土、金、水五种基本物质及其运动变化,是说明人与自然以及人体脏腑之间相互关系的思想方法。其含义为:

一是指木、火、土、金、水五种构成天地万物的基本物质及其运动变化,标示着物质世界,不论自然还是生命都是物质形态的多样性统一。

二是中国古代的朴素的系统思维形态,属多元结构联系的系统整体思维形态。这种系统思维在中医学中获得了更典型、最充分的表现。

二、五行学说的基本内容

(一)五行的生克制化

五行的生克制化规律是五行结构系统在正常情况下的自动调节机制。

1. 五行相生规律

五行相生的含义:相生即递相资生、助长、促进之意。五行之间递相资生助长和促进的关系称之为五行相生。

五行相生的次序是:木生火,火生土,土生金,金生水,水生木。依次资生,循环无尽。

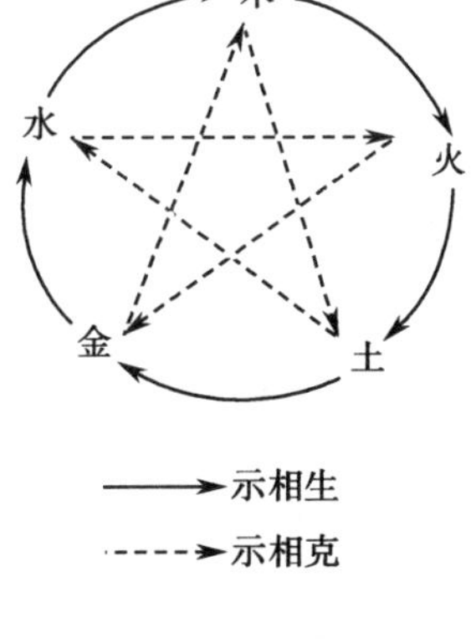

图1-6　五行生克规律示意图

在相生关系中,任何一行都有"生我","我生"两方面的关系,《难经》把它比喻为

"母"与"子"的关系。"生我"者为母,"我生"者为"子"。所以五行相生关系,又称"母子关系"。以火为例,"生我"者木,木能生火,则木为火之母。"我生"者土,火能生土,则土为火之子。余可类推。

2. 五行相克规律

五行相克的含义:相克即相互制约、克制、抑制之意。五行之间递相制胜关系称之为五行相克。

五行相克的次序是:木克土,土克水,水克火,火克金,金克木,木克土。这种克制关系也是往复无穷的,木得金敛,则木不过散;火得水伏,则火不过炎;土得木疏,则土不过湿;金得火温,则金不过收;水得土渗,则水不过润。皆气化自然之妙用。

在相克的关系中,任何一行都有"克我","我克"两方面的关系,《黄帝内经》称之为"所胜"与"所不胜"的关系。"克我"者为"所不胜","我克"者为"所胜",所以,五行相克的关系,又叫"所胜"与"所不胜"的关系。以土为例,"克我"者木,则木为土之"所不胜","我克"者水,则水为土之"所胜"。余可类推。

在上述生克关系中,任何一行皆有"生我"和"我生","克我"和"我克"四个方面的关系。以木为例,"生我"者水,"我生"者火,"克我"者金,"我克"者土。

3. 五行制化规律

五行制化的含义:制化,掌握事物的变化之意,在五行学说中指五行的生克互用。五行相生与相克是不可分割的两个方面,没有生,就没有事物的发生和成长;没有克,就不能维持正常协调关系下的变化与发展。因此,必须生中有克(化中有制),克中有生(制中有化),相互联系,才能维持和促进事物相对平衡协调和发展变化。五行相生与五行相克,相互为用,生中有克,克中有生,平衡协调称之为五行制化。

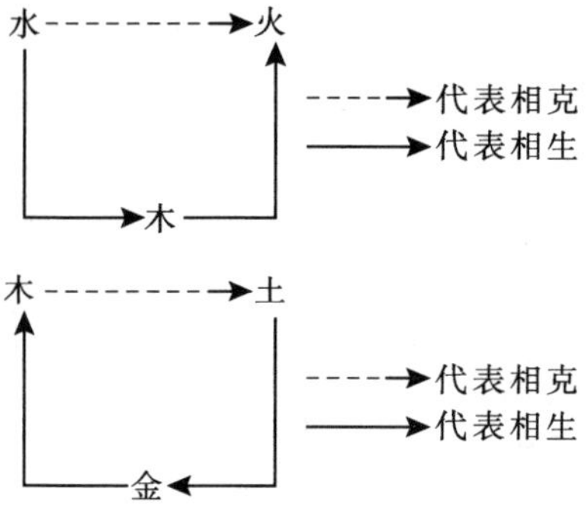

图1－7 五行制化规律示意图

五行制化的规律:五行制化的规律是木克土,土生金,金克木;火克金,金生水,水克火;土克水,水生木,木克土;金克木,木生火,火克金;水克火,火生土,土克水。

以木为例:就相生言之,木能生火,是"母来顾子"之意,但是木之本身又受水之所生，这种“生我”，“我生”的关系是平衡的。如果只有“我生”而无“生我”，那么对木来说，会形成太过，宛如收入与支出必须平衡一样。另一方面，水与火之间，又是相克的关系，水生木，木生火，而水又克火，生中有制，才能维持三者之间的协调平衡。所以相生之中，又寓有相克的关系，而不是绝对的相生，这样就保证了生克之间的动态平衡。

以木为例，就相克言之，木能克土，金又能克木（我克、克我），而土与金之间，又是相生的关系，所以就形成了木克土，土生金，金又克木（子复母仇）。金克木，木克土，而土又生金，制中有生，才能维持三者间的协调平衡。这说明五行相克不是绝对的，相克之中，必须寓有相生，才能维持平衡。换句话说，被克者本身有反制作用，所以当发生相克太过而产生贼害的时候，才能够保持正常的平衡协调关系。

五行制化的意义：生克制化规律是一切事物发展变化的正常现象，在人体则是正常的生理状态。在这种相反相成的生克制化关系中，还可以看出五行之间的协调平衡是相对的，因为相生相克的过程，也就是事物消长发展的过程。在此过程中，相生与相克，既无太过又无不及，中正适度，则运动中的万事万物就会不断地保持运动中的平衡状态。五行生克一旦出现太过和不及的情况，五行系统自身就会再一次进行相生相克的调节。这样，又复出现再一次的协调平衡。这种在不平衡之中求得平衡，而平衡又立刻被新的不平衡所代替的循环运动，使五行系统保持完满的和谐状态，就能不断地推动着事物的变化和发展。五行学说用这一理论来说明自然界气候的正常变迁和自然界的生态平衡，以及人体的生理活动。

（二）五行的乘侮胜复

五行结构系统在异常情况下的自动调节机制为子母相及和乘侮胜复。

1. 五行相乘规律

五行相乘的含义：乘，即乘虚侵袭之意。相乘即相克太过，超过正常制约的程度，使事物之间失去了正常的协调关系。在五行相克中，一行对其所胜的一行的过度制约称之为五行相乘。

五行相乘的规律：五行之间相乘的顺序与五行相克相同，但被克者更加虚弱。

相乘现象的发生可分两个方面：

其一，五行中任何一行本身不足（衰弱），使原来克它的一行乘虚侵袭（乘），而使它更

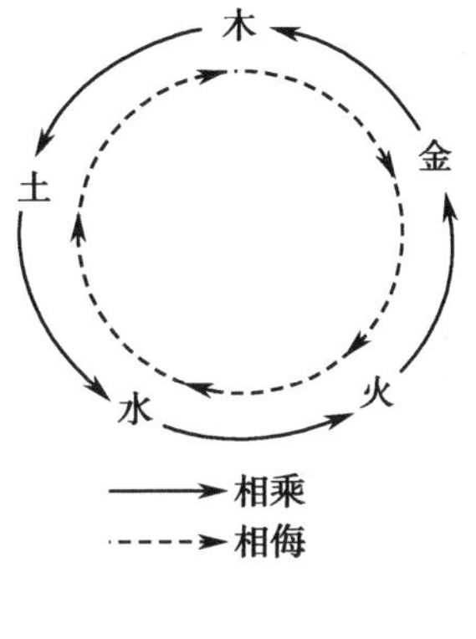

图1-8　五行乘侮规律示意图

加不足，即乘其虚而袭之。如以木克土为例：在正常情况下，木克土，木为克者，土为被克者，由于它们之间相互制约而维持着相对平衡状态。

异常情况下，木仍然处于正常水平，但土本身不足（衰弱），因此，两者之间失去了原来的平衡状态，则木乘土之虚而克它。这样的相克，超过了正常的制约关系，使土更虚。

其二，五行中任何一行本身过度亢盛，而原来受它克制的那一行仍处于正常水平，在这种情况下，虽然“被克”一方正常，但由于“克”的一方超过了正常水平，所以也同样会打破两者之间的正常制约关系，出现过度相克的现象。如仍以木克土为例：在正常情况下，木能制约土，维持正常的相对平衡，若土本身仍然处于正常水平，但由于木过度亢进，从而使两者之间失去了原来的平衡状态，出现了木亢乘土的现象。

“相克”和“相乘”是有区别的，前者是正常情况下的制约关系，后者是正常制约关系遭到破坏的异常相克现象。在人体，前者为生理现象，而后者为病理表现。但是近人习惯将相克与反常的相乘混同，病理的木乘土，也称木克土。

2. 五行相侮规律

五行相侮的含义：侮，即欺侮，有恃强凌弱之意。相侮是指五行中的任何一行本身太过，使原来克它的一行，不仅不能去制约它，反而被它所克制，即反克，又称反侮。在五行相克中，一行对其所不胜一行的反向克制称之为五行相侮。

五行相侮的规律：五行相侮的顺序与五行相克反向，即木侮金，金侮火，火侮水，水侮土，土侮木。

相侮现象的发生也表现为两个方面，如以木为例：

其一，当木过度亢盛时，金原是克木的，但由于木过度亢盛，则金不仅不能去克木，反而被木所克制，使金受损，这叫木反侮金。

其二，当木过度衰弱时，金原克木，木又克土，但由于木过度衰弱，则不仅金来乘木，而且土亦乘木之衰而反侮之。习惯上把土反侮木称之为“土壅木郁”。

相乘相侮均为破坏相对协调统一的异常表现。乘侮，都凭其太过而乘袭或欺侮。“乘”为相克之有余，而危害于被克者，也就是某一行对其“所胜”过度克制。“侮”为被克者有余，而反侮其克者，也就是某一行对其“所不胜”的反克。为了便于理解，我们将乘侮分别开来一一加以分析，实际上，相乘和相侮是休戚相关的，是一个问题的两个方面。现在，我们将两者统一起来分析之，如木有余而金不能对木加以克制，木便过度克制其所胜之土，这叫做

“乘”。同时,木还恃已之强反去克制其“所不胜”的金,这叫做“侮”。反之,木不足,则不仅金来乘木,而且其所胜之土又乘其虚而侮之。所以说:“气有余,则制己所胜而侮所不胜,其不及,则己所不胜侮而乘之,己所胜轻而侮之。”(《素问·五运行大论》)

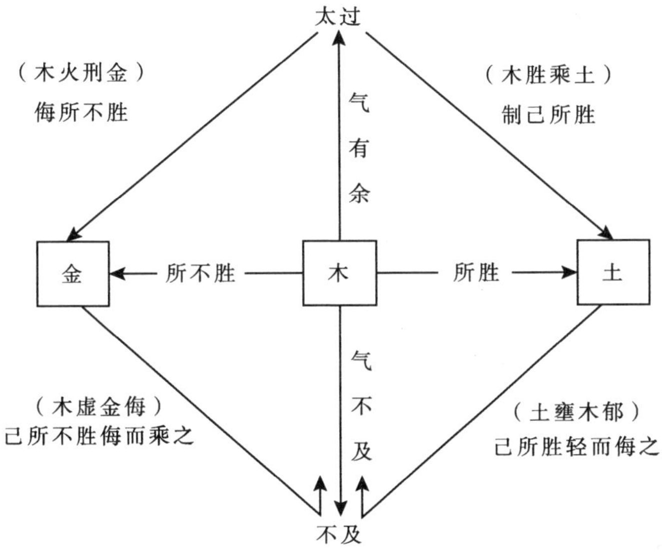

图1－9　五行亢害承制示意图

3. 五行胜复规律

五行胜复的含义:五行相胜相制中的克制与反克制称之为五行胜复。

胜复指胜气和复气的关系。五行学说把由于太过或不及引起的对“己所胜”的过度克制,称之为“胜气”,而这种胜气在五行系统内必然招一种相反的力量(报复之气),将其压抑下去,这种能报复“胜气”之气,称为“复气”,总称“胜复之气”。“有胜之气,其必来复也。”这是五行结构系统本身作为系统整体对于太过或不及的自行调节机制,旨在使之恢复正常制化调节状态。如木气太过,作为胜气则过度克土,而使土气偏衰,土衰不能制水,则水气偏胜而加剧克火,火气受制而减弱克金之力,于是金气旺盛起来,把太过的木气克伐下去,使其恢复正常。反之,若木气不足,则将受到金的过度克制,同时又因木衰不能制土而引起土气偏亢,土气偏亢则加强抑水而水气偏衰,水衰无以制火而火偏亢,火偏亢则导致金偏衰而不能制木,从而使不及的木气复归于平,以维持其正常调节状态。故曰:“形有胜衰,谓五行之治,各有太过不及也。故其始也,有余而往,不足随之,不足而往,有余从之。”(《素问·天元纪大论》)

五行胜复的规律：胜复的调节规律是凡先有胜，后必有复，以报其胜。“胜气”重，“复气”也重；“胜气”轻，“复气”也轻。在五行具有相克关系的各行之间有多少太过，便会招致多少不及；有多少不及，就会招致多少太过。由于五行之单数，所以对于任何一行，有“胜气”必有“复气”，而且数量上相等。故曰：“有重则复，无胜同否”。“微者复微，甚则复甚”。这是五行系统运动的法则。

五行胜复的意义：通过胜复调节机制，使五行结构系统整体在局部出现较大不平衡的情况，进行自身调节，继续维持其整体的相对平衡。

总之，五行结构系统具有两种调节机制，一为正常情况下的生克制化调节机制，一为异常情况下的胜复调节机制。通过这两种调节机制，形成并保障了五行结构系统的动态平衡和循环运动。

（三）五行互藏网络

1. 五行互藏的含义

五行系统之间的关系，除五行生克制化、乘侮胜复外，尚有一种“互藏”的关系。五行互藏又称“五行体杂”。

以五行关系言之，一行含藏其余四行，称之为五行体杂。“凡五行均布，遍在万有，不可定守一途，今先五行体杂，但其气周流，随事而用……既有体，故一行当体，即有五义。”（《五行大义·卷二》）明代张景岳则称之为五行互藏。五行互藏，即在五行之中，任何一行又复藏五行。“五行者，木火土金水也……知五之为五，而不知五者之中，五五二十五，而复有互藏之妙焉。”（《类经图翼·五行统论》）

2. 五行互藏的规律

五行之中，任一行均含藏其余四行。如木行之中含有火、土、金、水四行，余可类推。换言之，任何一行都寓生克制化乘侮胜复之理。

五行之理，交互无穷。五行互藏理论说明五行系统之间的关系，不是一种线性关系，而是一种非线性的、复杂的、网络的关系。换言之，五行系统是一种复杂的网络系统，它充分体现了中医学具有复杂性科学的特性，体现了中医学的科学思维属于复杂性思维。

三、五行学说在中医学中的应用

五行学说的主要观点是唯物的、变化的和相互联系的观点，体现了朴素的唯物论和辩证法思想。五行学说在中医学领域中的应用，主要是运用五行的特性，来分析和归纳人体的形体结构及其功能，以及外界环境各种要素的五行属性；运用五行的生克制化规律，来阐述人体五脏系统之间的局部与局部、局部与整体，以及人与外界环境的相互关系；用五行乘侮胜复规律来说明疾病发生发展的规律和自然界五行六气的变化规律。不仅具有理论意义，而且还有指导临床诊断、治疗和养生康复的实际意义。五行学说的应用，加强了中医学关于人体以及人与外界环境是一个统一整体的论证，使中医学所采用的整体系统方法更进一步系统化。

（一）确立中医学的科学观

1. 系统整体观

五行学说认为任何事物无不包含木火土金水五种功能属性的成分或因素，一切事物之间无不存在着普遍的逻辑上的相似性，基于这种相似性，把不同事物安排组织在一个系统形式之中，形成了一个统一的五行结构模型，以便于从整体上把握事物的运动变化。以五行为纲，把时间、空间、人体乃至天地万物视为一个有机的系统整体，从而确立了中医学天地人三才一体的系统整体观。

2. 发展变化观

五行生克制化乘侮胜复不是静止不变，而是始终处于运动变化之中，通过五行系统内部的阴阳矛盾运动，实现五行系统运动变化的自我调节，从而使五行系统在运动变化中保持和谐稳定。五行系统运动变化，如环无端，循环往复，稳定持久，生生不息。总之，五行系统是动态变化，和谐稳定的系统。

3. 联系作用观

五行系统之间的生克制化，乘侮胜复规律是维持系统协调平衡的关系。而五行之中复有五行，即五行互藏，每一行之中亦寓生克制化、乘侮胜复机制。生克制化、乘侮往复使五行系统之间不是简单的线性关系，而是非线性关系，即五行属于复杂系统。

（二）确立中医学的方法论

1. 系统复杂的思维方式

五行系统的一个重要特征就是五行整体系统之中含有五个系统单元，而每一系统中又寓有五个系统单元，即五行互藏。系统之间并非是线性关系，而是生克制化、乘侮胜复、亢害承制的非线性关系，属于复杂性系统。这种思维方式为复杂性思维，对五行系统整体的把握是从对整体进行整合研究而不是就某一系统单元的个体进行还原式的研究。

2. 一分为五的分类方法

（1）五行分类的依据：五行学说以五行的特性为分类依据对事物进行分类。

（2）五行分类的方法：五行学说根据五行特性，运用归类和推演的方法，阐述了事物的五行属性。五行学说的推理方法为援物比类。

援物比类属中医学的逻辑方法，是一种援引自然物中一些与人体生理相似的规律性道理，推论人体生理病理变化及其施治方法的逻辑方法。“夫圣人之治病，循守法度，援物比类，化之冥冥。”(《素问·示从容论》)

比类，为《吕氏春秋》、《黄帝内经》的逻辑方法，是辨别不同情况(或症状)，注意相同情况的比较。比类的具体方法有别异比类、以我知彼和援物比类。

援物比类的思维过程是取象(援物取象)——比类(别异比类)——推演。其具体方法为：

归类法：五行学说运用归类方法，对事物进行“取象比类”，以得知事物的五行属性。取象，即采取事物的形象(指事物的性质、作用、形态)。比类，即运用别异比类的方法找出事物或现象的某些相同的属性或特征，进行由此及彼的推论。例如，方位配五行，旭日东升，与木之升发特性相类，故东方归属于木；南方炎热，与火之炎上特性相类，故南方归属于火。又如五脏配五行，脾主运化而类于土之化物，故脾归属于土，肺主肃降而类于金之肃杀，故肺归属于金，等等。

推演法：即根据已知的某些事物的属性，推演至其他相关的事物，以得知这些事物的五行属性。例如，已知肝属于木，而肝合胆，主筋，开窍于目，故胆、筋、目皆属于木；已知肾属于水，而肾合膀胱，主骨、开窍于耳及二阴，故膀胱、骨、耳、二阴皆属于水，等等。

总之，五行学说以天人相应为指导思想，以五行为中心，以空间结构的五方，时间结构的五季，人体结构的五脏为基本框架，将自然界的各种事物和现象，以及人体的生理病理现象，按其属性进行归纳，即凡具有生发、柔和特性者统属于木；具有阳热、上炎特性者统属于火；具有长养、化育特性者统属于土；具有清静、肃杀特性者统属于金；具有寒冷、滋润、就下、闭藏特性者统属于水。从而将人的生命活动与自然界的事物或现象联系起来，形成了联系人体内外环境的五行结构系统，用以说明人体内部各系统以及人与自然环境的统一性。

(3)事物属性的的五行分类(举例见表1－2)。

五行属性的概念：属性，在哲学上一般指实体的本性，即属于实体的本质的特性。换言之，属性是事物本身所固有的性质，如运动是物质的根本属性。在逻辑学上，是指对象的性质(事物所具有的本质特点)和对象间的关系，包括状态、动作等。具有不同属性的对象，可分为不同的类。属性可分为特有属性和共有属性。五行的特性是指木、火、土、金、水五种物质所具有的特有属性的统称，包含哲学层次与逻辑学层次的双重含义。五行的特性，是古人在长期生活和生产实践中，对木、火、土、金、水五种物质的朴素认识基础之上进行抽象而逐渐形成的理性认识。五行的特性是：

“木曰曲直”：曲，屈也；直，伸也。曲直，即能屈能伸之义。木具有生长，能屈能伸，升发的特性。因而引申为凡具有生长、升发、条达舒畅等作用或性质的事物，都可归属于“木”。

“火曰炎上”：炎，热也；上，向上。火具有发热，温暖，向上的特性。火代表生发力量的升华、光辉、热力的性能。凡具有温热、升腾、茂盛性能的事物或现象，均可归属于“火”。

“土爰稼穑”：春种曰稼，秋收曰穑，指农作物的播种和收获。土具有载物、生化的特性，故称土载四行，为万物之母。土具生生之义，为世界万物和人类生存之本，“四象五行皆藉土”，五行以土为贵。凡具有生化、承载、受纳性能的事物或现象，皆归属于“土”。

“金曰从革”：从，顺从，服从；革，革除，改革，变革。金具有能柔能刚，变革，肃杀的特性。金代表固体的性能，凡物生长之后，必会达到凝固状态，用金以示其坚固性。引申为肃杀、潜降、收敛、清洁之意，凡具有这类性能的事物或现象，均可归属于“金”。

“水曰润下”：润，湿润；下，向下。水代表冻结闭藏之意，水具有滋润、就下、闭藏的特性。凡具有寒凉、滋润、就下、闭藏性能的事物或现象都可归属于“水”。

由此可以看出，医学上所说的五行，不是指木、火、土、金、水这五个具体物质本身，而是五种物质不同属性的抽象概括。

表1－2　事物属性的五行分类表

自然界								五行	人体						
五音	五时	五味	五色	五化	五气	五方	五季		五脏	五腑	五官	五体	五志	五声	变动
角	平旦	酸	青	生	风	东	春	木	肝	胆	目	筋	怒	呼	握
徵	日中	苦	赤	长	暑	南	夏	火	心	小肠	舌	脉	喜	笑	忧
宫	日西	甘	黄	化	湿	中	长夏	土	脾	胃	口	肉	思	歌	哕
商	日入	辛	白	收	燥	西	秋	金	肺	大肠	鼻	皮毛	悲	哭	咳
羽	夜半	咸	黑	藏	寒	北	冬	水	肾	膀胱	耳	骨	恐	呻	栗

中国古代的科学方法具有勤于观察、善于推类、精于运数、重于应用和长于辩证的特点。推类，即善于用举一反三，引而伸之的推类方法去研究自然界的未知事物。在“仰观天象，俯察地理”，“近取诸身，远取诸物”的“观物取象”的基础上，以“类族辨物”，并进一步“引而伸之，触类而长之”，即触类旁通，由已知事物推广到其他未知的事物。五行学说的归类和推演的思维方法

是:观物—取象—比类—运数(五行)—求道(规律),即立象以尽意,触类可为其象,合意可为其征。立象类比是手段,尽意求道是目的。这是一种以直接观察为基础的综合类比的思维方法,虽然具有类比的推理特点。但其可贵之处在于,将宇宙万事万物各以类相从并相互作用,构成五个结构系统图式,组成一幅有序平衡,生机盎然的生存形态图,揭示了天人合一的宇宙之道,建立了以五行为纲,把时间、空间、天地人、万事万物视为一个有机整体的宇宙观。

(三)论述医学的基本问题

1. 生命观

中医学根据五行学说论述了生命体的复杂性。即:

其一,人与自然的关系。生命体的复杂性首先表现在人与环境的关系,五行学说以五行为纲,将自然界的五季、五方、五气、五化等与人体五脏系统安排组织在五行系统结构之中,论述了人与天地相应,人与自然气化相通的规律,以及环境因素与人体生命活动的相互作用。

其二,生命体的整体性。五行学说不仅论述了人与自然环境是一个有机整体,而且论述了人体自身的整体性。人体是一个以五为基数,按木、火、土、金、水五行框架,构成以五脏为中心的系统结构,通过五行生克制化,乘侮胜复调节,使之成为一个有机的、动态的、和谐的有机整体。

其三,生命体的层次性。在人体五行系统整体结构之中,含有木、火、土、金、水五个子系统,而五行之中每一个行又复含五行,即含有五个子系统。人体是按五行系统层次、生克制化、乘侮胜复规律建立起来的复杂系统。这一复杂系统,并不是木火土金水五个系统的简单叠加。

2. 健康观

气得其和则为正气,气正即物和。气一元论称健康为气之"和",阴阳匀平,命曰平人。阴阳学说称健康为阴阳之"平",五行学说则认为"亢则害,承乃制,制则生化,外列盛衰,害则败乱,生化大病。"(《素问·六微旨大论》)五行系统相生又相克,生中有克,克中有生,制化和谐,生化不已。在人体,则意味着健康。若亢而为害,制化乖乱,则生息化育失常而为病。"制则生化",谓五行系统处于动态的和谐状态,人体的气化正常,康健无恙。气一元论和阴阳五行学说均认为"和"是生命运动的最佳状态,即健康状态。五行学说基于五行系统运动和谐的健康观,具体论述了人体的结构和功能及其相互关系。如:

(1)建立人体结构模型:结构与功能相对,结构物质系统存在的方式和基本属性,是系统具有整体性、层次性和功能性的基础与前提,是物质系统内部各组成要素之间的相互联系、相互作用的方式,是物质系统组织化、有序化的重要标志。脏象学说是中医学的人体结构学理论,中医学的五行学说以五脏为中心，将人体结构划分为五个系统，即在五行配五脏的基础上，以类比联系的方法，根据脏腑组织的性能、特点，将人体的组织结构分属于五行，以五脏（肝心脾肺肾）为中心，以六腑（实际上是五脏：胃、小肠、大肠、膀胱、胆）为配合，支配五体（筋、脉、肉、皮毛、骨），开窍于五官（目、舌、口、鼻、耳），外荣于体表组织（爪、面、唇、毛、发）等，形成了以五脏为中心的脏腑组织的结构系统，建立了人体结构理论模型，从而为脏象学说奠定了理论基础。

（2）说明脏腑生理功能：五行学说，将人体的内在脏腑分别归属于五行，以五行的特性来说明五脏的部分生理功能。如：

木性可曲可直，条顺畅达，有生发的特性，故肝喜条达而恶抑郁，有疏泄的功能；火性温热，其性炎上，心属火，故心阳有温煦之功；土性敦厚，有生化万物的特性，脾属土，脾有消化水谷，运送精微，营养五脏、六腑、四肢百骸之功，为气血生化之源；金性清肃，收敛，肺属金，故肺具清肃之性，肺气有肃降之能；水性润下，有寒润、下行、闭藏的特性，肾属水，故肾主闭藏，有藏精、主水等功能。

（3）说明脏腑相互关系：中医五行学说对五脏五行的分属，不仅阐明了五脏的功能特性，而且还运用五行生克制化的理论，来说明脏腑生理功能的内在联系。五脏之间既有相互滋生的关系，又有相互制约的关系。

五脏之间的资生关系：如木生火，即肝木济心火，肝藏血，心主血脉，肝藏血功能正常有助于心主血脉功能的正常发挥。火生土，即心火温脾土，心主血脉、主神志，脾主运化、主生血统血，心主血脉功能正常，血能营脾，脾才能发挥主运化、生血、统血的功能。土生金，即脾土助肺金，脾能益气，化生气血，转输精微以充肺，促进肺主气的功能，使之宣肃正常。金生水，即肺金养肾水，肺主清肃，肾主藏精，肺气肃降有助于肾藏精、纳气、主水之功。水生木，即肾水滋肝木，肾藏精，肝藏血，肾精可化肝血，以助肝功能的正常发挥。这种五脏相互滋生的关系，就是用五行相生理论来阐明的。

五脏之间的制约关系：如心属火，肾属水，水克火；肺属金，心属火，火克金；肝属木，肺属金，金克木；脾属土，肝属木，木克土；肾属水，脾属土，土克水。这种五脏之间的相互制约关系，就是用五行相克理论来说明的。

五脏之间的制化关系：五脏中每一脏都具有生我、我生、克我、我克的关系。五脏之间的生克制化，说明每一脏在功能上因有他脏的资助而不至于虚损；又能克制另外的脏器，使其不致过亢；本脏之气太盛，则有他脏之气制约；他脏之气虚损，则又可由他脏之气补之，如脾（土）之气，其虚，有心（火）生之；其亢，则有肝木克之；肺（金）气不足，土可生之；肾（水）气过亢，土可克之。这种制化关系把五脏紧紧地联系成为一个有机整体，从而保证了人体内环境的统一性。

(4)人体与内外环境的统一:事物属性的五行归类,除了将人体的脏腑组织结构分别归属于五行外,同时也将自然的有关事物和现象进行了归属,例如人体的五脏、六腑、五体、五官等,反映自然界的五方、五季、五气、五化、五味、五色等。这样就把人与自然环境统一起来。这种归类方法,不仅说明了人体内在脏腑的整体统一,而且也反映出人体与外界的协调统一。如春应东方,风气主令,故气候温和,气主生发,万物滋生,人体肝气与之相应,肝气旺于春。这样就将人体肝系统和自然春木之气统一起来,从而论述人体内外环境相统一的整体观念。

3. 疾病观

五行系统制化失衡,则人体内外环境失和而为病,五行学说应用于疾病学重在说明病机和诊断。

(1)病机

发病:五脏外应五时,所以六气发病的规律,一般是主时之脏受邪发病。由于五脏各以所主之时而受病,当其时者,必先受之。所以,春天的时候,肝先受邪;夏天的时候,心先受邪;长夏的时候,脾先受邪;秋天的时候,肺先受邪;冬天的时候,肾先受邪。

主时之脏受邪发病,这是一般的规律,但是也有所胜和所不胜之脏受病的。气候失常,时令未到而气先至,属太过之气;时令已到而气未至,属不及之气。太过之气的发病规律,不仅可以反侮其所不胜之脏,而且还要乘其所胜之脏;不及之气的发病规律,不仅所胜之脏妄行而反侮,即使是我生之脏,亦有受病的可能。这是根据五行所胜与所不胜的生克乘侮规律而推测的,这种发病规律的推测,虽然不能完全符合临床实践,但它说明了五脏疾病的发生,受着自然气候变化的影响。

传变:由于人体是一个有机整体,五脏之间又是相互滋生、相互制约的,因而在病理上必然相互影响,本脏之病可以传至他脏,他脏之病也可以传至本脏,这种病理上的相互影响称之为传变。从五行学说来说明五脏病变的传变,可以分为相生关系传变和相克关系传变。

其一,相生关系传变。包括"母病及子"和"子病犯母"两个方面。

母病及子:又称"母虚累子"。母病及子系病邪从母脏传来,侵入属子之脏。即先有母脏的病变,后有子脏的病变。如水不涵木,即肾阴虚不能滋养肝木,其临床表现,在肾则为肾阴不足,多见耳鸣,腰膝酸软,遗精等;在肝则为肝之阴血不足,多见眩晕、消瘦、乏力、肢体麻木,或手足蠕动,甚则震颤抽掣等。阴虚生内热,故亦现低热、颧红、五心烦热等症状。肾属水,肝属木,水能生木。现水不生木,其病由肾及肝,由母传子。由于相生的关系,病情虽有发展,但互相滋生作用不绝，病情较轻。

子病犯母：又称“子盗母气”。子病犯母系病邪从子脏传来，侵入属母之脏。即先有子脏的病变，后有母脏的病变。如心火亢盛而致肝火炽盛，有升无降，最终导致心肝火旺。心火亢盛，则现心烦或狂躁谵语，口舌生疮，舌尖红赤疼痛等症状；肝火偏旺，则现烦躁易怒，头痛眩晕，面红目赤等症状。心属火，肝属木，木能生火。肝为母，心为子，其病由心及肝，由子传母，病情较重。

疾病按相生规律传变，有轻重之分，“母病及子”为顺，其病轻；“子病犯母”为逆，其病重。

其二，相克关系传变。包括“相乘”和“反侮”两个方面。

相乘：相乘是相克太过为病。相乘传变是指病理变化按相乘规律传变，如木旺乘土，又称木横克土，即肝木克伐脾胃。先有肝的病变，后有脾胃的病变，由于肝气横逆，疏泄太过，影响脾胃，导致消化功能紊乱。肝气横逆，则现眩晕头痛，烦躁易怒，胸闷胁痛等症状；及脾则表现为脘腹胀痛、厌食、大便溏泄或不调等脾虚之候；及胃则表现为纳呆、嗳气、吞酸、呕吐等胃失和降之征。由肝传脾称肝气犯脾，由肝传胃称肝气犯胃。木旺乘土，除了肝气横逆的病变外，往往是脾气虚弱和胃失和降的病变同时存在。肝属木，脾（胃）属土，木能克土，木气有余，相克太过，其病由肝传脾（胃）。

相侮：又称反侮，是反克为害。相侮传变是指病变按反克规律传变，如木火刑金，由于肝火偏旺，影响肺气清肃，临床表现既有胸胁疼痛、口苦、烦躁易怒、脉弦数等肝火过旺之征，又有咳嗽、咳痰，甚或痰中带血等肺失清肃之候。肝病在先，肝属木，肺属金，金能克木，今肝木太过，反侮肺金，其病由肝传肺。

总之，五脏之间的病理影响及其传变规律，都可以用五行生克乘侮规律来解释。如肝脏有病，可以传心称为母病及子；传肾，称为子病及母，这是按相生规律传变。若肝病传脾，称为木旺乘土；传肺，称为木亢侮金，这是按乘侮规律传变。

（2）指导疾病的诊断

人体是一个有机整体，当内在脏腑有病时，人体内在脏腑功能活动及其相互关系的异常变化，可以反映到体表相应的组织器官，出现色泽、声音、形态、脉象等方面的异常变化。由于五脏与五色、五音、五味等都以五行分类归属而具有一定的联系，这种五脏系统的层次结构，为诊断和治疗奠定了理论基础。因此，在临床诊断疾病时，就可以综合望、闻、问、切四诊所得的材料，根据五行的所属及其生克乘侮的变化规律来推断病情。

①确定脏腑病变部位：从本脏所主之色、味、脉来诊断本脏之病。如面见青色，喜食酸味，脉呈弦象，可以诊断为肝病；面见赤色，口味苦，脉象洪，可以

诊断为心火亢盛。

②推断脏腑相兼病变:从他脏所主之色来推测五脏病的传变。脾虚的病人,面见青色,为木来乘土;心脏病人,面见黑色,为水来克火,等等。

③推断病变的预后:从脉与色之间的生克关系来判断疾病的预后。如肝病色青见弦脉,为色脉相符,为顺;如果不得弦脉反见浮脉则属相胜之脉,即克色之脉(金克木),为逆;若得沉脉则属相生之脉,即生色之脉(水生木),为顺。

4. 防治观

五行学说在治疗上的应用,体现于药物、针灸、精神等疗法之中,主要表现在以下几个方面。

(1)控制疾病传变

运用五行子母相及和乘侮规律,可以判断五脏疾病的发展趋势。即一脏受病,可以波及其他脏,如肝脏有病可以影响到心、肺、脾、肾。他脏有病亦可传给本脏,如心、肺、脾、肾之病变,也可以影响到肝。因此,在治疗时,除对所病之本脏进行处理外,还应考虑到其他有关脏腑的传变关系,根据五行的生克乘侮规律,来调整其太过与不及,控制其传变,使其恢复正常的功能活动。如肝气太过,木旺必克土,此时应先健脾胃以防其传变,脾胃不伤,则病不传,易于痊愈。这是用五行生克乘侮理论阐述疾病传变规律和确定预防性治疗措施,至于能否传变,则取决于脏腑的功能状态,即五脏虚则传,实则不传。

在临床工作中,我们既要掌握疾病在发展传变过程中的生克乘侮关系,借此尽早控制传变和指导治疗,防患于未然,又要根据具体病情而辨证施治,切勿把它当作刻板的公式,而机械地套用。

(2)确定治则治法

五行学说不仅用以说明人体的生理活动和病理现象,综合四诊,推断病情,而且也可以确定治疗原则和制订治疗方法。

根据相生规律确定治疗原则:临床上以相生规律发生的疾病传变,多属母病及子,其次为子盗母气。其基本治疗原则是补母和泻子,所谓“虚则补其母,实则泻其子。”(《难经·六十九难》)

补母:即“虚者补其母”。根据五行相生和五脏母子关系理论,五脏虚证可补其母(生我)之脏以治,称为虚者补其母,又称虚则补其母,用于母子关系的虚证。如肾阴不足,不能滋养肝木,而致肝阴不足者,称为水不生木或水不涵木。其治疗,不直接治肝,而补肾之虚。因为肾为肝母,肾水生肝木,所以补肾水以生肝木。又如肺气虚弱发展到一定程度,可影响脾之健运而导致脾虚,脾土为母,肺金为子,脾土生肺金,所以可用补脾气以益肺气的方法治疗。针灸疗法,凡是虚证,可补其所属的母经或母穴,如肝虚证取用肾经合穴(水穴)

阴谷,或本经合穴(水穴)曲泉来治疗。这些虚证,利用母子关系治疗,即所谓“虚则补其母”。相生不及,补母则能令子实。

泻子:即“实者泻其子”。根据五行相生和五脏母子关系理论,五脏实证可泻其属子(我生)之脏以治,称为实者泻其子,又称实则泻其子,用于母子关系的实证。如肝火炽盛,有升无降,出现肝之实证时,肝木是母,心火是子,这种肝之实火的治疗,可采用泻心法,泻心火有助于泻肝火。针灸疗法,凡是实证,可泻其所属的子经或子穴。如肝实证可取心经荥穴(火穴)少府,或本经荥穴(火穴)行间治疗。这就是“实者泻其子”的意思。

临床上运用相生规律来治疗,除母病及子、子盗母气外,还有单纯子病,均可用母子关系加强相生力量。所以相生的治法,主要是掌握母子关系,它的原则是“虚则补其母”,“实则泻其子”。凡母虚累子,先有母的症状;子盗母气,先有子的症状;单纯子病,须有子虚久不复原的病史。这样,三者治法相似,处方则有主次之分。

根据相生关系确定的常用治疗方法,有以下几种:

①滋水涵木法:滋水涵木法是滋养肾阴以养肝阴的方法,又称滋肾养肝法,滋补肝肾法,乙癸同源法。适用于肾阴亏损而肝阴不足,甚者肝阳偏亢之证。表现为头目眩晕,眼干目涩,耳鸣颧红,口干,五心烦热,腰膝酸软,男子遗精,女子月经不调,舌红苔少,脉细弦数等。方如左归饮(《景岳全书·新方八阵》)、加减复脉汤(《温病条辨·卷三》)。

②益火补土法:益火补土法是温肾阳而补脾阳的一种方法,又称温肾健脾法,温补脾肾法,适用于肾阳式微而致脾阳不振之证。表现为畏寒、四肢不温、纳减、腹胀、泄泻、浮肿等。方如附子理中丸(《太平惠民和剂局方·卷五》)、真武汤(《伤寒论》)等。

这里必须说明,就五行生克关系而言,心属火,脾属土,火不生土应当是心火不生脾土。但是,我们所说的“火不生土”多是指命门之火或肾阳不能温煦脾土的脾肾阳虚之证,少指心火与脾阳的关系。

③培土生金法:培土生金法是用补脾益气而补益肺气的方法,又称补养脾肺法,适用于脾胃虚弱,不能滋养肺脏而肺虚脾弱之候。该证表现为久咳不已,痰多清稀,或痰少而黏,食欲减退,大便溏薄,四肢乏力,舌淡脉弱等。方如参苓白术散(《太平惠民和剂局方·卷三》)、补中益气汤(《内外伤辨惑论》)。

④金水相生法:金水相生法是滋养肺肾阴虚的一种治疗方法,又称补肺滋肾法,滋养肺肾法。金水相生法是肺肾同治的方法,有“金能生水,水能润金之妙”(《时病论》)。适用于肺虚不能输布津液以滋肾,或肾阴不足,精气不能上滋于肺,而致肺肾阴虚者,表现为咳嗽气逆,干咳或咳血,音哑,骨蒸潮热,口

干，盗汗，遗精，腰酸腿软，身体消瘦，舌红苔少，脉细数等。方如百合固金汤（《慎斋遗书·卷七》）、八仙长寿丸（《寿世保元·卷四》）等。

根据相克规律确定治疗原则：临床上由于相克规律的异常而出现的病理变化，虽有相克太过，相克不及和反克之不同，但总的来说，可分强弱两个方面，即克者属强，表现为功能亢进；被克者属弱，表现为功能衰退。因而治疗上可采取抑强扶弱的手段，并侧重在制其强盛，使弱者易于恢复。另一方面强盛而尚未发生相克现象，必要时也可利用这一规律，预先加强被克者的力量，以防止病情的发展。其基本治疗原则为：抑强扶弱，分清主次。

抑强：用于相克太过，如肝气横逆，犯胃克脾，出现肝脾不调，肝胃不和之证，称为木旺克土，用疏肝、平肝为主。或者木本克土，反为土克，称为反克，亦叫反侮。如脾胃壅滞，影响肝气条达，当以运脾和胃为主。抑制其强者，则被克者的功能自然易于恢复。

扶弱：用于相克不及，如肝虚郁滞，影响脾胃健运。称为木不疏土。治宜和肝为主，兼顾健脾，以加强双方的功能。

运用五行生克规律来治疗，必须分清主次，或是治母为主，兼顾其子；治子为主，兼顾其母。或是抑强为主，扶弱为辅；或是扶弱为主，抑强为辅。但是又要从矛盾双方来考虑，不得顾此失彼。

根据相克规律的常用的治疗方法，有以下几种：

①抑木扶土法：抑木扶土法是以疏肝健脾药治疗肝旺脾虚的一种方法。疏肝健脾法，平肝和胃法，调理肝脾法均属此法范畴，适用于木旺克土之证，表现为胸闷胁胀，不思饮食，腹胀肠鸣，大便或秘或溏或脘痞腹痛、嗳气、矢气等。方如柴胡疏肝散（《证治准绳·类方》）、痛泻要方（《丹溪心法·卷一》）等。

②培土制水法：培土制水法是用温运脾阳或温肾健脾药以治疗水湿停聚为病的一种方法，又称敦土利水法，温肾健脾法。适用于脾虚不运，水湿泛滥而致水肿胀满之候。

若肾阳虚衰，不能温煦脾阳，则肾不主水，脾不制水，水湿不化，常见于水肿证，这是水反克土。治当温肾为主，兼顾健脾，方如实脾饮（《重订严氏济生方》）、金匮肾气丸（《金匮要略》）等。

所谓培土制水法，是用于脾肾阳虚，水湿不化所致的水肿胀满之证。如以脾虚为主，则重在温运脾阳；若以肾虚为主，则重在温阳利水，实际上是脾肾同治法。

③佐金平木法：佐金平木法是清肃肺气以抑制肝木的一种治疗方法，又称泻肝清肺法。临床上多用于肝火偏盛，影响肺气清肃之证，又称“木火刑金”。表现为胁痛，口苦，咳嗽，痰中带血，急躁烦闷，脉弦数等。方如化肝煎（《景岳

全书·新方八阵》)等。

④泻南补北法:泻南补北法即泻心火滋肾水,又称泻火补水法,滋阴降火法。适用于肾阴不足,心火偏旺,水火不济,心肾不交之证。该证表现为腰膝酸痛、心烦失眠、遗精等。因心主火,火属南方;肾主水,水属北方,故称本法为泻南补北,这是水不制火时的治法,方如黄连阿胶汤(《伤寒论》)。

但必须指出,肾为水火之脏,肾阴虚亦能使相火偏亢,出现梦遗、耳鸣、喉痛、咽干等,也称水不制火,这种属于一脏本身水火阴阳的偏盛偏衰,不能与五行生克的水不克火混为一谈。

(3)指导脏腑用药

中药以色味为基础,以归经和性能为依据,按五行学说加以归类,如青色、酸味入肝;赤色、苦味入心;黄色、甘味入脾;白色、辛味入肺;黑色、咸味入肾。这种归类是脏腑选择用药的参考依据。

(4)指导针灸取穴

在针灸学上,将手足十二经四肢末端的穴位分属于五行,即井、荥、俞、经、合五种穴位分属于木、火、土、金、水,临床可根据不同的病情以五行生克乘侮规律进行选穴治疗。

(5)指导情志疾病的治疗

情志生于五脏,五脏之间有着生克关系,所以情志之间也存在这种关系。由于在生理上人的情志变化有着相互抑制的作用,在病理上情志内伤与脏腑的关系密切,故在临床上可以用情志的相互制约关系来达到治疗的目的。如"怒伤肝,悲胜怒……喜伤心,恐胜喜……思伤脾,怒胜思……忧伤肺,喜胜忧……恐伤肾,思胜恐。"(《素问·阴阳应象大论》)即所谓以情胜情。

由此可见,临床上依据五行生克规律进行治疗,确有其一定的实用价值,但是,并非所有的疾病都可用五行生克这一规律来治疗,不要机械地生搬硬套。换言之,在临床上既要正确地掌握五行生克的规律,又要根据具体病情进行辨证施治。

气、阴阳和五行,均为中国古代唯物主义哲学关于世界的物质构成的哲学范畴,属于世界本原的物质概念。气一元论、阴阳学说和五行学说,是中国朴素的唯物论和辩证法,是中国传统文化认识世界的根本的观点和方法,体现了中华民族特有的智慧和才能。它们渗透到医学领域后,促进了中医学理论体系的形成和发展,并贯穿于中医学理论体系的各个方面。其中,气一元论作为一种自然观,奠定了中医学理论体系的基石,如果说中医学理论体系的全部学说都是建立在气一元论之上的,也并不为过。而阴阳学说和五行学说作为方法论,则构筑了中医学理论体系的基本框架。气一元论、阴阳学说和五行学说，既各有所指和特点，又相互关联。

气一元论与阴阳五行学说相比较，更具“本体论”性质，旨在说明天地万物的物质统一性，人之生死，全赖乎气。阴阳五行学说更具方法论特征，阴阳学说和五行学说相比较，阴阳学说旨在说明一切生命现象都包含着阴阳两个矛盾方面，就人体而言，“人生有形，不离阴阳”（《素问·宝命全形论》），“生之本，本于阴阳”（《素问·生气通天论》），从而揭示了生命运动的动因、源泉和最一般最普遍的联系和形式。而五行学说则具体地说明了人体脏腑经络的结构关系及其调节方式，即人体整体动态平衡的特殊规律。所以，中医学言脏腑必及阴阳而寓五行，论脏腑的生克制化又必赅阴阳。健康的本质是机体内部以及机体与外界环境的动态平衡，而平衡的破坏则导致疾病。调节阴阳，以求得机体整体平衡是中医治疗疾病的根本原则，所谓“治病必求其本”，“本者，本于阴阳也”，而五行相生相胜的多路调节则是调节阴阳的具体化。

阴阳言气的矛盾对立，五行说明气有生克，两者相互渗透，相互包涵，“举阴阳则赅五行，阴阳各具五行也；举五行即赅阴阳，五行各具阴阳也。”（戴震《孟子字义疏证·天道》）“五行，即阴阳之质；阴阳，即五行之气。气非质不立，质非气不行。行也者，所以引阴阳之气也。”（《类经附翼·运气》）气化流行，生生不息，气化是一个自然过程，气运动变化的根本原因，在于其自身内部的阴阳五行的矛盾运动，阴阳有动静，五行有生克，于是形成了气的运动变化。

总之，中医学按着气—阴阳—五行的逻辑结构，从气—阴阳—五行的矛盾运动阐述了生命运动的基本规律，构筑了中医学的理论体系，建立了中医学的整体医学模式，确立了中医学系统的复杂性思维方式，体现出中医学属于复杂性科学的特色和优势。

气一元论、阴阳学说和五行学说是中国古代朴素的自然观和方法论，中医学在哲学与自然科学尚未彻底分开的古代，把当时先进的气一元论、阴阳学说和五行学说与医学理论熔铸成一个不可分割的整体。用哲学概念说明医学中的问题，同时又在医学理论的基础上，丰富和发展了哲学思想。哲学帮助了医学，医学丰富了哲学，相辅相成，相得益彰。但是，在气一元论、阴阳学说和五行学说基础上的中医学理论也不可能从根本上超出朴素直观的水平。因此，我们应当站在现代最先进的认识水平，从现代科学和哲学的最新成就中去寻找与中医学有联系的东西，从中发现可以使中医学迅速走向现代化的最适合的方法与工具，让中医学在现代开出更鲜艳的花朵，结出更丰硕的果实。

第四节 中医学的科学思维

气一元论和阴阳学说为中国古代的唯物论和辩证法，以此为世界观和方法论，从而形成了中国传统文化特有的思维方式。中国传统文化的思维方式，从整体而言，属于辩证思维系统。虽然还有形象思维、逻辑思维、象数思维等等，但辩证思维居主导地位。在这种科学思维的引导下，中国传统文化，在世界文化上独树一帜。中国传统文化特有的科学思维风格，在中医学中体现得淋漓尽致，使中医学的科学观和方法论，具有复杂性科学和复杂性科学思维的特征。中医学的科学思维方式，内容十分丰富，本节只就其具有特征性的意象思维和辩证思维，概要地加以介绍。

一、思维的概念

思维是指理性认识或理性认识的过程，是人脑对客观事物能动的、间接的和概括的反映。

（一）认识

认识是人脑在实践基础上对客观存在的能动反应，为意识的表现形式之一。认识包括感性认识和理性认识两个阶段，感性认识为认识的初级阶段，理性认识为认识的高级阶段。在中医临床认识过程中，就四诊与辨证而言，则四诊属于感性认识阶段，而辨证属于理性认识阶段。

（二）理性认识

理性认识属于概念、判断和推理的认识，属于认识的高级阶段。理性认识反映事物的本质和内部联系，它与感性认识不同，具有抽象性、间接性和普遍性的特点。认识的真正任务是经过感性认识而达到理性认识。中医在临床实践中，从四诊到辨证，从感性认识上升到理性认识，四诊与辨证在临床实践基础上统一起来，辨证论治是中医学对疾病进行理性认识的成果。就科学认识而言，获取科学事实属于感性认识阶段，如“四诊”，而科学抽象则属于理性认识阶段，如“辨证”。

二、思维的类型和工具

（一）思维的类型

对思维类型的分类，因分类依据不同而有不同的称谓。一般从思维的思想载体而言，可分为逻辑思维和形象思维两类，通常指称思维为逻辑思维，就科学创造而言，逻辑思维和形象思维缺一不可。

（二）思维的工具

语言是思维的工具，它同思维有密切的联系，是人类形成和表达思想的手段，也是人类社会最基本的载体。中医科学思维所使用的语言是汉语，属汉藏语系汉语族。

三、思维的形式和方法

（一）思维的形式

1. 抽象思维

（1）抽象思维的含义：抽象思维是以概念作为思想载体的思维，即以概念判断、推理等形式来认识世界的思维活动。

（2）抽象思维的形式

①概念：概念是反映事物属性或本质属性的思维形式，是理性思维的一种基本形式。概念是组成判断，从而组成推理与论证的基本要素。概念和语词有密切联系，语词是概念的语言形式，概念是语词的内容（含义、意义）。但是，概念和语词又有区别。

其一，概念是一种思维形式，语词则是一种语言形式。概念是对客观事物的本质属性的反映，而语词只是表达概念，标志事物的声音和符号。

其二，概念固然需要语词来表达，但并非所有的词语都能表达概念。一般说来，实词（名词、形容词、动词、代词、数量词等）表达概念，而虚词不能表达概念。

其三，同一概念可以用不同的语词来表达，如真热假寒的病理变化，既可用“阳盛格阴”，又可用“阳极似阴”两种不同的语词来表达。

其四，同一语词在不同语境中可以表达的概念不同。如气化一词，在哲学范畴，指由气化生物，与形化对称。在中医学中，泛指气的运动所产生的各种变化。而在水液代谢中言气化，则专指肾与膀胱调节水液代谢的功能。

②判断：判断是对思维对象有所断定的思维形式，是人们通过对思维对象的性质、关系等的肯定或否定来反映对象情况的真或假的思想。判断的基本特征有二：一是对事物的断定有肯定或否定之分；二是对事物的断定有真或假之别。判断的表达是通过语句来实现的。如：“脾胃为气血生化之源”，“肾主水液”，它们分别肯定脾胃或肾所具有的真实的生理功能，均属真实而肯定的判断。

③推理：由一个或一组命题（前提）推出另一个命题（结论）的思维形式。通过肯定或否定对事物做出某种陈述的语句，即含有真假的语句，称之为命

题。在普通逻辑中,泛指表达判断的语句。

推理包含着前提和结论两个组成部分。推理所根据的命题称之为前提,由前提推出的命题称之为结论。在前提和结论之间的联系方式为推理的形式,任何推理都是由一定的前提通过一定的推理形式而推出结论的过程。推理是从已知进入未知的一种逻辑方法,在科学研究中具有重要的作用。推理的有效性,即得出正确的结论,必须满足两个基本条件:其一,前提真实,其二,形式正确。

如:脾胃主运化水谷精微

水谷精微是化生气血的物质之源

所以,脾胃为气血生化之源。

这一推理,其前提是真实的,其推理形式为三段论的推理形式,符合推理规则,因此其结论是必然而真实的。

2. 形象思维

(1)形象思维的含义:伴随、凭借着感性形象并融合着联想、想象、情感的思维活动,称之为形象思维。形象思维以意象为基本思维单元,故形象思维又可称为意象思维。

(2)形象思维的形式:联想、想象、意象。

①联想:由一事物想到另一事物的心理过程,称之为联想,为意识能动性表现形式之一。联想是想象的初级形态,是由此及彼的回忆和触类旁通的想象,它是完整的思维活动过程的一个中间环节,为科学创造提供了可能性。

②想象:是在原有经验基础上创造新形象的思维活动,按其是否受意志控制而分为随意想象和不随意想象。随意想象是受自觉控制的、有目的、经过意志的努力能够实现的。而不随意想象则是各种印象离奇地、突然地、有时无意义地组合在一起,如梦幻、空想等。想象在科学研究中具有巨大作用,通过想象提出各种科学假说、模型,从而帮助科学家正确地探索自然的微妙,预测社会活动的过程。

③意象:意象本属中国美学史的范畴,这一术语由"圣人立象以尽意"(《易·系辞上》)衍生而来。由南朝梁刘勰明确提出:"独照之匠,窥意象而运斤。"(《文心雕龙·神思》)意指审美观照和创作构思时的感受,情志和意趣,象指出现于想象中的外物形象,两者融合构成审美孕于胸中的审美意象和呈现于作品中的艺术意象,为主观情意和外物形象的融合。意象是联想和想象的前提和基础,没有意象也就没有联想和想象。

(二)思维的方法

1. 分析

分析的含义:在思维活动中对把对象的整体分解为各个部分(或各个方

面、各种特征、各种关系、各种因素）而分别加以考察的一种思维方法，称之为分析。分析的类型有定量分析、定性分析、因果分析、结构分析、历史分析、矛盾分析、数学分析和系统分析等。

中医学的分析方法有：阴阳分析法、五行分析法、六经分析法、八纲分析法、卫气营血分析法、三焦分析法以及方药之四气分析、五味分析、升降浮沉分析和七方十二剂分析等等。在中医诊断学中，揆度奇恒从本质上讲也是一种具有中医特色的分析方法。

2. 综合

综合的含义：在思维活动中，在分析的基础上把对象的各个部分（或各个方面、各种特征、各种关系、各种因素）联结起来加以考察，以把握整体的思维方法，称之为综合。

综合的类型：诸如整体与部分，运动与静止，连续与间断，宏观与微观，定性与定量等等综合方法。在中医学中，“参合”、“杂合”就是一种综合方法。“善调尺者，不待于寸，善调脉者，不待于色，能参合而行之者，可以为上工。”（《灵枢·邪气脏腑病形》）“圣人杂合以治，各得其所宜，故治所以异而病皆愈者，得病之情，知治之大体也。”（《素问·异法方宜论》）前者言诊断之综合，后者言治法之综合。

分析与综合相统一是辩证思维的重要方法之一，分析之中有综合，综合之中有分析，分析与综合相统一的方法在科学研究中得到了广泛的运用，在分析基础上的综合集成本身就是科学创新。

中医学将揆度奇恒与参合而行两种方法交互运用形成了揆度与参合相统一，即分析与综合相统一的辩证思维方式。

3. 归纳

归纳的含义：是归纳推理的简称，是从个别、特殊知识概括或推导出一般知识的推理方法。

归纳的类型：归纳推理分为完全归纳推理和不完全归纳推理。不完全归纳推理分为简单枚举归纳推理和科学归纳推理。完全归纳法的结论是可靠的，但其应用有限，不能应用于一个具有无穷分子的类。不完全归纳法（或称简单枚举法）的结论是或然的，科学归纳以蕴含关系的科学分析为前提，结论是必然的。此外，尚有概率归纳和统计归纳等。归纳法主要用于科学发现，故有发现的逻辑的美誉。如六淫的性质及其致病特征的发现就是科学归纳的结果。《素问·风论》在列举和分析了风邪可以导致寒热、热中、寒中、疠风、偏枯、偏风、脑风、脏腑之风，肠风飧泄等病证之后，得出“风者，百病之长也”的结论。

4. **演绎**

演绎的含义：又称演绎推理，是从一般原理推出个别结论的思维方法。

演绎推理的形式：在形式逻辑中，演绎推理的主要形式是以大前提、小前提和结论三个判断构成的所谓三段论。如直言三段的形式：

M——P ……大前提

S——P ……小前提

所以 S——P ……结论

其中：S 是结论中的主词（小词）

P 是结论中的宾语（大词）

M 是中词，沟通大词和小词的媒介

在科学认识中，演绎法是科学证明、科学预见和构建科学理论体系的重要思维方法。

从特殊到一般，又由一般到特殊，是科学认识的基本秩序，归纳与演绎相统一是辩证思维的重要方法之一。

在中医学中，阴阳五行是最典型的演绎推理模型。阴阳模式以阴阳的属性和对立统一关系，从自然界四时昼夜之阴阳，推论出人体脏腑组织的阴阳，这种推论便蕴含着演绎推理的三段论形式。五行生克制化推理模式，实质上是一种类的演绎推理。

在中医临床实践中，从望闻问切到辨证论治，就是归纳与演绎相统一的辩证思维过程。

5. **科学抽象**

科学抽象的含义：科学抽象是形成概念和理论的一种正确的辩证思维过程和方法。

科学抽象的完整过程为从“感性的具体——抽象的规定——思维的具体”。其中：

感性的具体指科学事实，抽象的规定指未经展开的科学概念，思维的具体概念和理论展开的过程。

科学抽象的成果一般表现为科学概念、科学符号、思想模型和科学理论等。中医学理论体系的建构就是科学抽象的结果。

四、中医学的主要思维形式

（一）形象思维

1. 形象思维的含义

形象思维是把感官所获得的并储存于大脑中的客观事物的形象信息，运用比较、分析、抽象等思维方法,加工成为反映事物典型特征或本质属性的意象,以意象为思维基本单元,通过联想、类比、想象等形式,形象地反映客观事物的内在本质或规律。因其以意象为思维的基本单元,故又可称之为意象思维。

在中国传统思维方式中,意为人的主观意见,意由心而发;象为外在的物象,形象。意象是意与象的结合,为主观情意和外在物象相融合的心象。换言之,意象是主观心神与客观形物的结合。"立象尽意","得意忘象",思维的逻辑是由象而意,即由直观到抽象。因此,意象思维是以直观为基础,直观观察与理性认识有机结合的思维方式,意象思维是中国传统思维中的一种特殊的方式,其思维结果由意象导向抽象,形成一种抽象的、理性的认识。中医在临床上,根据四诊所取得的资料(四诊之象),建立病证的诊断(意),就是意象思维过程。

2. 形象思维的特点

形象思维与抽象思维相比较,具有意象性,具体性和非逻辑性的特点。

意象性:指形象思维以意象为思维的基本单元,意象贯穿于形象思维的始终。观物取象,客观事物的物象系统是通过意象系统来反映的。

具体性:指形象思维的意象所反映出具有整体性、多样性特征的客观事物的具体形象。

非逻辑性:指形象思维不严格遵守形式逻辑的规则,是一种非线性的、跳跃性的思维活动。

在中医临床实践中,一位高明的医生在诊断和辨证过程中,必须熟练地运用形象思维。在运用形象思维时,医生的直觉是至关重要的。直觉实质上是对熟悉事物的再认,没有知识就没有再认,没有再认也就没有直觉。只有精通中医学理论和临床经验丰富的人,才能根据直觉做出正确的判断,直觉具有直接性、快速性和或然性的特点。所谓直接性是指它由现象直接达到本质,没有经过严密的逻辑推理而具有一定跳跃性。所谓快速性是经历的时间很短,甚至是瞬间完成的。所谓或然性是指结论有一定的不可靠的成分,既不必然真,也不必然假。"辨证"的过程既体现出形象思维的直接性、快速性,也体现出其或然性,辨证结论的准确或精确程度,尚须通过施治来检验。形象思维是人脑对客观世界及其关系的一种非常迅速的识别和猜想,是基于直接领悟而进行的思维,它不是分析性的,按部就班的逻辑推理,而是跳过了许多中间步骤,做出了许多省略,从整体做出直接把握,顿悟概括了它的特点。顿悟,忽然领悟之谓,习称直觉领悟或直觉顿悟。顿悟是在对研究对象深刻地直观感受的基础上,获得某种灵感,突然领悟到某种普遍形式的客观规律性,在一定程度上，是逻辑思维的凝聚和简缩，属创造性思维方式。慧然独悟，若风吹云，突然而来，顿然领悟。对学问潜心研究，沉思力索以造诣于精微之域，方能心如明镜，恍然有悟，笔下生花。总之，意象思维是运用具有直观特征的意象进行思维的思维方式，是中医学的重要科学思维方式之一。

3. 中医形象思维的主要形式

（1）观物取象：观物取象，简称观象，是中国传统思维中一种独特的观察方法。

观察是中国传统思维的起点，中国古代的主要的知识门类和思维形态都是在观察基础上发展起来的。观察是想象的基础，观察愈丰富，表象愈丰富，想象也愈丰富。如果没有观察及其表象，思维的想象是不可能的。观察也是抽象的基础，抽象的概念是在大量具体观察的基础上形成的，有了具体观察，才有具体表象，有了具体表象，才可能有抽象的概念。

物生而后有象，有物便有象。事物及其性质总是有固定的"象"相伴随，因此，通过观察进而把握事物及其性质的象，就有可能揭示由象所反映的事物及其本质。

中医学对观象方法运用得最为成熟，它对于人体和人类生活环境的观察，着眼于事物的动态之象，侧重于从象的角度去观察和理解事物。如，"水火者，阴阳之征兆也"，以水与火的动态之象，作为划分事物阴阳属性的标准，把阴阳范畴应用于医学领域，大大扩展了阴阳的内涵和外延。凡显露于外的、热的、实的、明亮的、伸张的、开放的、发展的、功能的、向上升的、活跃主动的……为阳性特征；凡收藏于内的、寒的、虚的、晦黯的、屈缩的、闭合的、凝聚的、形体的、向下降的、稳定主静的……为阴性特征。这是从事物的行为功能所表现出来的动态之象，而建立起来的抽象概念。望、闻、问、切四诊是医疗活动中的最为典型的观象，其中，尤以望诊和切脉为最。"能合脉色，可以万全"，通过察色和按脉来确定病情是中医学十分独特的、有效的方法，反映中医学本质特征的辨证论治，也可称作"辨象论治"。

（2）据象归类：归类，归纳分类之谓。分类是寻找事物之间的规律性的联系。方以类聚，物以群分；同声相应，同气相求；本乎天者亲上，本乎地者亲下，各从其类。以事物的功能和行为方式作为类概念的着眼点，即依据事物之象，按上述准则对万事万物进行分类，表现了据象归类的特征。如中医学运用五行归类模式，形成以五脏为核心的人体内外环境相统一的五行系统，体现了时间与空间的统一。他如经络的三阴三阳类，中药药性的四气、五味、升降浮沉与药物归经等，均是据象归类的体现。

（3）据象定脏：脏象学说是中医学关于人体结构的理论。脏是藏在人体内部的脏器，称之为脏腑，脏腑本为人体的脏器实体。象是表现在人体外部可以观察的体征和宏观现象，人体所有表现于外的生命现象，均属于象的范围。中医学研究人体的结构，建立脏腑的概念，虽然有解剖学基础，但不是分析脏器实体结构的方法，而是在大量观察生命现象的基础之上，以象推脏或以象定脏，从总体上把握脏腑的内涵，这种方法称之为脏象方法。脏象方法的指导思想是“内外相袭”，人体内部的脏器与外部征象互相因袭，互相呼应。象与脏如“影之似形”，形影不离，在内外相袭思想指导下，运用“司外揣内”和“司内揣外”两种方法，“合而察之”。“司外揣内”用于生前，在人的活体上“见而得之”，“切而验之”；“司内揣外”用于死后，在尸体上“解剖而视之”。“司外揣内”比“司内揣外”更为重要，它是建立脏腑概念的主要方法。“切而验之”，“见而得之”属于感性认识，而“合而察之”属于理性认识，实际上是一种综合方法。脏象方法与控制论的“灰箱”方法相似，控制论有一句名言：“不问这是什么？而问它在做什么？”控制论的“黑箱”法或“灰箱”法，是基本上不打开系统，通过考察系统的行为去研究系统。中医学研究脏腑，主要是在人的活体上，从生命现象入手，即人的生理功能表现出来的神色形态，广为收集信息，把丰富的感性材料，进行由表及里，由里及表，去粗取精，去伪存真地加工整理，总结出各种现象与脏腑气血阴阳的关系，完成认识上的飞跃，建立比较完整的理论形态。因此，中医学用综合方法所获得的脏腑概念不是人体脏器实体的简单映象，而是一种思维创造物。脏腑概念具有模型性质，是一种思维模型，这就是五脏六腑中某一脏的生理功能与西医解剖学某一脏腑器官的生理功能不是完全对应的根本原因。

中医学的脏象方法，不仅是认识人体结构的方法，也是临床诊断方法。脏象方法的建立、脏腑概念的建立与中医临床医学的建立是一个统一的过程。“欲知其内者，当以观乎外；诊于外者，斯以知其内。”（《丹溪心法·卷一》）如，因“肝开窍于目，其华在爪”，故欲了解肝的生理病理情况，可以考察眼睛和指甲的状态。若两眼干涩，指甲淡白、粗糙，甚则反甲，则是肝血不足的表现。可见，中医临床诊断主要是一个以象推脏或以象揣脏或以象定脏的过程。

（二）抽象思维

1. 抽象思维的含义

抽象思维又称逻辑思维或概念思维，它是人们在认识过程中，借助于概念、判断、推理反映现实的过程，以抽象出反映事物的特征、本质而形成概念为其特征，它是人类特有的一种高级认识活动的能力，是人类最高级的思维形态。

2. 抽象思维的特点

概念性、抽象性、逻辑性和语言符合性为抽象思维的基本特点。

(1)概念性:概念是抽象思维的基本单元、基本形式,判断以概念为基本构成成分,推理以判断为构成成分。任何科学理论都是以概念为基本元素,通过一系列判断、推理建立起来的。如中医学气的概念的形成就是抽象思维的结晶。气的概念是由空气、呼吸之气(气息)、蒸气、天气、地气等具体的常识性的气之中提炼出来而成的,从种类繁多的具体之气中,透过表现现象、外部联系,概括出它们的整体的、内部的联系,揭示出其共同的本质属性,即气是一种细微的物质,是构成世界万物的本原。对气的认识进一步深入,深入到人体,则认识到“天地合气,命之曰人”,“气者,人之根本也”,从而形成了人体之气的概念。在人体,气是构成人体和维持人体生命活动的最基本物质。气概念的形成过程,体现了对气的认识从具体—抽象—具体的思维过程,即由具体的常识之气,抽象出哲学之气,形成哲学层次气的概念,再在哲学气概念的指导下去认识人体,从而形成了人体之气的概念,建立医学科学的气概念。因此,中医学气概念的建立是人类认识水平不断提高的标志。

(2)抽象性:抽象性是抽象思维的核心,抽象通常指“看不见,摸不着”的东西。在哲学上,抽象与具体相对应;在科学上,抽象与形象相对应。抽象作为一种思维活动或过程,是对已获得的大量感性材料、经验事实,经过比较、分类、分析、综合,将一类事物同其他事物区别开来,排除个别的、偶然的、外部的表面现象,抽出普遍的、内在的本质或规律,这是贯穿于抽象思维过程的基本思维活动,是认识事物本质与规律的基本方法,是概念形成的基本方法。如,人体之气概念的建立就是从水谷之气、呼吸之气、清浊之气、阴阳之气、脏腑之气、营卫之气等气的具体表现形态中,抽出其具有普遍意义的、本质的属性的结果。

(3)逻辑性:逻辑学是研究抽象思维形式与规律的学问。抽象必须遵守逻辑规律,任何科学结论都是运用概念、判断,按着逻辑规律进行推理而得出的,推理是抽象思维的中心环节。如,运用五行乘侮规律进行推理:

凡木太过必致土不及(木乘土)……大前提

肝属木,脾属土……小前提

所以,肝气太过(太旺)必致脾气虚(不及)……结论

肝木太旺必乘脾土,所谓“见肝之病,必先传脾”。这一条医学原理是根据五行乘侮规律,按三段论的规则推理出来的。

(4)语言符号性:语言是思维的工具,是人类所使用的最成功、最有效的符号系统。在人类所使用的语言中,除自然语言外,还有许多种类的人工语言。人工语言,又称科学语言,学科领域不同,其所用的人工语言也各不相同,每一个学科都有自己专门的人工语言,称之为专业术语。气血、阴阳、五行、脏

腑、经络、六淫、七情、阴阳失调、正治反治等等，都是中医学的专门术语，是中医学进行科学抽象，构建理论体系所使用的基本的语言符号。

3. 中医抽象思维的主要形式

中医学的抽象思维是整体的辩证的思维，是中华民族特有的抽象思维方式。

（1）整体思维：整体思维是中国古代所特有的思维形式，也是中医学的独特的思维方式。中医学的整体思维主要有联系思维、中和思维、综合思维等方式。

联系思维：事物内部矛盾双方或事物之间的相互依赖、相互制约、相互渗透和相互转化的关系，称之为联系。世界是普遍联系的统一整体，孤立的事物是不存在的。因此，人们的思维活动必须以联系的方式进行，而不是以孤立的方式存在，当分析某一事物时必须分析与之相关的事物，既包括该事物对其他事物的影响，也包括其他事物对该事物的影响。故联系思维是整体思维一种具体形式，这种思维方式在中医学中获得了最典型、最充分的表达。例如，中医学总是从整体观念出发，去认识人的生命活动，既考虑人与环境之间的联系，又注重人体内部脏腑组织之间的联系。这种联系思维是以五行学说为依据的，其基本特征是将思考对象置于一个多元结构的互相联系的网络之中，其内在所具有巨大价值，在现代思维中已得到了可靠的印证。

中和思维：为不偏不倚、无过无不及。和，为和谐、协调。中和，又称中庸，中行、中道，也即是平衡。中和思维的基本特征是注重事物的和谐性，也就是行为的适度性，中医学的这种平衡思维是以阴阳五行学说为依据的。人生有形，不离阴阳，一般而言，在正常情况下，人体的阴阳相对平衡意味着健康。所谓“阴阳匀平，以充其形，九候若一，命曰平人”。人体的阴阳是处于相互消长的动态变化之中的，在致病因素作用下，原有的平衡被打破，即阴阳失衡，人体便会生病。阴阳失调的具体表现形式为偏盛和偏衰，盛与衰，又称有余与不足、实与虚，用盛衰、有余、不足、实虚的概念来形象、具体地表达阴阳失调的状况。“谨察阴阳之所在而调之，以平为期”，“损其有余，补其不足”，是纠正人体阴阳偏盛偏衰，恢复人体阴阳平衡的基本原则和方法。当然，这种平衡是阴阳相互消长的动态过程的平衡，而不是静止的平衡，五行系统生克制化、无过无不及而适度维持着系统运动的和谐、协调。

综合思维：综合思维的特点是在对事物或研究对象进行具体分析的基础之上，对分析的结果进行综合，从而得出一个概括性或归纳性的判断与结论。中医学称综合为“杂合”、“参合”，“杂合以治”，“参合而行”，方为上工。故曰：“切阴不得阳，诊消亡；得阳不得阴，守学不湛。知左不知右，知右不知左，知上不知下，知先不知后，故治不久。知丑知善，知病知不病，知高知下，知坐知起，知行知止，用之有纪，诊道乃具，万世不殆。”(《素问·方盛衰论》)中医学将人的生理、病理和疾病的诊治，乃至于养生防病等，置于天、地、人的整体结构中加以综合考察，其综合思维方法是合之又合，层出不穷，层层推进，达到了极高的水平，这也正是中医学科学思维的一个重要价值所在。

(2)辩证思维：辩证思维也是中医学独特的思维形态，这种思维方式要求人们在观察和思考问题时，采取完整而非独立、变化而非静止、相对而非绝对的态度，其基本特征是从事物的对立统一关系去认识事物的运动变化。阴阳的观念与概念为中医学运用辩证思维提供了一个共同的至关重要的概念或语言系统，对立思维和适宜思维是中医辩证思维的基本特征。

对立思维：对立概念是对立思维的标志。在中医学中，大量地运用了对立概念，诸如：阴阳、天地、男女、上下、左右、顺逆、坚脆、清浊、动静、本末、徐疾、标本、厚薄、来去、前后、寒热、水火、燥湿、温凉、生死、盛衰、缓解、虚实、升降、出入、大小、多少、彼此、补泻、成败、正邪、始终、喜怒、表里、深浅、粗细、迎随、吉凶、偏正、奇恒等等。阴阳学说从阴阳的对立、互根、消长和转化，来认识事物的运动，认识人体正常的生命活动和异常的生命过程。强调揆度奇恒，异中求同，同中求异，认为阴阳矛盾双方，不仅存在“非此即彼”，而且也存在“亦此亦彼”。如，在阴阳失调的病理变化中，不仅有单纯阴或阳的盛或衰，而且也有阴阳盛衰并存，而表现为阴阳、寒热、虚实、错杂的病理变化。寻找同中之异，异中之同是对立思维的真谛，同病异治，异病同治便是对立思维在治疗学上的具体运用。

适宜思维：和谐中正是中医学处理复杂系统之间关系的基本原则，事物运动变化适度，事物之间保持不平衡态和平衡态的统一，事物便能生生不息，顺利发展，即所谓万物各得其宜。宜，适宜、和顺之谓，中医学强调处理问题时，当使各得其所宜。这种思维方式可称之为适宜思维，就是根据思维对象的差异性或具体规定性而制定相应的对策和方法。作为一种科学思维方法，其具体形式主要包括宜地、宜时、宜人。中医学强调医疗活动必须根据具体情况加以确定，即医疗对象及情况不同，医疗方式也应有不同，所谓“勿失其宜”，“各以任其所宜”，用现代术语讲就是强调医疗行为或方式的个体化。中医学这种适宜思维方法，主要表现为因地制宜、因时制宜、因人制宜，疾病可因地、时、人之不同，而表现各异，其治疗的方法与程序也因之而不同。适宜思维蕴含了多样性的变化性的思考，体现了一种辩证思维的性质，对指导养生和医疗实践具有十分重要的意义。

总之，中医学以气一元论和阴阳五行学说为方法论所形成的系统整体辩证的科学思维方式，体现了现代科学思维系统论方法的基本原则，因此，中医学的科学思维是一种复杂的非线性的科学思维。

五、中医基础理论术语和概念的特征

(一)中医基础理论的术语

1. 术语与中医基础理论术语

在语言学中,术语指各门学科中的专门用语。在术语学中,术语是“在特定专业领域中一般概念的词语指称。”(《GB/T15237—2000 术语工作》)在科学领域中,术语是指用来表达科学概念的词语,因其表达科学概念,故又称之为科学术语。中医基础理论的术语是指用以表达中医基础科学概念的语词。

2. 中医基础理论术语的特征

在汉语语言文字中,言—意—象有着密切关系,言寓意象,蕴涵也泛。因此,中医基础理论术语具有汉语特征,符合汉语词汇学、语法学、语义学和语用学的规律,体现出意象思维的色彩。中医基础理论术语的构成有字(单音词)、词、词组等,在中医学术语规范化研究中,学术界认为,中医学术语也可用句子构成。如“心主血脉”是一个完整的判断句,本由“心”和“血脉”两个术语构成,但共同体现其为一个术语。中医基础理论术语除蕴涵无穷外,视特定的句子为术语则为其另一特征。

(二)中医基础理论的概念与特征

1. 中医基础理论概念

概念是反映对象的特有属性的思维形式,是思维形式的最小单元。科学认识的成果,都是通过形成各种科学概念来总结和概括的。概念的内涵和外延相互联系和相互制约,概念不是永恒不变的,而是随着社会历史和人类认识的发展而变化的。换言之,概念是历史的、运动的、辩证的。中医基础理论的科学概念内涵和外延有古今之别,虽然概念的古义与今义有联系,但不能以古义为标准来判断今日之是非。

2. 中医基础理论概念的特征

中国传统思维对概念性质认识的特殊性在于:强调实决定名,名依附于实,并且名与实相符。因此,中国传统思维对概念的首要要求是名实相符,故概念不完全具有纯抽象的性质。其次,对事物性质的考察,重在把握其基本属性而不完全是本质属性。注重概念内涵的丰富性,并不强调严格的“属加种差”的科学定义形式,而是注重概念的具体划分,表现为概念的多义性、多质性,与西方传统逻辑的概念的单义性、单质性大相径庭。

中医学的科学思维是系统整体辩证思维,中医基础理论的概念具有多义性、多质性,是中国传统思维特征的反映。如在中医学中,“气”这一术语,其概念有物质现象、精神现象、物质与功能统一的不同指称，便是概念多质性、多义性的表现。因此，学习中医基础理论的科学概念，必须注重其内涵的分析研究，不能单纯用西方传统逻辑的“属加种差”的定义形式来加以衡量，而误以为中医基础理论的概念是歧义的、不科学的。更何况定义的种类有内涵定义、外延定义和语词定义之分，仅内涵定义除“属加种差”定义外，还有操作定义、语境定义等，无论采用何种定义形式，只要遵守定义规则，就可以明确概念了。当然，学习和研究中医基础理论的科学概念，在注重其内涵多义性的同时，又应对每一义项作精细的分析，以便对每一义项给出一个清晰的定义。《中华人民共和国国家标准·中医基础理论术语》按现代术语学的要求，对中医基础理论的基本的常用术语进行了初步的规范，对中医学的教学、科学、医疗和中外学术交流具有重要的意义。

综上所述，气一元论、阴阳学说和五行学说是中国古代朴素的唯物论和辩证法，是中国古代科学技术的自然观和方法论，浓缩地反映出中华民族特有的民族传统。

中医学按着气—阴阳—五行的逻辑结构，从气—阴阳—五行的矛盾运动，阐述了生命运动的基本规律，构成了中医学的理论体系。中医学的气一元论、阴阳学说和五行学说是中国古代哲学与医学相结合，属自然哲学范畴。是以哲学为世界观和方法论来论述医学科学的具体科学问题，与纯粹的哲学理论不同。

气一元论着重说明物质世界的统一性，一气分阴阳，阴阳统一于气。气是阴阳的对立统一体，人体的气可分为阴气和阳气两类，生命过程就是气的阴阳对立统一运动的结果。气一元论作为世界观，为中医学提供了包括人的生命在内的万物一体，本原于气，气化流行的整体自然观，作为方法论，为中医学提供了一种朴素的系统整体思维方式。

阴阳学说在本体论上虽根于气一元论，但在方法论上更具辩证法思想，为中医学提供了唯物辩证的思维方式。阴阳的对立统一是天地万物运动变化的总规律，也是生命运动的根本规律，中医学以阴阳分类的两分法作为对事物进行分类的基本方法。

五行学说对世界本原的认识从属于气一元论和阴阳学说，不仅具有唯物自然观的特征，更具有朴素的普通系统论性质。其主要观点为唯物的观点，运动变化的观点和相互作用相互联系的观点，为中医学提供了唯物论辩证法的观点和方法，进一步确立了天地人三才一体的整体观，中医学以五行分类方法作为事物进行分类的普遍方法。

总之，气有阴阳，阴阳交感化生五行，化育万物。气一元论旨在说明生命的物质统一性，阴阳学说旨在揭示生命运动的动因、源泉和一般最普遍的联系和形式，而五行学说则具体地说明了人体脏腑经络的结构关系及其调节方式，即人体系统整体动态平衡的规律。气一元论和阴阳五行学说是中国传统文化认识世界的根本观点和方法，也是中医学认识生命、健康和疾病的根本观点和方法，体现了中华民族特有的智慧和才能，体现了中医学的特色与优势。

气一元论和阴阳五行学说是中国古代朴素的自然观和方法论，不可避免地存在历史的局限性，由此而构建的中医学理论体系，也必然具有古代传统科学的缺憾，我们应当站在现代最先进的科学的认识水平的高度，根据现代术语学的要求，将气一元论和阴阳五行学说的哲学内容与医学内容区分开来，使中医学的气、阴阳、五行的概念体系从自然哲学范畴体系转化为医学科学的具体科学概念体系，以促进中医学理论的现代化。

第二章 脏象学说

概　说

一、脏象的概念

“脏象”一词，首见于《素问·六节脏象论》。脏，是指隐藏于人体内的脏腑器官，即内脏。象，其义有二：一指脏腑器官的形态结构，如“心象尖圆，形如莲花。”（《医宗必读·改正内景脏腑图》）其二指脏腑的生理功能活动和病理变化表现于外的现象。合之，脏象是人体内脏腑的生理功能活动和病理变化反映于外的征象。“脏”是“象”的内在本质，“象”是“脏”的外在反映，所以说脏象是人体系统现象与本质的统一体。

脏象学说的形成和发展过程中是有一定的解剖知识基础的。中医学以系统的方法为主，结合朴素的元素分析方法，在已取得的解剖知识的基础上，通过分析人体活体生命活动的外部特征和表现以及正常生命活动遭到破坏即疾病状态下的外部表现和反映，来探讨和认识人体内部脏腑器官的生理活动和病理变化规律。这样，中医学用从外测内，以表知里，内外相袭的方法，以象定脏，确定“象”与“脏”的关系，建立了脏象的概念。脏象是人体内在脏腑功能活动表现于外的征象，脏象学说是研究人体脏腑结构、生理功能及其相互关系的理论。

二、脏腑的概念及其分类

脏腑是人体内脏的总称，包括五脏、六腑和奇恒之腑，脏象学说研究的主要内容是脏腑。脏腑是位于人体颅腔、胸腔和腹腔之内，视之可见，触之可及的器官的总称。脏腑的概念虽然是在古代的历史条件下，运用解剖学的方法通过实际观察和测量而得出的，即根据其形态结构之“象”而确定的，但在脏象学说的形成和发展过程中，赋予脏腑的概念的内涵主要是以整体功能为基础，是通过生命活动的现象之“象”而确定的。因此，脏腑是一个形态结构和生理功能的综合概念，它源于古代解剖，而又高于解剖；不仅具有解剖学意义，而且更重要的是一个人体功能模型。

五脏：五脏是心、肝、脾、肺、肾五个内脏的总称。脏，通藏，有贮藏之意，为精气贮藏之所。五脏的共同生理功能是主“藏精气”，即化生和贮藏精、气、血和津液等精微物质，主持复杂的生命活动。五脏主藏精气，精气盈满为宜；但不盛贮水谷和浊气，产生的浊气则及时输注于腑，由腑传导排泄而出。所以五脏的共同生理功能特点是“藏而不泻”，“满而不能实”。五脏贮藏精气，勿使妄泄，故称五脏藏精气而不泻。

六腑：六腑是胆、胃、小肠、大肠、膀胱和三焦之合称。腑，通府，有府库之意，乃水谷盛存之处。六腑的共同生理功能是主“传化物”，即受纳和腐熟水谷，传化和排泄糟粕。六腑主传导，在消化水谷过程中，虚实更替，实则水谷充盈，虚则水谷排空；但不贮藏精气，产生的精气则随时输注于脏，由脏藏之而供机体之用。所以六腑的共同生理功能特点是“泻而不藏”，“实而不能满”。六腑受纳和传化水谷，排泄糟粕，故称六腑传化物而不藏。

奇恒之腑：奇恒之腑是脑、髓、骨、脉、胆、女子胞之总称。奇者，异也；恒者，常也。它们形成结构多为中空，与腑相似；但其功能多主藏精气，与腑有别而类于脏，似脏非脏，似腑非腑，故称之为奇恒之腑。其中脑位于颅腔，胆和女子胞位于腹腔，髓居骨中，骨与脉又属形体。胆本为六腑之一，但其所藏之胆汁为精汁，类于五脏“藏精气”，故又将其划作奇恒之腑。奇恒之腑的功能多隶属于五脏，且无阴阳表里及配属关系。

形体官窍：脏象学说研究的内容还包括形体官窍。形体官窍与五脏密切相关而分别从属于五脏。形体，其广义泛指具有一定形态结构的机体组织，包括头、躯干和脏腑在内；其狭义指皮、肉、筋、骨、脉五种机体的组织结构，合称五体。官窍，官指具有特定功能而径现于外的机体器官，主要指目、舌、口、鼻、耳五者，合称五官；窍指机体的孔窍，是人体与外界相通的部位。官必有窍，窍多成官，故官窍常并称。头面之窍有七，即眼二、鼻孔二、耳二、口舌合一，合称七窍；再加上前阴和后阴，则称九窍。

三、脏象学说的特点

脏象学说的基本特点是以五脏为中心的整体观，脏象学说从整体观念出发，认为具有生命活力的人体是以心为主宰，以五脏为中心，配合六腑，以精气血津液为物质基础，通过经络系统而沟通联络形体官窍，形成人体的五大功能系统。这五个功能系统之间，在形态结构上密不可分，在生理功能上互相协调，在物质代谢上互相联系，在病理变化上互相影响；同时这五个功能系统在生理和病理方面又受四时阴阳的影响，与外界环境息息相通，从而体现了人体的结构与功能，物质与代谢，局部与整体，人体与自然环境的统一。所以说，从整体系统的观念来把握人体的生命现象及其规律，以五脏为中心的整体观是脏象学说的基本特点。

脏象学说是中医理论体系的核心内容，它贯穿于中医学的解剖、生理、病理、诊断、药物、方剂、预防、治疗等各个方面，具有普遍的指导意义，在中医理论体系中占有十分重要的地位。

第一节 五脏

心、肺、脾、肝、肾合称为五脏。此外，心包络在经络学说中亦称为脏，合之为六脏；但在脏象学说中习惯上将其附属于心，言五脏即涵盖了心包络。五脏具有化生和贮藏精气的共同生理功能，但又各有其专司，且与六腑及形体官窍有着特殊的联系，形成了五个特殊的功能系统。其中，心的生理功能起着主宰作用。

一、心（附：心包络）

（一）心脏象概述

1. 心范畴

心在中国传统文化中具有极其深刻的内涵，一旦理解了“心”的内涵，那么我们就会对中国古代哲学、中国古代心理学和中医学获得一种真实体验。心是中国古代哲学的基本范畴，为中国文化精神、文化生命的荟萃。从古代至近代，中国的先哲们对心范畴做了种种规定，并出现了陆王学派所创立的“心学”。

中国古代对心的诠释，从表示心脏的本始意义，引申出表示思维器官、精神意识、道德观念等多种含义。

其一，心为心脏。“心，人心、土脏（今之说为火脏），在身之中，象形。”（《说文解字》）“内则肝、胆、心、肺、脾、肾、肠、胃。”（《列子·汤问》）“心于五脏，独象形，尊心也。其字盖本作Ψ，中象心形，犹恐不足显著之也，故外兼心包络。”（《说文释例》）“心主身之血脉”（《素问·痿论》）。在此，心实指解剖学的心脏。但是，“形之精粹处名心，中含良性本天真”，“凡动植物之物，一有其形，则形之至精、至粹之处，即名曰心。动物之心者，形若垂莲，中含天之所赋，虚灵不昧之灵性也。”（《医宗金鉴·杂病心法要诀》）天真之气，分而言之为精、气、神。可见，用心以表示神的变化。“心者，生之本，神之变也。”（《素问·灵兰秘典论》)心所包含的“天之所赋,虚灵不昧之灵性”,即聪明才智,已蕴涵着个体的生成和发展,乃至人之为人的道理。

其二,心用以表示思想、情感、意识乃至态度、性格和意志。“总包万虑谓之心”(《礼记·大学疏》),“二人同心,其利断金”(《易·系辞上》),“他人之心,予忖度之”(《诗·小雅·巧言》)“心也者,灵之舍也”(《管子·心术》),可见,心成为人的智慧、心灵、思想、感情、精神世界的通称。

其三,心为思维器官。“夫民虑之于心,而宣之于口,成而行之,故可壅也。”(《国语·周语》)“心之官则思”(《孟子·告子上》)。“心,纤也,所识纤维无物不贯也。”(《释名·释形体》)“心者,人之本也,身之中也,人与俱生,故于交,心象人心之正中也。”(《说文系传通论》)“心之照理,譬目之照形。”(《文心雕龙·知音》)

其四,心为主观意识。在中国古代哲学中,心指人的主观意识,与物对称。物指客观物体,心与物的关系,即主观意识与客观物体的关系。“耳目之官不思,而蔽于物。物交物,则引之而已矣。心之官则思,思则得之,不思则不得也。”(《孟子集注·卷十一》)心与物从主体意识客观现象来说,是指心和其他感觉器官同客体世界的联系中而产生意识。

其五,心为道之本原。心超越了个体,被称为“天地之心”。“心,或作道。”(《释文》)“复,其见天地之心乎?”(《易·复·象》)所谓“天地之心”,其实就是不以人的意志为转移的自然规律,即所谓“道”。“人心惟危,道心惟微,惟精惟一,天机厥中。”(《尚书·大禹谟》)心表示一种天下至理,故对自然和世事的认识和理解也包含在“心”之中。

总之,心虽本指心脏,但其深刻的内涵又远非生理学、解剖学之所及,而是中国古代哲学一个基本范畴。在中国古代哲学中,心的含义多样、广泛、见仁见智,但其基本含义为:

(1)心为人主体意识:主体意识是指人与外界、主体与客体的关系中,主体对于客体的映象。意识是客观世界在人脑中的主观映象,是人脑的功能与属性,人脑是意识的物质载体。

“心之官则思”,心是人们进行思维活动器官,被称之为“主心说”。到了明代提出“脑为元神之府”的命题,开始认识到脑是思维器官,被称之为“主脑说”。

心与物构成一对哲学范畴,心与物的关系,即精神与物质,主观意识与客观现实的关系。

(2)心是心理活动或心理状态:心是人思想、情绪、情感、感情、意志、欲望等心理状态、心理活动表现,可分为知(认知)、情(感情)、意(意志)三种。

(3)心指道德伦理观念：仁义礼智信是人的最基本、最重要的道德标准，重视修身，以修身为本是中国传统道德的重要特征之一。正人先正己，修身是齐家、治国、平天下的前提和根本，修身之道在于“正心”、“诚意”、“尽心知性”。心为仁义礼智之端始，心为“仁义之心”，所谓“君子所性，仁义礼智根于心”，“尽其心者，知其性，知其性，则知天矣。”（《孟子·尽心上》）在此，心为人之“本心”或“良心”，体现仁义礼智四德。“恻隐之心，仁也；羞恶之心，义也；恭敬之心，礼也；是非之心，智也。”（《孟子·告子上》）“四心”人皆有之。

(4)心为世界万物的本原：心学派的陆九渊认为：“宇宙便是吾心，吾心便是宇宙。”（《陆象山全集·卷三十六》）心便包含了自然万物和人类社会万事及其至理，所谓“心即理”。

中国传统文化心范畴的丰富意蕴对中医学理论与实践产生了极其深刻影响，使之形成独特的心脏象理论。

2. 心脏象

中医学在中国古代哲学心范畴的指导下，以当时的科学成就特别是医学科学的成就，论述了心的概念，提出了心为“生之本”、“神之舍”、“主身之血脉”的命题，建立中医学的心脏象理论，从而丰富和发展了中国古代哲学心范畴和形神关系理论。

在脏象学说，心为五脏之一，位于胸腔偏左，外有心包卫护。心在膈膜之上，肺之下，其形圆而下尖，如未开的莲花。“心居肺官之下，膈膜之上，附着脊之第五椎……心象尖圆形，如莲蕊……外赤黄裹脂，是为心包络。”（《类经图翼·经络》）此指实质性的心脏，称之为“血肉之心”。心又为思维器官，人的精神意识思维活动归属于心，称之为“神明之心”。故在心脏象理论中，心有“血肉之心”和“神明之心”之别。心“有血肉之心，形如未开莲花，居肺下肝上是也。有神明之心……主宰万事万物，虚灵不昧是也。”（《医学入门·五脏》）

心与小肠、脉、面、舌等构成心系统。其阴阳属性为“阳中之太阳”（《素问·六节脏象论》），其五行属性为火。“心为火脏，烛照万物。”（《血证论·脏腑病机论》）与四时之夏气相通应，主血脉而藏神，为脏腑之大主，生命的主宰，故称为“君主之官”。

(二)心的主要生理功能

1. 心主血脉

心主血脉的含义：心主血脉是指心主持全身的血液和脉管，推动血液循行于脉管中的功能。

心主血脉的机制：我们从血液循环的系统结构、必要条件、循环形式三个方面来说明心主血脉的作用机制。

其一,血液循环的系统结构。心、血和脉三者构成血液循行的系统结构,这一系统结构可称之为心血脉系统,或血液循环系统。其中,心为心脏,血即血液,是运行于脉中而环流全身的具有营养滋润作用的红色液体,是构成人体和维持生命活动的基本物质。脉,即脉管。“壅遏营气,令无所避,是谓脉”,“脉者,血之府也。”(《素问·脉要精微论》)为气血运行的通道。但是,气和血是构成人体和维持生命活动的两大基本物质,气属阳,血属阴,血非气不运,气非血不行,气中有血,血中有气,故在脉中运行的物质既有血又有气。因此,又称脉为气血运行的通道。“经脉者,所以行血气而营阴阳。”(《灵枢·本脏》)经脉是经络系统中直行的主要干线,是气血运行的主要通道。由经脉分出网络周身各个部位的分支称为络脉,经脉和络脉合称为经络,经络是气血运行的通道。所以,心血脉系统之脉,实为经络。心、血和脉三者在心血脉系统中,心和脉紧密相连,共同构成个密闭的管道系统,内有血液周而复始地循环流动,心脏不停地搏动,推动血液在全身经脉中循环无端,周流不息地流动。“人心动则血运行于诸经,是心主血也。”(《医学入门·五脏》)心为心血脉系统的动力结构,血液循环的枢纽。血和脉均为心所主,故谓:“心主身之血脉”(《素问·痿论》),“诸血者皆属于心”(《素问·五脏生成》)。

其二,血液循环的必要条件。根据中医学的整体观念,任一生命活动都是在生命系统整体调节下完成的,血液循环的必要条件,是指在整体调节下就心血脉的系统结构和功能而言的,心血脉系统维持正常的生理功能,才能保证血液循环的正常进行,其必要条件有三:①心气充沛:心是推动血液循环的动力结构,心脏正常搏动是血液循环的首要条件。心血与心气、心阴与心阳,相辅相成,构成了心脏自身的矛盾运动。心之气血和调,阴阳和谐,以维持心脏的正常生理功能,动与静对,动则为阳,静则为阴;气与血对,气则为阳,血则为阴。故气属阳,主动,血属阴,主静。心动则血运于诸经,故心脏的正常搏动,主要依赖于心气的作用。心气,即心藏之气,与心血对称,是指心脏生理活动物质基础及其动力来源。心气充沛,意味着维持心脏生理活动精微物质充盈,其动力作用强盛。由此可见,心气充沛则心脏推动血液循环的动力充足。②脉道通利:“脉道以通,血气乃行。”(《灵枢·经脉》)脉道通利则血液流行,脏腑百骸,无不贯通。脉道不通则血液凝滞而为害,所以,脉道通利才能保持血液畅通,循环不已。③血液充盈:血液总统于心,注之于脉,少则脉虚,充则脉实。心液充盈,才能营养心脉,流注百脉,灌溉一身。

其三,血液循环的具体方式。流行不止,环周不休,阴阳相贯,如环无端,是血液循环的基本形式。血液循环的基本形式具有两大特点:一是环周性,即永恒的循环式的流动。二是节律性。“人一呼脉再动,一吸脉亦再动,呼吸定息脉五动，闰以太息，命曰平人。"（《素问·平人气象论》）出气为呼，入气为吸，一呼一吸，谓之一息。在正常情况下，一呼脉两至，一吸脉亦两至。呼吸定息，是指一次呼吸已尽，下次呼吸尚未开始之际，脉又一至，故称脉五动。"呼吸定息，脉行六寸。"（《灵枢·五十营》）周身经脉长十六丈二尺，血液在周身运行，每昼夜为五十周。以呼吸定息计算，则血液每昼夜凡行八百一十丈。血液流动具有节律性，其节律又与呼吸有密切关系，所以才可用呼吸节律来计算之。

血液环周不休的循环，表现两种具体方式：一是总统于心。"凡人周身百脉之血，发源于心，亦归宿于心，循环不已。"（《读医随笔·温热发斑其反清》）。二是肺朝百脉。"脉气流经，经气归于肺，肺朝百脉。"（《素问·经脉别论》）肺朝百脉是指全身的血液由经脉而流经于肺，通过肺呼吸进行体内外清浊之气的交换，然后将富含清气的血液输送至全身。心主血脉，心脏的搏动是血液运行的基本动力。血的运行又赖气的推动，气为血之帅，肺主气，肺气的贯通百脉而协助心脏推动血液运行。由此可说，血液循环虽归心所主，但与肺朝百脉而助心行血的功能有着密切关系。

心主血脉的作用：心主血脉的生理功能有二：①行血。血为构成人体和维持生命活动的基本物质，富含生命活动必需的具有营养作用的精微物质。心脏推动血液在脉内循环运行，血液运载着营养物质以供养全身，使五脏六腑、四肢百骸、形体官窍等都获得充分的营养，维持其正常的生理活动。要之，血灌一身"凡为七窍之灵，为四肢之用，为筋骨之和柔，为肌肉之丰盛，以至滋脏腑，安神魂，润颜色，充营卫，津液得以通行，二阴得以调畅，凡形质所在，无非血之用也。"（《景岳全书·杂证谟·血证》）②生血。饮食水谷通过胃的受纳，脾的运化而化为水谷精微，赖脾的升清散精作用，上输给心肺，在肺吐故纳新之后，贯注心脉，变化而赤，成为血液，故有"心生血"（《素问·阴阳应象大论》），"血生于心"（《质疑录》）之说。心具有生血之功，可以使人身之血不断地得到补充。

心主血脉的意义：人的任一生命活动都受脏腑经络、气血阴阳的整体调节。血液循环是人生命活动之一，也同样受经络脏腑系统的整体调节。心主血脉是关于血液循环的基本调节机制，从心、血、脉的系统结构和功能阐述了血液循环的基本原理或理论。

血液循行的基本病理变化不外血行的迟缓或滞涩、疾速、出血数端，与心之寒热虚实有关。其治，血热宜凉心，血寒宜温经，出血宜止血，血瘀当活血化瘀，从心而治，调节心之寒热虚实，使之归于阴阳气血和谐，则心主血脉功能恢复正常。

2. 心藏神，又称心主神志，心主神明

（1）神的含义：在中医学中，神，在人，指生命现象，即人的精神，为"形具而神生”之神。神，有广义和狭义之分，广义的神，是指整个人体生命活动的外在表现。如：整个人体的形象以及面色、眼神、言语、应答、肢体活动姿态等，无不包含于神的范围。换言之，凡是机体表现于外的“形征”，都是机体生命活动的外在反映。狭义的神，为人的神明、神志，即心所主之神志，是指人们的意识、思维和情志活动。神，在天，指自然界物质运动变化的功能和规律，所谓“阴阳不测谓之神”（《素问·天元纪大论》）。此语出自《易·系辞上》，韩康伯注：“神也者，变化之极，妙万物而为言，不可以形诘者也。”天地万物的变化奇异莫测称之为神。

（2）神的生成：气、形、神为生命的三要素，人受气而成形，形具而神生。气是构成人体和维持机体生命活动的物质基础，也是产生神的物质基础。神随着个体的发生、发育、成长、消亡而发生、发展和消亡。神由先天之精气所化生，“生之来谓之精，两精相搏谓之神。”（《灵枢·本神》）当父母阴阳之精媾和，胚胎形成之际，生命之神也就随之产生了。出生之后，在个体发育过程中，神还必须依赖于后天水谷精气的充养。所以说：“神者，水谷之精气也。”（《灵枢·平人绝谷》）

神并不是超物质的东西，它的产生是有物质基础的。精气是产生神的物质基础，形具而神生，形者神之体，神者形之用，形存则神存，形谢则神灭。总之，神是物质自然界的产物，是天地间的一种自然现象。

（3）心藏神：心藏神是心主宰人体生命活动和进行精神意识思维活动的功能。其生理作用有二：其一，“主任物”，即主思维、意识、精神。在正常情况下，神明之心接受和反映客观外界事物，进行精神、意识、思维活动，这种作用称之为“任物”。任，是接受、担任、负载之意，物，是外界客观事物。心具有接受和处理外来信息的作用，有了这种“任物”的作用，才会产生精神和思维活动，从而对外界事物做出判断和处理。故曰“所以任物者谓之心”。其二，主宰生命活动。“心为身之主宰，万事之根本。”（《饮膳正要·序》）神明之心为人体生命活动的主宰，五脏六腑必须在心的统一指挥下，才能进行统一协调的正常生命活动，心为君主而脏腑百骸皆听命于心。所以说：“心者，五脏六腑之大主也，精神之所舍也。”（《灵枢·邪客》）

（4）心藏神志与五脏藏神的关系：中医学从整体观念出发，认为人体的一切精神意识思维活动，都是脏腑生理功能的反映。故把神分成五个方面，并分属于五脏，即“心藏神，肺藏魄，肝藏魂，脾藏意，肾藏志。”（《素问·宣明五气论》）人的精神意识思维活动，虽五脏各有所属，但主要还是归属于心主神志的生理功能，神生于五脏，舍于五脏，主导于心。故曰：“心为五脏六腑之大主，而总统魂魄，兼赅意志。故忧动于心则肺应，思动于心则脾应，怒动于心则

肝应,恐动于心则肾应。”(《类经·疾病类》)

(5)心藏神与脑为元神之府的关系:脑为髓海,肾藏精,精生髓,故脑与肾密切相关,而肾藏之精源于五脏六腑之气血,所以,脑的功能与五脏相关。人之灵机记性、思维语言、视、听、嗅等均为脑所主,故称脑为元神之府,脑为人体生命活动的中枢。但心为五脏六腑之大主,故脑听命于心。

心藏神与心主血脉的关系:心主血脉,输送血液以营养全身,也包括为心脏本身提供生命活动必要的物质,即心血能养心神。气血精津液等精微物质是人体脏腑功能活动的物质基础,所以说血液是神志活动的物质基础,故曰:“血者,神气也。”(《灵枢·营卫生会》)另一方面,心主神志,主宰整个生命活动,心主血脉的功能也受心神的主宰。

(三)中医学的神志学说

中医学的神志学说有心藏神说、五脏藏神说和脑为元神之府说。

1. 心藏神说

中医学在中国古代哲学心范畴的指导下,以当时的医学科学以及其他一些自然科学的成就,论述了心的概念,提出了“心者,生之本,神之变也。”(《素问·六节脏象论》)“心者,神之舍也。”(《灵枢·大惑论》)“心者,君主之官,神明出焉。”(《素问·灵兰秘典论》)的命题,建立了心藏神学说,认为主神明、主神志之心是思维器官,具有“任物”作用和主宰生命活动的作用。

2. 五脏藏神说

人体是由脏腑经络系统构成的复杂而和谐的系统整体,其中,五脏则是脏腑系统的中心。基于整体观念,人的任何一种生命活动都是由脏腑经络系统整体调节而实现的。神是重要的生命活动,也当然有赖于脏腑经络系统的和谐统一。因此,神非独由心所藏,而五脏皆藏。神分之为五,即神、魂、魄、意、志,分别藏于五脏,称之为心藏神、肺藏魄、肝藏魂、脾藏意、肾藏志,总称为五脏所藏。心为生命的主宰,五脏六腑之大主,故神生于五脏,舍于五脏,主导于心。这体现了中医学关于整体与部分相统一的生命辩证法。

3. 脑为元神之府说

(1)脑的含义:脑位于颅腔内,是人和脊椎动物中枢系统的主要部分,包括大脑、间脑、小脑和脑干四个部分,通常所说的脑指大脑而言。在中医学中,脑属奇恒之腑,又名髓海、头髓。脑位于人体最上部,其外为头面,内为脑髓。“脑为髓之海,其输上在于其盖,下在风府。”(《灵枢·海论》)脑藏于颅腔之内,上至天灵盖,下至风府穴。风府以下脊椎骨内之髓称之为脊髓,脊髓经项后复骨(指第六颈椎以上的椎骨)下之髓孔,上通于脑,合称脑髓。“上至脑,下至尾骶,皆精髓升降之道路。”(《医学入门·脏腑》)“诸髓者,皆属于脑。”

(《素问·五脏生成》)脑不但与脊髓相通,而且与全身的精髓密切相关。

(2)脑的功能:脑为精明之府和元神之府

脑为精明之府:"头者,精明之府,头倾视深,精神将夺矣。"(《素问·脉要精微论》)在此,精明有两层含义:其一,精明,谓眼睛明亮,实指眼睛。其二,精明,谓精细明察,审视事物,做出判断,是一种思维活动,所谓精明果决,判断如流。

《黄帝内经》在中国哲学史上,首次论述了脑在人体生理活动和精神活动中的作用。即:

脑为生命主宰:脑不可伤,"刺头,中脑户,人脑立死。"(《素问·刺禁论》)《黄帝内经》从医疗实践的经验教训中,深刻地认识到脑对于整个生命活动的重要性。

脑为思维器官:脑与头面七窍相通,脑通过耳目等器官,与外界事物发生间接联系而产生认识。如眼睛能"视万物,别白黑,审短长。"(《素问·脉要精微论》)眼睛与头脑配合,通过"视万物"完成对外界事物的反映,继之头脑"别白黑,审短长",对事物做出判断认识。"头倾视深,精神将夺",头脑和眼睛发生疾病,则人的精神作用就将发生病变乃至意识丧失。可见,《黄帝内经》虽然没有明确提出"脑主神志",但已初步认识到,脑与人的精神活动密切相关。

脑为元神之府:北宋张君房继承《黄帝内经》以来的医学成就,论述了脑与神的关系,谓:"脑实则神全,神全则气全,气全则形全,形全则百关调于内,八邪消于外。"(《云笈七籤·元气论》)中医学对脑的认识,"头是心神所居。"(《黄帝内经太素·卷第二十六》)直到明代李时珍明确提出"脑为元神之府"之说。继之,王清任认为"灵机记性在脑"(《医林改错》)。认为脑是思维器官,主管人的精神、意识、思维活动。脑能主宰生命活动,协调脏腑,统领肢体运动。人的神觉、听觉、嗅觉、感觉、思维记忆等,都与脑的作用有关。总之,脑是人体极其重要的器官,是生命要害之所在,主精神、意识、思维活动。

(3)关于心主神明与脑主神明的论争

心为思维器官抑或脑为思维器官,自明代特别是近代以来,是中国哲学和心理学界争论不休且悬而未决的课题。

心概念从其产生之初,便具体指人的心脏,然后又引申而表示人的思维器官和精神意识,使心成为在中国古代哲学中,标示思维主体及主体思维活动的重要哲学范畴,这一独特思想,贯穿于整个中国古代哲学史的始终。及至近代,近代中国哲学使心由古代哲学范畴转变为近代心理学范畴,以大脑的思维取代了心之思,意识取代了思维的主体,精神取代了主体思维,使古代哲学的心范畴在中西文化的冲突和融合中获得了新的发展。但是,在坚持脑主思时并未完全抛弃心主思的观念，没有完全用脑取代心，而是以心有形态结构来说明人的精神、意识、思维活动。这种心脑合为思的思想，在解释思维过程时，则偏重于脑；而解释观念意识时，又偏重于心，至于心与脑在思维活动中的关系，仍然没有得到解决。

在中国哲学界和心理学界关于心主思和脑主思之争的影响下，中医学术界对于心主神明与脑主神明之争见仁见智，直至近几年又出现了影响极大的学术争鸣。

中医学的神志学说，以中国古代哲学的心范畴、心论为指导，认为人的精神、意识、思维等神志活动，是通过五脏系统整体调节而完成的，强调五脏皆藏神，心为主导而主神志。虽然已认识到脑是人的生命中枢，有思维功能，为“元神之府”。视听言动，记忆古今，应对万物，无非脑之功能。但脑为脏腑系统中的奇恒之腑，与五脏系统之肾的关系尤为密切，而心为五脏六腑的主宰，故脑的功能从属于心主神明的作用。脑是在心的主宰支配之下，完成其生理活动的，心主神志的功能包括了脑为元神之府的作用。

迄今，《辞海》（1999）在解释“精神”的含义时，谓“精神……犹神志，心神。”以“心神”而不是以“脑神”释精神。

概言之，中医的神志学说有心藏神、五脏藏神和脑为元神之府三种学说，但三者在理论和实践上又是统一的。在临床上，对神志病证的治疗，则是根据五脏藏神而心为主导的理论进行辨证论治的。至于脑的疾病，即使是就现代生理学或脑科学而言的脑，中医治其病，既非直接治脑，也非仅仅治肾，而是以心藏神说为主导，从五脏系统进行整体调节。因此，从中医学理论和实践而言，“心主神明”不能以“脑主神明”取而代之，至少目前如此。随着中医基础理论现代研究的发展，对于心与脑的关系可能会出现新的认识。

心藏神的意义：中医学基于中国古代哲学的心范畴，从气—形—神生命三要素的逻辑结构，论述了神的生理功能及其调节机制，不仅提出了心为“生之本”、“神之舍”的命题，而且又以医学科学论述了心的精神活动与人体健康和外界环境的关系，丰富和发展了中国古代哲学关于形神关系的理论。中医学的形神关系包括物质与运动、机体与功能以及精神与肉体的关系，这三个方面构成了一个气—形—神的特殊理论系统。中医学对人脑的认识虽然是初步，但它关于脑为人的“精明之府”、“元神之府”的思想却是独到的，为中国古代哲学的心学和中医基础理论的发展开辟了新的思路。

“得神者昌，失神者亡。”（《素问·移精变气论》）神为判断生命活动正常与否的重要指征。望神有得神、失神、神乱之别，舌诊应望舌之神，脉诊当切脉之神等。

心主神志的生理功能正常，则精神振奋，神志清晰，思维敏捷，对外界信息反应灵敏而正常。如心主神志的生理功能异常，不仅可以出现意识、思维和情志活动的异常，如失眠、多梦、神志不宁，甚至谵狂，或反应迟钝，精神委靡，甚则昏迷不醒等，而且还可以影响其他脏腑的功能活动，甚至危及整个生命。

神志病的辨证论治，在五脏一体观的指导下，从调整五脏的阴阳气血入手，尤以调心之阴阳气血为要务。

（四）心的生理特性

1. 心为阳脏而主阳气

五脏应合四时阴阳，即五脏阴阳与四时阴阳相和谐。“夏主火，心亦属火”，“心主于夏，气合太阳，以太阳居夏火之中，故曰阳中之太阳，通于夏气也。”（王冰注《素问·六节脏象论》）心为五脏六腑之大主，为阳中之太阳，以阳气为用。心的阳气具有温煦和推动作用，能维持人体正常的血液循环，并使心神振奋，进而维持人的生命活动，使之生机不息，故喻之为人身之“日”。“盖人与天地相合，天有日，人亦有日，君父之阳，日也。”（《医学实在易》）心的阳热之气，不仅维持了心脏本身的生理功能，而且对全身具有温养作用。凡脾胃的腐熟和运化水谷，肾阳之温煦和蒸腾气化，以及全身的水液代谢、汗液排泄的调节等等，均有赖于心的阳气温煦和推动作用。

2. 心气与夏气相通应

人与自然是一个统一整体，自然界的四时阴阳消长变化，与人体五脏系统功能活动是相互通应和联系的，五脏之心与四时之夏同属于火，心为阳脏而主阳气，天人相应，自然界中在夏季以火热为主，在人体则与阳中之太阳的心相通应。心气与夏气相通应，是说心的阳气在夏季较为旺盛。了解心的这一生理特性，有助于理解心的生理病理，尤其是病理与季节的关系。在夏季，以心病较多为其发病的特点，此外，心与南方、热、火、苦味、赤色等有着内在联系，例如苦味入心，黄连味苦可泻心火。

【附】心包络

心包络，是心脏外面的包膜，具有保护心脏的作用。心包络为心脏的外围组织，其上附有通行气血的脉络，故称心包络。由于心包络是心的外围组织，故有保护心脏而代心受邪的作用。脏象学说认为，心为君主之官，邪不能犯，所以外邪侵袭于心时，首先侵犯心包络，故曰：“诸邪之在于心者，皆在于心之包络。”（《灵枢·邪客》）其临床表现，主要是心主神志的功能异常，如在外感热病中，因温热之邪内陷，出现高热神昏，谵语妄言等心神被扰的病证，称之为“热入心包”。由痰浊引起的神志异常，表现为神昏模糊，意识障碍等心神昏乱的病证，称之为“痰浊蒙蔽心包”。实际上，心包受邪所出现的病变与心是一致的,故在辨证和治疗上也大体相同。

二、肺

(一)肺脏象概述

肺与大肠、皮毛、鼻等构成肺系统。肺在五行属金,在五脏阴阳属阳中之阴,肺主气,司呼吸,助心行血,通调水道,宣发卫气,朝百脉而助心行血,故称“相傅之官”。在五脏六腑之中,其位居最高,故称为五脏之长。肺与四时之秋相应。

肺位于胸腔,居横膈之上,上连气道,与喉相通。肺在五脏六腑中居位最高,覆盖于上,故称“华盖”。肺还与百脉相连通,肺分为左肺和右肺,左肺又分为二叶,右肺又分为三叶。肺呈白色,是一个质地疏松,内里含气之脏,“其虚如蜂窠”,“得水而浮”,“熟而复沉”,故称为清虚之脏。

(二)肺的生理功能

1. 肺主气

肺主气是指肺主呼吸之气和肺主一身之气的功能。气是人体赖以维持生命活动的基本物质,肺总摄一身之气,即人身之气均为肺所主,所以说:“诸气者,皆属于肺。”(《素问·五脏生成》)肺主气的功能包括肺主呼吸和肺主一身之气两个方面。

(1)肺主呼吸之气:机体同外界环境进行气体交换的过程称之为呼吸。肺司呼吸,即肺主呼吸之气,是指肺主呼吸运动,吸入自然界的清气,呼出体内的浊气,进行气体交换的功能。肺为人体主司呼吸运动之脏,具有呼吸的功能,为人体内外气体交换的场所。“天气通于肺”(《素问·阴阳应象大论》)“天气至清,全凭呼吸为吐纳,其呼吸之枢则以肺为主。”(《三三医书》)肺通过气道,喉咙和鼻直接与自然界大气相通,通过吸气运动吸入自然界的清气,通过呼气运动呼出体内气化后的浊气,实现了体内外气体的交换。通过不断地呼浊吸清,吐故纳新,促进了人体气的生成,调节着气的升降出入运动,从而保证了人体气化活动的正常运行。此外,人体内血液的运行,津液的输布和排泄均有赖于肺呼吸运动的均匀和调,才能维持其正常的生理状态。所以说:“肺叶百莹,谓之华盖,以复诸脏,虚如蜂窝,下无透窍,吸之则满,呼之则虚,一呼一吸,消息自然,司清浊之运化,为人身之橐龠。”(《医宗必读·改正内景脏腑图》)橐龠,古代冶炼用以鼓风吹火的装备,犹今之风箱。橐,外面的箱子;龠,里面的送风管,以此来类比肺的呼吸运动。肺主呼吸之气的功能正常,是维持人体生命活动的重要保证。

呼吸的调节:五脏六腑皆参与其中,但与肺肾最为相关,呼吸运动不仅靠肺来完成，还有赖于肾的协作。肺为气之主，肾为气之根，肺主呼气，肾主纳气，一呼一纳，一出一入，才能完成呼吸运动。故呼吸功能异常时，有新病在肺，久病在肾之说。

(2)肺主一身之气："一身之气"为人体之气的统称，即指真气。真气包括先天之气和后天之气，诸如元气、宗气、营气、卫气等。肺主一身之气是指肺有主持一身各脏腑之气的作用，即肺通过呼吸而参与气的生成和调节气机的作用。"人身之气，禀命于肺，肺气清肃则周身之气莫不服从而顺行。"(《医门法律·肺痈肺痿门》)

肺主一身之气的生理功能具体体现在两个方面：其一，参与生成宗气。肺参与一身之气的生成，特别是宗气的生成。宗气是人体之气的重要组成部分。人体通过呼吸运动，把自然界的清气吸入于肺，又通过脾胃的运化功能，把饮食物变成水谷精气，由脾气升清，上输于肺。自然界的清气和水谷精气在肺内结合，积聚于胸中的上气海(上气海，指膻中，位于胸中两乳之间，为宗气汇聚发源之处)，便称之为宗气。宗气上出喉咙，以促进肺的呼吸运动；贯通心脉，行血气而布散全身，以温养各脏腑组织和维持它们的正常功能活动，在生命活动中占有重要地位。故肺通过呼吸，参与宗气的生成而起到主一身之气的作用。因此，肺呼吸功能健全与否，不仅影响宗气的生成，而且也影响着全身之气的生成。

其二，调节全身气机。所谓气机，泛指气的运动，升降出入为其基本形式。肺的呼吸运动，是气的升降出入运动的具体体现。肺有节律的一呼一吸，对全身之气的升降出入运动起着重要的调节作用。故曰："肺为四脏之上盖，通行诸脏之精气，气则为阳，流行脏腑，宣发腠理，而气者皆肺之所主。"(《太平圣惠方·卷第六》)"肺为相傅之官，治节出焉。统辑之气，无经不达，无脏不转，是乃肺之充，而肺乃气之主也。"(《辨证奇闻·痹证门》)

肺主一身之气的功能正常，则各脏腑之气旺盛。反之，肺主一身之气的功能失常，会影响宗气的生成和全身之气的升降出入运动，表现为少气不足以息、声低气怯、肢倦乏力等气虚之候。

肺主一身之气与肺主呼吸之气的关系：肺主一身之气和呼吸之气，实际上都隶属于肺的呼吸功能。肺的呼吸调匀是气的生成和气机条畅的根本条件，如果肺的呼吸功能失常，势必影响宗气的生成和气的运动，那么肺主一身之气和呼吸之气的作用也就减弱了，甚则肺丧失了呼吸功能，清气不能入，浊气不能出，气化停止，人的生命活动也就终结了。所以说，肺主一身之气的作用，主要取决于肺的呼吸功能。但是，气的不足和升降出入运动异常，以及血液运行和津液的输布排泄异常，亦可影响肺的呼吸运动，而出现呼吸异常。

2. 肺朝百脉

肺朝百脉是指肺助心行血于周身血脉的功能。朝，有朝向、聚会之意；百脉，泛指众多血脉。

肺朝百脉的生理作用是助心行血，肺与百脉相通是肺助心行血的结构基础，而肺主气、司呼吸是其功能基础，全身的血液循环通过血脉而流经、汇聚于肺。肺主呼吸之气，司清浊之运化，从而维持血液富含清气。心主血脉，心脏的搏动，是血液运行的基本动力，血液在脉内的运行，又依赖于气的推动，随着气的升降而运行于全身。肺主一身之气，贯穿百脉，调节全身的气机，故能辅助心脏主持血液循行。所以，血液的运行，亦有赖于肺气的敷布与调节。肺朝百脉，助心行血的作用，说明了肺与心在生理病理上反映了气和血的密切关系。“人之一身，皆气血之所循行，气非血不和，血非气不运。”(《医学真传·气血》)若肺气虚寒，不能助心行血，就会影响心主血脉的生理功能，而出现血行障碍，如胸闷、心悸、唇舌青紫等症状。

3. 肺主宣肃

肺主宣肃包括肺主宣发和肺主肃降两个方面。宣谓宣发，即宣通发散之意；肃谓肃降，即清肃下降之意。肺禀清虚之体，其用宣降。肺位居上，其气既宣又降，但以清肃下降为主，为其常。宣发与肃降是肺气升降出入运动的具体表现形式。肺气必须在清虚宣降的情况下，才能维持其主气、司呼吸、助心行血、通调水道等正常的生理功能。

(1)肺主宣发：主宣发是肺气宣通与布散的功能，其气机运动表现为升与出，其生理作用，主要体现在三个方面：

其一，排出浊气。肺通过本身的气化作用，经肺的呼吸，吸入自然界的清气，呼出体内的浊气，司体内清浊的运化，以保持呼吸道的清洁通畅，有利于肺主呼吸和一身之气的作用。故曰：“肺者生气之源……吸之则满，呼之则虚……司清浊之运化。”(《医宗必读·改正内景脏腑图》)

其二，输布津液精微气血。肺将脾所转输的津液和水谷精微，奉心化赤而为血，布散到全身，外达于皮毛，以温润濡养五脏六腑、四肢百骸、肌腠皮毛。

其三，宣发卫气。卫气源于宗气，具有护卫肌表、温养肌腠皮毛、调节腠理开合的作用。肺借宣发卫气，调节腠理之开阖，并将代谢后的津液化为汗液，由汗孔排出体外。腠理升则汗孔开而汗出，腠理闭则汗孔闭而无汗。因此，肺气失于宣散，则可出现呼吸不利、胸闷、咳嗽以及鼻塞、喷嚏和无汗等症状。

(2)肺主肃降：肺主肃降是指肺气清肃、下降的功能，其气机运动形式为降与入，其生理作用，主要体现在四个方面。

其一，吸入清气。肺通过呼吸运动吸入自然界的清气，肺之宣发以呼出体内浊气，肺之肃降以吸入自然界的清气，宜宣宜肃以完成吸清呼浊、吐故纳新的作用。

其二，输布津液精微。肺位最高，居诸脏之上。肺将吸入的清气和由脾转输于肺的津液和水谷精微向下布散于全身，以供脏腑组织生理功能之需要。

其三，通调水道。肺为水之上源，肺气肃降则能通调水道，使水液代谢产物下输膀胱。

其四，清肃洁净。肺的形质是“虚如蜂窠”，清轻肃净而不容异物。肺气肃降，则能肃清肺和呼吸道内的异物，以保持呼吸道的洁净。因此，肺气失于肃降，则可现呼吸短促、喘促、咳痰等肺气上逆之候。

肺气的宣发和肃降，是相反相成的矛盾运动。在生理情况下，相互依存和相互制约；在病理情况下，则又常常相互影响。所以，没有正常的宣发，就不能有很好的肃降；没有正常的肃降，也会影响正常的宣发。只有宣发和肃降正常，才能使气能出能入，气道畅通，呼吸调匀，保持人体内外气体之交换，才能使各个脏腑组织得到气、血、津液的营养灌溉，又免除水湿痰浊停留之患，才能使肺气不致耗散太过，从而始终保持清肃的正常状态。如果二者的功能失去协调，就会发生肺气失宣或肺失肃降的病变。前者以咳嗽为其特征，后者以喘促气逆为其特征。

4. 肺主行水

肺主行水是指肺通过宣发和肃降而调节人体水液代谢的功能。由于肺为华盖，居位最高，参与调节体内水液代谢，所以又说“肺为水之上源，肺气行则水行。”（《血证论·肿胀》）

肺主行水的过程：人体的水液代谢是由肺、脾、肾以及小肠、大肠、膀胱等脏腑共同来完成的，肺主行水的功能是通过肺气的宣发和肃降作用来实现的。肺气的宣发，一方面使水液向上向外布散到全身，外达皮毛，若“雾露之溉”以充养、润泽和护卫各种组织器官；另一方面使一部分被机体代谢利用后的废水和剩余的水液，通过呼气以水汽的形式，通过皮肤汗孔以蒸发和排汗的形式而排出体外。肺气的肃降，一方面使水液向下向内输布以充养和滋润体内的脏腑组织器官；另一方面使大部分被机体代谢利用后的废水和剩余的水液不断地下输于肾，经肾和膀胱的气化作用，生成尿液而排出体外。

肺气失于宣肃，则肺将失其主行水的功能，水道不调，水液输布和排泄障碍，从而产生痰饮或水肿等病变。所以，临床上治疗痰饮或水肿有“宣肺化痰”或“宣肺利水”之法，后者亦称“提壶揭盖”法。

5. 肺主治节

治节，即治理调节。肺主治节是指通过调控气、血、津液而治理调节全身生理活动的功能。心为君主之官，为五脏六腑之大主，肺为相傅之官而主治节。“肺与心皆居膈上，位高近君，犹之宰辅”。心为君主，肺为辅相，人体脏腑组织之所以依着一定的规律活动，有赖于肺协助心来治理和调节。故曰：“肺主气，气调则营卫脏腑无所不治。”（《类经·脏象类》）因此称肺为“相傅之官”。

肺主治节的作用：肺主治节作用，主要体现于四个方面。

（1）肺主呼吸：肺的呼吸运动有节律地一呼一吸，呼浊吸清，对保证呼吸的调匀有着极为重要的作用。

（2）调节气机：肺主气，调节气的升降出入运动，使全身的气机调畅。所谓“肺主气，气调则营卫脏腑无所不治。”（《类经·脏象类》）

（3）助心行血：肺朝百脉，助心行血，辅助心脏，推动和调节全身血液的运行。“肺主一身之气”，气行则血亦行。

（4）调节水液：肺的宣发和肃降，治理和调节津液的输布、运行和排泄。总之，肺主治节，实际上是对肺的主要生理功能的高度概括。

（三）肺的生理特性

1. 肺为华盖

“肺者，脏之盖也。”（《素问·病能论》）盖，即伞，华盖，原指古代封建帝王出行时所用的车盖。肺位于胸腔，在五脏六腑中居位最高，覆盖心君和诸脏腑，为脏腑之外卫；肺主一身之表，外合皮毛，宣发卫气，抵御外邪，护卫肌表；肺又主一身之气，调节气机。肺气顺则五脏六腑之气亦顺，故有“肺为脏之长”之说，因此，称肺为华盖。肺通过气管、喉、口、鼻直接与外界相通，在五脏中，肺的生理功能最易受外界自然环境因素的影响，如自然界中风、寒、暑、湿、燥、火六淫之邪，尤其是风寒邪气，侵袭人体，常首先犯肺，使肺卫失宣，肺窍不利而为病。肺合皮毛，所以病变初期多见发热、恶寒、咳嗽、鼻塞等肺卫失调的表证。

在五脏之中，肺位最高，故为脏之盖，因其主气，为脏之长。肺为华盖是对肺在五脏中位置最高和其保护脏腑、抵御外邪侵袭，统领一气功能的高度概括。

2. 肺为娇脏

肺为清虚之体，外合皮毛，开窍于鼻，与天气直接相通，故六淫等外邪侵袭机体，无论从口鼻而入，还是从皮毛而入，均易犯肺而致病。此外，肺居高位，为华盖而覆盖诸脏，又为百脉之所朝，凡他脏腑之寒热病变，常易上及于肺。又因肺叶娇嫩，不耐寒热，故易受邪侵。所以，无论外感，还是内伤或是他脏病变，多易侵袭或累及于肺而为病，故称之为“娇脏”。肺为娇脏，是对肺生理病理特点的概括。治肺当以“上焦如羽,非轻不举”为准则,用药以轻清、宣散为贵。

3. 肺气与秋气相通应

肺乃清虚之体,性喜清润而气主降。自然界中,秋季气候清肃,天高气爽,空气明润。肺气与秋气相通应,是说肺气在秋季最旺盛。此外,肺与西方、燥、金、白色、辛味等有内在的联系。如秋金之时,燥气当令,燥邪易伤肺之津液,使肺失清肃而见干咳,口鼻干燥等症状。又如,肺为风寒之邪所束的表证,常用麻黄、桂枝等辛散解表之药治之,使在表之邪从汗而解。

三、脾

(一)脾脏象概述

脾与胃、肉、唇、口等构成脾系统。脾在五行属土,在五脏阴阳属阴中之至阴。脾主运化,统血,升清,输布水谷精微,为“气血生化之源”。人出生后,各脏腑组织器官皆赖脾所化生的水谷精微以濡养,故称脾为“后天之本”。脾与四时之长夏相应。

脾位于腹腔上部,横膈下面,在左季胁的深部,附于胃的背侧左上方,“脾与胃以膜相连”(《素问·太阴阳明论》)。

在中医文献中,对脾的形态描述有二:其一是“扁似马蹄”(《医学入门》),是指脾而言。其二是“其色如马肝紫赤,其形如刀镰”(《医贯》),“形如犬舌,状如鸡冠”(《医纲总枢》),是指胰而言。

总之,从脾的位置、形态看,脏象学说中的“脾”作为解剖单位是现代解剖学中的脾和胰,但其生理功能又远非脾和胰所能概括的。

(二)脾的生理功能

1. 脾主运化

脾主运化是指运化水谷和运化水液功能的总称。运,即转运、输送;化,即消化、吸收。脾主运化是指脾具有消化水谷、吸收、转输精微和调节水液代谢的作用,脾的运化功能主要依赖于脾气的气化和升清以及脾阳的温煦作用。

(1)运化水谷:水谷为各种饮食物的泛称。运化水谷,就是脾对饮食物的消化和吸收作用,即消化饮食物和运输水谷精微。

脾运化水谷的过程:其一,水谷化为精微。饮食入胃后,对饮食物的消化和吸收,实际上是在胃和小肠内进行的。胃主受纳,并对饮食物进行初步消化,通过幽门下移于小肠,经小肠的“化物”泌别作用,作进一步的消化。但是必须依赖于脾的磨谷消食作用,才能将水谷化生为精微。其二,吸收转输精微。食物经过消化吸收后,其水谷精微又靠脾的转输和散精作用而上输于肺,由肺脏注入心脉而化为气血，再通过经脉输送全身，以营养五脏六腑、四肢百骸以及皮毛、筋肉等各个组织器官。总之，五脏六腑维持正常生理活动所需要的水谷精微，有赖于脾的运化作用。概言之，脾主运化水谷，包括了消化水谷，吸收转输精微并将精微转化为气血的生理作用。

脾运化水谷的机制：其一，脾气升清。脾宜升则健，胃宜降则和，升降相因，才能纳运相济。其二，阳气温煦。脾的运化赖脾阳之温煦。“脾有一分之阳，能消一分之水谷；脾有十分之阳，能消十分之水谷。”（《医原》）脾阳根于肾阳，脾之运化水谷尚须肾阳的温煦蒸化，“脾胃之磨化，尤赖肾中一点真阳蒸变，炉薪不熄，釜爨方成。”（《张聿青医案》）脾气升而阳气旺，脾能消磨水谷则运化水谷之功旺盛。

饮食物的消化和营养物质的吸收、转输，是在脾肾、肝胆、大小肠等多个脏腑共同参与调节的一个复杂生理活动，其中，脾起主导作用。

脾主运化水谷的重要意义：人以水谷为本，饮食水谷是人出生之后维持生命活动所必需的营养物质的主要来源，也是生成气血的物质基础。而饮食水谷的运化则是由脾所主，所以说，脾为后天之本，气血生化之源。脾胃为水谷之海，故又云脾胃为后天之本，气血生化之源，这一理论在养生防病方面具有重要指导意义。

脾的运化功能强健，习惯上称作“脾气健运”，只有脾气健运，机体的消化吸收功能才能健全，才能为化生气、血、津液等提供足够的养料，才能使全身脏腑组织得到充分的营养，以维持正常的生理活动。反之，若脾失健运，则机体的消化吸收功能便因之而失常，就会出现腹胀、便溏、食欲不振以至倦怠、消瘦和气血不足等病理变化。

（2）运化水液：运化水液是指脾运化水液的功能，即对水液代谢的调节作用。水液，泛指人体的体液及其代谢产物。水液经代谢后分为“清”和“浊”两部分，其“清”者称之津液，津液为人体的正常水液，是构成人体和维持生命活动的基本物质。其“浊”者为水液代谢产物，如汗、尿。水液代谢过程就是吸收水液之清者，而排出水液之浊者。水液之浊者不能及时排出体外而停留于内，称之为湿，所谓水聚为湿，故脾运化水液，又称运化水湿。

脾运化水液过程：脾主运化包括“水”和“谷”两个方面，两者是同时进行的。

在人体水液代谢过程中，脾在主运化水谷精微的同时，还把人体所需要的水液吸收并向上输送给心肺，再由肺气的宣发和肃降通过肺主行水作用输送给全身各组织器官，以起到滋润和濡养作用。同时，又把机体各脏腑组织器官代谢和利用后的水液或多余的水液及时地转输给肾，通过肾的气化作用形成尿液，输送至膀胱，再排泄于体外，从而维持体内水液代谢的平衡。

脾居中焦，在调节水液代谢过程中，上焦及于肺，下焦及于肾，以三焦为水道而疏泄决渎，形成了以肺脾肾三脏为主的水液代谢调节系统。

脾在水液代谢中的作用：人体水液代谢主要依靠肺、脾、肾三脏的相互作用，并与三焦、膀胱以及肝、大肠、小肠等有密切关系。就肺主行水、脾主运化水液、肾主水液三者而言，脾位居中，为人体气机升降的枢纽，故脾在人体水液代谢过程中起着重要的枢纽作用。所谓“水为至阴，故其本在肾；水化于气，故其标在肺；水惟畏土，故其制在脾。”（《景岳全书·肿胀》）因此，脾运化水液的功能健旺，则既能使体内各种组织器官得到水液的充分滋润和濡养，又不致使水湿潴留。反之，如果脾运化水液的功能失常，必然会导致水液在体内停滞，从而产生水湿、痰饮等病理产物，甚则出现水肿。所以说“诸湿肿满，皆属于脾。”（《素问·至真要大论》）这也就是脾虚生湿，脾为生痰之源和脾虚水肿的发生机理。

脾运化水谷和运化水液两个方面的作用，是相互联系，相互影响的，一方面功能失常可导致另一方面的功能失常，所以在病理上两者常常并见。

2. 脾主生血统血

（1）脾主生血：脾主生血，指脾具有生血的功能。脾为后天之本，气血生化之源，脾运化的水谷精微是生成血液的主要物质基础，脾的运化功能健旺，水谷精微则源源不断地化生，由脾上输于心肺，成为血液化生的主要物质基础，经心肺的气化作用生成血液。故曰：“血……，源源而来，生化于脾。”（《景岳全书·血证》）因此，脾气健运，化源充足，则气血生化旺盛而血液充足。若脾失健运，水谷精微乏源，则气血化生减少而血液亏虚，出现头晕眼花，面色㿠白或萎黄，唇、舌、爪、甲淡白无华等血虚征象。

（2）脾主统血：统是统摄、控制的意思。脾主统血是指脾气统摄或控制血液使之运行于脉中的功能。“人体五脏六腑之血，全赖脾气统摄。”（沈目南注《金匮要略·卷十六》）脾气能够统摄周身血液，使之正常运行而不致溢于血脉于外。脾统血的作用是通过气的摄血作用而实现的，脾为气血生化之源，气为血帅，血随气行。脾的运化功能健旺，则气血充盈，气能摄血；气旺则固摄作用亦强，血液也不会溢出脉外而发生出血现象。反之，脾的运化功能减退，化源不足，则气血虚亏，气虚则统摄无权，血离脉道，从而导致出血。由此可见，脾统血，实际上是气对血作用的具体体现，所谓“脾统血，血随气流行之义也。”（《医碥·气血》）因脾失健运，气血虚衰，不能统摄血液，血不归经而导致出血者称为脾不统血。临床上多表现为皮下出血、便血、尿血、崩漏等，尤以下部出血多见。

脾不仅能够生血，而且还能摄血，具有生血统血的双重功能。所以说：

"脾统血，脾虚则不能摄血；脾化血，脾虚则不能运化，是皆血无所主，因而脱陷妄行。"（《金匮翼·卷二》）

3. 脾主升清

升，指上升和输布；清，指精微物质。脾主升清与胃主降浊相对，属脾的功能特点，脾气升清是指脾气上输精微于心肺而化生气血和维持内脏位置相对恒定的功能。

其一，上输精微化生气血。脾主运化，脾能将水谷精微等营养物质，吸收并上输于肺，再通过心肺的作用化生气血，以营养全身。这种运化功能的特点是以上升为主，故说"脾气主升"，上升的主要是精微物质，所以说"脾主升清"。

其二，维持内脏位置恒定。就人体内脏气机升降而言，上中下三焦气机升降和谐，则人体的脏腑位置恒定。心肺居上，在上者宜降；肝肾在下，在下者宜升；脾胃居中，脾升胃降，脾升则肝肾亦升，胃降则心肺亦降，故脾胃为气机升降的枢纽。脾之升清，是和胃之降浊相对而言，脾宜升则健，胃宜降则和，脾气主升与胃气主降，形成了升清与降浊的一对矛盾。它们既对立又统一，共同完成饮食物之消化和输布。另一方面，脏腑之间的升降相因，协调平衡是维持人体内脏位置相对恒定的重要因素。脾的升清功能正常，水谷精微等营养物质才能正常吸收和输布，气血充盛，人体的生机盎然。同时，脾气升发，又能使机体内脏不致下垂。如脾气不能升清，则水谷不能运化，气血生化无源，可出现神疲乏力、头目眩晕、腹胀、泄泻等症状，脾气下陷（又称中气下陷），则可见久泄脱肛甚或内脏下垂等。

（三）脾的生理特性

1. 脾宜升则健

升，有升浮向上之意。人体五脏的气机各有升降，心肺在上，在上者，其气机宜降；肝肾在下，在下者其气机宜升；脾胃居中，脾气宜升，胃气宜降，为气机上下升降之枢纽。五脏之气机升降相互为用，相互制约，维持人体气机升降出入的整体和谐。脾气上升，是指脾的气机运动特点是以上升为主，脾气健旺则运化水谷精微的功能正常，脾能升清，气血生化有源。所以说："脾宜升则健"（《临证指南医案·卷二》），故李东垣治疗脾病，重视脾气的升发，以补气升清为治。

2. 脾喜燥恶湿

脾为太阴湿土之脏，胃为阳明燥土之腑。"太阴湿土，得阳始运；阳明燥土，得阴自安，此脾喜刚燥，胃喜柔润也。"（《临证指南医案·卷二》）脾喜燥恶湿，与胃喜润恶燥相对而言，脾能运化水湿，以调节体内水液代谢的平衡，脾虚不运则最易生湿，而湿邪过胜又最易困脾。“湿喜归脾者，以其同气相感故也。”（《临证指南医案·卷二》）脾主湿而恶湿，因湿邪伤脾，脾失健运而水湿为患者，称为“湿困脾土”，可见头重如裹、脘腹胀闷、口黏不渴等症。若脾气虚弱，健运无权而水湿停聚者，称“脾病生湿”（脾虚生湿），可见肢倦、纳呆、脘腹胀满、痰饮、泄泻、水肿等。总之，脾具有恶湿的特性，并且对于湿邪有特殊的易感性，故治脾当顺其喜燥恶湿之性。“脾胃喜甘而恶苦，喜香而恶秽，喜燥而恶湿，喜利而恶滞。”（《医方考》）

3. 脾气与长夏相应

自然界中，夏末秋初，从大暑、立秋、处暑到白露四个节气为长夏，其时气候多雨而潮湿。脾主长夏，脾气旺于长夏，脾脏的生理功能活动，与长夏的阴阳变化相互通应。此外，脾与中央方位、湿、土、黄色、甘味等有内在联系。脾运湿又恶湿，若脾为湿困，运化失职，可引起胸脘痞满、食少体倦、大便溏薄、口甜多涎、舌苔滑腻等，反映了脾与湿的关系。故长夏之时，处方遣药，常常加入藿香、佩兰等芳香化浊醒脾燥湿之品。此外，脾为后天之本，气血生化之源，脾气虚弱则会出现倦怠乏力、食欲不振等，临床治疗脾虚多选用党参、黄芪、白术、扁豆、大枣、饴糖等甘味之品，这体现了脾与甘的关系。

4. 脾不主时与脾旺四时

脾应四时阴阳，除脾与长夏气化相应说外，尚有脾不主时与脾旺四时之说。

脾不主时是指脾脏在四季之末各主十八日。“脾不主时，何也？……脾者土也，治中央，常以四时长四脏，各十八日寄治，不得独主于时也。脾脏者，常著胃土之精也，土者，生万物而法天地，故上下至头足，不得主时也。”（《素问·太阴阳明论》）肝木主于春，心火主于夏，肺金主于秋，肾水主于冬，而脾脏属土，位居中央，灌溉四脏，为四脏之长，故寄旺于四季之末各十八日而不独主一时。脾主长夏，是从五行与五时、五脏的关系言，脾主长夏之气化相通应。而脾不主时旨在强调“土为万物之本，脾胃为脏腑之本。”（《类经·脏象类》）脾胃为后天之本，气血生化之源，有胃气则生，无胃气则死，四时五脏不可一日无土，因脾旺于四时，脾气健旺，正气充足，则四时邪气难以侵袭，故称脾旺不受邪。脾主长夏又不独主长夏而寄旺于四时，不仅说明了脾胃在生命中的重要作用，而且也是中医学系统辩证的科学思想的体现，脾胃一伤百病由生，百病皆可从脾论治，脾不主时而旺于四时，也可视为“补肾不若补脾”的理论依据之一。

四、肝

（一）肝脏象概述

肝为人体重要脏腑之一，为魂之处，血之藏，筋之宗。肝在五行属木，主动，主升，与胆、筋、爪、目等构成肝系统。

肝位于腹部，横膈之下，右胁下而稍偏左。“肝居膈下上著脊之九椎下。”（《医宗必读·改正内景脏腑图》）“肝之为脏……其脏在右胁右肾之前，并胃贯脊之第九椎。”（《十四经发挥》）说明中医学已正确地认识到了脏腑的部位，是在右胁下右肾之前而稍偏左。

肝为分叶脏器，左右分叶，其色紫赤。对于肝的分叶，中医文献虽有记载，但有许多不确切之处，如《难经》就有“独有两叶”和“左三叶，右四叶，共七叶”之异。杨上善认为：“肝者，据大叶言之，则是两叶也。若据小叶言之，则多叶矣。”（《难经集注》）杨氏的描述，接近于肝的表面分叶为左右两叶，内部分叶计五叶的解剖实际。

关于“肝左肺右”说。它始见于《黄帝内经》：“肝生于左，肺藏于右。”（《素问·刺禁论》）为什么左肝右肺呢？因左右为阴阳之道路，人生之气，阳从左升，阴从右降。肝属木，应春，位居东方，为阳生之始，主生、主升；肺属金，应秋，位居西方，为阴藏之初，主杀、主降。左为阳升，右为阴降，故肝体居右而其气自左升，肺居膈上而其气自右降，肝为阳主升发，肺为阴主肃降。故从肝和肺的生理功能特点来说，是“左肝右肺”，可见“左肝右肺”不是指解剖部位而言，而主要指其功能特点而言。故张景岳说：“肝木旺于东方而主发生，故其气生于左。肺金旺于西方而主收敛，故其气藏于右。”（《类经·针刺类》）

“人身气机，合乎天地自然，肺气从右而降，肝气从左而升。”（《临证指南医案·咳嗽》）总之，肝生于左，谓肝气主升，其治在左。根据左升右降理论，肝气的运行部位在左，故曰“肝之为脏……其治在左”（《十四经发挥》）。

（二）肝的生理功能

1. 肝主疏泄

肝主疏泄的含义：肝主疏泄是指肝脏维持全身气机疏通畅达的功能。疏，即疏通，泄，即升发，发泄。换言之，肝主疏泄，泛指肝具有舒畅、开展、调达、宣散、流通以保持全身气机通畅的综合生理功能。元·朱丹溪首次明确地提出“司疏泄者，肝也”（《格致余论·阳有余阴不足论》）的观点。

肝主疏泄的机制：条畅气机。气机，即气的升降运动，升降出入是气化运动的基本形式，气化运动的升降出入过程是通过脏腑的功能活动而实现的。所以说，气机也是人体脏腑功能活动的基本形式的概括，人体脏腑经络，气血津液，营卫阴阳，无不赖气机升降出入而相互联系，维持其正常的生理功能。肝的疏泄功能，对全身各脏腑组织的气机升降出入之间的平衡协调，起着重要的调节作用。“凡脏腑十二经之气化，皆必借肝胆之气化以鼓舞之，始能条畅而不病。”（《读医随笔·卷四》）因此，肝的疏泄功能正常，则气机条畅，气血和调，经络通利，脏腑组织的活动也就正常协调。换言之，肝主疏泄的生理功能，总的是关系到人体全身的气机条畅，也就是说肝主疏泄是通过条畅全身气机而发挥其生理作用的。现将肝主疏泄在人体生理活动中的主要作用分述如下：

(1)调节精神情志：情志为思想、情感、志趣、理想的统称。在心理学中，情志是人的精神意识对体内外环境刺激的不同反应，包括精神、意志和情绪活动。在中医学中，情志包括喜、怒、忧、思、悲、恐、惊，称之为七情，属狭义之神的范畴。人的精神情志活动虽与五脏相关，但主要由心神主宰，并与肝的疏泄功能有着密切关系，故有"肝主谋虑"(《素问·灵兰秘典论》)之说，谋虑就是计谋思虑，肝主谋虑即指肝有辅助心神进行思维和情感等精神活动的作用。

在正常生理情况下，肝的疏泄功能正常，肝气升发，既不亢奋，也不抑郁，舒畅条达，则人就能较好地协调自身的精神情志活动，表现为精神愉快，心情舒畅，理智清朗，思维灵敏，气和志达，血气和平。若肝失疏泄，则易于引起人的精神情志活动异常，疏泄不及，则表现为抑郁寡欢、多愁善虑等，疏泄太过，则表现为烦躁易怒、头胀头痛、面红目赤等。故曰"七情之病，必由肝起"(《柳州医话》)。

肝主疏泄失常与情志失常，往往互为因果，肝失疏泄而情志异常，称之为因郁致病，因情志异常而致肝失疏泄，称之为因病致郁。

(2)促进消化吸收：脾胃是人体消化系统中主要的脏腑，胃主受纳，脾主运化，肝主疏泄是保持脾胃正常消化吸收功能的重要条件。肝对脾胃消化吸收功能的促进作用，是通过协调脾胃的气机升降和分泌、排泄胆汁而实现的。

其一，协调脾胃的气机升降。胃气主降，受纳腐熟水谷以输送于脾；脾气主升，运化水谷精微以灌溉四旁，脾升胃降，协调畅达，则脾胃的消化功能正常。肝的疏泄功能正常，则是保持脾胃升降枢纽能够协调不紊的重要条件，肝属木，脾胃属土，土得木而达，故肝的疏泄功能，既可以助脾之运化，使清阳之气升发、水谷精微上归于肺，又能够助胃之受纳腐熟，促进浊阴之气下降，使食糜下达于小肠。若肝失疏泄，犯脾克胃，必致脾胃升降失常，临床上除具肝气郁结的症状外，还可出现胃气不降的嗳气脘痞，呕恶纳减等肝胃不和的症状，亦可见脾气不升的腹痛，便溏等肝脾不调的临床表现。

其二，分泌排泄胆汁。胆附着于肝，内藏胆汁，胆汁具有促进消化的作用，是肝之余气积聚而成。诚如戴起宗所说："胆之精气，则因肝之余气溢入于胆，故(胆)藏在短叶间，相并而居，内藏精汁三合，其汁清净。"(《脉诀刊误·卷上》)可见，胆汁来源于肝，储藏于胆，胆汁排泄到肠腔内，以助食物的消化吸收。故曰："凡人食后，小肠饱满，肠头上逼胆囊，胆汁渍入肠内，利传渣滓。”(《医源》)肝的疏泄功能正常,则胆汁能正常地分泌和排泄,有助于脾胃的消化吸收功能。如果肝气郁结,则可影响胆汁的分泌和排泄,导致脾胃的消化吸收障碍,出现胁痛、口苦、纳食不化,甚者黄疸等。

总之,脾为阴中之至阴,非阴中之阳不升,土有敦厚之性,非曲直之木不达。肝气升发,疏达中土,以助脾之升清运化,胃之受纳腐熟。

(3)维持气血运行。肝的疏泄能直接影响气机条畅。只有气机条畅,才能充分发挥心主血脉、肺助心行血、脾统摄血液的作用,从而保证气血的正常运行。所以肝气舒畅条达,血液才得以随之运行,藏泄适度,“血随气行,周流不停”(《风劳臌膈四大证治》)。血之源头在于气,气行则血行,气滞则血瘀,若肝失疏泄,气机不调,必然影响气血的运行。如气机阻滞,则气滞而血瘀,可见胸胁刺痛,甚至癥积、肿块、痛经、闭经等。若气机逆乱,又可致血液不循常道而出血,所谓“血为气之配,气热则热,气寒则寒,气升则升,气降则降,气凝则凝,气滞则滞。”(《格致余论·经水或紫或黑论》)

(4)调节水液代谢。水液代谢的调节主要是由肺、脾、肾等脏腑共同完成的,但与肝也有密切关系。因肝主疏泄,能条畅三焦的气机,促进上中下三焦肺、脾、肾三脏调节水液代谢的功能,即通过促进脾之运化水湿、肺之布散水津、肾之蒸化水液,以调节水液代谢。三焦为水液代谢的通道。“上焦不治,则水犯高源;中焦不治,则水留中脘;下焦不治,则水乱二便。三焦气治,则脉络通而水道利。”(《类经·脏象类》)三焦这种司决渎的功能,实际上就是肺、脾、肾等调节水液功能的综合体现。肝的疏泄正常,气机条畅,则三焦气治,水道通利,气顺则一身之津液亦随之而顺,故曰:“气行水亦行”(《血证论·阴阳水火气血论》)。若肝失疏泄,三焦气机阻滞,气滞则水停,从而导致痰、饮、水肿或水臌等。故曰:“水者气之子,气者水之母。气行则水行,气滞则水滞。”(《医经溯洄集·小便原委论》)由此可见,肝脏是通过其疏利条达三焦脏腑气机的作用,来调节体内的水液代谢活动的,这就是理气以治水的理论依据,但须指出,理气法不是治疗水肿的主要治法,而是协助行水的重要一环。

(5)调节生殖功能。肝对生殖功能的调节是通过调理冲任和精室而实现的。

其一,调理冲任。妇女经、带、胎、产等特殊的生理活动,关系到许多脏腑的功能,其中肝脏的作用甚为重要,向有“女子以肝为先天”之说。妇女一生以血为重,由于行经耗血,妊娠血聚养胎、分娩出血等,无不涉及于血,以致有“女子有余于气而不足于血”之说。冲为血海,任主胞胎,冲任二脉与女性生理功能休戚相关。肝为血海,冲任二脉与足厥阴肝经相通,而隶属于肝,肝主疏泄可调节冲任二脉的生理活动,肝的疏泄功能正常,足厥阴经之气条畅,冲任二脉得其所助，则任脉通利，太冲脉盛，月经应时而下，带下分泌正常，妊娠孕育，分娩顺利。若肝失疏泄而致冲任失调，气血不和，从而形成月经、带下、胎产之疾，以及性功能异常和不孕等。

其二，调节精室。在男性生殖系统中，具有生成、贮藏精液功能的器官称之为精室。男子随肾气充盛而天癸至(促进性成熟并维持生殖功能的物质)，则精气溢泻，具备了生殖能力。男性精室的开合、精液的藏泄，与肝肾的功能有关。“主闭藏者，肾也，司疏泄者，肝也。”(《格致余论·阳有余阴不足论》)肝之疏泄与肾之闭藏协调平衡，则精室开合适度，精液排泄有节，使男子的性与生殖功能正常。若肝之疏泄失常，必致开合疏泄失度，其不及，可见性欲低下、阳痿、精少、不孕等；其太过，则可见性欲亢奋、阳强、梦遗等。故曰：“肝为阴中之阳，其脉绕阴器，强则好色，虚则妒阴，时憎女子。”(《类经·脏象类》)

由此可见，调整肝之疏泄亦是治疗男性生殖功能异常的重要方法。

2. 肝主藏血

肝藏血是指肝脏储藏血液和调节血量的功能。

(1)储藏血液：血液来源于水谷精微，生化于脾而藏受于肝。肝内储存一定的血液，既可以濡养自身，以制约肝的阳气升腾勿使过亢，从而维持肝的疏泄功能，使之冲和条达，又可以防止出血。因此，肝不藏血，不仅可以出现肝血不足，阳气升泄太过等病变，而且还可以导致出血。

(2)调节血量：在正常生理情况下，人体各部分的血液量是相对恒定的。但是，人体各部分的血液，常随着不同的生理情况而改变其血量。当机体活动剧烈或情绪激动时，人体各部分的血液需要量也就相应地增加，于是肝脏所储藏的血液向机体的外周输布，以供机体活动的需要。当人们在安静休息及情绪稳定时，由于全身各部分的活动量减少，机体外周的血液需要量也相应减少，部分血液便归藏于肝。所谓“人动则血运于诸经，人静则血归于肝脏”。因肝脏具有储藏血液和调节血量的作用，故肝亦有“血海”之称。

肝藏血功能发生障碍时，可出现两种情况：一是血液亏虚。由于肝血不足，分布到全身各处的血液不能满足生理活动的需要，如目失血养，则两目干涩昏花，或为夜盲；筋失所养，则筋脉拘急，肢体麻木，屈伸不利；以及妇女肝血不足，血海空虚，则月经量少，甚至闭经等，此为肝无所藏。二是血液妄行。由于肝藏血的功能，含有防止出血之意，若因某些原因，导致肝藏血的功能减退，则可发生出血倾向的病理变化，如吐血、衄血、月经过多、崩漏，此为肝不藏血。

肝的疏泄与藏血之间的关系：肝主疏泄又主藏血，藏血是疏泄的物质基础，疏泄是藏血的功能表现。肝的疏泄全赖血之濡养作用，又赖肝之功能正常才能发挥其作用，所以肝的疏泄与藏血功能之间有着密切的联系。就肝之疏泄对藏血而言，在生理上，肝主疏泄，气机调畅，则血能正常地归藏和调节。血液的运行不仅需要心肺之气的推动和脾气的统摄，而且还需要肝气的调节才能保证气机的调畅而使血行不致瘀滞。在病理上，肝失疏泄可以影响血液的归藏和运行，如肝郁气滞，气机不畅，则血亦随之而瘀滞，即由气滞而血瘀。若疏泄太过，肝气上逆，血随气逆，又可导致出血。就肝之藏血对疏泄而言，在生理上，肝主藏血，血能养肝，使肝阳勿亢，保证肝主疏泄的功能正常。在病理情况下，肝之藏血不足或肝不藏血而出血，终致肝血不足，肝血不足，血不养肝，疏泄失职，则夜寐多梦，女子月经不调等症相继出现。

(3)肝主生血：肝主生血是指肝参与血液生成的作用，“肝……其充在筋，以生血气。”(《素问·六节脏象论》)“气不耗，归精于肾而为精。精不泄，则归精于肝而化清血。”(《张氏医通·诸血门》)可见，肝参与血液的生成。

肝主疏泄与肝主生血：肝以血为体，以气为用。“肝主血，肝以血为自养，血足则柔，血虚则强。”(《温病条辨·卷六》)肝生血，血足则肝体自充，刚劲之质得为柔和之体，通其条达畅茂之性，则无升动之害。疏泄与生血，肝气与肝血，相互为用，动静有常。肝血不足则肝气有余，疏泄太过，而为肝气、肝火、肝风之灾，故曰：“肝血不足，则为筋挛、为角弓、为抽搐、为爪枯、为目眩、为头痛、为胁肋痛、为少腹痛、为疝痛诸证。”(《质疑录》)

(三)肝的生理特性

1. 肝喜条达

肝为风木之脏，肝气升发，喜条达而恶抑郁。条达，舒展、条畅、通达之意，抑郁，遏止阻滞之谓。肝气宜保持柔和舒畅，升发条达的特性，才能维持其正常的生理功能，宛如春天的树木生长那样条达舒畅，充满生机。肝主升发是指肝具升发生长，生机不息之性，有启迪诸脏生长化育之功。肝属木，其气通于春，春木内孕生升之机，以春木升发之性而类肝，故称肝主升发，又称肝主升生之气。条达为木之本性，自然界中凡木之属，其生长之势喜舒展、顺畅、畅达，既不压抑又不阻遏而伸其自然之性。肝属木，木性条达，故条达亦为肝之性，肝喜条达是指肝性喜舒展、条畅、畅达，实即肝之气机性喜舒畅、条畅。在正常生理情况下，肝气升发、柔和、舒畅，既非抑郁，也不亢奋，以冲和条达为顺。所以，唐容川说：“肝属木，木气冲和发达，不致遏郁，则血脉得畅。”(《血证论·脏腑病机论》)若肝气升发不及，郁结不舒，就会出现胸胁满闷、胁肋胀痛、抑郁不乐等症状。如肝气升发太过，则见急躁易怒、头晕目眩、头痛头胀等症状。肝的这种特性与肝主疏泄的生理功能有密切关系。“木郁达之”，“木性原喜条达，所以治肝之法当以散为补，散即升发条达也。”(《医学衷中参西录·论肝病论治》)

肝气升发条达而无抑遏郁滞，则肝之疏泄功能正常。肝主疏泄的生理功能是肝喜升发条达之性所决定的。故曰："肝之性，喜升而恶降，喜散而恶敛。"（《读医随笔·平肝者舒肝也非伐肝也》）"以木为德，故其体柔和而升，以象应春，以条达为性……其性疏泄而不能屈抑。"（《内经博议》）

2. 肝为刚脏

肝为风木之脏，喜条达而恶抑郁，其气易逆易亢，其性刚强，故称。刚，刚强暴急之谓，肝脏具有刚强之性，其气急而动，易亢易逆，故被喻为"将军之官"。肝体阴用阳，为风木之脏，其气主升主动，喜条达而恶抑郁，也忌过亢。肝为刚脏系由肝休阴用阳之性所致，肝体阴柔，其用阳刚，阴阳和调，刚柔相济，则肝的功能正常。在生理情况下，肝之体阴赖肾之阴精以涵，方能充盈，故肝之自身体阴常不足而其用阳常易亢。刚柔不济，柔弱而刚强，故肝气易亢易逆。肝气、肝阳常有余的病理特性，反映了肝脏本身具有刚强躁急的特性，故沈金鳌说："肝……其体柔而刚，直而升，以应乎春，其用条达而不可郁，其气偏急而激暴易怒，故其为病也，多逆。"（《杂病源流犀烛》）若忤其性则恣横欺凌，延及他脏，而乘脾、犯胃、冲心、侮肺、及肾，故曰肝为五脏之贼。

3. 肝体阴而用阳

（1）体用的含义：体用是中国古代哲学范畴，体指形体、形质、实体，用指功能、作用、属性。体用指形体、形质、实体与功能作用、属性的关系。体用之间的关系为"体用一源，显微无间"，即体与用相互依赖，相互制约，相互作用。"体用"范畴引入中医学领域，旨在说明脏腑的本体及其生理功能、生理特性的关系。体指脏腑本体，用指脏腑的功能、特性。

（2）肝体用的含义：肝为刚脏，以血为体，以气为用，体阴而用阳。在此，所谓"体"，是指肝的本体；所谓"用"，是指肝脏的功能活动。体和用的关系，实际上是指肝脏的形质（结构）与功能的关系。

肝脏"体阴"的含义：一是指肝属阴脏的范畴，位居膈下，故属阴；二是指肝藏阴血，血属阴，肝脏必须依赖阴血的滋养才能发挥其正常的生理作用，肝为刚脏，非柔润不和。

肝脏"用阳"的含义：一是从肝的生理功能来看，肝主疏泄，性喜条达，内寄相火，主动主升，按阴阳属性言之，则属于阳；二是从肝的病理变化来看，易于阳亢，易于动风。肝病常表现为肝阳上亢和肝风内动，引起眩晕、面赤、易怒、肢麻、抽搐、震颤、角弓反张等症状，按阴阳属性言之，亦属于阳。气为阳，血为阴，阳主动而阴主静，因而称肝脏"体阴而用阳"。

肝体阴用阳的意义：由于肝脏具有体阴而用阳的特点，所以，在临床上对于肝病的治疗，"用药不宜刚而宜柔，不宜伐而宜和。"（《类证治裁·卷三》）

往往用滋养阴血以益肝或采用凉肝、泻肝等法以抑制肝气肝阳之升动过度。肝为刚脏，非柔润不和，故顾护肝阴肝血为临证治疗肝病之要务。

4. 肝气与春气相通应

肝主疏泄，其气主升主动。在自然界中，春季为一年之始，阳气始生，万物以荣，气候温暖多风。肝气与春气相通应，是说肝气在春季最旺盛，反应最强。春三月，为肝木当令之时，肝主疏泄，条畅情志，与人的精神情志活动关系密切，故精神神经病变多发于春天。此外，肝与东方、风、木、青色、酸味等有一定的内在联系，治疗肝病多用白芍、五味子等酸味之品以补肝柔肝。四时之春，肝气最旺而又多见肝病，了解这一特性，对推测肝的生理病理具有重要意义。

五、肾(附:命门)

(一)肾脏象概述

肾是人体脏腑阴阳的根本，生命的源泉，故称“先天之本”。其在五行属水，与膀胱、骨髓、脑、发、耳、二阴等构成肾系统。

肾位于腰部脊柱两侧，左右各一，右微下，左微上。“肾两枚，附脊第十四椎。”(《类证治裁·卷之首》)

肾有两枚，外形椭圆弯曲，状如豇豆。“肾有二，精之居也，生于脊第十四椎下，两旁各一寸五分，形如豇豆，相并而曲附于脊外，有黄脂包裹，里白外黑。”(《医贯》)

(二)肾的生理功能

1. 肾藏精

肾藏精是肾封闭、储藏人身之精的功能。肾精为生命之根，生身之本。

(1)精的概念:在中国古代哲学气一元论的发展史上，精气论者以精、精气释气，即精、精气就是气，引入中医学领域，形成了中医学的气、精、精气的概念。在中医学中，气与精(又称精气)虽同属于生命物质系统范畴，但精是除气之外的精微物质的总称，是一个极其重要的具有多种含义的概念。

精是指气、血、津液、水谷精微等人体一切有形的精微物质或肾精，基于这一定义，一般而言，精的含义有广义和狭义之分。广义之精，是构成人体、维持与人体生长发育、生殖繁衍和脏腑功能活动的，有形的精微物质的统称。它是由先天肾精和后天水谷之精相结合而化生来的，是构成人体促进人体生长发育及各种功能活动的物质基础。狭义之精，仅仅是指禀受于父母而藏于肾中的一种具有生殖能力的精微物质，即所谓生殖之精。故曰:“精有四:曰精也，血也，津也，液也。”(《读医随笔·气血精神论》)前一个“精”字即指广义而言，后一个“精”当指狭义而言。

(2)精的分类及其相互关系：肾所藏的精，就精的来源而言，包括先天之精和后天之精。

其一，先天之精，又称肾本脏之精。先天之精，禀受于父母，与生俱来，是生育繁殖、构成人体的原始物质。在胚胎发育过程中，精是构成胚胎的原始物质，为生命的基础，所以称为“先天之精”。先天之精藏于肾中，出生之后，得到后天之精的不断充实，成为人体生育繁殖的基本物质，故又称为“生殖之精”。“人之生也，必合阴阳之气，媾父母之精，两精相搏，形神乃成，所谓天地合气，命之曰人也。”(《类经·脏象类》)

其二，后天之精，又称五脏六腑之精。后天之精，来源于水谷精微，由脾胃化生并灌溉五脏六腑。人出生以后，水谷入胃，经过胃的腐熟，化为精微，再通过脾的运化而生成水谷之精气，并转输到五脏六腑，使之成为脏腑之精。脏腑之精充盛，除供给本身生理活动所需要的以外，其剩余部分则储藏于肾，以备不时之需。当五脏六腑需要这些精微物质给养的时候，肾脏又将所藏之精气，重新供给五脏六腑。一方面不断储藏，另一方面又不断供给，循环往复，生生不已，这就是肾藏五脏六腑之精的过程和作用。由此可见，后天之精是维持人体生命活动，促进机体生长发育的基本物质，故曰：“肾者受五脏六腑之精而藏之，故五脏盛乃能泄，是精藏于肾而非生于肾也。五脏六腑之精，肾实藏而司其输泄，输泄以时，则五脏六腑之精相续不绝，所以成其坎而位乎北，上交于心，满而后溢，生生之道也。”(《怡堂散记》)

先天之精与后天之精的关系：先天之精和后天之精，其来源虽然不同，但却同归于肾，二者相互依存，相互为用，先天之精为后天之精准备了物质基础，后天之精不断地供养先天之精。先天之精只有得到后天之精的补充滋养，才能充分发挥其生理效应；后天之精也只有得到先天之精的活力资助，才能源源不断地化生，二者相辅相成，在肾中密切结合而组成肾中所藏的精气。肾为先天之本，接受其他脏腑的精气而储藏起来，脏腑的精气充盛，肾精的生成、储藏和排泄才能正常。“精者，一身之宝，原于先天而成于后天者也，五脏俱有而藏于肾。”(《医碥·遗精》)

(3)精的生理功能：肾中精气不仅能促进机体的生长、发育和繁殖，而且还能参与血液的生成，提高机体的抗病能力。

①促进生长发育：生、长、壮、老、已是人类生命的自然规律。人从出生经过发育、成熟、衰老以至死亡前机体生存的时间，称之寿命，通常以年龄作为衡量寿命长短的尺度。人以五脏为中心，而肾为五脏之根本，肾所藏之精气为生命之本，在人的生长壮老已的过程中起着主导作用。一般把生长壮老已这一生命过程，按年龄分为少年、青年、中年和老年四期。中医对人体生命历程的

划分方法有二：

其一，以男八女七为计。按《素问·上古天真论》的记载，以男八女七为单位，一般分为四个阶段。第一为发育阶段，即男子出生至16岁，女子出生至14岁；第二为身体壮盛阶段，即男子16岁至40岁，女子14岁至35岁；第三为身体渐衰阶段，即男子40岁至64岁，女子35岁至56岁；第四为身体衰老阶段，即男子64岁以后，女子56岁以后。在整个生命过程中，从幼年开始，肾精逐渐充盛，则出现齿更发长等生长现象。到了青壮年，肾精进一步充盈，乃至达到极点，机体则随之发育到壮盛时期，则表现为真牙生而长极，筋骨强劲，肌肉满壮等生理现象。此后，肾中精气逐渐衰少，机体也逐渐衰弱，出现牙齿枯槁无华，发脱、鬓白、面焦、筋骨活动不灵活等生理现象，人体开始衰老。最后，男子64岁以后，女子56岁以后，则人体进入了衰老阶段，肾中精气亏损，表现为齿脱、鬓发皆白而且脱落严重，面憔悴，筋骨软弱，活动不便等一派老态龙钟之象。

其二，男女均以十岁计。据《灵枢·天年》的记载，以10岁为单位划分之，即从10岁至40岁为人由幼年至壮年生长发育和脏腑气血隆盛时期；人到40岁，即为脏腑气血由盛而衰的开端；自50岁始，直至百岁乃至终寿，人由中年步入老年，脏腑气血逐渐衰弱，日趋衰老直到死亡。

在整个生命过程中，由于肾中精气盛衰的变化，而形成生、长、壮、老、已的不同生理状态。由此可见，肾精决定着机体的生长发育，为人体生长发育之根。如果肾精亏损不足，则会出现生长发育障碍，在儿童可见“五迟”，“五软”等病证；在青少年则可见发育迟缓，筋骨萎软，肌肉瘦削无力等；在成年则见未老先衰，牙齿早脱，头发早白脱落等。所以，临床上补肾填精是延缓衰老和治疗早衰早老以及老年病的重要手段，惜肾固精也是养生的一个重要原则。

②促进生殖繁衍：肾精是胚胎发育的原始物质，又能促进生殖功能的成熟。肾精的生成，储藏和排泄，对繁衍后代起着重要的作用，人的生殖器官的发育及其生殖能力，均有赖于肾。人出生以后，由于先天之精和后天之精的相互滋养，从幼年开始，肾的精气逐渐充盛，发育到青春时期，随着肾精的不断充盛，便产生了一种物质，称作天癸。天癸是肾精充盛而化生的促进生殖器官成熟、维持生殖功能的精微物质，是生殖繁衍功能成熟的标志。于是，男子就能产生精液，女性则月经按时来潮，性功能逐渐成熟，具备了生殖能力。以后，随着人从中年进入老年，肾精也由充盛而逐渐趋向衰退，天癸的生成亦随之而减少，甚至逐渐耗竭，生殖能力亦随之而下降，以至消失。这充分说明肾精对生殖繁衍功能起着决定性的作用，为生殖繁衍之本。如果肾藏精功能失常，就会导致性功能异常，生殖功能下降，故有“肾主生殖”之说。根据这一理论，固肾

保精便成为治疗性与生殖功能异常的重要方法之一。

③参与血液生成：肾藏精，精能生髓，精髓可以化而为血。“血即精之属也，但精藏于肾，所蕴不多，而血富于冲，所至皆是。”（《景岳全书·血证》）“夫血者，水谷之精微，得命门真火蒸化。”（《读医随笔·气血精神论》）故有血之源头在于肾之说。“肾者水脏，主藏精而化血。”（《侣山堂类辨·痘论》）所以，在临床上治疗血虚常用补益精髓之法。

④抵御外邪侵袭：肾精具有抵御外邪而使人免于疾病的作用。“足于精者，百病不生，穷于精者，万邪蜂起。”（《冯氏锦囊秘录》）精充则生命力强，卫外固密，适应力强，邪不易侵。反之，精亏则生命力弱，卫外不固，适应力弱，邪侵而病。故有“藏于精者，春不病温”（《素问·金匮真言论》）之说。冬不藏精，春必病温，肾精这种抵御外邪的能力属正气范畴，与“正气存内，邪不可干”，“邪之所凑，其气必虚”的意义相同。

2. 肾主水液

肾主水液的含义：水液是体内正常液体的总称。肾主水液，本指肾为水脏，泛指肾具有藏精和调节水液的作用。而今，肾主水液，是指肾主持和调节人体水液代谢的功能，本节所及，属于后者，《中华人民共和国标准·中医基础理论术语》同此。

肾主水液的机制：肾主水的功能是靠肾阳对水液的气化来实现的，肾脏主持和调节水液代谢的作用，又称作肾的“气化”作用。

肾主水液的过程：人体的水液代谢包括两个方面：一是将水谷精微中具有濡养滋润脏腑组织作用的津液输布周身；二是将各脏腑组织代谢利用后的浊液排出体外。这两方面，均赖肾的气化作用才能完成。

在正常情况下，水饮入胃，由脾的运化和转输而上输于肺，肺的宣发和肃降而通调水道，使清者（有用的津液）以三焦为通道而输送到全身，发挥其生理作用；浊者（代谢后的津液）则化为汗液、尿液和气等分别从皮肤汗孔、呼吸道、尿道排出体外，从而维持体内水液代谢的相对平衡。在这一代谢过程中，肾的蒸腾气化使肺、脾、膀胱等脏腑在水液代谢中发挥各自的生理作用，被脏腑组织利用后的水液（清中之浊）从三焦下行而归于肾，经肾的气化作用分为清浊两部分，清（浊中之清）者，再通过三焦上升，归于肺而布散于周身；浊（浊中之浊）者变成尿液，下输膀胱，从尿道排出体外，如此循环往复，以维持人体水液代谢的平衡。

肾的开阖作用对人体水液代谢的平衡有一定的影响，“开”就是输出和排出，“阖”就是关闭，以保持体液相对稳定的贮存量。在正常生理状态下，由于人的肾阴、肾阳是相对平衡的，肾的开阖作用也是协调的，因而尿液排泄也就正常。

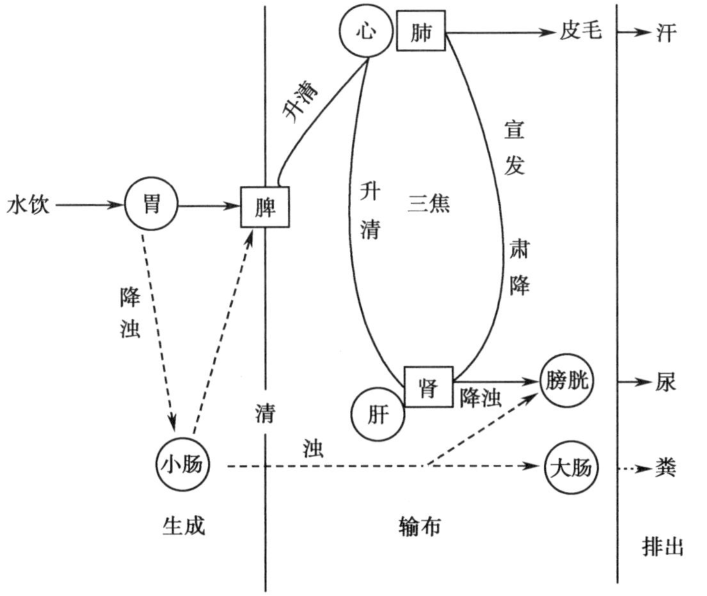

图2－1　水液代谢示意图

（据李德新《全国高等中医院校函授教材·中医基础理论》）

肾在水液代谢中的作用：人体的水液代谢与肺、脾胃、小肠、大肠、膀胱、三焦等脏腑有密切关系，而肺的宣肃，脾的运化和转输，肾的气化则是调节水液代谢平衡的中心环节。其中，以肺为标，以肾为本，以脾为中流砥柱。肾的气化作用贯穿于水液代谢的始终，居于极其重要的地位，所以有“肾者主水”、“肾为水脏”之说。故治疗水肿，虽斡旋脾肺，无尤重于肾。

在病理上，肾主水功能失调，气化失职，开阖失度，就会引起水液代谢障碍。气化失常，关门不利，阖多开少，小便的生成和排泄发生障碍可引起尿少、水肿等病理现象；若开多阖少，又可见尿多、尿频等症。

3. 肾主纳气

纳，固摄、受纳的意思。肾主纳气，是指肾摄纳肺吸入的清气而维持正常呼吸的功能。人体的呼吸运动，虽为肺所主，但吸入之气，必须下归于肾，由肾气为之摄纳，呼吸才能通畅、调匀。“气根于肾，亦归于肾，故曰肾纳气，其息深深。”（《医碥·气》）正常的呼吸运动是肺肾之间相互协调的结果。所以说：“肺为气之主，肾为气之根，肺主出气，肾主纳气，阴阳相交，呼吸乃和。”（《类证治裁·卷之二》）

肾主纳气，是肾的封藏作用在呼吸运动中的体现。故曰："肾有两枚……纳气、收血、化精，为封藏之本。"(《医学入门·脏腑》)

肾主纳气，对人体的呼吸运动具有重要意义，只有肾气充沛，摄纳正常，才能使肺的呼吸均匀，气道通畅。如果肾的纳气功能减退，摄纳无权，吸入之气不能归纳于肾，就会出现呼多吸少、吸气困难、动则喘甚等肾不纳气的病理变化。所以，咳喘之病，"在肺为实，在肾为虚。"(《临证指南医案·卷四》)初病治肺，久病治肾。

(三)肾的生理特性

1. 肾主闭藏

闭藏亦称封藏，封闭贮藏之意。肾为先天之本，生命之根，藏真阴而寓真阳，为水火之脏。人之生身源于肾，生长发育基于肾，生命活动赖于肾。肾是人体阴精之所聚，肾精充则化源足；肾又是人体阳气之源，肾气旺则生命力强。精充气旺，阴阳相济，则生化无穷，机体强健。肾主封藏是对肾的生理功能的高度概括，它体现于肾的藏精，主水，纳气，固胎等各方面的作用。如精藏于肾，气纳于肾，以及妇女月经的应时而下，胎儿的孕育，二便的排泄等等，均为肾主封藏之所及。肾藏精，肾精宜藏不宜泄；肾主命门火，真火宜潜不宜露。肾精不可泻，肾火不可伐，犹如木之根，水之源，木根不可断，水源不可竭，灌其根枝叶茂，澄其源流自清。基于这一生理特性，前人有提出"肾无实不可泻"的学术观点，故治肾多言其补，不论其泻，或以补为泻。肾主蛰伏闭藏，故其病虚多实少，纵然有实邪存在，亦是本虚标实，所以治肾病以多补少泻为宜。然肾病非绝对无实而不可泻，确有实邪亦当泻。肾主闭藏的理论对养生具有重要的指导意义，养生学非常强调保养阴精，使肾精充盈固秘而延年益寿。

2. 肾主一身阴阳

(1)肾精、肾气与肾阴、肾阳：五脏皆有阴阳，就物质与功能言，则物质属阴，功能属阳，功能产生于物质，而物质表现功能。

肾精是肾所藏的精，来源于先天，充养于后天，为肾脏生理活动的物质基础。

肾气是肾精所化之气，为肾脏生理活动的物质基础及其动力来源。

就肾精与肾气言，精属阴，气属阳，故肾精为阴，肾气为阳。肾精与肾气相比较，前者强调物质基础之意，而后者则强调物质与功能相统一之意。

肾的生理功能，按阴阳属性分之，可分为阴与阳两类。其中，属阴者可视为肾阴，属阳者可视为肾阳。

(2)肾主一身阴阳：肾为水火之宅，寓真阴(命门之水)而涵真阳(命门之火)。五脏六腑之阴，非肾阴不能滋养；五脏六腑之阳，非肾阳不能温煦。肾阴是肾之阴液，具有宁静、滋润和濡养作用，又习称元阴、真阴、真水、命门之水，为人体阴液之根本，对全身各脏腑组织起着滋养和濡润作用。肾阳是肾之阳气，具有温煦、推动、兴奋作用，又习称元阳、真阳、真火、命门之火，为人体阳气之根本，对全身各脏腑组织起着推动和温煦作用。肾阴和肾阳，二者相互制约，相互依存，相互为用，维持着人体生理上的动态平衡。肾阴肾阳为脏腑阴阳之根，肾阴充则全身各脏腑之阴亦充；肾阳旺则全身各脏腑之阳亦旺，所以说肾主一身之阴阳。

在病理情况下，由于某种原因，肾阴和肾阳的动态平衡遭到破坏而又不能自行恢复时，就会出现肾阴虚和肾阳虚的病理变化。由于肾阴肾阳二者密切联系，在病变中又常常相互影响，相互累及，发展为阴阳两虚，称作阴阳互损。

3. 肾气与冬气相通应

肾主封藏，内寓真阴真阳，封藏有节，阴平阳秘。自然界中，冬季气候寒冷，寒水当令，万物归藏，肾气与冬气相通应，水在天为寒，在脏为肾，是说肾气在冬季最旺盛，封藏功能最强。故冬季多见肾病、关节痹痛，此外，肾与北方、寒、水、黑色、咸味等有一定的内在联系，如性味咸寒之中药多具滋肾之功。

【附】命门

命门一词，始见于《内经》，谓“命门者，目也。”（《灵枢·根结》）自《难经》始，命门被赋予“生命之门”的含义，它是先天之气蕴藏之所在，人体生化的来源，生命的根本。于是命门就成了脏象学说的内容之一，遂为历代医家所重视。

（一）命门的位置

关于命门的位置，历来有不少争论，归纳起来有以下几种。

1. 左肾右命门说　左肾为肾，右肾为命门之说，始自《难经》，“肾两者，非皆肾也，其左者为肾，右者为命门。”（《难经·三十六难》）自此以后，晋·王叔和《脉经》、宋·陈无择《三因病证极一方论》、严用和《济生方》、明·李梴《医学入门》等均遵此说。

2. 两肾总号命门说　明·虞抟否定左为肾右为命门之说，明确指出“两肾总号为命门”，谓：“夫两肾固为真元之根本，性命之所关，虽为水脏，而实为相火寓乎其中，愚意当以两肾总号命门。”（《医学正传》）明·张景岳认为：“肾两者，坎外之偶也；命门一者，坎中之奇也。以一统两，两而包一。是命门总乎两肾，而两肾皆属于命门。故命门者，为水火之府，为阴阳之宅，为精气之海，为死生之窦。”（《类经附翼·求正录》）这一学说认为两肾俱为命门，并非在肾之外另有一个命门。

3. 两肾之间为命门说　以命门独立于两肾之外，位于两肾之间，实以明·赵献可为首倡。他根据《素问·刺禁论》“七节之旁,中有小心”,认为“此处两肾所寄,左边一肾属阴水,右边一肾属阳水,各开一寸五分,中间是命门所居之官,其右旁即相火也,其左旁即天一之真水也。”(《医贯》)这种论点一直影响到清代,如陈修园《医学三字经》、林珮佩《类证治裁》、张路玉《本经逢原》、黄宫绣《本草求真》等均宗此说。

4. 命门为肾间动气说　此说虽然认为两肾中间为命门,但其间非水非火,而只是存在一种原气发动之机,同时又认为命门并不是具有形质的脏器。倡此说者首推明·孙一奎,他认为:“命门乃两肾中间之动气,非水非火,乃造化之枢纽,阴阳之根蒂,即先天之太极,五行以此而生,脏腑以继而生。若谓属水、属火、属脏、属腑,乃是有形之物,则外当有经络动脉而形于诊,《灵》、《素》亦必著之于经也。”(《医旨绪余》)

(二)命门的功能

明代以前,在《难经·三十九难》“命门者……其气与肾通”之说的影响下,把命门的功能笼统地包括在“肾气”概念之中,认为命门的功能与肾的功能有相同之处。直到明代,命门学说得到进一步发展。综合前人的论述,对命门的功能有以下几种认识。

1. 命门为原气所系,是人体生命活动的原动力　“命门者,精神之所含,原气之所系也。”(《难经·八难》)

2. 命门藏精舍神,与生殖功能有密切关系　“命门者,精神之所舍也;男子以藏精,女子以系胞。”(《难经·三十九难》)说明命门是人体藏精舍神之处,男子以贮藏精气,女子以联系子宫,命门藏精舍神的功能,实为肾主生殖功能的一部分。陈修园明确指出:“凡称之曰门,皆指出入之处而言也。况身形未生之初,父母交会之际,男子施由此门出,女子受由此门入,及胎元既定,复由此门而生。故于八门即飞门、户门、吸门、贲门、幽门、阑门、魄门等七冲门(加上滋窍空门)之外,重之曰命门也。”(《医学实在易》)认为命门在女为产门,在男为精关。

3. 命门为水火之宅,包括肾阴、肾阳的功能　“命门为元气之根,水火之宅,五脏之阴气,非此不能滋,五脏之阳气,非此不能发。”(《景岳全书·传忠录·命门余义》)“命门之火,谓之元气,命门之水,谓之元精。”(《类经附翼·求正录》)可见,张景岳认为命门的功能包括了肾阴、肾阳两方面的作用。

4. 命门内寓真火,为人身阳气根本　“命门者,先天之火也……心得命门而神明有主。如可以应物:肝得命门而谋虑,胆得命门而决断,胃得命门而受纳,脾得命门而转输,肺得命门而治节,大肠得命门而传导,小肠得命门而布化,肾得命门而作强,三焦得命门而决渎,膀胱得命门而收藏,无不借命门之火而温养也。”(《石室秘录》)这种观点把命门的功能,称为命门真火,或命火,也就是肾阳,是各脏腑功能活动的根本。所以周省吾则进一步强调:“命门者,人身之真阳,肾中之元阳是已,非另是一物。”(《吴医汇讲》)

纵观历代医家对命门的认识,从形态言,有有形与无形之争;从部位言,有右肾与两肾之间之辨;从功能言,有主火与非火之争。但对命门的主要生理功能,以及命门的生理功能与肾息息相通的认识是一致的。我们认为肾阳,亦即命门之火,肾阴,亦即张景岳所谓“命门之水”。肾阴,亦即真阴、元阴;肾阳,亦即真阳、元阳。古人言命门,无非是强调肾中阴阳的重要性而已。

第二节　六　腑

六腑与传化之腑:六腑,是胆、胃、小肠、大肠、膀胱、三焦的合称。其中,胃、小肠、大肠和膀胱等传导化物之腑又称之为传化之腑。

六腑的生理功能:六腑的共同生理功能是“传化物”,即受盛和传化水谷。饮食物入口,通过食道入胃,经胃的腐熟,下传于小肠,经小肠的分清泌浊,其清者(精微、津液)由脾吸收,转输于肺,而布散全身,以供脏腑经络生命活动之需要;其浊者(糟粕)下达于大肠,经大肠的传导,形成大便排出体外;而废液则经肾之气化而形成尿液,渗入膀胱,排出体外。饮食物在消化吸收排泄过程中,须通过消化道的七个要冲,即“七冲门”,意为七个冲要门户,“唇为飞门,齿为户门,会厌为吸门,胃为贲门,太仓下口为幽门,大肠小肠会为阑门,下极为魄门,故曰七冲门也。”(《难经·四十四难》)

六腑的生理特性:六腑的共同生理特性为“泻而不藏”,“实而不满”。因其受纳和传化水谷,排泄糟粕,故谓:“六腑者,传化物而不藏,故实而不能满也。所以然者,水谷入口,则胃实而肠虚。食下,则肠实而胃虚。”(《素问·五脏别论》)每一腑都必须适时排空其内容物,才能保持六腑通畅,功能协调,故有“六腑以通为用,以降为顺”之说。

六腑气机通畅则传化而不藏,故称“六腑以通为用”;六腑气机下降,传导化物,泻而不藏,故称“六腑以降为顺”。突出强调“通”、“降”二字,若通和降的太过与不及,均属于病态。

一、胆

(一)胆脏象概述

胆居六腑之首,又隶属于奇恒之腑,其形呈囊状,若悬瓠,附于肝之短叶间。胆属阳属木，与肝相表里，肝为脏属阴木，胆为腑属阳木。胆贮藏排泄胆汁，主决断，调节脏腑气机。

胆与肝相连，附于肝之短叶间，肝与胆又有经脉相互络属。

胆是中空的囊状器官，胆内贮藏的胆汁，是一种精纯、清净、味苦而呈黄绿色的精汁。所以胆有"中精之腑"（《灵枢·本脏》），"清净之腑"（《千金要方》），"中清之腑"（《难经·三十五难》）之名。

胆的解剖形态与其他的腑相类，故为六腑之一。但贮藏精汁，又与五脏"藏精气"作用相似，由于这个生理特点，所以胆又属于奇恒之腑之一。

（二）胆的生理功能

1. 储藏和排泄胆汁

胆汁，别称"精汁"，在现代生理学中，胆汁为肝细胞分泌的外分泌液。其味苦，色黄，有帮助脂肪消化和吸收的功能。中医学认为，"肝之余气，泄于胆，聚而成精。"（《脉经》）胆汁来源于肝脏，它由肝脏形成和分泌出来，然后进入胆腑储藏、浓缩之，并通过胆的疏泄作用而入于小肠。胆汁"感肝木之气化而成，人食后小肠饱满，肠头上逼胆囊，使其汁流入小肠之中，以融化食物，而利传渣滓。若胆汁不足，则精粗不分，粪色白洁而无黄。"（《难经正义》）储藏于胆腑的胆汁，由于肝的疏泄而调节胆的疏泄作用，使之排泄、注入肠中，以促进饮食物的消化。若肝胆的功能失常，胆的分泌与排泄受阻，就会影响脾胃的消化功能，而出现厌食、腹胀、腹泻等消化不良症状。若湿热蕴结肝胆，以致肝失疏泄，胆汁外溢，浸渍肌肤，则发为黄疸，以目黄、身黄、小便黄为特征。胆气以下降为顺，若胆气不利，气机上逆，则可出现口苦、呕吐黄绿苦水等。肝胆同属木行，一阴一阳，表里相合。"胆者，肝之腑，属木，主升清降浊，疏利中土。"（《医学见能》）故胆腑亦具疏泄之功，但胆的疏泄须赖肝气疏泄而行其职。

2. 胆主决断

决断，判断之谓，即对事物的情况有所断定。胆主决断又称中正之官，是指胆在精神意识思维活动过程中，具有助心判断事物，做出决定的功能。胆主决断的功能，对于防御和消除某些精神刺激（如大惊大恐）的不良影响，以维持和控制气血的正常运行，确保脏器之间的协调关系有着重要的作用。

"胆者，中正之官，决断出焉。"中正，在《易》卦中指阴爻居二位，或阳爻居五位，即"六二"或"九五"，既中且正，象征守持中道，行为不偏。中正，又称中道、中和、中庸，谓不偏不倚，无过无不及。中正为儒家立身的最高道德标准和行事的基本原则和方法，即所谓"致中和"。胆之决断，不偏不倚，无过无不及，其根本作用在于维持情志和调，当受到不良的精神刺激时，使人不喜不怒，不哀不乐，心平气和，保持无过无不及之心境，以保持气机条畅，气血和谐，脏腑功能协调。胆主决断实质是指胆维持人体内外环境平衡协调的作用。

胆气豪壮者,剧烈的精神刺激对其所造成的影响不大,且恢复也较快。所以说,气以胆壮,邪不可干。胆气虚弱的人,在受到精神刺激的不良影响时,则易于引发疾病,表现为胆怯易惊、善恐、失眠、多梦等精神情志病变,常可从胆论治而获效。胆的决断作用与肝之疏泄作用有密切关系,肝胆相济,则情志和调稳定,故曰:“胆附于肝,相为表里,肝气虽强,非胆不断。肝胆相济,勇敢乃成。”(《类经·脏象类》)

3. 调节脏腑气机

胆合于肝,助肝之疏泄,以条畅气机,则内而脏腑,外而肌肉,升降出入,纵横往来,并行不悖,从而维持脏腑之间的协调平衡。胆的功能正常,则诸脏易安,故有“凡十一脏取决于胆”(《素问·六节脏象论》)之说,即所谓“十一脏皆赖胆气以为和”(《杂病源流犀烛》)。人体是一个升降出入气化运动的机体,肝气条达,气机条畅,则脏腑气机升降有序,出入有节,而阴阳平衡,气血和调。胆为腑,肝为脏,脏腑之中脏为主,腑为从。何谓“十一脏取决于胆”,而不云“十一脏取决于肝”呢?因为肝为阴木,胆为甲木,为阳中之少阳。“阳予之正,阴为之主。”(《素问·阴阳离合论》)阴为阳基,阳为阴统,阳主阴从,即阴之与阳,阳为主导。胆为阳木,而肝为阴木,阳主阴从,故谓“十一脏取决于胆”。

总之,“十一脏取决于胆”旨在说明在思维活动中,肝主谋虑,胆主决断,肝胆相互为用,而非指胆具“五脏六腑之大主”的作用,胆之决断必须在心的主导下,才能发挥正常作用。

(三)胆的生理特性

1. 胆气主升

胆为阳中之少阳,禀东方木德,属甲木,主少阳春升之气,故称胆气主升。胆气主升,实为胆的升发条达之性,与肝喜条达而恶抑郁同义。甲子为五运六气之首,其时应春,且为阳中之少阳。春气升则万物皆安,这是自然界的规律,人与天地相参,在人体则胆主甲子,胆气升发条达,如春气之升,则脏腑之气机调畅。胆气所主之升,亦属木之性,即木之升发疏泄。胆气升发,疏泄正常,则脏腑之气机升降出入正常,从而维持其正常的生理功能。故曰:“胆者,少阳春升之气;胆气升则万物安,故胆气春升,则余脏从之;胆气不升,则飧泄、肠澼不一而起矣。”(《脾胃论·脾胃虚实传变论》)

2. 性喜宁谧

宁谧,清宁寂静之谓,胆为清净之府,喜宁谧而恶烦扰。宁谧而无邪扰,胆气不刚不柔,禀少阳温和之气,则得中正之职,而胆汁疏泄以时,临事自有决断。邪在胆，或热，或湿，或痰，或郁之扰，胆失清宁而不谧，失少阳柔和之性而壅郁，则呕苦、虚烦、惊悸、不寐，甚则善恐如人将捕之状。临床上用温胆汤之治虚烦不眠、呕苦、惊悸，旨在使胆复其宁谧温和之性而得其正。

二、胃

（一）胃脏象概述

胃属六腑，位于膈下，腹腔上部，上接食管，下通小肠。胃又称胃脘，分上、中、下三部；胃的上部为上脘，包括贲门；下部为下脘，包括幽门；上下脘之间名为中脘。贲门上接食管，下口为幽门，下接小肠，有受纳和腐熟水谷的功能。

胃的外形为曲屈状，有大弯小弯。《灵枢·平人绝谷》说："胃横屈，受水谷，其胃形有大弯小弯。"（《灵枢·肠胃》）又说："胃纡曲屈"。

（二）胃的生理功能

1. 受纳水谷

受纳，是接受和容纳之意，胃主受纳是指胃接受和容纳水谷的功能。饮食入口，经过食管，容纳于胃腑，故称胃为"太仓"、"水谷之海"。机体的生理活动和气血津液的化生，都需要依靠饮食物的营养，所以，又称胃为水谷气血之海。胃是接受、容纳饮食物之腑，若胃有病变，就会影响胃的受纳功能，而出现纳呆、厌食、胃脘胀闷等症状。

胃主受纳功能的强弱，取决于胃气的盛衰，反映于能食与不能食。能食，则胃的受纳功能强；不能食，则胃的受纳功能弱。

2. 腐熟水谷

腐熟，是饮食物经过胃的初步消化，形成食糜的过程。胃主腐熟，是指胃初步消化水谷形成食糜的功能。胃接受由口进入之水谷后，依靠胃的腐熟作用，将水谷变成食糜，经过初步消化，其精微物质由脾之运化而营养周身；未被消化的食糜则下行于小肠，不断更新，形成了胃的消化过程。如果胃的腐熟功能低下，就出现胃脘疼痛、嗳腐食臭等食滞胃脘之候。

胃主受纳和腐熟水谷的功能，必须和脾的运化功能相配合，才能顺利完成。所以说："脾，坤土也。坤助胃气消腐水谷，脾气不转，则胃中水谷不得消磨。"（《注解伤寒论》）脾胃密切合作，才能使水谷化为精微，以化生气血津液，供养全身，故脾胃合称为后天之本，气血生化之源。饮食营养和脾胃的消化功能，对人体生命和健康至关重要。所以说："人以水谷为本，故人绝水谷则死。"（《素问·平人气象论》）

胃气的含义及其意义：中医学非常重视"胃气"，认为"人以胃气为本"，胃气强则五脏俱盛，胃气弱则五脏俱衰，有胃气则生，无胃气则死。所谓胃气，其含义有三:其一,指胃的生理功能和生理特性。胃为水谷之海,有受纳腐熟水谷的功能,又有以降为顺,以通为用的特性,这些功能和特性的统称,谓之胃气。由于胃气影响整个消化系统的功能,直接关系到整个机体的营养来源。因此,胃气的盛衰有无,关系到人体的生命活动和存亡,在人体生命活动中,具有十分重要的意义,所以在临床治病时,要时刻注意保护胃气。其二,指脾胃功能在脉象上的反映,即脉有从容和缓之象。因为脾胃有消化饮食,摄取水谷精微以营养全身的重要作用,而水谷精微又是通过经脉输送的,故胃气的盛衰有无,可以从脉象表现出来。临床上有胃气之脉以和缓有力,不快不慢为其特点。其三,泛指人体的精气。"胃气者,谷气也,荣气也,运气也,生气也,清气也,卫气也,阳气也。"(《脾胃论·脾胃虚则九窍不通论》)

胃气可表现在食欲、舌苔、脉象和面色等方面。一般以食欲如常,舌苔正常,面色荣润,脉象从容和缓,不快不慢,称之为有胃气。临床上,往往以胃气之有无作为判断预后吉凶的重要依据,即有胃气则生,无胃气则死,所谓保护胃气,实际上保护脾胃的功能,临证处方用药应切记"勿伤胃气",否则胃气一败,百药难施。

(三)胃的生理特性

1. 胃主降浊

胃主降浊与脾主升清相对,又称胃以降为顺,是指胃的气机通畅下降,使初步消化的食糜向下传送至肠道。胃主降浊是指胃气通降使腐熟后的水谷下传至肠道,并将糟粕排出体外,保持胃肠虚实更替状态。"凡胃中腐熟水谷,其滓秽自胃之下口,传入于小肠上口。"(《医学入门·脏腑》)饮食物入胃,经过胃的腐熟,初步进行消化之后,必须下行入小肠,再经过小肠的分清泌浊,其浊者下移于大肠,然后变为大便排出体外,从而保证了胃肠虚实更替的状态,这是由胃气通畅下行作用而完成的。故曰:"水谷入口,则胃实而肠虚;食下,则肠实而胃虚。"(《素问·五脏别论》)"胃满则肠虚,肠满则胃虚,更虚更满,故气得上下。"(《灵枢·平人绝谷》)所以,胃贵乎通降,以下行为顺。中医的脏象学说以脾胃升降来概括整个消化系统的生理功能,胃的通降作用,还包括小肠将食物残渣下输于大肠和大肠传化糟粕的功能在内。脾宜升则健,胃宜降则和,脾升胃降,彼此协调,共同完成饮食物的消化吸收。

胃之通降是降浊,降浊是受纳的前提条件。所以,胃失通降,饮食物及残渣就不能下行,停留于胃,不仅可以影响食欲,而且也可导致浊气上逆,从而出现纳呆脘闷、胃脘胀满或疼痛、大便秘结等胃失和降等症。如果胃气不仅不降反而上冲,则可发生恶心、呕吐、呃逆、嗳气等胃气上逆之候。又因脾胃居中,为人体气机升降的枢纽,所以胃气不降,不仅直接导致中焦不和,而且也影响其他脏腑的气机升降，从而出现各种病理变化。

2. 胃喜柔润

胃喜柔润，又称胃喜润恶燥，胃为阳明燥土之腑，赖阴液的滋润以维持其正常的生理功能，喜润恶燥是指胃喜于滋润而恶于燥烈的特性。中医运气学说认为，风寒热火湿燥六气，分主三阴三阳，即风主厥阴，热主少阴，湿主太阴，火主少阳，燥主阳明，寒主太阳。“阳明之上，燥气主之。”（《素问·天元纪大论》）燥主阳明，指运气而言，人与天地相应，在人体，阳明为六经之阳明经，包括足阳明胃经和手阳明大肠经。胃与大肠皆禀燥气，“人身禀天地之燥气，于是有胃与大肠，二者皆消导水谷之府，惟其禀燥气，是以水入则消之使出，不得停胃中。”（《伤寒浅注补正·卷二》）概言之，胃喜润恶燥的特性，源于运气学说中的标本中气理论，即“阳明之上，燥气主之，中见太阴。”（《素问·天元纪大论》）胃禀燥之气化，方能受纳腐熟而主通降，但燥赖水润湿济为常。所谓“恶燥”，是恶其太过之谓，“喜润”，意为喜水之润。胃禀燥而恶燥，赖水以济燥，故曰：“胃喜柔润”，“阳明燥土，得阴自安。”（《临证指南医案·卷二》）胃之受纳腐熟，不仅赖胃阳的蒸化，更需胃液的濡润。胃中津液充足，方能消化水谷，维持其通降下行之性。因为胃为阳土，喜润而恶燥，故其病易成燥热之害，胃阴每多受伤。所以，在治疗胃病时，要注意保护胃阴，即使必用苦寒泻下之剂，也应中病即止，以祛除实热燥结为度，不可妄施苦寒，以免化燥伤阴。

总之，胃喜润恶燥之性，主要体现在两个方面：一是胃以阳体而合阴精，阴精则降，胃气下降必赖胃阴的濡养。二是胃之喜润恶燥与脾之喜燥恶湿，阴阳互济，从而保证了脾升胃降的动态平衡。

三、小肠

（一）小肠脏象概述

小肠位于腹中，上端接幽门与胃相通，下端接阑门与大肠相连，是进一步消化饮食的器官。小肠与心之间有经络相通，二者互相络属，故小肠与心相为表里。

小肠呈迂曲回环叠积之状，是一个中空的管状器官。“小肠附后脊，左环回周叠积，其注于回肠（即大肠）者外附于脐上，回运环反十六曲。”（《灵枢·肠胃》）

（二）小肠的生理功能

1. 受盛化物

受盛化物包括小肠主受盛和小肠主化物两个方面。小肠主受盛是指小肠接受和容纳胃腐熟之水谷（食糜）的功能，受盛者，接受，以器盛物之意，小肠盛受了由胃腑下移而来的初步消化的饮食物，起到容器的作用，即受盛作用。小肠主化物是指小肠消化水谷，吸收精微的功能。化物，变化、消化、化生之谓，指经胃初步消化的饮食物，在小肠内必须停留一定的时间，由小肠对其进一步消化和吸收，将水谷化为可以被机体利用的营养物质。在病理上，小肠受盛功能失调，传化停止，则气机失于通畅，滞而为痛，表现为腹部疼痛等。如化物功能失常，可以导致消化、吸收障碍，表现为腹胀、腹泻、便溏等。

2. 泌别清浊

泌别清浊是指小肠消化水谷，吸收精微和津液，输送食物残渣和剩余水分至大肠的功能。泌，即分泌，别，即分别。小肠对承受于胃的饮食物，在进一步消化的同时，并随之进行分清别浊的作用。

分清，就是将饮食物中的精华部分，包括水饮化生的津液和食物化生的精微，进行吸收，再通过脾升清散精的作用，上输心肺，输布全身，供给营养。

别浊，则体现为两个方面：其一，是将饮食物残渣糟粕，通过阑门传送到大肠，形成粪便，经肛门排出体外；其二，是将剩余的水分经肾脏气化作用渗入膀胱，形成尿液，经尿道排出体外。因为小肠在泌别清浊过程中，参与了人体的水液代谢，故有“小肠主液”之说，所以，张景岳说：“小肠居胃之下，受盛胃中水谷而分清浊，水液由此而渗入前，糟粕由此而归于后，脾气化而上升，小肠化而下降，故曰化物出焉。”（《类经·脏象类》）

小肠分清别浊的功能正常，则水液和糟粕各走其道，小肠在泌别清浊过程中，吸收津液，下输水液的功能称之为小肠主液。若小肠功能失调，清浊不分，水液归于糟粕，即可出现水谷混杂，便溏泄泻等。因“小肠主液”，故小肠分清别浊功能失常不仅影响大便，而且也影响小便，表现为小便短少，所以泄泻初期常据“利小便即所以实大便”之理，而治以淡渗，使湿从小便而去，所谓“治湿不利小便，非其治也”，“在下者引而竭之”。

（三）小肠的生理特性

小肠具有受盛化物、升清降浊的生理特性，小肠化物而泌别清浊，将水谷化为精微和糟粕，精微赖脾气之升而输布全身，糟粕靠小肠之通降而下传入大肠，升降相因，清浊分别。否则，升降紊乱，清浊不分，则现呕吐、腹胀、泄泻之候。小肠之升清降浊，实为脾之升清和胃之降浊功能的具体体现。

四、大肠

（一）大肠脏象概述

大肠亦位于腹腔之中，其上段称“回肠”，下段称“广肠”，上口在阑门处与小肠相接，下端紧接肛门。大肠与肺有经脉相连相互络属，故互为表里。

大肠呈回环叠积状，包括回肠和广肠（即乙状结肠和直肠），为吸收水分传导糟粕，排泄粪便的器官。

（二）大肠的生理功能

1. 大肠主传导

大肠主传导，又称传导之官，是指大肠吸收水分，形成糟粕，排泄粪便的功能。大肠接受由小肠下移的饮食残渣，再吸收其中剩余的水分和养料，使之形成粪便，经肛门而排出体外，所以大肠的主要功能是传导糟粕，排泄大便。

大肠有病，传导失常，主要表现为大便质和量的变化和排便次数的改变，如大肠传导失常，就会出现大便秘结或泄泻，若湿热蕴结于大肠，大肠气滞，又会出现腹痛、里急后重、下痢脓血等。

2. 大肠主津

大肠主津是指大肠吸收水分而调节水液代谢的功能，大肠接受由小肠下注的饮食物残渣和剩余水分之后，将其中的部分水液重新再吸收，使残渣糟粕形成粪便而排出体外。大肠这种重新吸收水分功能，说明大肠与体内水液代谢有关，故有"大肠主津"之说。所以，大肠的病变多与津液有关，如大肠虚寒，无力吸收水分，则水谷杂下，出现肠鸣、腹痛、泄泻等；大肠实热，消烁水分，肠液干枯，肠道失润，又会出现大便秘结不通之症。

（三）大肠的生理特性

大肠在脏腑功能活动中，始终处于不断地承受小肠下移的饮食残渣和形成粪便而排泄糟粕，表现为积聚与输送并存，实而不能满的状态，故以降为顺，以通为用。六腑以通为用，以降为顺，尤以大肠为最，所以，通降下行，更虚更实，为大肠的重要生理特性。大肠通降失常，以糟粕内结，壅塞不通为多，故有"肠道易实"之说。

五、膀胱

（一）膀胱脏象概述

膀胱又称尿脬、净腑、水府、玉海，位于下腹部，居肾之下，大肠之前。其上有输尿管与肾脏相通，下有尿道，开口于前阴，称为溺窍，主贮存和排泄水液。

（二）膀胱的生理功能

1. 贮存尿液

在人体津液代谢过程中，水液通过肺、脾、肾三脏的作用，布散全身，发挥濡润机体的作用，被人体利用之后，即是"津液之余"者，下归于肾，经肾的气化作用，升清降浊，清者回流体内，浊者变成尿液，下输于膀胱。所以说："津液之余者，入胞脬则为小便"，"小便者，水液余也。"（《诸病源候论·膀胱病候》)膀胱赖肾的气化而贮存尿液的功能称之膀胱主藏津液,故又谓其为津液之腑、州都之官。尿为津液所化,小便与津液常常相互影响,如果津液缺乏,则小便短少;反之,小便过多也会丧失津液。

2. 排泄小便

尿储存于膀胱,达到一定容量时,通过气化作用,可及时地自主地从溺窍排出体外。

膀胱的储尿和排尿功能,全赖于肾的气化功能,所谓膀胱气化,实际上,属于肾的气化作用。

(三)膀胱的生理特性

膀胱具有司开阖的生理特性,为人体水液汇聚之所,故称之为"津液之脏","州都之官"。膀胱赖其开阖作用,以维持其储尿和排尿的协调平衡。

肾合膀胱,开窍于二阴,"膀胱者,州都之官,津液藏焉,气化则能出矣。然肾气足则化,肾气不足则不化。入气不化,则水归大肠而为泄泻。出气不化,则闭塞下焦而为癃肿。小便之利,膀胱主之,实肾气主之也。"(《笔花医镜》)

膀胱的储尿和排尿功能,全赖于肾的固摄和气化功能,若肾气的固摄和气化功能失常,则膀胱的气化失司,开阖失权,可出现小便不利或癃闭,以及尿频、尿急、遗尿、小便不禁等。故曰:"膀胱不利为癃,不约为遗尿。"(《素问·宣明五气篇》)所以,膀胱的病变多与肾有关,临床治疗小便异常,常从肾治之。

六、三焦

(一)三焦脏象概述

1. 三焦的含义

"三焦"这一术语具有多种含义。

其一,在脏象学说中,属六腑,出《素问·灵兰秘典论》,又名外腑、孤腑。分上焦、中焦、下焦,合称三焦。

三焦,作为六腑之一,一般认为,它是分布于胸腹腔的一个大腑,惟三焦最大,无与匹配,故有"孤府"之称。正如张景岳所说:"三焦者,确有一腑,盖脏腑之外,躯壳之内,包罗诸脏,一腔之大腑也。"(《类经·脏象类》)

其二,在辨证学中,为温病学辨证纲领。见《温病条辨·卷二》:"肺病逆传,则为心包,上焦不治则传中焦,胃与脾也。中焦不治则传下焦,肝与肾也,始于上焦,终于下焦。"温邪一般先入上焦肺(可逆传入心包),然后传至中焦脾胃,若再不解,可深入下焦肝肾。

其三，在推拿学中，为推拿部名称，用于治疗心气冷痛等，其具体部位不一。

(1)位于总筋穴与天河穴之间。见《小儿推拿方脉活婴秘旨全书》。

(2)位于无名指中指腹面。见《小儿推拿广义》。

(3)位于中指腹面。见《幼科铁镜》。

(4)位于中指近端指骨腹面。见《推拿仙术》。

本节所言之三焦，为六腑之三焦。

2. 三焦脏象含义

对三焦解剖脏象的认识，历史上有"有名无形"和"有名有形"之争。即使是有形论者，对三焦实质的争论，至今尚无统一看法，但对三焦生理功能的认识，基本上还是一致的。

关于三焦的形态，作为一个学术问题，可以进一步探讨，但是，这一问题对脏象学说本身来说并不是主要的。因为脏腑概念与解剖学的脏器概念不同，中医学将三焦单独列为脏腑之一，并非仅仅是根据解剖，而更重要的是根据生理病理现象的联系而建立起来的一个功能系统。

总观三焦，膈以上为上焦，包括心、肺等；横膈以下到脐为中焦，包括脾、胃、肝、胆等；脐以下至二阴为下焦，包括肝、肾、大小肠、膀胱、女子胞等。

其中肝脏，按其部位来说，应划归中焦，但因它与肾关系密切，故将肝和肾一同划归下焦。实际上，三焦就是五脏六腑全部功能的总体。

(二)三焦的生理功能

1. 通行元气

元气(又名原气)是人体最根本的气，根源于肾，由先天之精所化，赖后天之精以养，为人体脏腑阴阳之本，生命活动的原动力。元气通过三焦而输布到五脏，充沛于全身，以激发、推动各个脏腑组织的功能活动，所以说三焦是元气运行的通道。气化运动是生命的基本特征，三焦能够通行元气，元气为脏腑气化活动的动力，因此，三焦通行元气的功能，关系到整个人体的气化作用。故曰："三焦者……总领五脏六腑营卫经络，内外上下左右之气也。三焦通，则内外上下皆通也。其于周身灌体，和调内外，营左养右，导上宣下，莫大于此者也。"(《中藏经》)

2. 运行水谷

人体的饮食水谷，特别是水液的消化吸收，输布排泄，是由多个脏器参加，共同完成的一个复杂的生理过程，其中三焦起着重要的作用。故曰："三焦者，水谷之道。"(《难经·三十一难》)"三焦者，决渎之官，水道出焉。"(《素问·灵兰秘典论》)在水液代谢过程中，三焦有疏通水道、运行水液的作用，是水液升降出入的通路。如果三焦水道不利，则肺、脾、肾等输布调节水液代谢的功能也难以实现其应有的生理效应。所以，又把水液代谢的协调平衡作用，称作“三焦气化”。

（三）三焦的生理特性

1. 上焦如雾

上焦如雾是指上焦主宣发，而散气血津液充养机体的功能。上焦接受来自中焦脾胃的水谷精微，通过心肺的宣发敷布，布散于全身，发挥其营养滋润作用，若雾露之溉，故称“上焦如雾”。因上焦摄纳清气和水谷精微，故又称“上焦主纳”。

2. 中焦如沤

中焦如沤是指中焦腐熟水谷，吸收精微的功能。胃受纳腐熟水谷，由脾之运化而形成水谷精微，以此化生气血，并通过脾的升清转输作用，将水谷精微上输于心肺以濡养周身。因为脾胃有腐熟水谷，运化精微的生理功能，故喻之为“中焦如沤”。因中焦运化精微，化生营血，故称“中焦主化”。

3. 下焦如渎

下焦如渎是指下焦渗泄水液，排泄二便的功能。下焦将饮食物的残渣糟粕传送到大肠，变成粪便，从肛门排出体外，并将体内剩余的水液，通过肾和膀胱的气化作用变成尿液，从尿道排出体外。这种生理过程具有向下疏通，向外排泄之势，故称“下焦如渎”。因下焦疏通二便，排泄废物，故又称“下焦主出”。

综上所述，三焦关系到饮食水谷受纳、消化吸收与输布排泄的全部气化过程，所以说，三焦是通行元气，运行水谷的通道，是人体脏腑生理功能的综合。

第三节 奇恒之腑

奇恒之腑的含义：脑、髓、骨、脉、胆、女子胞，总称为奇恒之腑。奇恒，异于平常之意，即脑、髓、骨、脉、胆、女子胞六者与五脏和六腑不同。“脑、髓、骨、胆、女子胞，此六者，地气之所生也，皆藏于阴而象于地，故藏而不泻，名曰奇恒之府。”（《素问·五脏别论》）

奇恒之腑的特点：其一，奇恒之腑的形态似腑，多为中空的管腔性器官，而功能似脏，主藏精，形态似脏，功能似脏，似腑非腑，似脏非脏，为其重要生理特性。其二，除胆为六腑之一外，其余都没有阴阳表里配合以及五行的配属关系。其三，奇恒之腑的功能多依赖于五脏的调节，如脑、髓和骨的生长有赖肾精的充养；脉由心所主等。

脑、髓、骨、脉、胆、女子胞六者之中，胆既属于六腑，又属于奇恒之腑，已在六腑中述及，骨和脉将在五体中介绍，本节只叙述脑、髓、胞宫三者。

一、脑

（一）脑脏象概述

脑，又名髓海、头髓，在气功学上，脑又称泥丸、昆仑、天谷。脑深藏于头部，位于人体最上部，其外为头面，内为脑髓，是精髓和神明高度汇集之处，为元神之府。

脑，位居颅腔之中，上至颅囟，下至风府（督脉的一个穴位，位于颈椎第1椎体上部），位于人体最上部。风府以下，脊椎骨内之髓称为脊髓，脊髓经项复骨（即第6颈椎以上的椎骨）下之髓孔上通于脑，合称脑髓。脑与颅骨合之谓之头，即头为头颅与头髓之概称。

脑为髓海："脑为髓之海。"（《灵枢·海论》）脑髓不但与脊髓相通，上至脑，下至尾骶，皆精髓升降之道路。"脑者髓之海，诸髓皆属于脑，故上至脑，下至尾骶，髓则肾主之。"（《医学入门·天地人物气候相应图》）而且和全身的精微有关，故曰："诸髓者，皆属于脑。"（《素问·五脏生成》）

头为诸阳之会：头为清窍所在之处，人体清阳之气皆上出清窍。"头为一身之元首……其所主之脏，则以头之外壳包藏脑髓。"（《寓意草·卷一》）外为头骨，内为脑髓，合之为头。头居人身之高巅，人神之所居，十二经脉三百六十五络之气血皆汇集于头，故称头为诸阳之会。

（二）脑的生理功能

1. 主宰生命活动

脑为元神之府，是生命的枢机，主宰人体的生命活动。何谓元神？元神来自先天，又称先天之神，"先天神，元神也。"（《武术汇宗》）人在出生之前，形体毕具，形具而神生。人出生之前随形具而生之神，即为元神，具有主宰生命的作用。元神藏于脑中，为生命的主宰，"元神，即吾真心中之主宰也。"（《乐育堂语录》）元神存则有生命，元神败则人即死，得神则生，失神则死。因为脑为元神之府，元神为生命的枢机，所以，脑为生命之枢机，主宰人之生命活动。所谓"脑不可伤，若针刺时，刺头，中脑户，入脑立死。"（《素问·刺禁论》）"针入脑则真气泄，故立死。"（《类经·针刺类》）

2. 主宰精神意识

人的精神活动，包括思维意识和情志活动等，都是客观外界事物反映于脑的结果。思维意识是精神活动的高级形式，是"任物"的结果。中医学一方面强调"所以任物者谓之心"（《灵枢·本神》），心是思维的主要器官；另一方面也认识到“灵性记忆不在心而在脑”(《医林改错》)。“脑为元神府,精髓之海,实记忆所凭也。”(《类证治裁·卷之三》)这种思维意识活动是在元神功能基础上,后天获得的思虑识见活动,属识神范畴。识神,又称思虑之神,是后天之神,故曰:“脑中为元神,心中为识神。元神者,藏于脑,无思载虑,自然虚灵也。识神者,发于心,有思有虑,灵而不虚也。”(《医学衷中参西录·人身神明诠》)

情志活动是人对外界刺激的一种反应形式,也是一种精神活动,与人的情感、情绪、欲望等心身需求有关,属欲神范畴。

总之,脑为元神之府,是神志活动的本原之处,具有精神、意识、思维功能,为精神、意识、思维活动的枢纽,“为一身之宗,百神之会。”(《修真十书》)

脑主精神意识的功能正常,则精神饱满,意识清楚,思维灵敏,记忆力强,语言清晰,情志正常。否则,便出现神明功能异常。

3. 主宰感觉运动

眼耳口鼻舌为五脏外窍,皆位于头面,与脑相通。人的视、听、言、动等,皆与脑有密切关系。“五官居于身上,为知觉之具,耳目口鼻聚于首,最显最高,便于接物。耳目口鼻之所导入,最近于脑,必以脑先受其象而觉之,而寄子,而存之也。”(《医学原始》)“两耳通脑,所听之声归脑;两目系如线长于脑,所见之物归脑;鼻通于脑,所闻香臭归于脑;小儿周岁脑渐生,舌能言一二字。”(《医林改错》)

脑为元神之府,散动觉之气于筋而达百节,为周身连接之要领,而令之运动。脑统领肢体,与肢体运动紧密相关。“脑散动觉之气,厥用在筋,第脑距身远,不及引筋以达四肢,复得颈节膂髓,连脑为一,因遍及焉。”(《内镜》)脑髓充盈,身体轻劲有力。否则,胫酸乏力,懈怠安卧。

脑主感觉运动功能正常,则视物精明,听力正常,嗅觉灵敏,感觉正常,运动如常。若其功能失常,不论虚实,都会表现为听觉失聪,视物不明,嗅觉不灵,感觉异常,运动失常。

总之,脑实则神全。“脑者人身之大主,又曰元神之府”,“脑气筋入五官脏腑,以司视听言动”,“人身能知觉运动,及能记忆古今,应对万物者,无非脑之权也。”(《医易一理》)

(三)脑与五脏的关系

脏象学说将脑的生理病理统归于心而分属于五脏,认为心是君主之官,五脏六腑之大主,神明之所出,精神之所舍,把人的精神意识和思维活动统归于心,称之曰“心藏神”。但是又把神分为神、魂、魄、意、志五种不同的表现,分别归属于心、肝、肺、脾、肾五脏,所谓“五神脏”。神虽分属于五脏,但与心、肝、肾的关系更为密切,尤以肾为最。因为心主神志,虽然五脏皆藏神,但都是在心的统领下而发挥作用的。肝主疏泄,又主谋虑,调节精神情志。肾藏精,精生髓,髓聚于脑,故脑的生理与肾的关系尤为密切。肾精充盈,髓海充盈,脑的发育健全,则精力充沛,耳聪目明,思维敏捷,动作灵巧。若肾精亏少,髓海失养,脑髓不足,可见头晕、健忘、耳鸣,甚则记忆减退、思维迟钝等症。

脑的功能隶属于五脏,五脏功能旺盛,精髓充盈,清阳升发,窍系通畅,才能发挥其生理功能。

心脑相通:“心脑息息相通,其神明自湛然长醒。”(《医学衷中参西录·痫痉癫狂门》)心有血肉之心与神明之心,血肉之心即心脏。“神明之心……主宰万事万物,虚灵不昧。”(《医学入门·脏腑》)实质为脑。心主神明,脑为元神之腑;心主血,上供于脑,血足则脑髓充盈。故心与脑相通。临床上脑病可从心论治,或心脑同治。

脑肺相系:肺主一身之气,朝百脉,助心行血。肺之功能正常,则气充血足,髓海有余,故脑与肺有着密切关系,所以,在临床上脑病可以从肺论治。

脑脾相关:脾为后天之本,气血生化之源,主升清。脾胃健旺,熏蒸腐熟五谷,化源充足,五脏安和,九窍通利,则清阳出上窍而上达于脑。脾胃虚衰则九窍不通,清阳之气不能上行达脑而脑失所养。所以,从脾胃入手益气升阳是治疗脑病的主要方法之一,李东垣倡“脾胃虚则九窍不通论”,开升发脾胃清阳之气以治脑病的先河。

肝脑相维:肝主疏泄,条畅气机,又主藏血,气机条畅,气血和调,则脑清神聪。若疏泄失常,或情志失调,或清窍闭塞,或血溢于脑,即“血之与气并走于上而为大厥”;若肝失藏血,脑失所主,或神物为两,或变生他疾。

脑肾相济:脑为髓海,精生髓,肾藏精,“在下为肾,在上为脑,虚则皆虚。”(《医碥·卷四》)故肾精充盛则脑髓充盈,肾精亏虚则髓海不足而变生诸症。“脑为髓海……髓本精生,下通督脉,命火温养,则髓益之”,“精不足者,补之以味,皆上行至脑,以为生化之源”(《医述》引《医参》)。所以,补肾填精益髓为治疗脑病的重要方法。

脏象学说认为,五脏是一系统整体,人的神志活动虽分属于五脏,但以心为主导。脑虽为元神之府,但脑隶属于五脏,脑的生理病理与五脏休戚相关,故脑之为病亦从脏腑论治,其关乎于肾又不独责于肾。对于精神意识思维活动异常的精神情志疾病,决不能简单地归结为心藏神的病变,而认为与其他四脏无关,对于脑的病变,也不能简单地仅仅责之于肾,而与其他四脏无关。

总之,脑的功能隶属于五脏,与肾脏的关系尤密切,五脏功能旺盛,精髓充盈,清阳升发,窍系通畅,则脑能正常发挥其生理作用。

二、髓

（一）髓脏象概述

髓是骨腔中的一种膏样物质，为脑髓、脊髓和骨髓的合称。髓由先天之精所化生，由后天之精所充养，有养脑、充骨、化血之功。

髓因其在人体的分布部位不同，又有名称之异。髓藏于骨者为骨髓，藏于脊椎管内者为脊髓，脊髓经项后复骨（指第6颈椎以上的椎骨）下之骨孔，上通于脑，汇藏于脑的髓称为脑髓。故曰："脑为髓海……乃聚髓处，非生髓之处。究其本源，实由肾中真阴真阳之气，酝酿化合而成……缘督脉上升而贯注于脑。"（《医学衷中参西录·脑气筋辨》）脊髓和脑髓是上下升降，彼此交通的，合称为脑脊髓。故滑伯仁说："髓自脑下注于大杼（足太阳膀胱经的经穴名，位于背部，当第1胸椎棘突下旁开一寸五分处——作者注），大杼渗入脊心，下贯尾骶，渗诸骨节。"（《难经本义》）

（二）髓的生理功能

1. 充养脑髓

髓以先天之精为主要物质基础，赖后天之精的不断充养，分布骨腔之中，由脊髓而上引入脑，成为脑髓。故曰脑为髓海，"诸髓者，皆属于脑。"（《素问·五脏生成》）脑得髓养，脑髓充盈，脑力充沛，则元神之功旺盛，耳聪目明，体健身强。故曰："内肾之命门，为生髓养脑之元气也。其精中之精气，上养脑神，精中之柔液，统养百骸；其液出脑，由项贯督入脊，旁络全体。"（《医经玉屑》）先天不足或后天失养，以致肾精不足，不能生髓充脑，可以导致髓海空虚，出现头晕耳鸣、两眼昏花、腰胫酸软、记忆减退，或小儿发育迟缓、囟门迟闭、身体矮小、智力动作迟钝等症状。

2. 滋养骨骼

髓藏骨中，骨赖髓以充养。精能生髓，髓能养骨，故曰："髓者，骨之充也。"（《类经·脏象类》）肾精充足，骨髓生化有源，骨骼得到骨髓的滋养，则生长发育正常，才能保持其坚刚之性。所以说："盖髓者，肾精所生，精足则髓足；髓在骨内，骨足则骨强，所以能作强而才力过人也。"（《中西汇通医经精义·上卷》）若肾精亏虚，骨髓失养，就会出现骨骼脆弱无力，或发育不良等。

3. 化生血液

精血可以互生，精生髓，髓亦可化血。"肾生骨髓，髓生肝。"（《素问·阴阳应象大论》）"骨髓坚固，气血皆从。"（《素问·生气通天论》）可见，中医学已认识到骨髓是造血器官，骨髓可以生血，精髓为化血之源。因此，血虚证，常可用补肾填精之法治之。

（三）髓与五脏的关系

"肾主身之骨髓"（《素问·痿论》），肾生髓，"肾不生则髓不能满"（《素问·逆调论》）。髓由肾精所化生，肾中精气的盛衰与髓的盈亏有密切的关系。脾胃为后天之本，气血生化之源，"五谷之精液和合而为膏者，内渗于骨空，补益脑髓。"（《灵枢·五癃津液别》）水谷精微化而为血，髓可生血，血亦生髓，故髓的盈亏与脾胃有关。气、血、精、髓可以互生，故髓与五脏皆相关，其中以肾为最。

三、胞宫（附：精室）

（一）胞宫脏象概述

1. 中医学关于女性生殖的常用术语

阴道：为连接子宫和阴户的肌性管道，为导入精液，排出月经和娩出胎儿的通路。

阴户：又称玉门，为女性外生殖器的总称。

胞门：又称子门，为子宫口。

胞宫：又称女子胞，为女性内生殖器的总称。胞宫，《素问·五脏别论》称为"女子胞"，《灵枢·五色》称为"子处"，《神农本草》称为"子宫"、"子脏"，《金匮要略》称为血室。胞宫之称始见《女科百问·卷下》，其形态和功能相当于西医女性内生殖器的子宫、输卵管和卵巢。根据《中华人民共和国国家标准·中医基础理论术语》，胞宫又称女子胞，其余称谓不再使用。

2. 胞宫脏象

胞宫，位于小腹部，居直肠之前，膀胱之后。"阴阳交媾，胎孕乃成，所藏之处，名曰子宫，一系在下，上有两歧，中分为二，形如合钵，一达于左，一达于右。"（《格致余论》）

（二）胞宫的生理功能

1. 主持月经

月经，又称月信、月事、月水，月经是女子生殖细胞发育成熟后周期性子宫出血的生理现象。健康的女子，到了 14 岁，生殖器官发育成熟，子宫发生周期性变化，1 个月左右周期性排血一次。月经开始来潮，直到 49 岁为止。"女子胞中之血，每月换一次，陈旧生新。"（《血证论·男女异同论》）在月经周期还要排卵一次。月经的产生，是脏腑气血作用于胞宫的结果，胞宫的功能正常与否直接影响月经的来潮，所以胞宫有蓄经、行经而主持月经的作用。

2. 分泌白带

女性从青春期始，从阴道流出的少量白色或透明无特殊气味的黏液，称为白带，属正常生理现象。若白带的量、色、质发生异常，属病理现象，称之为带下病。白带的化生与分泌呈现出与月经相关的周期性变化，月经绝止则白带随之渐涸。白带的主要作用是润洁阴道，标示氤氲之期，令房事和悦，生理性白带与月经同为女性的生理现象，亦为胞宫所化生与分泌。

3. 育胎分娩

胞宫是女性孕产的器官。女子在发育成熟后，月经应时来潮，便有受孕生殖的能力。此时，两性交媾，父精母血，因感而合，就构成了胎孕。所谓"两精相搏，合而成形。"受孕之后，月经停止来潮，脏腑经络气血皆下注于冲任，到达胞宫，胞宫聚敛气血以养胎。胎儿在胞宫内生长发育，经过280天(40周)左右，胎儿及胞衣便从母体阴道娩出，呱呱坠地，一个新的生命便诞生了。

胞宫藏而不泻，孕育胎儿，故胞门闭而不用。分娩之时，胞宫泻而不藏，胞门开而至全利于胎儿娩出。

(三)胞宫与脏腑经络的关系

胞宫的生理功能与脏腑、经络、气血有着密切的关系。胞宫主持月经和孕育胎儿，是脏腑、经络、气血作用于胞宫的正常生理现象。

1. 胞宫与脏腑

女子以血为本，经水为血所化，而血来源于脏腑。在脏腑之中，心主血，肝藏血，脾统血，脾与胃同为气血生化之源，肾藏精，精化血，肺主气，朝百脉而输精微，它们分司血的生化、统摄、调节等重要作用。故脏腑安和，血脉流畅，血海充盈，则经候如期，胎孕乃成。在五脏之中，胞宫与肝、脾、肾的关系尤为密切。

(1)胞宫与肝：肝主疏泄而藏血，为全身气血调节之枢。胞宫的主要生理作用在于血的藏与泄。肝为血海，主藏血，为妇女经血之本。肝血充足，藏血功能正常，肝血下注血海，则冲脉盛满，血海充盈。肝主疏泄，条畅气机，肝气条达，疏泄正常，则气机条畅而任脉通，太冲脉盛，月事以时下。因此，肝与女子胞的关系主要体现在月经方面，女子以血为体，以气为用，经、带、胎、产是其具体表现形式。女子的经、孕、产、乳无不与气血相关，无不依赖于肝之藏血和疏泄功能，故有"女子以肝为先天"(《临证指南医案·卷九》)之说。

(2)胞宫与脾：脾主运化，主生血统血，为气血生化之源。血者水谷之精气，和调于五脏，洒陈于六腑，女子则上为乳汁，下为月经。女子胞与脾的关系，主要表现在经血的化生与经血的固摄两个方面。脾气健旺，化源充足，统摄有权，则经血之藏与泄正常。

(3)胞宫与肾：肾为先天之本，主藏精，生髓。肾中精气的盛衰，主宰着人体的生长发育和生殖能力。肾与女子胞的关系主要体现在天癸的至竭和月经孕育方面。“天癸者，阴精也，盖男女之精皆主肾水，故皆可称为天癸也。”（《黄帝内经素问注证发微》）天癸是促进生殖器官的发育和生殖功能成熟所必需的重要物质，是肾中精气充盈到一定程度的产物。因此，女子到了青春期，肾精充盈，在天癸的作用下，胞宫发育成熟，月经应时来潮，就有了生育能力，为孕育胎儿准备了条件。反之，进入老年，由于肾精衰少，天癸由少而至衰竭，于是月经闭止，生育能力也随之而丧失了。

2. 胞宫与经络

胞宫与冲脉、任脉、督脉、带脉及十二正经均有关系，其中，以与冲、任、督、带脉的关系最为密切。

（1）胞宫与冲脉：冲脉上渗诸阳，下灌三阴，与十二经脉相通，为十二经脉之海。冲脉又为五脏六腑之海，“冲脉者，五脏六腑之海也。”（《灵枢·逆顺肥瘦》）脏腑经络之气血皆下注冲脉，故称为血海，因为冲为血海，蓄溢阴血，胞宫才能泄溢经血，孕育胎儿，完成其生理功能。故曰：“经本阴血也，何脏无之，唯脏腑之血皆归冲脉，而冲为五脏六腑之血海，故经言太冲脉盛则月事以时下，此可见冲脉为月经之本也。”（《景岳全书·妇人规》）

（2）胞宫与任脉：任有妊养之义，任脉为阴脉之海，蓄积阴血，为人体妊养之本。任脉通畅，月经正常，月经如常，方能孕育胎儿。因一身之阴血经任脉聚于胞宫，妊养胎儿，故称“任主胞胎”，任脉气血通盛是女子胞主持月经、孕育胎儿的生理基础。

冲为血海，任主胞胎，二者相资，方能有子，所以，胞宫的作用与冲任二脉的关系更加密切。

（3）胞宫与督脉：督脉为“阳脉之海”，督脉与任脉，同起于胞中，一行于身后，一行于身前，交会于龈交，其经气循环往复，沟通阴阳，调摄气血，以维持胞宫正常的经、孕、产的生理活动。

（4）胞宫与带脉：“带脉下系于胞宫，中束人身，居身之中央。”（《血证论·崩带》）既可约束、统摄冲任督三经的气血，又可固摄胞胎。

（5）胞宫与十二经脉：十二经脉的气血通过冲脉、任脉、督脉灌注于胞宫之中，而为经血之源，胎孕之本。胞宫直接或间接与十二经脉相通，禀受脏腑之气血，泄而为经血，藏而育胎胞，从而完成其生理功能。

【附】精室

精室，又称精宫，是男性生殖器官，具有贮藏精液，生育繁衍的功能。“女子之胞，男子为精室，乃血气交会，化精成胎之所，最为紧要。”（《中西汇通医经精义·下卷》）精室包括解剖学所说的睾丸、附睾、精囊腺和前列腺等，具有化生和贮藏精子等功能，主司生育繁衍，精室的功能与肾之精气盛衰密切相关。睾丸,又称外肾。“睾丸者,肾之外候。”(《类证治裁·卷之首》)“外肾,睾丸也。”(《中西医粹》)亦称势,“宦者少时去其势,故须不生。势,阴丸也,此言宗筋,亦指睾丸而言。”(丹波元简注《灵枢·五音五味》)

第四节 形体官窍

形体官窍,是人体躯干、四肢、头面部等组织结构或器官的统称,是人体结构的组成部分,主要包括五体和五官九窍,以及五脏外华等内容。形体官窍虽为相对独立的组织或器官,各具不同的生理功能,但它们又都从属于五脏,分别为某一脏腑功能系统的组成部分。形体器官依赖脏腑经络的正常生理活动为之提供气血津液等营养物质而发挥正常的生理作用,其中与五脏的关系尤为密切。脏象学说采用以表知里的方法,着重通过活动的机体的外部表征来推演人体内部脏腑组织的运动规律,从而确定“象”与“脏”的关系,形体官窍的状态,准确地反映着人体脏腑经络气血的健康情况,犹枝叶之与根本。所以,从形体官窍外部表征的异常变化,可以把握人体内部脏腑经络气血阴阳盛衰,从而测知病变之所在而确定适当的治疗方法。

一、形体

形体,又称躯体,是人体一切有形质的组织器官的统称,包括头颈、躯干、肢体、脏腑等,有广义与狭义之分。广义的形体,泛指人体的身形和体质,狭义的形体,指脉、筋、肉、皮、骨五种组织结构,称之为五体。本节所及之形体即指五体,五体既与脏腑经络的功能状态密切相关,又与五脏有着特定的联系,五体与五脏这种对应关系为“五脏所主”,所谓:“五脏所主,心主脉,肺主皮,肝主筋,脾主肉,肾主骨。”(《素问·宣明五气》)

(一)脉

1. 脉的含义

(1)脉有多种含义:一指脉管,又称血脉、血府,是气血运行的通道,“夫脉者,血之府也。”(《灵枢·决气》)属五体范畴。二指脉象、脉搏。所谓“按其脉,知其病”(《灵枢·邪气脏腑病形》),属四诊范畴。三指诊脉法,属切诊、脉诊范畴。四指疾病名称,属五不女之一,即螺、纹、鼓、角、脉中之脉。五不女,原称“五种不宜”(《广嗣纪要·择偶篇》)为女性先天性无生育能力的生理缺陷性疾病。月经未至十四而至,或十五六岁而始至,或月经不调,或月经全无者为脉。本节所讲之脉为五体之脉。

(2)脉的结构形态:在五体中,脉即脉管,又称血脉、血府,主要指血管,为气血运行的通道。“壅遏营气,令无所避,是谓脉。”(《灵枢·决气》)脉是相对密闭的管道系统,它遍布全身,无处不到,环周不休,外而肌肤皮毛,内而脏腑体腔,形成一个密布全身上下内外的网络。脉与心肺有着密切的联系,心与脉在结构上直接相连,而血在脉中运行,赖气之动。心主血,肺主气,脉运载血气,三者相互为用,既分工又合作,才能完成气血的循环运行。因此,脉遍布周身内外,而与心肺的关系尤为密切。

(3)脉与经络、经脉的关系:经络是经脉和络脉的统称,其中纵行的主要干线称为经脉,由经脉分出网络全身的分支为络脉。经络是人体气血运行的通道,而经脉则是人体气血运行的主要通道。经络、经脉的含义较脉为广,实际上,言经络、经脉,则脉亦在其中了。

2. 脉的生理功能

(1)运行气血:气血在人体的血脉之中运行不息,而循环贯注周身。血脉能约束和促进气血,使之循着一定的通道和方向运行。饮食物经中焦脾胃的消化吸收,产生水谷精微,通过血脉输送到全身,为全身各脏腑的生理活动提供充足的营养。如果脉中气血数量减少,营养匮乏,就会导致全身气血不足。若脉中气血运行速度异常,运行迟缓则血瘀,血行加速、血液妄行则出血。

(2)传递信息:脉为气血运行的通道,人体各脏腑组织与血脉息息相通。脉与心密切相连,心脏推动血液在脉管中流动时产生的搏动,谓之脉搏。脉搏是生命活动的标志,也是形成脉象的动力,脉象是脉动应指的形象,脉象的形成,不仅与血、心、脉有关,而且与全身脏腑功能活动也有密切关系。因此,脉象成为反映全身脏腑功能、气血、阴阳的综合信息,是全身信息的反映,人体气血之多寡,脏腑功能之盛衰,均可通过脉象反映出来。所以,通过切脉可以推知其病理变化,诊断疾病。

3. 脉与脏腑的关系

(1)心主脉:脉为血液运行的通道,它能约束和促进血液沿着一定的轨道和方向循行。脉为血之府,血液通过脉能将营养物质输送到全身各个部分。所以,脉间接地起着将水谷精微输送到全身的作用。

心主脉的机制有二:一是因为心与脉在结构上直接相连,息息相通,即“心之合脉也”之意。二是脉中的血液循环往复,运行不息,主要依靠心气的推动。因此,心不仅主血,而且也主脉。全身的血和脉均由心所主,心脏是血液循环的枢纽,心气是推动血液运行的动力。故曰:“心主身之血脉。”(《素问·痿论》)所以,心的功能正常,则血脉流畅;心的功能异常,则血行障碍。如心气不足,鼓动乏力,则脉象虚弱;心气不足,血脉不充,则脉来细小;心脉瘀阻,血运不畅,则紫绀,胁下痞块,脉律不整。

(2)脉与肺、肝、脾:肺朝百脉;肝主藏血,调节血量,防止出血;脾主统血,使血液不溢于脉外。所以,脉的生理功能与肺、肝、脾等亦有密切关系。若肺、脾、肝的功能失常,则可导致脉络损伤,使血液不循常道,或上溢于口鼻诸窍,或下泄于前后二阴,或渗出于肌肤而形成出血、血瘀之候。

(二)皮

1. 皮脏象概述

在五体中,皮实指皮毛,皮毛为皮肤和毫毛的合称。皮肤是被覆人体表面,直接与外界环境相接触的组织,毫毛指人体皮肤上的汗毛或人体最浅(表)部位,皮肤之上发泄卫气的孔道,称之为玄府,又称气门、汗孔,故五体之皮实际上包括皮肤、毫毛和玄府等,一般习惯上常常皮、皮肤、皮毛混称。

2. 皮的生理功能

(1)护卫机体:皮肤是体表防御外邪的屏障,卫气行于皮毛,助皮肤以保护机体,使皮肤发挥抵御外邪的屏障作用。若卫气虚弱,皮肤疏缓,皮腠开,则外邪易于侵袭而致病。故曰:"虚邪之中人也,始于皮肤,皮肤缓则腠理开,开则邪从毛发入,入则抵深。"(《灵枢·百病始生》)

(2)调节汗液代谢:汗为津液所化,是津液代谢的产物,主要通过皮肤的汗孔(玄府、气门)而排泄,以维持体内津液代谢的平衡。卫气功能之强弱,皮肤腠理的疏密,汗孔之开阖,可影响汗液的排泄,从而影响机体的津液代谢。如汗出过多必损伤津液,轻则伤津,甚则伤阴、脱津,所谓"津脱者,腠理开,汗大泄"(《灵枢·决气》)。

(3)调节体温:脏腑在气化过程中产生的少火,是正常的具有生气的火,是维持人体生命活动的阳气,少火达于皮肤,使皮肤温和,保持一定的温度。汗孔(又称鬼门、气门)是阳气藏泄的门户,"阳气者,一日而主外……日西而阳气之虚,气门乃闭。"(《素问·生气通天论》)正常的出汗有调和营卫,滋润皮肤的作用,皮肤通过排泄汗液,以调节体温并使之保持相对恒定,脏腑经络的阴阳平衡,气血和调,汗出无太过不及,则体温无高低之害,更无寒热之苦。阳热过盛则皮肤疏松,汗孔开张,增加汗出以泻热;阴主盛则皮腠致密,玄府闭塞,以壮少阳气之丢失。所以说:"天暑衣厚则腠理开,故汗出;……天寒则腠理闭,气涩不行……则为溺与气。"(《灵枢·五癃津液别》)

(4)辅助呼吸:肺为呼吸之橐籥,肺合皮毛,皮毛上的汗孔有呼吸吐纳之功,故又称汗孔为玄府。"凡人之气,由口鼻呼吸出入者,其大孔也;其实周身八万四千毛孔,亦莫不从而嘘噏(嘘噏,呼吸吐纳之意——作者注)"(《读医随笔·论喘》)"遍身毛窍,俱暗随呼吸之气以为鼓伏。"(《存存斋医话稿》)

3. 皮与脏腑的关系

肺主皮毛,肺与皮肤、汗腺、毫毛的关系,可以从两个方面来理解:

其一,肺气宣发,输精于皮毛。肺主气,肺气宣发,使卫气和气血津液输布到全身,以温养皮毛,皮毛具有抵御外邪侵袭的屏障作用。皮毛的营养,虽然与脾胃的运化有关,但必须赖肺气的宣发,才能使精微津液达于体表。故曰:"肺之合皮毛,其荣毛也。"(《素问·五脏生成》)若肺气虚弱,其宣发卫气和输精于皮毛的生理功能减弱,则卫表不固,抵御外邪侵袭的能力低下而易于感冒,或出现皮毛憔悴枯槁等现象。由于肺与皮毛相合,外邪侵袭皮毛,腠理闭塞,卫气郁滞的同时也常常影响及肺,导致肺气不宣;而外邪袭肺,肺气失宣时,也同样能引起腠理闭塞,卫气郁滞等病变。

其二,皮毛汗孔的开阖与肺司呼吸相关。肺司呼吸,而皮毛上汗孔的开合,有散气或闭气以调节体温,配合呼吸运动的作用。在中医学中汗孔又称"气门"(玄府、鬼门),故云:"所谓玄府者,汗空也。"(《素问·水热穴论》)汗孔不仅排泄由津液所化之汗液,实际上也随着肺的宣发和肃降进行着体内外气体的交换。所以唐容川在《中西汇通医经精义》中指出,皮毛有"宣肺气"的作用,因此,肺卫气虚,肌表不固,则常自汗出而呼吸微弱;外邪袭表,毛窍闭塞,又常见无汗而呼吸气喘的症状。

(三)肉

1. 肌肉脏象概述

肉是肌肉的简称,肌肉是人体肌肉组织和皮下组织的泛称或司全身运动的肌肉组织,相当于解剖学的肌肉、脂肪和皮下组织。肌肉又有肌、分肉之称,肌肉外层(皮下脂肪)为白肉,内层(肌肉组织)为赤肉,赤白相分,界限分明,故称。肌肉具有主司全身运动之功。

肌肉与腠理:腠理是指皮肤、肌肉、脏腑的纹理及皮肤、肌肉间隙交接处的组织,其中,皮肤的纹理及皮肤与肌肉间隙处的结缔组织称之为皮腠,为腠理的组成部分,在中医文献上,有时又称皮肤为"腠"。

肌肉的纹理称为肌腠,又称肉腠、分理。人体肌肉较丰厚处称之为䐃或肉䐃,"䐃肉,肉之聚处也。"(《类经·脏象类》)肌肉之间互相接触的缝隙或凹陷部位称为溪谷,为体内气血汇聚之所,亦是经气所在之处,大的缝隙处称谷,小的凹陷处称溪。"肉之大会为谷,肉之小会为溪。"(《素问·气穴论》)

肌肉与皮肤统称为肌肤,肌肉与皮肤之间的部位称为肌皮,肌肉与骨节相连部位为肉节。

2. 肌肉的生理功能

(1)主司运动:人体各种形式的运动,均需肌肉、筋膜和骨节的协调合作,但主要靠肌肉的舒缩活动来完成，肌肉收缩弛张，始能动作。故曰："二十岁，血气始盛，肌肉方长，故好趋；三十岁，五脏大定，肌肉紧固，血脉盛满，故好步。"(《灵枢·天年》)

(2)保护脏器："肉为墙"(《灵枢·经脉》)，墙，障壁之谓，房屋或园场周围的障壁称之为墙，墙具有屏障作用。"肉为墙"，意即肌肉起着屏障作用，肌肉既可保护内在脏器，缓冲外力的损伤，又可抗拒外邪的侵袭，如"肉不坚，腠理疏，则善病风。"(《灵枢·五变》)

3. 肉与脏腑的关系

脾主肌肉：脾主肌肉，是由脾运化水谷精微的功能所决定的，肌肉的营养来自脾所吸收转输的水谷精微，"脾……主运化水谷之精，以生养肌肉，故合肉。"(《黄帝内经素问集注·五脏生成》)脾胃为气血生化之源，全身的肌肉，依靠脾所运化的水谷精微来营养，营养充足则肌肉发达丰满。因此，人体肌肉壮实与否，与脾的运化功能有关，故曰："脾主身之肌肉。"(《素问·痿论》)"脾者，肉之本，脾气已失，则肉不荣。"(《中藏经》)"脾胃俱旺，则能食而肥，脾胃俱虚，则不能食而瘦。"(《脾胃论·脾胃胜衰论》)如脾气虚弱，营养匮乏，必致肌肉瘦削，软弱无力，甚至痿废不用。

四肢，又称四末，是肌肉比较集中的部位，"四肢为脾之外候。"(《体仁汇编》)所谓"脾主四肢"，是说人体的四肢，需要脾气输送营养才能维持其正常的功能活动。脾气健运，营养充足，则四肢轻劲，灵活有力；脾失健运，营养不足，则四肢倦怠乏力，甚或痿弱不用。

在临床上，中医学有"治痿独取阳明"(《素问·痿论》)之说，意即调理脾胃是治疗肌肉麻木萎软、肢体痿弱不用的重要方法之一。

(四)筋

1. 筋脏象概述

筋，指肌腱和韧带，筋性坚韧刚劲，对骨节肌肉等运动器官有约束和保护作用，在经络学说中，筋为经筋之简称。

筋是联结肌肉、骨和关节的一种坚韧刚劲的组织，为大筋、小筋、筋膜的统称。附于骨节者为筋，筋之较粗大者为大筋，较细小者为小筋，包于肌腱外者称为筋膜。诸筋会聚所成的大筋又称宗筋。宗筋的另一含义特指阴茎，宗筋聚于前阴，故常以宗筋代指阴茎或睾丸。膝为诸筋会集之处，故称"膝为筋之府"。(《灵枢·经筋》)

2. 筋的生理功能

(1)连结骨节：筋附于骨而聚于关节，"诸筋者，皆属于节。"(《素问·五脏生成》)"诸筋从骨……连续缠固，手所以能摄，足所以能步，凡厥运动，罔不顺从。”（《圣济总录·伤折门》）筋连结骨节肌肉，不仅加强了关节的稳固性，而且还有保护和辅助肌肉活动的作用，故曰：“筋者，周布四肢百节，联络则束缚之。”（《风劳臌膈四大证治》）

（2）协助运动：人体的运动系统是由骨、骨连结和骨骼肌三部分组成的，筋附着于骨节间，起到了骨连结的作用，维持着肢体关节的屈伸转侧，运动自如。肢体关节的运动，除肌肉的舒缩外，筋在肌肉、骨节之间的协同作用也是很重要的，故曰：“宗筋主束骨而利机关也。”（《素问·痿论》）“机关纵缓，筋脉不收，故四肢不用也。”（《圣济总录·诸风门》）

3. 筋与脏腑的关系

（1）肝主筋：“肝主筋”（《素问·宣明五气》），“肝主身之筋膜”（《素问·痿论》）。筋束骨，系于关节，维持正常的屈伸运动，须赖肝血的濡养，肝血充足则筋力劲强，关节屈伸有力而灵活，肝血虚衰则筋力疲惫，屈伸困难。肝体阴而用阳，故筋的功能与肝阴肝血的关系尤为密切，所谓“筋必肝木，得血以养之，则和柔而不拘急。”（《风劳臌膈四大证治》）肝血充盛，肢体的筋和筋膜得到充分的濡养，维持其坚韧刚强之性，肢体关节才能运动灵活，强健有力。若肝的阴血亏损，不能供给筋和筋膜以充足的营养，则筋的活动能力就会减退。当年老体衰，肝血衰少时，筋膜失其所养，故动作迟钝、运动失灵。在病理情况下，许多筋的病变都与肝的功能有关，如肝血不足，血不养筋，则可出现肢体麻木、屈伸不利、筋脉拘急、手足震颤等症状；若热邪炽盛，燔灼肝之阴血，则可发生四肢抽搐、手足震颤、牙关紧闭、角弓反张等肝风内动之证。

（2）筋与脾胃：“食气入胃，散精于肝，淫气于筋。”（《素问·经脉别论》）人以水谷为本，脾胃为水谷之海，气血生化之源，脾胃健旺，化源充足，气血充盈，则肝有所滋，筋有所养，所以，筋与脾胃也有密切关系。若脾被湿困，或脾胃虚弱，化源不足，筋失所养，可致肢体软弱无力，甚则痿废不用。

（五）骨

1. 骨脏象概述

骨，泛指人体的骨骼，骨具有贮藏骨髓，支撑形体、保护内脏和进行运动的功能。全身骨骼统称为百骸。

中医学远在《内经》时代，就对骨骼的解剖和功能有比较详细的记载，如《灵枢·骨度》对人体骨骼的长短、大小、广狭等均有较为正确的描述，宋代《洗冤录》中所记载的人体骨骼名称和数量，与现代解剖学基本相符。

2. 骨的生理功能

（1）贮藏骨髓：“骨者，髓之府。”（《素问·脉要精微论》）骨为髓府，髓藏骨中，所以说骨有贮藏骨髓的作用。骨髓能充养骨骼，骨的生长、发育和骨质的坚脆等都与髓的盈亏有关，骨髓充盈，骨骼得养，则骨骼刚健，反之，会出现骨的生长发育和骨质的异常变化。

（2）支持形体：骨具坚刚之性，为人身之支架，能支持形体，保护脏腑，故云："骨为干。"（《灵枢·经脉》）人体以骨骼为主干，骨支撑身形，使人体维持一定的形态，并防卫外力对内脏的损伤，从而发挥保护作用。骨所以能支持形体，实赖于骨髓之营养，骨得髓养，才能维持其坚韧刚强之性，若精髓亏损，骨失所养，则会出现不能久立，行则振掉之候。

（3）主管运动：骨是人体运动系统的重要组成部分，肌肉和筋的收缩弛张，保全关节屈伸或旋转，从而表现为躯体的运动。在运动过程中，骨及由骨组成的关节起到了支点和支撑并具体实施动作等重要作用，所以一切运动都离不开骨骼的作用。

3. 骨与脏腑的关系

（1）肾主骨：因为肾藏精，精生髓而髓又能养骨，所以骨骼的生理功能与肾精有密切关系。髓藏于骨骼之中，称为骨髓。肾精充足，则骨髓充盈，骨骼得到骨髓的滋养，才能强劲坚固。总之，肾精具有促进骨骼的生长、发育、修复的作用，故称"肾主骨"。如果肾精虚少，骨髓空虚，就出现骨骼软弱无力，甚至骨骼发育障碍，所以小儿囟门迟闭、骨软无力及老年人的骨质脆弱、易于骨折等均与肾精不足有关。

齿为骨之余，齿与骨同出一源，也是由肾精所充养，故曰："齿者，肾之标，骨之本也。"（《杂病源流犀烛》）牙齿的生长、脱落与肾精的盛衰有密切关系，所以，小儿牙齿生长迟缓，成人牙齿松动或早期脱落，都是肾精不足的表现，常用补益肾精的方法治疗，每多获效。

（2）骨与奇经：脊即脊椎，由颈椎、胸椎、腰椎、骶骨和尾骨组成，脊内有督脉，"督脉者，起于下极之腧，并于脊里，上至风府，入必于脑。"（《难经·二十八难》）故"督脉为病，脊强反折。"（《素问·骨空论》）"督脉之为病，脊强而厥。"（《难经·二十九难》）所以，奇经之督脉与骨有密切关系，临床上，补益督脉之品可以治疗骨骼特别是脊骨之病。

二、官窍

官窍是五官和九窍的统称。官指舌、鼻、口、目、耳等五个器官，简称五官，五官分属于五脏，为五脏之外候。"鼻者，肺之官也；目者，肝之官也；口唇者，脾之官也；舌者，心之官也；耳者，肾之官也。""五官者，五脏之阅也。"（《灵枢·五阅五使》）除五官之外，咽喉也属于官之范畴。头部七窍及前后二阴谓之"九窍"，"头有七阳窍，下有二阴窍，人身止有此九窍耳。"（《黄帝内经素问注证发微》)"人之九窍，阳七，阴二，皆五脏主之。"(《古今医彻》)阳窍有七，一般称七窍，是头面部(眼二、耳二、鼻孔二和口)七个窍的统称。头面部的七窍，又称上窍、清窍、阳窍，人体清阳之气出于上窍，故曰："清阳出上窍"。阴窍有二，指前后二阴(前阴尿道口和后阴肛门)，又称下窍，人体气化产物如尿便，皆从二阴排出，故称"浊阴出下窍"。

五脏的精气分别通于七窍，五脏有病，往往从七窍变化中反映出来，"五脏常内阅于上七窍也。故肺气通于鼻，肺和则鼻能知香臭矣；心气通于舌，心和则舌能知五味矣；肝气通于目，肝和则目能辨五色矣；脾气通于口，脾和则口能知五谷矣；肾气通于耳，肾和则耳能闻五音矣。五脏不和，则七窍不通。"(《灵枢·脉度》)肾又开窍于二阴。故曰："人之九窍，阳七、阴二，皆五脏主之。"(《古今医彻》)每一官窍不仅与其相应的脏腑有着特定的联系，而且与其他脏腑也有密切关系，体现出局部与整体的统一。如目虽为肝之窍，但又与心、肺、脾、肾有着密切关系，因此，目又分属于五脏。这种官窍与脏腑相关的理论，在眼科、耳鼻喉科临床上具有重要的指导意义，也是耳针疗法、眼针疗法、鼻针疗法的理论依据。

(一)舌

1. 舌脏象概述

舌内应于心，司味觉，与吞咽、发音有密切关系。舌象(舌质和舌苔)是望诊的重要内容。

舌位于口腔底部，舌之根部称为舌本、舌根，舌之中间谓之舌中，舌之尖部为舌尖，舌之两侧称为舌旁，舌之肌肉脉络组织称为舌体、舌质。舌分上下两面，上面称为舌背、舌面，其上有丝状乳头、菌状乳头和轮廓乳头，附着在舌面上的一层苔状物称为舌苔，又名舌垢。舌的下面称为舌底、舌腹，舌的下面正中有一黏膜皱襞为舌系带，舌下静脉丛及舌系带称为舌系，舌系带两侧静脉上有两个奇穴，左为金津，右为玉液。

2. 舌的生理功能

舌有感觉味觉、协助咀嚼、吞咽食物和辅助发音的功能，舌为司味之窍声音之机，舌的主要功能是主司味觉和辅助发音而表达语言，舌的味觉和语言功能，有赖于心主血脉和心主神志的生理功能，如心的生理功能异常，便可导致味觉的改变和舌强语謇等病理现象。

3. 舌与脏腑经络的关系

(1)心开窍于舌：心开窍于舌，是指舌为心之外候，"舌为心之苗"。心经的经筋和别络，均上系于舌，心的气血通过经脉的流注而上通于舌，以保持舌体的正常色泽形态和发挥其正常的生理功能，所以，察舌可以测知心脏的生理功能和病理变化。心的功能正常，则舌体红活荣润，柔软灵活，味觉灵敏，语言流利，若心有病变，可以从舌上反映出来。心主血脉功能失常时，如心阳不足，则舌质淡白胖嫩；心血不足，则舌质淡白；心火上炎，则心尖红赤；心脉瘀阻，则舌紫，瘀点瘀斑；如心主神志的功能异常，则可现舌强、舌卷、语謇或失语等。

(2)舌与其他脏腑的关系：舌不仅为心之窍，而且通过经脉与五脏六腑皆有密切联系。如："脾脉连舌本，肾脉夹舌本，肝脉绕舌本。"(《知医必辨·论疾病须知四诊》)"唇舌者肌肉之本也。"(《灵枢·经脉》)因此，舌与五脏六腑皆相关，其中尤以与心和脾胃的关系更为密切。在病理上，五脏六腑的病变均可显现于舌，所以，舌诊成为一种独特的中医诊断方法。舌诊脏腑部位的分属为：舌尖属心肺，舌边属肝胆(左边属肝，右边属胆)，中心属脾胃，舌根属肾。

(3)舌与经脉：在经脉中，手少阴之别系舌本，足少阴之脉夹舌本，足厥阴之脉络舌本，足太阴之脉连舌本，散舌下，足太阳之筋结于舌本，足少阳之筋入系舌本。五脏六腑直接或间接地通过经络、经筋与舌相联，因此，脏腑有病，可影响舌的变化。

(二)鼻

1. 鼻脏象概述

鼻，又名明堂，为肺之窍，是呼吸清浊之气出入的门户。鼻与嗅觉有关，也是外邪入侵之门户。

鼻，隆起面部中央，上端狭窄，突于两眶之间，连于额部，名为频(即鼻根)，又名山根、下极、王宫。前下端尖部高处，名为鼻准，又名准头、面王、鼻尖。鼻准两旁隆起部分，名为鼻翼。鼻之下部有两孔，名为鼻孔。鼻孔内有鼻毛(又名鼻须)，鼻孔深处称为鼻隧。频以下至鼻准，有鼻柱骨突起，名为鼻梁，又称鼻茎、天柱。

2. 鼻的生理功能

(1)呼吸门户：呼吸系统是由鼻、喉、气管及肺等器官共同组成的，其中，鼻、喉、气管及其分支构成气体出入于肺的通道，称为呼吸道。"口鼻者，气之门户也。"(《灵枢·口问》)鼻为呼吸道的起始部，下连于喉，通过气管而直贯于肺，助肺而行呼吸，是气体出入之门户。故曰："肺之呼吸全赖鼻孔，鼻之两孔为气出入之门，呼出浊气，吸入清气也。"(《医易一理》)

(2)主司嗅觉：鼻子辨别气味谓之嗅，鼻为司臭之窍，鼻窍通利，则能知香臭，因肺气通于鼻，故鼻之嗅觉灵敏与否，与肺气通利与否有关。所以，肺的病变，可见鼻塞、鼻煽、流涕等症状。

(3)协助发音：喉上通于鼻，司气息出入而行呼吸，为肺之系。鼻具有行呼吸和发声音的功能，鼻与喉相通，同属肺系，故鼻有助喉以发声音的作用。

(4)邪入门户:鼻与自然界直接相通,为外邪侵袭机体之门户。孔窍为外邪侵入人体的重要途径,鼻为肺窍,故鼻为外邪犯肺之门户。“温邪感触,气从口鼻直走膜原中道……至于春温夏热,鼻受气则肺受病。”(《眉寿堂方案选存·卷上》)“温邪中自口鼻,始而入肺。”(《临证指南医案·卷五》)

3. 鼻与脏腑经络的关系

(1)肺开窍于鼻:鼻为呼吸出入的通道,具有通气的功能,肺司呼吸,故有“鼻为肺窍”之说。鼻还有主嗅觉的功能,鼻的嗅觉和通气功能均须依赖于肺气的作用,肺气和利,则呼吸通畅,嗅觉灵敏。鼻为肺窍,故鼻又为邪气侵犯肺脏的通路,所以在病理上,外邪袭肺,肺气不利,常常是鼻塞、流涕、嗅觉不灵,甚则鼻翼煽动与咳嗽喘促并见,故临床上可把鼻的异常表现作为推断肺脏病变的依据之一。

(2)鼻与其他脏腑的关系:鼻通过经络与五脏六腑紧密地联系着,不仅为肺之窍,而且与脾、胆、肾、心等也有密切关系。

鼻与脾:脾统血,鼻为血脉多聚之处,鼻的健旺,有赖脾气的滋养。鼻准属脾,当脾有病变时,常影响于鼻窍,“脾热病者,鼻先赤。”(《素问·刺热》)可见脾的生理和病理与鼻有紧密关系。

鼻与胆:胆为中清之腑,其清气上通于脑,胆之经脉,曲折布于脑后,脑下通于頞,頞之下为鼻,胆之经气平和,则脑、頞、鼻功能正常。反之,胆经有热,热气循经上行,移于脑而犯于頞和鼻,则可致辛頞鼻渊。临床上,实证、热证的鼻病,多与胆经火热有关。

鼻与肾:鼻为肺窍,是气体出入门户,肺为呼吸之主,肾为纳气之根,肾气充沛,摄纳正常,肺与鼻才得通畅。如肾虚,则易于发生鼻病,“五气所病……肾为欠为嚏。”(《素问·宣明五气论》)

鼻与心:心与鼻也有一定关系,“心主嗅,故令鼻知香臭。”(《难经·四十难》)“心肺有病,而鼻为之不利。”(《素问·五脏别论》)

(3)鼻与经脉:鼻为经脉聚集,清阳交会之处,循行于鼻的经脉有:足阳明胃经起于鼻外侧,上行至鼻根部,向下沿鼻外侧进入上齿龈;手阳明大肠经止于鼻翼旁;足太阳膀胱经起于目内眦;手太阳小肠经,其支者从颊抵鼻旁到内眦;督脉沿额正中下行到鼻柱至鼻尖端至上唇;任脉、阳跷均直接循经鼻旁。

(三)口(附:咽喉)

1. 口脏象概述

口,指整个口腔,包括口唇、舌、齿、腭、咽等,口为脾之外窍,胃之所系,具有进水谷、辨五味、泌津液、磨谷食、助消化及出语言等功能。

口,下连气管、食道,为消化管的起始部分,食物经咽至食道,口是饮食物摄入的门户。口唇,又名唇、唇口、飞门,位于口之前端,分上唇、下唇两部分,上唇表面正中线上有一浅沟称为“人中”,其中上 1/3 交界处为人中穴,唇为脾之外候。

2. 口的生理功能

(1)进水谷辨五味:“口者胃之门户”(《血证论·口舌》),“口为身之门,舌为心之苗,主尝五味,以布五脏焉。”(《世医得效方·卷十七·口齿兼咽喉科》)口腔为消化管的始端,具有进饮食、磨谷食、知五味、泌津液、助消化的功能。

(2)助呼吸发声音:“口唇者,音声之扇也……悬雍垂者,音声之关也。”(《灵枢·忧恚无言》)口腔也是气体出入之门户,有助肺呼吸和发声音的作用。

3. 口与脏腑经络的关系

(1)脾开窍于口:“脾主口……在窍为口。”(《素问·阴阳应象大论》)“口唇者,脾之官也。”(《灵枢·五阅五使》)“脾气通于口,脾和则能知五谷矣。”(《灵枢·脉度》)脾开窍于口,饮食、口味等与脾之运化功能有关。脾主运化,脾气健旺,则津液上注口腔,唇红而润泽,舌下金津、玉液二穴得以泌津液助消化,则食欲旺盛,口味正常。口唇与脾在生理功能上互相配合,才能完成腐熟水谷、输布精微的功能。脾主肌肉,口唇为脾之外候,故脾的生理病理常常从口唇的变化反映出来。

(2)口与其他脏腑:“口者,五脏六腑之所贯通也,脏腑有偏胜之疾,则口有偏胜之证。”(《罗氏会约医镜》)口与五脏六腑相联系,不仅为脾之窍,而且还与心、胃、肾、肝等有密切关系。舌为心之苗;肾主骨,齿为骨之余;胃经食道,咽而直通于口齿,为胃系之所属;肝脉环唇内,络舌本,其气上通舌唇。所以,口腔的生理病理与心、肾、胃、肝等脏腑也有密切关系。

(3)口与经脉:口腔是经脉循行的要冲,手阳明大肠经、足阳明胃经、足太阴脾经、手少阴心经、足少阴肾经、手少阳三焦经、足少阳胆经、足厥阴肝经及督脉、任脉、冲脉均循行于此。

口齿唇舌,通过经络的运行,与脏腑密切地联系起来,在五脏六腑中,与脾、心、肾、胃、肝更为密切。

【附】咽喉

1. 咽喉脏象概述

咽喉,一是咽和喉的总称;二指口咽部。中医古代医籍常咽、喉并称,咽喉是司饮食,行呼吸,发声音的器官。

咽喉上连口腔而通于鼻,下通肺胃,又是经脉循行之要冲。喉在前,连于气道，合声门称作喉咙，通于肺脏，为肺之系。咽在后，接于食道，直贯胃腑，为胃之系。故曰："喉……乃肺之系。""咽者……为胃之系。"(《重楼玉钥·喉科总论》)

咽，又名嗌、咽嗌，古称燕。一指口腔后部，是饮食和呼吸的共同通道。"咽喉者，水谷之道也。喉咙者，气之所以上下者也。"(《灵枢·忧恚无言》)现代解剖学的咽，可分为鼻咽部(包括鼻后至软腭上部)、口咽部(包括软腭以下至舌骨平面处)、喉咽部(包括舌骨平面以下至环状软骨下缘)。二指食道。

2. 咽喉的生理功能

(1)行呼吸发声音："喉者空虚，主气息出入呼吸，为肺之系，乃肺气之通道也。"(《重楼玉钥·喉科总论》)喉为清浊之气，呼吸出入的要道，喉既是呼吸道，又是发声器官。"喉咙者，气之所以上下者也；会厌者，声音之户也；口唇者，音声之扇也；舌者，音声之机也；悬雍垂者，音声之关也；颃颡者，分气之所泄也。"(《灵枢·忧恚无言》)声音的发出是在肺气的推动下，由喉咙、会厌、舌、口唇、悬雍垂等器官共同作用的结果。

(2)通利水谷："咽者，咽也，主通利水谷，为胃主系，乃胃气之通道也。"(《重楼玉钥·喉科总论》)咽是消化管从口腔到食管的必经之路，也是呼吸道中联系鼻与喉的要道。咽是消化和呼吸共用的器官，通利水谷为其主要生理功能。故曰："咽与喉，会厌与舌，此四者同在一门，而其作用各异。喉以呼气，故喉气通于天；咽以咽物，故咽气通于地；会厌与喉上下以司开阖，食下则吸而掩，气上则呼而出……四者相交为用，缺一则饮食废而死矣。"(《儒门事亲·卷三》)

3. 咽喉与脏腑经络的关系

(1)喉为肺系：喉是呼吸的门户和发音器官，肺主声，声音出于肺而根于肾，肺的经脉过喉，故喉的通气和发音与肺有关。肺主气，声由气发，所以声音的产生与肺的生理功能有关。又肾脉夹舌本，肾精充足，上承会厌(会厌为声音之门户，肺的经脉亦通会厌)，鼓动声道而出声，所以说，肺为声音之门，肾为声音之根。总之，中医学认为声音的产生与肺肾有关，如果肺有病变，不仅可使喉咙通气不利，而且还可使声音发生变化，如声音嘶哑或失音。客邪壅肺者，为"金实则无声"，其证属实；肺气虚弱，肺阴不足，为"金碎则无声"，其证属虚。

(2)咽为胃系：咽为胃系之所属，与胃相通，是水谷之通道，故胃气健旺，咽的功能正常。若胃腑蕴热，则咽部出现红、肿、痛的病理变化。"凡咽痛而饮食不利者，胃火也。"(《血证论·咽喉》)"胃经受热，胃气通于喉咙，故患喉痈。"(《疮疡经验全书·卷一》)

脾与胃互为表里，足太阴脾经络于胃，上夹咽喉，故咽喉与脾也有密切关系。“脾胃有热，则热气上冲，致咽喉肿痛。”(《太平圣惠方·卷三十五》)由于脾胃疾病多反映于咽喉，故有“喉咙者，脾胃之候也”的说法。

(3)咽喉与其他脏腑的关系：肾藏精，其经脉入肺中，循喉咙。咽喉得肾之精气濡养，生理功能正常，则不易为邪毒所犯。若因肾虚精亏，咽喉失于濡养，则易为病。“肾水不能潮润咽喉，故其病也。”(《疡医大全》)

肝之经脉循喉咙入颃颡，肝之经气上于咽喉。若肝气郁结，疏泄升降失常，则影响喉的正常生理功能。肝郁化火，可导致气血凝滞于咽喉而发病。“厥阴终者，中热嗌干。”(《素问·诊要经终论》)可见，咽喉与肝肾也密切相关。

(4)咽喉与经脉：咽喉是经脉循行交会之处，在十二经脉中，除手厥阴心包经和足太阳膀胱经间接通于咽喉外，其余经脉直接通达。手太阴肺经，入肺脏，循经喉中；手阳明大肠经，从缺盆上走颈部，夹口入下齿中；足阳明胃经，从上齿中，出夹口环唇，循下颌角前，沿咽喉入缺盆；足太阴脾经，上行夹食道二旁，循经咽喉连于舌根；手少阴心经，夹食道上循咽喉，连于眼；手太阳小肠经，其支从缺盆循颈经咽喉上颊；足少阴肾经，从肺上循喉咙，夹舌根；手少阳三焦经，从肩走颈经咽喉至颊；足少阳胆经，从颊车，下走颈经咽喉至缺盆；足厥阴肝经，循经喉咙，上入颃颡，环行于唇内。此外，任脉、冲脉循喉咙，络于口唇。

(四)目(附：八廓学说)

1. 目脏象概述

目，即眼、眼睛，又称精明、命门。眼由眼球、视路和附属器(包括眼睑、结膜、泪器、眼外肌和眼眶)组成，为视觉器官，眼又是望诊察神的重要器官。眼的生理功能与全身脏腑经络均有关系。

目主要由白睛、黑睛、瞳仁、两睑、两眦五个部分组成，用五轮学说来说明眼睛的组织结构和生理、病理现象，成为眼科的独特理论。五轮，为气轮、风轮、水轮、血轮和肉轮的统称，白睛必气轮，黑睛为风轮，瞳孔(瞳子、瞳神)为水轮，内外眦(眼内外角)为血轮，眼睑为肉轮。

2. 目的生理功能

(1)主司视觉：“目者，司视之窍也。”(《医宗金鉴·刺灸心法要诀》)目具有视万物，察秋毫，辨形状，别颜色的重要功能，为脏腑先天之精所成，后天之精所养。“五脏六腑之精，皆上注于目而为之精……目者，五脏六腑之精也。”(《灵枢·大惑论》)

(2)心灵之窗：“目为神之牖”(《推蓬悟语》)，神为生死之本，得神则生，失神则死，“目为神窍”(《寿世传真》)，目可以传神。眼之活动灵敏，精彩内含，炯炯有神，谓之有神；活动迟钝，目无精彩，目黯睛迷，为无神；若目光突然转亮，为假神，乃“回光返照”之危象。因此，望眼神成为望诊中望神之重要内容。

3. 目与脏腑的关系

(1)目与五脏：“眼通五脏，气贯五轮。”(《济生方·卷五·目》)所谓轮，是比喻眼球形圆，转动灵活，宛如车轮之意。“五轮者，皆由五脏之精气所发。名之曰轮，其象如车轮圆转，运动之意也。”(《审视瑶函》)根据五轮学说，目部的脏腑相关部位为：内眦及外眦的血络属心，称为“血轮”，因为心主血，血之精为络；黑珠属肝，称为“风轮”，因肝属风主筋，筋之精为黑睛；白珠属肺，称为“气轮”，因肺生气，气之精为白睛；瞳仁属肾，称为“水轮”，因肾属水，主骨生髓，骨之精为瞳仁；眼胞属脾，称为“肉轮”，因脾主肌肉，肌肉之精为约束(眼睑)。

表2－1　中西医眼部解剖名称对照

中医名称	西医名称
眼睑(约束、胞睑、睑胞、睥、目睥)	眼睑
上胞(上睥、上睑)	上眼睑
下睑(下胞、下睥)	下眼睑
内睑(睥内)	睑结膜
睑弦(胞弦、睥沿、胞沿)	睑缘
睫毛	睫毛
睑裂(目缝)	睑裂
内眦(大眦)	内眦
外眦(小眦、锐眦)	外眦
泪泉	泪腺
泪窍(泪堂、泪膛、泪孔)	狭义指泪点，广义指泪道
白睛(白眼、白仁、白珠、白轮)	指球结膜、前部巩膜及筋膜
黑睛(黑眼、水膜、乌轮、乌珠、黑珠、青睛、神珠)	角膜
黄二(眼帘、虹彩)	虹膜
神水	外为泪液，内为房水
瞳神(瞳子、金井、瞳人、瞳仁)	狭义指瞳孔，广义指瞳孔及眼内组织
睛珠(黄精)	晶状体
神膏(护睛水)	玻璃体
视衣	视网膜、脉络膜
眼珠(目珠子、眼珠、目珠)	眼球
目系(眼系、目本)	视神经及其血管、视路
眼带(睛带)	眼外肌
眼眶骨(目眶骨、睛明骨)	眼眶

因脏与腑相表里，故血轮与心、小肠，风轮与肝、胆，气轮与肺、大肠，水轮与肾、膀胱，肉轮与脾、胃相关，所以有“目窍于肝，出于肾，用于心，运于肺，藏于脾”（《证治准绳》）之说。五轮学说不仅是眼科的独特理论，也是眼针疗法的理论基础。

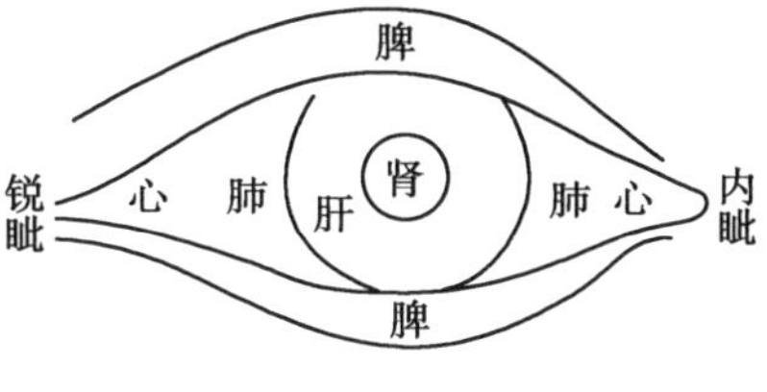

图2－2　目部五脏分属图

（2）肝开窍于目：眼目是视觉器官，在正常情况下，眼睛精彩内含，神光充沛，视物清楚正确，能够辨别物体的颜色和长短。

在心神的主宰下，五脏六腑之精气，通过血脉而上注于目，使之发挥正常的生理功能。虽然五脏六腑都与目有着内在联系，但其中尤以肝与目的关系最为密切，因为“肝气通于目，肝和则能辨五色矣。”（《灵枢·脉度》）肝主藏血，“肝受血而能视。”（《素问·五脏生成》）肝的经脉上连于目系（目系又称眼系、目本，为眼球内连于脑的脉络）。所以说，眼为肝之外候，肝开窍于目，因此，肝的功能正常与否，常常在目上反映出来。例如，肝火上炎，则目赤肿痛；肝风内动可见两目斜视、天吊等。眼睛的视觉功能，既依赖于全身脏腑经络气血的充养，又需要肝之阴血的濡养，所以许多眼科疾患在治疗上既照顾整体，又突出强调治肝，体现了局部和整体的统一。

（3）目与经脉：“诸脉者，皆属于目。”（《素问·五脏生成》）目与十二经脉、奇经八脉均有密切关系，经脉周密地分布在眼的周围，使脏腑之气血灌注于目，保证了眼与脏腑的密切联系。

足三阳经之本经均起于眼或眼附近，而手三阳经皆有1～2条支脉终止于眼或眼附近，此外，以本经或支脉，或别出之正经连于目系者，有足厥阴肝经、手少阴心经以及足之三阳经。在奇经八脉中，其起止循行与目直接相关者，主要有督脉、任脉、阴跷脉、阳跷脉等。经筋分布于眼及眼周围者，有手足之阳之筋，故曰：“目者，宗脉之所聚也。”（《灵枢·口问》）

【附】八廓学说

八廓是指中医眼科在外眼划分的八个部位（或方位），一般多用自然界八种物质或八卦名称来命名，即天（乾）廓、地（坤）廓、风（巽）廓、雷（震）廓、泽（兑）廓、山（艮）廓、火（离）廓、水（坎）廓。称之为廓，系取其有如城廓护卫之意，至于八廓的位置，内应脏腑及临床意义，历来各家说法不一，现列为表2－2，仅供参考，八廓学说在临床上的应用远不如五轮学说普遍。但有重要的学术价值，眼针疗法的理论依据与之相关，应进一步发掘之。

表2-2 主要古医籍八廓与八卦通联脏腑异同比较表

	银海精微	审视瑶函	医宗金鉴	东医宝鉴	杂病源流犀烛	类证治裁	证治准绳
乾天	肺、大肠	肺、大肠	肺、大肠	大肠	肺	大肠	肺、大肠
坎水	肾	肾、膀胱	肾、膀胱	肾	肾	肾	肾、膀胱
艮山	胆	命门、上焦	包络	胆	胆	胆	上焦、命门
震雷	心、小肠	肝、胆	命门	小肠	小肠	小肠	肝、胆
巽风	肝	包络、中焦	肝、胆	肝	肝	肝	中焦
离火	心、命门	心、命门	心、小肠	心、命门	心	命门	心、小肠
坤地	脾、胃	脾、胃	脾、胃	脾、胃	脾、胃	脾、胃	脾、胃
兑泽	膀胱	肾、下焦	三焦	膀胱	膀胱	膀胱	下焦

(五)耳

1. 耳脏象概述

耳位于头面部之两侧,属清窍,为听觉和位觉(平衡觉)器官。耳的生理功能与五脏皆相关,而与肾中精气盛衰的关系尤为密切。

耳位于头面部之两侧,为清阳之气上之处,属清窍之一,由外耳(包括耳廓和外耳道)、中耳(包括鼓膜、鼓室和咽鼓管等)和内耳(包括耳蜗、前庭和半规管)三部分组成。人体各部位和脏器在耳郭上有一定的"反映区",在反映区出现的敏感点,称为耳穴,耳郭的外部形态为耳针定穴的标志。耳为听觉器官,有司听觉,主平衡之功。

2. 耳的生理功能

"耳者,司听之窍也。"(《医宗金鉴·刺灸心法要诀》)耳的主要功能为主听觉,另外,耳也是人体的平衡器官。耳的功能靠精、髓、气、血的充养,尤其与肾的关系较为密切。肾精充盈,髓海得养,则听觉灵敏,分辨力高。反之,肾精虚衰,髓海失养,则听力减退,耳鸣耳聋。

3. 耳与脏腑经络的关系

(1)耳与肾:肾开窍于耳,"耳之聪司于肾"(《古今医案按》),"肾主耳……在窍为耳"(《素问·阴阳应象大论》),"肾气通于耳,肾和则能闻五音矣。"(《灵枢·五阅五使》)"两耳通脑,所听之声归于脑。"(《医林改错》)肾藏精,精生髓,髓聚于脑,精髓充盛,髓海得养,则听觉才会灵敏,故称肾开窍于耳,"耳为肾之外候"(《难经·四十难》)。临床上常常把耳的听觉变化,作为推断肾气盛衰的一个标志。人到老年,肾中精气逐渐衰退,故听力每多减退。

(2)耳与其他脏腑的关系

耳与心:"肾为耳窍之主,心为耳窍之客。"(《证治准绳·杂病》)故有"心开窍于耳”之说。因为“耳者，心之窍……心在窍为舌，肾在窍为耳，可见舌本属心，耳兼乎心肾也”(《类经·脏象类》)，或曰：“心亦开窍于耳，何也？盖心窍本在舌，以舌无孔窍，因寄于耳，此肾为耳窍之主，心为耳窍之客耳。”(《医贯·卷五》)说明心与耳的生理有关，所以耳属心肾二脏之窍，但以肾为主，以心为客。

耳与肝胆：肝气通于耳，肝气条达，则听力聪敏。若肝脏功能失调，“虚则目𥆧𥆧无所见，耳无所闻”，“气逆则头痛，耳聋不聪。”(《素问·脏气法时论》)

胆附于肝，胆足少阳之脉，其支者从耳后入耳中出走耳前。肝胆主升发，喜条达，若肝胆失调，胆经有热，易上逆于耳而为病。“足少阳胆经，上络于耳，邪在少阳，则耳聋也。”(《医学心悟·伤寒六经见证法》)

耳与脾：脾主运化升清，脾气健旺，气血充沛，清阳之气上奉耳，则耳的功能正常。若脾失健运，气血不足，耳失所养则失聪。若湿邪困脾，清阳不升，浊阴不降，蒙蔽耳窍而为病。

耳与肺：耳与肺亦有一定关系，“肺金受邪……嗌燥，耳聋。”(《素问·气交变大论》)在临床上耳病初起，往往出现邪气在表的肺经症状。

总之，耳与五脏均有密切的联系，其中与肾、心、胆、肝、脾等脏腑关系较为密切。

(3)耳与经脉：耳为宗脉之所聚，“十二经脉，三百六十五络，其气血皆上于面而走空窍……其别气走于耳而为听”(《灵枢·邪气脏腑病形》)。其中直接循行于耳的经脉有：足少阳胆经、手少阳三焦经，均从耳后入耳中，走耳前；足阳明胃经，循颊车上耳前；手太阳小肠经，由目锐眦入耳中；足太阳膀胱经，从巅至耳上角。耳通过经脉与脏腑和全身广泛地联系，因此有将耳壳分区分别隶属于人体各部，并以此作为耳穴诊断疾病和治疗疾病的依据。

(六)前阴

1. 前阴脏象概述

前阴，又称下阴，指男女外生殖器(外生殖器，又名阴器)及尿道的总称，前阴与排尿和生殖有关。

男性的前阴，即男性外生殖器，包括阴囊(内有睾丸、副睾和精索等)和阴茎(简称茎，又名玉茎、茎物、阳物、阳事、溺茎)。女性外生殖器，称为女阴、子户(包括阴道等)，阴道名为廷孔、庭孔、阴户，阴道外口称为阴门(也称阴户)。女性的前阴包括阴道和尿道。

2. 前阴的生理功能

前阴具有排尿和生殖功能，女性的阴道还是排泄月经和娩出胎儿的通道。

3. 前阴与脏腑经络的关系

(1)前阴与肾:前阴包括尿道(溺窍)和生殖器(精窍),是排尿和生殖的器官。“前阴有精窍,与溺窍相附,而各不同。溺窍内通膀胱,精窍则内通胞室,女子受胎,男子藏精之所,尤为肾之所司。”(《中西汇通医经精义·上卷》)关于肾与人的生殖功能的关系,已如前述,不再复赘。

尿液的贮存和排泄虽属于膀胱的功能,但须依赖肾的气化才能完成,因此,尿频、遗尿、尿失禁以及尿少或尿闭,均与肾的气化功能有关。

(2)前阴与其他脏腑:肝主疏泄,为筋之主,前阴为宗筋之所聚,肝经入阴毛,绕阴器,肝气条达,疏泄以时,宗筋得养,前阴功能正常,则精、经疏泄以时,尿液排泄正常,此为肝司阴器之功。脾胃为后天之本,气血生化之源,冲脉隶属于阳明,阳明总宗筋之会,脾胃健旺,化源充足,则精血充盈,前阴功能健旺,若脾失健运,或湿热下注,或气不摄精,精(经)不固,或宗筋弛纵而阳痿。心为君火,主神志,相火寄于肝肾,心肾相交,君火以明,相火以位,则肾能封藏。若君火动摇于上,相火应之于下,则肾失封藏,而阳痿、遗精、不孕、月经不调、小便失常诸病丛生。

(3)前阴与经脉:足厥阴肝经过阴器;足少阳经绕毛际;督脉络阴器,女子入系廷孔,男子循阴茎;任脉下出会阴,上行于毛际;冲脉与阳明合于宗筋。此外,足阳明、太阴、少阴之筋聚于阴器。

(七)后阴

1. 后阴脏象概述

后阴即肛门,为大肠的下口,又称魄门、谷道,简称肛。“肛门者……又曰魄门。”(《证治要诀》)魄门为粕之通道,魄门即粕门,饮食糟粕由此排出体外,故称。

2. 后阴的生理功能

后阴的主要功能是排泄大便。

3. 后阴与脏腑经络的关系

(1)后阴与肾:肾主封藏,为胃之关,既开窍于前阴,又开窍于后阴。后阴是排泄粪便的通道,粪便的排泄本是大肠的传导功能,但脏象学说常常把大肠的功能统属于脾的运化功能范畴。脾之运化赖肾以温煦和滋润,所以大便的排泄与肾的功能有关,肾的阴阳失调可出现泄泻、便秘等大便异常。总之,饮食之受纳在于胃,便溺之排泄关乎肾,故张景岳说:“肾为胃关,开窍于二阴,所以二便之开闭,皆肾脏之所主。”(《景岳全书·泄泻》)

(2)后阴与其他脏腑:魄门的开阖由心神主宰,与前阴同为肾之窍。饮食糟粕的排泄不仅关乎于肾,而且与脾之运化、肺之肃降,以及肝之疏泄均有密

切关系,故曰:“魄门亦为五脏使。”(《素问·五脏别论》)

(3)后阴与经脉:督脉、任脉和冲脉,三者“一源三歧”,均起于胞中,下出于会阴。会阴,亦称篡、下极、屏翳,指外生殖器后方与肛门前方的部位。足太阳经别入于肛,故足太阳经和任督冲脉的穴位可治后阴病变。

三、五脏外华

华,光华,光彩之意,“精明五色者,气之华也。”(《素问·脉要精微论》)“气由脏发,色由气华。”(《四诊抉微》)色泽为脏腑气血之外荣,光明显于外,润泽隐于内,光明润泽为色之常,在望色中是谓色之有神气。故曰:“光明者,神气之著;润泽者,精血之充。”(《望诊遵经》)五脏与面、毛、唇、爪、发相关,故面、毛、唇、爪、发的色泽,可以反映五脏气血的盛衰。

五脏外华称之为五华,为五脏精气荣华显露于体表的组织或部位,即面、毛、爪甲、头发和唇四周。面、毛、爪甲、头发和唇四周明润光泽为五脏气血充足,若枯槁无华为五脏气血亏虚,故五华是望诊的重要内容。

五华与五脏的对应关系是:“心其华在面”,“肺其华在毛”,“脾其华在唇四白”,“肝其华在爪”,“肾其华在发”。

(一)心其华在面

心其华在面,是说心的功能正常与否,常可从面部的色泽反映出来。心主血脉,面部血脉极为丰富,全身气血皆可上注于面,所以面部的色泽能反映出心气的盛衰,心血的多少。心功能健全,血脉充盈,循环通畅,则面色红润光泽。反之,心脏功能失调,可引起面部色泽异常。如心气不足,心血亏少,则面白无华;心脉瘀阻,则面色青紫。

(二)肺其华在毛

毛为附在皮肤上的毫毛。“肺……其华在毛”(《素问·六节脏象论》),“肺之合皮也,其荣毛也”(《素问·五脏生成》)。肺主皮毛,肺宣发卫气和津液于毫毛,则毫毛光彩润泽。若肺气失调,不能行气与津液以温养毫毛,毫毛之营养不足,就会憔悴枯槁。故曰:“太阴者,行气温于皮毛者也。故气不荣则皮毛焦,皮毛焦则津液去,津液去则皮节伤,皮节伤则爪枯毛折,毛折则气先死。”(《灵枢·经脉》)

(三)脾其华在唇

唇指口唇,位于口之前端,有上唇下唇之分,唇四周的白肉称之为唇四白。“唇为脾余”(《普济方》)。“口唇者,脾之官也”(《灵枢·五阅五使》)。“口为脾窍,内外唇肉脾所主也”(《医学传真》)。口唇的肌肉由脾所主,因此,口唇的色泽形态可以反映脾的功能正常与否。脾气健运,气血充足,营养良好,则口唇红润而有光泽。如果脾的功能失调，口唇的色泽形态就会出现异常的变化。脾失健运，气血虚少，营养不良，则口唇淡白不华，甚则萎黄不泽；口唇糜烂为脾胃积热；环口黧黑，口唇卷缩不能覆齿是脾气将绝之兆。总之，口唇的形色，不但是全身气血状况的反映，而且也是脾胃功能状态的反映。

（四）肝其华在爪

爪指爪甲，包括指甲和趾甲，爪甲的营养来源与筋相同，故称“爪为筋之余”，“肝应爪”（《灵枢·本脏》）。爪甲赖肝血以滋养，肝血的盛衰，可以影响爪甲的荣枯。肝血充足，则爪甲坚韧明亮，红润光泽，若肝血不足，则爪甲软薄，枯而色夭，甚则变形或脆裂。所以说：“肝……其华在爪。”（《素问·六节脏象论》）“肝之合筋也，其荣爪也。”（《素问·五脏生成》）可见，爪甲色泽形态的变化，对于判断肝的生理病理有一定参考价值，所以见到上述病变，治疗多从肝入手。

（五）肾其华在发

发，即头发，又名血余，发之营养来源于血，故称“发为血之余”。但发的生机根源于肾，因为肾藏精，精能化血，精血旺盛，则毛发壮而润泽，故又说肾“其华在发”。由于发为肾之外候，所以发的生长与脱落、润泽与枯槁，与肾精的关系极为密切。

第五节　脏腑之间的关系

人体是以五脏为中心，以六腑相配合，以气血精津液为物质基础，通过经络使脏与脏、脏与腑、腑与腑密切联系，外连五官九窍、四肢百骸，构成一个统一的有机整体，此即五脏一体观。五脏是人体生命的中心，与人体各组织器官和生命现象相联系。如胆、胃、小肠、大肠、膀胱、三焦等六腑，为五脏之表；脉、皮、肉、筋、骨五体，为五脏所主；面、毛、唇、爪、发五华，为五脏所荣；舌、鼻、口、目、耳及二阴之五官九窍，为五脏所司；喜、忧、思、怒、恐五志，为五脏所生；神、魄、意、魂、志五神，为五脏所藏；汗、涕、泪、涎、唾五液，为五脏所化等等，它们又与五脏一起分属于五行，并按照五行生克制化，乘侮胜复及五行互藏的规律而运动变化。五行系统的生克制化，亢害承制不是单向的、垂直的链，也不是首尾相衔的环，而是一种球状的网，五行之间是一种复杂的网络关系。因此，五脏的生克制化，亢害承制是一个复杂的立体网络结构，每一脏都具有五脏的部分功能，也是五脏的缩影和统一体，此即“五脏互藏”之意。故曰：“凡五脏之气必互相灌溉，故各五脏之中，必各兼五气。”（《景岳全书·脉神章》）我们在研究了各个脏腑生理功能的基础上，还必须研究在整体活动中脏腑功能活动的调节机制和规律。换言之，必须从脏腑之间的相互关系来研究整体的生命活动，这对于认识人体生命活动规律和疾病的病理变化和辨证论治，均有重要意义。脏腑之间相互关系的主要内容包括：五脏系统的同位联系（即五脏与六腑、肢体、官窍等联系）、五脏生克制化关系、五脏互藏规律，以及五脏四阴阳关系等。本节根据阴阳五行学说，主要从生理功能方面来阐述脏腑之间的关系。

一、脏与脏之间的关系

脏与脏之间的关系，即五脏之间的关系，“五脏之气，皆相贯通”（《侣山堂类辨》）。心、肺、脾、肝、肾五脏各具不同的生理功能和特有的病理变化，但脏与脏之间不是孤立的而是彼此密切联系着的。

脏与脏之间的关系不单是表现在形态结构方面，更重要的是它们彼此之间在生理活动和病理变化上有着必然的内在联系，因而形成了脏与脏之间相互资生、相互制约的关系。

五脏之间的这种互相联系和具有内在规律的认识是对五脏系统生理活动规律的科学总结，前人在理论上多是以五行生克理论来阐述五脏之间的病理影响，但五脏之间的关系早已超越了五行生克乘侮的范围，所以，必须从各脏的生理功能来阐释其相互之间的关系，才能真正揭示出五脏的自动调节机制。

（一）心与肺的关系

心肺同居上焦，心肺在上，心主血，肺主气；心主行血，肺主呼吸，这就决定了心与肺之间的关系，实际上就是气和血的关系。

心主血脉，上朝于肺，肺主宗气，贯通心脉，两者相互配合，保证气血的正常运行，维持机体各脏腑组织的新陈代谢。所以说，气为血之帅，气行则血行；血为气之母，血至气亦至。气属阳，血属阴，血的运行虽为心所主，但必须依赖肺气的推动。积于肺部的宗气，必须贯通心脉，得到血的运载，才能敷布全身。

肺朝百脉，助心行血，是血液正常运行的必要条件。只有正常的血液循行，才能维持肺主气功能的正常运行。由于宗气具有贯心脉而司呼吸的生理功能，从而加强了血液循行和呼吸之间的协调平衡，因此，宗气是联结心之搏动和肺之呼吸两者之间的中心环节。心与肺，血与气，是相互依存的，所以，若血无气的推动，则血失统帅而瘀滞不行；气无血的运载，则气无所依附而涣散不收。因此，在病理上，肺的宣肃功能失调，可影响心主行血的功能，而致血液运行失常。反之，心的功能失调，导致血行异常时，也会影响肺的宣发和肃降，从而出现心肺亏虚，气虚血瘀之候等。

（二）心与脾的关系

心主血而行血，脾主生血又统血，所以心与脾的关系，主要是主血与生血、行血与统血的关系。

心与脾的关系主要表现在血的生成和运行，以及心血养神与脾主运化方面的关系。

1. 血液生成

心主血脉而又生血，脾主运化为气血生化之源，心血赖脾气转输的水谷精微以化生，而脾的运化功能又有赖于心血的不断滋养和心胆的推动，并在心神的统率下维持其正常的生理活动。故曰："脾之所以能运行水谷者，气也。气虚则凝滞而不行，得心火以温之，乃健运而不息，是为心火生脾土。"（《医碥·五脏生克说》）脾气健运，化源充足，则心血充盈；心血旺盛，脾得濡养，则脾气健运。所以说："脾气入心而变为血，心之所主亦借脾气化生。"（《济阴纲目》引汪琪语）

2. 血液运行

血液在脉内循行，既赖心气的推动，又靠脾气的统摄，方能循经运行而不溢于脉外。所谓"血所以丽气，气所以统血，非血之足以丽气也，营血所到之处，则气无不利焉，非气之足以统血也，卫气所到之处，则血无不统焉，气为血帅故也"（《张聿青医案》）。可见血能正常运行而不致脱陷妄行，主要靠脾气的统摄，所以有"诸血皆运于脾"之说。

3. 神志活动

心藏神，在志为喜；脾藏意，在志为思。心"为脏腑之主，而总统魂魄，并赅意志……思动于心则脾应"（《类经·脏象类》）。五脏藏神，心为主导。人身以气血为本，精神为用。血气者，身之神。心生血而主血脉，脾胃为气血生化之源，生血而又统血，血为水谷之精气，总统于心而生化于脾。血之与气，一阴一阳，两相维系，气能生血，血能化气，气非血不和，血非气不运。气血冲和，阴平阳秘，脾气健旺，化源充足，气充血盈，充养心神，则心有所主。心血运于脾，心神统于脾，心火生脾土，脾强则能主运化，而生血统血。因此，心与脾在病理上的相互影响，主要表现在血液的生成和运行功能失调，以及运化无权和心神不安等，形成心脾两虚之候等。

（三）心与肝的关系

心主血，肝藏血，心主神志，肝主疏泄，调节精神情志。所以，心与肝的关系，主要是主血和藏血，主神明与调节精神情志之间的相互关系。

心与肝之间的关系，主要表现在血液和神志两个方面。

1. 血液

心主血，心是一身血液运行的枢纽；肝藏血，肝是贮藏和调节血液的重要脏腑。两者相相互配合，共同维持血液的运行，所以说："肝藏血，心行之。"（王冰注《黄帝内经素问》）全身血液充盈，肝有所藏，才能发挥其贮藏血液和调节血量的作用，以适应机体活动的需要，心亦有所主。心血充足，肝血亦旺，肝所藏之阴血，具有濡养肝体制约肝阳的作用。所以肝血充足，肝体得养，则肝之疏泄功能正常，使气血疏通，血液不致瘀滞，有助于心主血脉功能的正常进行。

2. 神志

心主神志，肝主疏泄。人的精神、意识和思维活动，虽然主要由心主宰，但与肝的疏泄功能亦密切相关。血液是神志活动的物质基础。心血充足，肝有所藏，则肝之疏泄正常，气机条畅，气血和平，精神愉快。肝血旺盛，制约肝阳，使之勿亢，则疏泄正常，使气血运行无阻，心血亦能充盛，心得血养，神志活动正常。由于心与肝均依赖血液的濡养滋润，阴血充足，两者功能协调，才能精神饱满，情志舒畅。

心与肝在病理上的相互影响，主要反映在阴血不足和神志不安两个方面，表现为心肝血虚和心肝火旺之候等。

（四）心与肾的关系

心居胸中，属阳，在五行属火；肾在腹中，属阴，在五行属水。心肾之间相互依存，相互制约的关系，称之为心肾相交，又称水火相济、坎离交济。心肾这种关系遭到破坏，形成了病理状态，称之为心肾不交。

心与肾之间，在生理状态下，是以阴阳、水火、精血的动态平衡为其重要条件的，具体体现在以下三个方面。

1. 水火既济

从阴阳、水火的升降理论来说，在上者宜降，在下者宜升，升已而降，降已而升。心位居于上而属阳，主火，其性主动；肾位居于下而属阴，主水，其性主静。心火必须下降于肾，与肾阳共同温煦肾阴，使肾水不寒。肾水必须上济于心，与心阴共同涵养心阳，使心火不亢。肾无心之火则水寒，心无肾之水则火炽，心必得肾水以滋润，肾必得心火以温暖。在正常生理状态下，这种水火既济的关系，是以心肾阴阳升降的动态平衡为其重要条件的，所以说："人之有生，心为之火，居上；肾为之水，居下；水能升而火能降，一升一降，无有穷已，故生意存焉。"（《格致余论·相火论》）水火宜平而不宜偏，水火既济而心肾相交。水性趋下而火性炎上。水上火下，名之曰交，交为既济，不交为未济。总之，心与肾，上下、水火、动静、阴阳相济，使心与肾的阴阳协调平衡，构成了水火既济，心肾相交的关系。故曰："心肾相交，全凭升降。而心气之降，由于肾气之升，肾气之升，又因心气之降。"（《慎斋遗书》）

2. 精血互生

心主血，肾藏精，精和血都是维持人体生命活动的必要物质。精血之间相互资生，相互转化，血可以化而为精，精亦可化而为血，精血之间的相互资生为心肾相交奠定了物质基础。

3. 精神互用

心藏神，为人体生命活动的主宰，神全可以益精。肾藏精，精舍志，精能生髓，髓汇于脑，积精可以全神，使精神内守。精能化气生神，为神气之本；神能驭精役气，为精气之主。人的神志活动，不仅为心所主，而且与肾也密切相关，所以说："心以神为主，阳为用；肾以志为主，阴为用。阳则气也、火也。阴则精也、水也。凡乎水火既济，全在阴精上承，以安其神；阳气下藏，以安其志。"(《推求师意》)总之，精是神的物质基础，神是精的外在表现，神生于精，志生于心，亦心肾交济之义。

4. 君相安位

心为君火，肾为相火。君火以明，相火以位，君火在上，如日照当空，为一身之主宰。相火在下，系阳气之根，为神明之基础。命火秘藏，则心阳充足，心阳充盛，则相火亦旺。君火相炎，各安其位，则心肾上下交济，所以心与肾的关系也表现为心阳与肾阳之间的关系。故曰："心肾不交，毕竟是肾水下涸，心火上炎，由于阴虚者多，但亦偶有阳虚证……不独阴虚之证也。"(《鲟溪医论选》)在病理状态下，心与肾之间的水火、阴阳、精血的动态平衡失调，称之为心肾不交，表现为水不济火，肾阴虚于下，而心火亢于上之心肾阴虚，或水气凌心、心肾阳虚之候等。

(五)肺与脾的关系

脾主运化，为气血生化之源；肺司呼吸，主一身之气。脾主运化，为胃行其津液；肺主行水，通调水道。所以，脾和肺的关系，主要表现在气和水之间的关系。

脾和肺的关系主要表现于气的生成和津液的输布两个方面。

1. 气的生成

肺主气，脾益气，肺司呼吸而摄纳清气，脾主运化而化生水谷精气，上输于肺，两者结合化为宗气(后天之气)，宗气是全身之气的主要物质基础。脾主运化，为气血生化之源，但脾所化生的水谷之气，必赖肺气的宣降才能敷布全身。肺在生理活动中所需要的津气，又要靠脾运化的水谷精微来充养，故脾能助肺益气。因此，肺气的盛衰在很大程度上取决于脾气的强弱，故有"肺为主气之枢，脾为生气之源"之说。总之，肺司呼吸和脾主运化功能是否健旺与气之盛衰有密切关系。

2. 水液代谢

肺主行水而通调水道,肺主运化水湿,为调节水液代谢的重要脏器。人体的津液由脾上输于肺,通过肺的宣发和肃降而布散至周身及下输膀胱。脾之运化水湿赖肺气宣降的协助,肺之宣降靠脾之运化以资助。脾肺两脏互相配合,共同参与水液代谢过程,如果脾失健运,水湿不化,聚湿生痰而为饮、为肿,影响及肺则肺失宣降而喘咳,其病在肺,而其本在脾,故有“脾为生痰之源,肺为贮痰之器”之说。反之,肺病日久,又可影响于脾,导致脾运化水湿功能失调。

肺脾二脏在病理上的相互影响,主要在于气的生成不足和水液代谢失常两个方面,常表现为脾肺两虚、痰湿阻肺之候等。

(六)肺与肝的关系

肝主升发,肺主肃降,肝升肺降,气机条畅,气血流行,脏腑安和,所以二者关系到人体的气机升降运动。

肝和肺的关系主要体现于气机升降和气血运行方面。

1. 气机升降

“肝生于左,肺藏于右。”(《素问·刺禁论》)肺居膈上,其气肃降;肝居膈下,其气升发。肝从左而升,肺从右而降,肝从左升为阳道,肺从右降为阴道,肝升才能肺降,肺降才能肝升,升降得宜,出入交替,则气机舒展。人体精气血津液运行以肝肺为枢转,肝升肺降,以维持人体气机的正常升降运动。

2. 气血运行

肝肺的气机升降,实际上也是气血的升降。肝藏血,调节全身之血;肺主气,治理调节一身之气。肺调节全身之气的功能又需要得到血的濡养,肝向周身各处输送血液又必须依赖于气的推动。总之,全身气血的运行,虽赖心所主,但又须肺主治节及肝主疏泄和藏血作用的制约,故两脏对气血的运行也有一定的调节作用。

在病理情况下,肝与肺之间的生理功能失调,主要表现在气机升降失常和气血运行不畅方面,如肝火犯肺(又名木火刑金)之候等。

(七)肺与肾的关系

肺属金,肾属水,金生水,故肺肾关系称之为金水相生,又名肺肾相生。肺为水上之源,肾为主水之脏;肺主呼气,肾主纳气。所以肺与肾的关系,主要表现在水液代谢和呼吸运动两个方面。

肺与肾的关系,主要体现于气和水两个方面,但是,金能生水,水能润金,故又体现于肺阴与肾阴之间的关系。

1. 呼吸出纳

肺司呼吸,肾主纳气。人体的呼吸运动,虽然由肺所主,但需要肾的纳气作用来协助。只有肾气充盛,吸入之气才能经过肺之肃降,而下纳于肾,肺肾相互配合,共同完成呼吸的生理活动,所以说:“肺为气之主,肾为气之根”。

2. 水液代谢

肺为水之上源,肾为主水之脏。在水液代谢过程中,肺与肾之间存在着标和本的关系,肺主行水而通调水道,水液只有经过肺的宣发和肃降,才能使精微津液布散到全身各个组织器官中去,浊液下归于肾而输入膀胱。所以说,小便虽出于膀胱,而实则肺为水之上源。肾为主水之脏,有气化升降水液的功能,又主开阖,下归于肾之水液,通过肾的气化,使清者升腾,通过三焦回流体内;浊者变成尿液而输入膀胱,从尿道排出体外。肺肾两脏密切配合,共同参与对水液代谢的调节,但是,两者在调节水液代谢过程中肾主水液的功能居于重要地位,所以说:“其本在肾,其标在肺”。

3. 阴液互生

肺与肾之间的阴液也是互相资生的,肺属金,肾属水,金能生水,肺阴充足,输精于肾,使肾阴充盛,保证肾的功能旺盛。水能润金,肾阴为一身阴液之根本,肾阴充足,循经上润于肺,保证肺气清宁,宣降正常。故曰:“肺气之衰旺,全恃肾水充足,不使虚火炼金,则长保清宁之体。”(《医医偶录》)

肺肾之间在病理上的相互影响,主要表现在呼吸异常、水液代谢失调和阴液亏损等方面,出现肺肾阴虚和肺肾气虚等肺肾两虚之候,往往须肺肾同治而获效,故又有“肺肾同源”、“金水同源”之说。

(八)肝与脾的关系

肝主疏泄,脾主运化,肝藏血,脾生血统血。因此,肝与脾的关系主要表现为疏泄与运化、藏血与统血之间的相互关系。

肝与脾的关系具体体现在消化和血液两个方面。

1. 消化功能

肝主疏泄,分泌胆汁,输入肠道,帮助脾胃对饮食物的消化。脾得肝之疏泄,则升降协调,运化功能健旺,所以说:“木能疏土而脾滞以行。”(《医碥·五脏生克说》)“脾主中央湿土,其体淖泽……其性镇静是土之正气也。静则易郁,必借木气以疏之。土为万物所归,四气具备,而求助于水和木者尤亟……故脾之用主于动,是木气也。”(《读医随笔·升降出入论》)脾主运化,为气血生化之源。脾气健运,水谷精微充足,才能不断地输送和滋养于肝,肝才能得以发挥正常的作用。总之,肝之疏泄功能正常,则脾胃升降适度,脾之运化也就正常了,所谓“土得木而达”,“木赖土以培之”。所以说,“肝为木气,全赖土以滋培,水以灌溉”(《医宗金鉴·删补名医方论》)。“木虽生于水,然江河湖海无土之处,则无木生。是故树木之枝叶萎悴,必由土气之衰,一培其土,则根

本坚固,津液上升,布达周液,木欣欣向荣矣。”(《程杏轩医案辑录》)

2. **血液循行**

血液的循行,虽由心所主持,但与肝、脾有密切的关系。肝主藏血,脾主生血统血。脾之运化,赖肝之疏泄,而肝藏之血,又赖脾之化生。脾气健运,血液的化源充足,则生血统血功能旺盛,脾能生血统血,则肝有所藏,肝血充足,方能根据人体生理活动的需要来调节血液。此外,肝血充足,则疏泄正常,气机条畅,使气血运行无阻。所以肝脾相互协作,共同维持血液的生成和循行。

肝与脾在病理上的相互影响,也主要表现在饮食水谷的消化吸收和血液方面,这种关系往往通过肝与脾之间的病理传变反映出来。或为肝病及脾,肝木乘脾(又名木郁乘土)而肝脾不调,肝胃不和;或为脾病传肝,土反侮木,而土壅木郁;或生血、藏血、统血失司而致血液亏虚,统藏失司。

(九)肝与肾的关系

肝藏血,肾藏精;肝主疏泄,肾主闭藏。肝肾之间的关系称之为肝肾同源,又称乙癸同源,因肝肾之间,阴液互相滋养,精血相生,故称。

肝与肾的关系主要表现在精与血之间相互滋生和相互转化的关系。

1. **阴液互养**

肝在五行属木,肾在五行属水,水能生木。肝主疏泄和藏血,体阴用阳,肾阴能涵养肝阴,使肝阳不致上亢,肝阴又可资助肾阴的再生。在肝阴和肾阴之间,肾阴是主要的,只有肾阴充足,才能维持肝阴与肝阳之间的动态平衡,就五行学说而言,水为母,木为子,这种母子相生的关系,称为水能涵木。

2. **精血互生**

肝藏血,肾藏精,精血相互滋生。在正常生理状态下,肝血依赖肾精的滋养,肾精又依赖肝血的不断补充,肝血与肾精相互资生相互转化。精与血都化源于脾胃消化吸收的水谷精微,故称“精血同源”。

3. **同具相火**

相火是与心之君火相对而言的,一般认为,相火源于命门,寄于肝、肾、胆和三焦等。故曰:“相火寄于肝肾两部,肝属木而肾属水也。但胆为肝之府,膀胱者肾之府,心包者肾之配,三焦以焦言,而下焦司肝肾之分,皆阴而下者也。”(《格致余论·相火论》)由于肝肾同具相火,所以称“肝肾同源”。

4. **藏泄互用**

肝主疏泄,肾主闭藏,二者之间存在着相互为用、相互制约、相互调节的关系。肝之疏泄与肾之闭藏是相反相成的,肝气疏泄可使肾气闭藏而开阖有度,肾气闭藏又可制约肝之疏泄太过,也可助其疏泄不及,这种关系主要表现在女子月经生理和男子排精功能方面。

总之，因为肝肾的阴液、精血之间相互资生，其生理功能皆以精血为物质基础，而精血又同源于水谷精微，且又同具相火，所以肝肾之间的关系称为肝肾同源、精血同源。又因脏腑配合天干，以甲乙属木，属肝，壬癸属水，属肾，所以肝肾同源又称“乙癸同源”。

因此，肝与肾之间的病理影响，主要体现于阴阳失调、精血失调和藏泄失司等方面。临床上，肝或肾不足，或相火过旺，常常肝肾同治，或用滋水涵木，或补肝养肾，或泻肝肾之火的方法，就是以肝肾同源理论为依据的。此外，肝肾同源又与肝肾之虚实补泻有关，故有“东方之木，无虚不可补，补肾即所以补肝；北方之水，无实不可泻，泻肝即所以泻肾”（《医宗必读·乙癸同源论》）之说。

（十）脾与肾的关系

脾为后天之本，肾为先天之本，脾与肾的关系是后天与先天的关系，后天与先天是相互资助，相互促进的。

脾与肾在生理上的关系主要反映在先后天相互资生和水液代谢方面。

1. 先天后天，相互资生

脾主运化水谷精微，化生气血，为后天之本；肾藏精，主命门真火，为先天之本。“先天为后天之根”（《医述》）。脾的运化，必须得肾阳的温煦蒸化，始能健运。所以说：“脾胃之腐化，尤赖肾中这一点真阳蒸变，炉薪不熄，釜爨方成。”（《张聿青医案》）“脾为后天，肾为先天，脾非先天之气不能化，肾非后天之气不能生。”（《傅青主女科·妊娠》）肾精又赖脾运化水谷精微的不断补充，才能充盛。故曰：“脾胃之能生化者，实由肾中元阳之鼓舞，而元阳以固密为贵，其所以能固密者，又赖脾胃生化阴精以涵育耳。”（《医门棒喝》）这充分说明了先天温养后天，后天补养先天的辩证关系。总之，脾胃为水谷之海，肾为精血之海。“人之始生，本乎精血之原，人之既生，由乎水谷之养。非精血无以立形体之基；非水谷，无以成形体之壮。”“水谷之海本赖先天为之主，而精血之海又赖后天为之资。故人之自生至老，凡先天之不足者，但得后天培养之力，则补天之功，亦可居其强半。”（《景岳全书·脾胃》）

2. 制水主水，相互协作

脾主运化水湿，须有肾阳的温煦蒸化；肾主水液，司关门开阖，但这种开阖作用，又赖脾气的制约，即所谓“土能制水”。脾肾两脏相互协作，共同完成水液的新陈代谢。

脾与肾在病理上相互影响，互为因果。如肾阳不足，不能温煦脾阳，致脾阳不振或脾阳久虚，进而损及肾阳，引起肾阳亦虚，二者最终均可导致脾肾阳虚，临床上主要表现在消化功能失调和水液代谢紊乱方面。

但须指出，由于有“肾为先天”，“脾为后天”之论，因此对脾肾两虚证的治疗大法，有“补肾不若补脾”和“补脾不若补肾”的学术之争，如李东垣、罗谦甫以补脾立论，主张“补肾不若补脾”，许叔微、严用和以温肾为法，主张“补脾不若补肾”。在一定程度上，后天对人体的健康起着决定性，但先天也是个重要的因素，应分清孰轻孰重，孰先孰后，或温补肾阳，兼补脾阳；或温运脾阳，兼补肾阳，而分别施治。

二、腑与脏之间的关系

胆、胃、大肠、小肠、膀胱、三焦六腑的生理功能虽然不同，但它们都是化水谷，行津液的器官。饮食物的消化吸收、津液的输布、废物的排泄等一系列过程，就是六腑在既分工又合作的情况下共同完成的。胃、胆、小肠密切协作共同完成饮食物的消化、吸收，并将糟粕传入大肠，经过大肠再吸收，将废物排出体外。膀胱的贮尿排尿，与三焦的气化也是相互联系着的，三焦的功能则包括了它所参与的消化、吸收与排泄等各方面的功能。因此，六腑之间必须相互协调，才能维持其正常的“实而不满”，升降出入的生理状态。由于六腑传化水谷，需要不断地受纳排空，虚实更替，故有“六腑以通为用”的说法。

为什么“六腑以通为用”呢？因为饮食物从口摄入以后，经过六腑的共同作用，从消化吸收以至糟粕的排泻，必须不断地进行，不断地由上而下递次传送，六腑中的内容物不能停滞不动，故曰：“六腑者，所以化水谷而行津液者也。”(《灵枢·本脏》)从这一整个动态过程可以看出，受纳、消化、传导、排泄不断地进行是一个虚实不断更替的过程。腑之特点是实而不能满，宜通不宜滞，满则病，滞则害，故曰：“六腑以通为用”或“六腑以通为顺”。

六腑在病理上相互影响，如胃有实热，津液被灼，必致大便燥结，大肠传导不利。而大肠传导失常，肠燥便秘也可引起胃失和降，胃气上逆，出现嗳气、呕恶等症。又如胆火炽盛，常可犯胃，可现呕吐苦水等胃失和降之证，而脾胃湿热，熏蒸于胆，胆汁外溢，则现口苦、黄疸等。

对于六腑病变的治疗，中医又有“腑病以通为补”，“六腑皆以宣通为宜”的说法。因为六腑病变，多表现为传化不通，如经过治疗，使六腑通畅了，那么六腑的功能也就恢复常态了，所以说，“腑病以通为补”。这里所谓的“补”，不是用补益药物补脏腑之虚，而是指用通泄药物使六腑以通为顺，这对腑病而言，堪称为“补”。

但须指出，并非是所有腑病均用通泄药物以通其滞，只有六腑传化水谷功能发生阻滞，表现为实证时，方能“以通为补”。否则，如胃阴不足之虚证，又当用甘寒养阴之品以滋养胃阴，借以恢复其受纳腐熟的生理功能。

三、脏与腑的关系

脏与腑的关系，实际上就是脏腑阴阳表里配合关系，由于脏属阴，腑属阳，脏为里，腑为表，一脏一腑，一表一里，一阴一阳，相互配合，组成心与小肠、肺与大肠、脾与胃、肝与胆、肾与膀胱等脏腑表里关系，体现了阴阳、表里相输相应的关系。

一脏一腑的表里配合关系，其根据有四：一是经脉络属，即属脏的经脉络于所合之腑，属腑的经脉络于所合之脏。二是结构相连，如胆附肝叶之间，脾与胃以膜相连，肾与膀胱之间有“系”（输尿管）相通。三是气化相通，脏行气于腑，脏腑之间通过经络和营卫气血的正常运行而保持生理活动的协调。六腑传化水谷的功能，需有五脏之气的配合才能完成，如胃的纳谷需脾气的运化，膀胱的排尿赖肾的气化作用等。腑输精于脏，五脏主藏精气，有赖六腑的消化、吸收、输送水谷精微，需六腑传化物的功能活动相配合。四是病理相关，如肺热壅盛，肺失肃降，可致大肠传导失职而大便秘结等。反之，大肠热结，腑气不通，亦可影响肺气宣降，导致胸闷、喘促等。五脏不平，六腑闭塞，反之，六腑闭塞，五脏亦病。脏与腑之间的互相联系和影响，称之为脏腑相合。

脏腑表里关系，不仅说明它们在生理上的相互联系，而且也决定了它们在病理上的相互影响，脏病及腑，腑病及脏，脏腑同病。因而在治疗上也相应地有脏病治腑，腑病治脏，脏腑同治等方法，因此，我们掌握这种理论，对指导临床实践有着重要的意义。

（一）心与小肠的关系

心为脏，故属阴，小肠为腑，故属阳，两者在五行都属火。心居胸中，小肠居腹，两者通过经脉的相互络属构成脏腑表里关系。

心主血脉，为血液循行的动力和枢纽；小肠为受盛之府，承受由胃腑下移的饮食物进一步消化，分清别浊。心火下移于小肠，则小肠受盛化物，分别清浊的功能得以正常地进行，小肠在分别清浊过程中，将清者吸收，通过脾气升清而上输心肺，化赤为血，使心血不断地得到补充。

病理上，心与小肠相互影响，心火可下移于小肠，“心主于血，与小肠合，若心家有热，结于小肠，故小便血也”（《诸病源候论·血病诸候》）。小肠实热亦可上熏于心。

（二）肺与大肠的关系

肺为脏，属阴，大肠属腑，属阳，两者通过经脉的相互络属，构成脏腑表里关系，在生理病理上均有密切关系。

肺主气，主行水，大肠主传导，主津，故肺与大肠的关系主要表现在传导和呼吸方面。

1. 传导主津

大肠的传导功能，有赖于肺气的清肃下降，肺气清肃下降，大肠之气亦随之而降，以发挥其传导功能，使大便排出通畅。所以说："小肠中物至此，精汁尽化，变为糟粕而出，其所能出之故，则大肠为之传导，而大肠之所以能传导者，以其为肺之腑，肺气下达，故能传导，是以理大便必须调肺气。"（《中西汇通医经精义·上卷》）此外，大肠传导功能正常与否，同肺主行水、大肠主津的作用也有关系。肺主行水，通调水道，与大肠主津、重新吸收剩余水分的作用相互协作，参与了水液代谢的调节，使大肠既无水湿停留之患，又无津枯液竭之害，从而保证了大便的正常排泄。

2. 呼吸宣降

肺司呼吸，肺气以清肃下降为顺，大肠为六腑之一，六腑以通为用，其气以通降为贵。肺与大肠之气化相通，故肺气降则大肠之气亦降，大肠通畅则肺气亦宣通。肺气和利，呼吸调匀，则大肠腑畅通，反之，大肠之气通降，肺气才能维持其宣降之性。

肺与大肠在病理上的相互影响，主要表现在肺失宣降和大肠传导功能失调方面。

（三）脾与胃的关系

脾与胃在五行属土，位居中焦，以膜相连，经络互相联络而构成脏腑表里配合关系。

脾胃为后天之本，在饮食物的受纳、消化、吸收和输布的生理过程中起主要作用，脾与胃之间的关系，具体表现在纳与运、升与降、燥与湿几个方面。

1. 纳运相得

胃的受纳和腐熟，是为脾之运化奠定基础，脾主运化，消化水谷，转输精微，是为胃继续纳食提供能源，两者密切合作，才能完成消化饮食、输布精微，发挥供养全身之用。所以说："脾者脏也，胃者腑也，脾胃二气相为表里，胃受谷而脾磨之，二气平调则谷化而能食。"（《诸病源候论·脾胃诸病候》）"胃司受纳，脾主运化，一运一纳，化生精气。"（《景岳全书·脾胃》）

2. 升降相因

脾胃居中，为气机上下升降之枢纽。脾的运化功能，不仅包括消化水谷，而且还包括吸收和输布水谷精微，脾的这种生理作用，主要是向上输送到心肺，并借助心肺的作用以供养全身，所以说："脾气主升"。胃主受纳腐熟，以通降为顺，胃将受纳的饮食物初步消化后，向下传送到小肠，并通过大肠使糟粕浊秽排出体外，从而保持脾胃虚实更替的生理状态，所以说："胃气主降"。

"纳食主胃,运化主脾,脾宜升则健,胃宜降则和。"(《临证指南医案·卷二》)故脾胃健旺,升降相因,是胃主受纳、脾主运化的正常生理状态。升为升清,降为降浊,所以说:"中脘之气旺,则水谷之清气上升于肺而灌溉百脉;水谷之浊气下达于大肠,从便溺而消。"(《寓意草》)总之,"脾胃之病……固当详辨,其于升降两字,尤为紧要。"(《临证指南医案·卷二》)

3. 燥湿相济

脾为阴脏,以阳气用事,脾阳健则能运化,故性喜温燥而恶阴湿。胃为阳腑,赖阴液滋润,胃阴足则能受纳腐熟,故性柔润而恶燥。故曰:"太阴湿土,得阳始运,阳明燥土,得阴自安。以脾喜刚燥,胃喜柔润故也。"(《临证指南医案·卷二》)燥湿相济,脾胃功能正常,饮食水谷才能消化吸收。胃津充足,才能受纳腐熟水谷,为脾之运化吸收水谷精微提供条件,脾不为湿困,才能健运不息,从而保证胃的受纳和腐熟功能不断地进行。由此可见,胃润与脾燥的特性是相互为用,相互协调的,故曰:"土具冲和之德而为生物之本。冲和者,不燥不湿,不冷不热,燥土宜润,使归于平也。"(《医学读书记·通一子杂论辨》)

因此,脾胃在病变过程中,往往相互影响,主要表现在纳运失调、升降反常和燥湿不济三个方面。

(四)肝与胆的关系

肝位于右胁,胆附于肝叶之间,肝与胆在五行均属木,经脉又互相络属,构成脏腑表里相合关系。

肝与胆在生理上的关系,主要表现在消化功能和精神情志活动方面。

1. 疏泄胆汁,帮助消化

肝主疏泄,分泌胆汁,胆附于肝,贮藏、排泄胆汁。肝的疏泄功能正常,胆才能贮藏排泄胆汁,胆之疏泄正常,胆汁排泄无阻,肝才能发挥正常的疏泄作用。肝胆共同合作使胆汁疏泄到肠道,以帮助脾胃消化食物。

2. 肝胆相济,谋虑决断

肝主疏泄,调节精神情志;胆主决断,与人之勇怯有关。肝胆两者相互配合,相互为用,人的精神意识思维活动才能正常进行,故曰:"胆附于肝,相为表里,肝气虽强,非胆不断,肝胆相济,勇敢乃成。"(《类经·脏象类》)

肝与胆在病变过程中主要表现在胆汁疏泄不利和精神情志异常两个方面。

(五)肾与膀胱的关系

肾为水脏,膀胱为水腑,在五行同属水。两者密切相连,又有经络互相络属,构成脏腑表里相合的关系。肾与膀胱的关系,主要表现在小便方面。

肾司开阖,为主水之脏,主津液,开窍于二阴,膀胱贮存尿液,排泄小便,而为水腑。膀胱的气化功能,取决于肾气的盛衰,肾气促进膀胱气化津液,司关门开阖以控制尿液的排泄。肾气充足，固摄有权，则尿液能够正常地生成，并下注于膀胱贮存之而不漏泄，膀胱开阖有度，则尿液能够正常地贮存和排泄。肾与膀胱密切合作，共同完成小便的生成、贮存和排泄，以维持体内水液代谢的平衡。

肾与膀胱在病理上的相互影响，主要表现在水液代谢和膀胱的贮尿和排尿功能失调方面，如肾阳虚衰，气化无权，影响膀胱气化，则出现小便不利、癃闭、尿频尿多、小便失禁等。

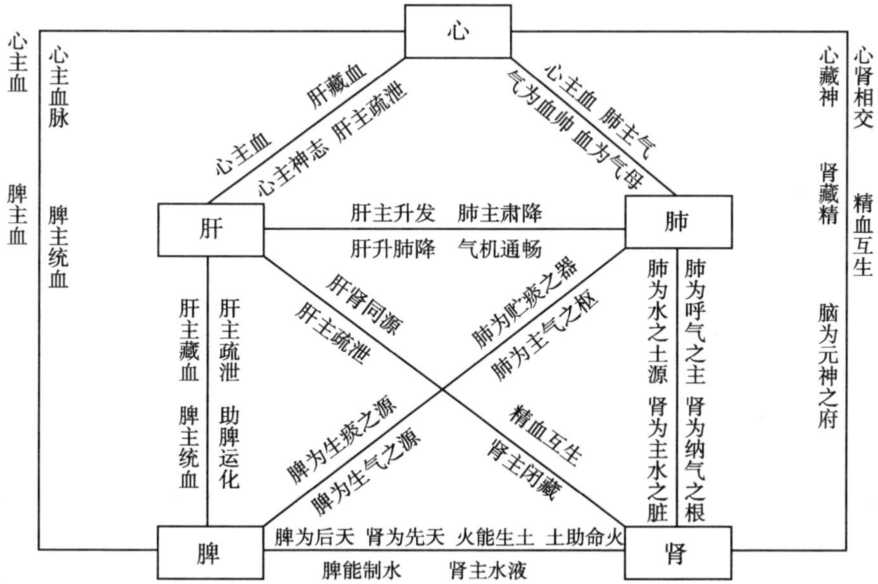

图2-3 五脏之间生理关系示意图

（据李德新《实用中医基础学》）

脏腑之间的关系是极其复杂的，本节主要从生理功能方面来阐述脏腑相关理论，即使涉及五脏的生克制化规律，也仅包括相生或相克关系，如肺肾、肝脾、肝肾等二脏之间的关系。按生克制化规律，任何一脏的阴阳气血的动态平衡，必须受相关三脏的调节，如木克土，必须在土能生金、金能克木的条件下，才能保持木疏土、土得木而达的正常生理状态。在病理上的相互影响也是三者之间的影响，如肝木太过，则可现木旺乘土，木火刑金；其不及则现金旺乘木，土壅木郁等病理变化。五脏之间的生克制化规律、五脏互藏规律等，尚需进一步整理、研究。

第六节 人体生命活动与五脏调节

一、神志活动与五脏调节

(一)神志的含义

神志，又称神明、精神，志为情志，亦属于神的范畴。中医学根据天人相应，形神统一的观点，认为神的含义有二：其一，泛指自然界的普遍规律，包括人体生命活动规律；其二，指人体生命活动的总称；其三，指人的精神、意识、思维、情志、感觉、动作等生理活动，为人类生命活动的最高级形式，即中医学中狭义的神。人的神志活动主要包括五神（即神、魂、魄、意、志）和五志（即喜、怒、思、忧、恐）两个方面。

(二)神志活动与五脏调节

1. 五神与五脏

五脏与五神的关系是：心藏神、肺藏魄、肝藏魂、脾藏意、肾藏志，所以称五脏为“五神脏”。神、魂、魄、意、志是人的精神思维意识活动，属于脑的生理活动的一部分，中医学将其分属于五脏，成为五脏各自生理功能的一部分，但总统于心。

(1)心藏神：心藏神是指心统领和主宰精神、意识、思维、情志等活动，魂、魄、意、志四神，以及喜、怒、思、忧、恐五志，均属心神所主。故曰：“意志思虑之类皆神也”，“神气为德，如光明爽朗，聪慧灵通之类皆是也”，“是以心正则万神俱正，心邪则万神俱邪”（《类经·脏象类》）。

(2)肺藏魄：魄是不受内在意识支配而产生的一种能动作用表现，属于人体本能的感觉和动作，即无意识活动。如耳的听觉，目的视觉，皮肤的冷热痛痒感觉，以及躯干肢体的动作、新生儿的吸乳和啼哭等，都属于魄的范畴。故曰：“魄之为用，能动能作，痛痒由之而觉也。”（《类经·脏象类》）魄与生俱来，“并精而出入者谓之魄”（《灵枢·本神》），为先天所获得，而藏于肺。“肺者，气之本，魄之处也。”（《素问·六节脏象论》）“肺藏气，气舍魄。”（《灵枢·本神》）故气旺则体健魄全，魄全则感觉灵敏，耳聪目明，动作协调。反之，肺病则魄弱，甚至导致神志病变，故曰：“肺，喜乐无极则伤魄，魄伤则狂。”（《灵枢·本神》）

(3)肝藏魂：魂，一是指能伴随心神活动而做出较快反应的思维意识活动，“随神往来者谓之魂”（《灵枢·本神》）；一是指梦幻活动，“魂之为言，如梦寐恍惚,变幻游行之境,皆是也。"(《类经·脏象类》)肝主疏泄及藏血,肝气条畅,藏血充足,魂随神往,魂的功能便可正常发挥,所谓"肝藏血,血舍魂"(《灵枢·本神》)。如果肝失疏泄或肝血不足,魂不能随神活动,就会出现狂乱、多梦、夜寐不安等症。

魂和魄均属于人的精神意识的范畴,但魂是后天形成的有意识的精神活动,魄是先天获得的、本能的感觉和动作,"魄对魂而言,则魂为阳而魄为阴。"(《类经·脏象类》)

(4)脾藏意:意,忆的意思,又称为意念。意就是将从外界获得的知识经过思维取舍,保留下来形成回忆的印象。"心有所忆谓之意"(《灵枢·本神》),"谓一念之生,心有所向而未定者,曰意。"(《类经·脏象类》)脾藏意,指脾与意念前关。"脾藏营,营舍意。"(《灵枢·本神》)脾气健运,化源充足,气血充盈,髓海得养,即表现出思路清晰,意念丰富,记忆力强;反之,脾的功能失常,"脾阳不足则思虑短少,脾阴不足则记忆多忘。"(《中西汇通医经精义·上卷》)

(5)肾藏志:志为志向、意志。"意之所存谓之志。"(《灵枢·本神》)意已定而确然不变,并决定将来之行动欲付诸实践者,谓之志。故曰:"意已决而卓有所立者,曰志。"(《类经·脏象类》)

意与志,均为意会所向,故意与志合称为意志,但志比意更有明确的目标,所谓"志者,专意而不移也"(《中西汇通医经精义·上卷》),即志有专志不移的意思。"肾藏精,精舍志。"(《灵枢·本神》)肾精生髓,上充于脑,髓海满盈,则精神充沛,志的思维意识活动亦正常。若髓海不足,志无所藏,则精神疲惫,头晕健忘,志向难以坚持。

2. 五志与五脏

情志泛指人的情感、情绪,也是人的心理活动,亦属于神的范畴。故曰:"分言之,则阳神曰魂,阴神曰魄,以及意志思虑之类皆神也。合言之,则神藏于心,而凡情志之属,惟心所统,是为吾身之全神也。"(《类经·脏象类》)对于情志的分类,中医学有五志说和七情说之分。五志说认为,人的情志有五,即怒、喜、思、忧、恐,肝"在志为怒",心"在志为喜",脾"在志为思",肺"在志为忧",肾"在志为恐",故称五志。七情说认为,人的情志有七:即喜、怒、忧、思、悲、恐、惊,故称之为七情,七情之中,悲与忧,情感相似,可以相合,惊亦有恐惧之意,故惊可归于恐,如是"七情说"与"五志说"便统一了,即怒、喜、思、忧(悲)、恐(惊)。五脏与五志的关系是:心在志为喜,肝在志为怒,脾在志为思,肺在志为忧,肾在志为恐。喜、怒、思、忧、恐是人们对外界信息所引起的情志变化,是整个精神活动的重要组成部分,情志活动要通过五脏的生理功能而表现出来，故也将其分别归属于五脏之中。

(1)心在志为喜：心的生理功能和情志活动的“喜”有关，喜，对外界信息的反应，一般属于良性反应，适当的喜乐，能使血气调和，营卫通利，心情舒畅，有益于心的生理活动，喜则气和志达，营卫通利。但过度的喜乐，则可损伤心神，故曰：“喜伤心”。如心藏神功能过亢，可出现喜笑不休；心藏神功能不及，又易使人悲伤。由于心能统领五志，故五志过极皆能伤心。

(2)肝在志为怒：怒是人们在情绪激动时的一种情志变化，一般说来，当怒则怒，怒而有节，未必为害，若怒而无节，则它对于机体的生理活动是属于一种不良的刺激，可使气血逆乱，阳气升发。肝为刚脏，主疏泄，其气主动主升，体阴而用阳，故肝的生理病理与怒有密切关系，尤以病理为最，所谓“忿怒伤肝”。如大怒可伤肝，使肝的阳气升发太过而致病；反之，肝的阴血不足，阳气偏亢，则稍有刺激，便易发怒。

(3)脾在志为思：思，即思考、思虑，是人的精神意识思维活动的一种状态。正常的思考问题，对机体的生理活动并无不良的影响，但在思虑过度、所思不遂等情况下，就能影响机体的正常生理活动。脾气健运，化源充足，气血旺盛，则思虑、思考等心理活动正常，若脾虚则不耐思虑，思虑太过又易伤脾，所谓“思伤脾”。因此，脾的生理功能与情志活动的“思”有关。

(4)肺在志为忧：忧愁是属于非良性刺激的情志活动，尤其是在过度忧伤的情况下，往往会损伤机体正常的生理活动，忧愁对人体的影响，主要是损耗人体之气。因肺主气，所以忧愁过度易于伤肺，所谓“悲则气消”，而肺气虚弱时，机体对外来非良性刺激的耐受能力下降，人也较易产生忧愁的情志变化。

(5)肾在志为恐：恐，即恐惧、胆怯，是人们对事物惧怕时的一种精神状态，它对机体的生理活动能产生不良的刺激。“恐伤肾”，“恐则气下”，过度的恐惧，有时可使肾气不固，气泄于下，导致二便失禁。

总之，中医学认为，人的意识思维情志虽由脑所主，但其功能活动受五脏的调节。心藏神，肺藏魄，肝藏魂，脾藏意，肾藏志。心藏神在志为喜，喜则气和志达，可见“喜”是对外界信息的良性反应，有利于“心主血”，但喜乐过甚则伤神，喜乐者神惮而不藏。肺藏魄在志为忧，人初生之时，耳目心识，手足运动，为魄之灵，是由外界刺激引起的一种精神活动。年老肺气衰，言善误，故病理上，肺与魄有密切关系。肝藏魂在志为怒，魂乃神之变，魂之为言，如梦寐恍惚，变幻游行之境，魂的精神活动包括谋虑，故又有肝主谋虑之说。怒是情绪激动时的一种精神变化，是不良刺激，怒伤肝，常致血液上逆，气机升泄。脾藏意在志为思，意，是意识；思，是思考，正常的思考有赖脾的健运，思考过度或所思不遂则能导致情绪抑郁，饮食不思等，即所谓“思虑伤脾”。肾藏志在志为恐,恐与惊相似,惊为不知受惊,恐为自知而怯,惊则气乱,恐则气下,惊恐伤肾,气机紊乱。由此可见,人体的神、魂、意、魄、志及喜、怒、思、忧、惊等精神意识活动都依靠五脏的功能调节。

二、血液循行与五脏调节

(一)血液循行的过程

中医学认为,血液是构成人体和维持人体生命活动的基本物质之一,具有营养和滋润作用,血在脉中循行,内至五脏,外达皮肉筋骨,对全身各脏腑组织器官起着营养和滋润作用。"血脉营卫,周流不息,上应星宿,下应经数。"(《灵枢·痈疽》)"营在脉中,卫在脉外,营周不休,五十而复大会,阴阳相贯,如环无端。"(《灵枢·营卫生会》)

血液在循行过程中,不但为各组织器官提供丰富的养料,同时又将各组织器官新陈代谢过程中所产生的废物,分别运输到有关器官而排出体外。因此,血液的运行主要起着运输体内各种物质的作用。

心、血、脉是一个相对独立而且密闭的系统,其中,脉是一个相对密闭的管道系统,血液循行于脉管之中,流布全身,环周不休,故曰:"络与经,皆有血也。"(《医学真传》)

血液的正常循行,必须依靠于气的推动、温煦和固摄作用,故曰:"盖气,血之冲也。气行则血行,气止则血止,气温则血滑。气寒则血凝,气有一息之不运,则血有一息之不行。"(《仁斋直指方论·诸气方论》)气为阳,血为阴,气血冲和,阴平阳秘,机体内外环境相对稳定,血液方能正常地不断循环流动,在人体内起着运输、调节、防御等功能。但阴与阳,则阳主阴从;气与血,则气主血辅。所以,阴阳平衡,气血和谐,阳、气为主,阴、血为辅,则是血液循行的必要条件。

血液运行的方向,分为离心和向心两个方面。离心方面是指从心脏发出,经过经脉到络脉,反复分支,脉管逐渐变小(孙络),最后流布到全身各脏腑组织之内。向心方面是指血液在各脏腑组织内经过利用后,带着废物由孙络到络脉,由络脉逐渐汇合到经脉,最后返回心脏。"食气入胃,浊气归心,淫精于脉,脉气流经,经气归于肺,肺朝百脉,输精于皮毛;毛脉合精,行气于府,府精神明,留于四脏,气归于权衡。"(《素问·经脉别论》)水谷精微,奉心化赤而为血,血流于经脉而归于肺,肺朝百脉而血运于诸经。血液自经而脏,由脏而经,向心与离心而循环不息,所谓"心脏舒出紫血之浊气,输入赤血之清血。赤血即受肺吸入清气生气,由心运行脉管,滋养周血之精血也;紫血即受脏腑经脉浊气毒改变之血,由回血管复运于肺内,待呼出浊气,得吸入之清气,则紫血复

变为赤血，仍流布周身之内，以养生命。人身之血脉运行，周而复始也。"（《医易一理》）

（二）血液循行与五脏调节

心主血脉，为血脉循行的基本动力，全身的血液依赖心气的推动在脉中正常运行，输送各处，"诸血者皆属于心"，"人心动则血行诸经"。心气充沛，才能维持正常的心力、心率、心律，血液才能在脉内正常运行，周流不息，营养全身。肺主治节朝百脉，助心行血，全身的血液都要通过经脉而聚会于肺，通过肺的呼吸进行气体交换，然后再输送到全身。"人周身经络，皆根于心，而上通于肺，以回于下，如树之有根有干有枝。百体内外，一气流通，运行血脉，以相出入。"（《医原》）肝藏血是指肝有储藏血液和调节血量的生理功能，在正常生理情况下，人体各部分的血量是相对恒定的，但是，随着机体活动量的增减，血量亦随之改变，"肝藏血，心行之，人动则血运于诸经，人静则血归于肝脏。"脾统血是指脾有统摄血液在经脉之中流行，防止溢出脉外的功能，五脏六腑之血全赖脾气统摄。肾主藏精，精血同源，血液的正常运行有赖于血液本身的充盈，肾脏对血液循环的作用：一是肾精可化而为血，二是肾阴肾阳为诸阴诸阳之本，既能充盈血液又为脏腑阴阳气血之根本。

总之，血液循行是五脏共同调节的结果。其中，心为血液循行的基本动力，肺助心行血，亦为其动力；肝之疏泄藏血和脾之统摄；肾精化而为血，为人身阴阳之本，则是血液循行的调节因素。

三、呼吸运动与五脏调节

（一）呼吸的过程

人以天地之气生，人体与环境之间的气体的交换，称之为呼吸，呼吸过程是指人体吸入自然界之清气，呼出体内浊气的气体出入交换，吐故纳新的过程。呼吸是生命活动的重要指征，是人体重要的生命活动之一，也是全身各组织器官正常生理活动的必要保证。

呼吸运动是一个完整的过程，是周身之气升降出入运动的具体表现形式之一，它包括"吸清"与"呼浊"两方面的内容。

吸清过程，是肺通过肃降作用，借鼻腔或口腔将自然界的清气吸入体内，再经喉咙、气管等呼吸道而进入肺中。天气通于肺，口鼻者为气之门户，喉咙是清浊之气呼吸出入升降的要道。吸入肺中的清气在胸中与脾上输的水谷之精气互相结合形成宗气，宗气一方面温养肺脏自身和喉咙等上呼吸道，以继续维持正常的呼吸运动；另一方面由肺入心，在心肺的共同作用下布散周身，内灌脏腑经脉，外濡肌肤腠理。其中，清气通过经脉下达于肾，由肾封藏摄纳，使之有所归依，同时也不断地充养了肾气。

呼浊过程，是指吸入体内的自然之清气被周身组织器官所充分利用，并在新陈代谢的活动中产生了浊气，其大部分通过经脉又复上行至心入肺，在肺的宣发作用下，再经历气管、喉、鼻（口腔）等呼吸道而呼出体外，有一部分浊气则通过皮毛汗孔的开阖作用，由“气门”而排泄。

（二）呼吸运动与五脏调节

“肺在诸脏之上，而诸脏之气咸由之吐纳也。”（《图书编》）肺主呼吸，吸之则满，呼之则出，一呼一吸，消息自然，司清浊之运化，为人身之橐籥。

肾主纳气，肺所吸入之清气有赖肾的摄纳，以防止呼吸浅表，肺为气之主，肾为气之根，肺主出气，肾主纳气，阴阳相交，呼吸乃和。肝主疏泄，条畅气机，肝为刚脏而主疏泄，肺为娇脏而主肃降，肝从左升，肺从右降，升降得宜则气机舒展。脾主运化，水谷精气由脾上升与肺的呼吸之气相合而生成宗气，宗气走息道而行呼吸，贯心脉以行气血，脾脏不仅调节气的运行，而且调节气的质量。心主血，血为气之母，气非血不和，气不得血，则散而无统，血是气的载体，并给气以充分营养。吸入肝与肾，呼出心与肺，五脏都参与呼吸气机的调节，所以五脏中任何一脏的功能异常，均可引起呼吸系统疾病，故曰：“五脏六腑皆令人咳，非独肺也。”（《素问·咳论》）

四、消化吸收与五脏调节

（一）消化吸收的过程

人以水谷为本，人在生命活动的过程中，需要不断地摄取饮食营养，以维持各脏腑组织器官正常的生理活动，水谷精微是人类赖以生存的要素之一，也是化生气血阴阳的物质基础。

消化吸收是饮食物代谢过程中的两个主要环节，消化，是指饮食物通过消化器官的运动和消化液的作用，被分别成清者和浊者的过程，清者，指水谷精微；浊者，指食物残渣。吸收，是指饮食物在充分消化的基础上，将其中的精微物质吸收，并进而转输至心肺的过程。消化和吸收是一个完整的过程，消化液的分泌和消化器官的运动是紧密联系的，消化过程和吸收过程也是相辅相成，密切协调的。“人之于饮食也，唇以摄收之，齿以咀嚼之，舌以转掉之，使之往复周回，然后咽入。会厌居食管气管之间，气出则张，食入则掩盖气门，使食桥渡而过，由此入嗉，传送至胃之上口贲门，入胃，脾以磨之，肝以疏之，而后蒸化腐熟，由胃之津门泄出水分，其汁由幽门传入小肠，经所谓小肠为受盛之官是也。至小肠之阑门……是时谷已成糟粕，传入大肠，经所谓大肠为传导之官是也。至直肠则结为粪，由肛门而出。”（《中国医药汇海·论消化之原理》）

（二）消化吸收与五脏调节

饮食物的消化吸收过程，关系到五脏六腑的生理活动，是脾、胃、小肠、大肠、肝、胆、胰等脏腑功能互相配合而进行的，其中与脾、小肠、胃的关系尤为密切，所以说脾胃同为后天之本，气血生化之源。

脾主运化，食物经过胃的腐熟后，下送小肠以"分清泌浊"，浊的部分再传大肠转变为废物排出体外，清的部分由脾吸收而运送全身，发挥营养作用。脾主运化实际上包括了现代消化生理学的全部内容，以及营养生理学的部分内容。肝主疏泄，调节食物的消化和吸收，土得木而达，食气入胃，全赖肝木之气以疏泄之而水谷乃化，肝的疏泄有助于脾胃的运化，还表现在胆汁的分泌与排泄，帮助脾胃运化。肺居上焦，职司宣发，"谷入于胃，以传与肺，五脏六腑皆以受气"，饮食精微由肺的宣发而布达全身。肾主命门，脾阳根于肾阳，水谷运化须借助于肾阳的温煦蒸腾，故肾阳被誉为釜底之薪，所谓后天水谷之气得先天精血之气则生生不息。心主血属火，心有所主，则脾气健旺，"脾之所以能运行水谷者气也，气寒则凝滞不行，得心火以温之乃健运而不息，是为火生土"（《医碥·脏腑》）。

五、水液代谢与五脏调节

（一）水液代谢的过程

水液代谢，是指水液的生成，输布以及水液被人体利用后的剩余水分和代谢废物的排泄，这是一个极其复杂的生理过程。水液来源于饮食，是通过胃、脾以及大小肠等消化吸收功能而生成，水液的代谢过程，主要是靠脾、肺、肾三脏的调节而完成。故曰："脾土主运行，肺金主气化，肾水主五液。凡五气所化之液，悉属于肾，五液所化之气，悉属于肺；转输之脏，以制水生金者，悉属于脾。"（《医宗必读·水肿》）

水液生成以后，首先由脾通过升清作用，将其向上转输到心肺，同时一部分未被吸收的水液，则与食物残渣一起下传于大肠，从粪便中排出体外。

肺接受了脾上输的大量水液，通过宣发肃降作用，将其敷布至周身。其中，一部分水液经肺的宣发作用，随卫气而运行于体表，外达四肢官窍，以濡养肌肉，润泽皮肤，代谢以后的废料和剩余水分，又通过阳气的蒸腾，化生成汗液从汗孔排出。另一部分水液经肺的肃降作用，以心脏为动力，随营气循经脉而运行于体内，以濡养五脏六腑，灌注于骨节和脑髓之中，在被机体组织器官利用之后，集聚于肾。另外，在肺的呼气运动中，也排出了少量的水气。

肾为主水之脏，集聚于肾的水液，在肾的气化作用之下，被泌别成清者和浊者两部分。其清者，通过肾中阳气的蒸腾气化作用，又复上归于肺，由心肺再布散周身，以维持体内的正常水液量；其浊者，则通过肾中阳气的温化推动作用，不断地化生成尿液，并且向下输送至膀胱。当膀胱内尿液储存到一定量时，就产生尿意，从而及时自主地经尿道而排出体外。

（二）水液代谢与五脏调节

水液的正常代谢，与五脏系统功能正常、阴阳平衡密切相关，阴阳并需，尤以阳气为要，阳旺则气化，气化则水自化。

肾司开阖，为主水之脏，脾主运化水液为水液代谢之枢纽，主行水，为水之上源，肝主疏泄，条畅气机，气行则水行，心主血脉，行血而利水运。水饮入胃，中焦之水液经脾气的运化，肝气的疏泄，散精于上焦；心肺同居上焦，上焦之水液为清水，清中之清者经肺气宣发，心脉通利而散布到肌腠、皮毛、四肢、百骸，其代谢废物即变为汗液等排出体外；清中之浊者得肺气肃降而输达下焦，归肾之水为浊，浊中之清者复经肾气的蒸腾上升至心肺而重新参加代谢，浊中之浊者经肾气开阖送至膀胱，而排出体外。

总之，脏腑人体水液代谢的全过程，需要五脏六腑生理功能的协同配合，又是以肺、脾、肾三脏的功能活动为主的，"盖水为至阴，故其本在肾；水化于气，故其标在肺；水惟畏土，故其制在脾。"（《景岳全书·肿胀》）其中，肾的气化作用又贯穿于水液代谢的始终，并且对脾、肺等脏腑在水液代谢方面的功能起着促进作用。如果脾、肺、肾三脏中任何一脏的功能失常，皆可引起水液的输布排泄障碍，使水湿停留于体内，而产生痰饮、水肿等病理变化。

六、生长生殖与五脏调节

（一）生长生殖的过程

人的生命历程从胎孕、发育、成长、衰老乃至死亡，经历着一个生、长、壮、老、已的过程，生长壮老已是人类生命的自然规律。人的生命活动是以脏腑阴阳气血为基础的，脏腑阴阳气血平衡，人体才能正常生长发育。"生之本，本于阴阳"，阴阳是生命之本，阳化气，阴成形，生命过程就是不断地化气与成形的过程。气血是构成人体和维持人体生命活动的基本物质，而气为构成人体和维持人体生命活动的最基本物质，为人体盛衰之本。精者气之精，"人始生，先成精"，"精者，身之本"。人体的产生，先从精始，由精而生成身形脏腑。人出生之后赖五脏六腑之精的充盈，以维持正常的生命活动。总之，气血精津液是促进人体生长发育的基本物质，精能化气，气化为精，肾为藏精之脏，"受五脏六腑之精而藏之"。男子二八，女子二七，肾精充盛而天癸至，天癸至则精气溢泄，月事应时而下，具备生殖能力，男女交媾，胎孕乃成。随着脏腑阴阳气血的盛衰和精气天癸的至竭，人体呈现出生长壮老已的生命过程。

（二）生长生殖与五脏调节

1. 生长发育与五脏

人的生长发育与体内的气血阴阳以及脏腑的功能活动均有关，如心血充盈，可运行濡养周身；肺气充足，可维持体内清浊之气的吐故纳新；肝气条畅，可促进各组织器官功能的正常发挥。因此，人的生长发育要依赖五脏六腑的精气充养和支持，是五脏六腑共同发挥作用的生命过程。由于“肾为先天之本”，“脾为后天之本”，故脾肾两脏在促进人的生长发育并维持人的生命活动中起着极其重要的作用。

肾中精气的盛衰决定着人体的生长发育过程，为人体生长发育的根本，肾中精气禀受于父母，是激发生命活动的原动力。人体生长壮老已的生命过程，反映了肾中精气的盛衰变化，如肾中精气充足，生长发育正常，则表现出幼年时期生机旺盛，齿更发长，青壮年时期体魄壮实，筋骨强健。如肾中精气不足，生长发育迟缓，则幼年时期可见立迟、行迟、发迟、齿迟、语迟之“五迟症”，成年时期则可出现发落齿摇，未老先衰等现象。

后天化生的精气血津液是维持生命功能，促进生长发育的重要物质基础，故人出生以后，还要得到脾运化的水谷精微的充养，才能保证继续生长发育的需要。脾吸收、转输的营养物质，能够化生成精、气、血、津液，一方面源源不断地濡养周身各组织器官，以维持正常的生理活动；另一方面又不断地补充、培育先天之精气，使机体生机不息，保证了人体在利用生命物质的过程中正常地生长发育。脾胃“乃人生后天之根本，脾胃一伤，饮食不进，生机自绝”（《医经余论·续脾胃论》）。可见，人体的形成根于肾，生命的延续关乎脾，如脾气虚弱，运化失常，便可引起营养不良、体乏消瘦等症，直接影响到正常的生长发育，这也称之为“后天失调”。

2. 生殖与五脏

生殖是生物绵延和繁殖种系的重要生命活动，是保证种族延续的各种生理过程的总称。在高等动物，生殖涉及两性生殖细胞的结合和产生新个体的全部生理过程，在人类，还涉及政治、经济、哲学等一系列社会问题。人类生殖是通过两性生殖器官的活动而实现的，生殖主要是指机体发育成熟而具备的繁衍后代的能力，人的生殖功能是一个复杂的生理活动过程，与五脏六腑有着密切关系，其中与肾、肝、脾的关系密切，尤以肾为最。

人的性器官的发育，性功能的成熟以及生殖能力均与肾密切相关，肾为封藏之本，肾中的先天之精气，与生俱来，为禀受于父母的生殖之精气，是构成新的生命体的原始物质，为人类生育繁衍所不可缺少的物质基础。先天之精促使胚胎的形成，并维系着胚胎的正常发育，如果父母肾中精气充盛，生殖功能正常，两精相合，所形成的人体先天之精气才能充足，化生的形体才能壮实。若父母精气衰弱，影响生殖能力，便会引起下一代形体虚衰，或出现先天性畸形、痴呆、缺陷，或导致其生殖能力低下。

人的生殖能力并非伴随生命历程而始终存在，仅仅在生命历程的一定阶段，具有天癸的时期，方具备生殖能力。天癸是生殖的物质基础，天癸的产生取决于肾，是肾中精气以及阴阳逐渐充盛到一定程度而化生的一种新的物质。天癸关系到性功能的产生和成熟，并且控制、调节着人的生殖能力，一般而言，男子16~64岁，女子14~49岁，肾中精气盛（渐盛—充盛—渐衰），天癸产生并维持其功能，而具有生殖能力。故曰："小儿于初生之时，形体虽成，而精气未裕，所以女必十四，男必十六，而后天癸至。天癸既至，精之将盛也；天癸未至，精之未盛也。"（《景岳全书·传忠录》）由此可见，肾中精气的盛衰，天癸的产生与否，是决定并影响生殖能力的关键。

肝具有藏血和主疏泄的功能，一方面，肝气条畅，藏血充足，女子的月经来潮和孕育胎儿的生理活动便能正常维持；若肝失疏泄，藏血不足，就会导致月经不调、不孕、不育等症。另一方面，肝的疏泄作用还影响及男子的排精功能，如肝火偏旺，可出现遗精；肝气郁结，可出现精液排泄减少等。

脾主运化，先天之精气要依赖后天之精气充养，脾吸收、转输的水谷精微下达于肾，归藏于肾，使肾精保持充盈，方有利于生殖之精的生成。同时水谷精微化生的血液又能贮藏于肝，使冲任血脉充足而不绝，有助于女子发挥正常的生殖能力，因此，脾与人体的生殖功能也有关。

第三章 气血精津液学说

概　说

一、气血精津液学说的含义

我们在中医学的哲学，即气一元论中，从气—形—神生命三要素，论述了生命运动的规律，就形与气关系言，则生命过程就是一个形气相互转化的气化运动过程；就形与神的关系言，则生命过程就是形体与功能、物质与精神之间相反相成，和谐平衡的过程。气—形—神充分体现了形神合一、体用合一的生命观。在中医基础理论中，脏象经络属于“形”或“体”的范畴，脏腑经络的生理功能，属于“神”或“用”的范畴。而“气”属于“形”或“体”与“神”或“用”的物质基础。在人体生命过程中，生命物质的气在气化的作用下，气可以化生为血、为精、为津、为液等具体生命物质，从而形成气、血、精、津液的生命物质系统。因此，在中医基础理论中，气血精津液学说是从生命物质系统的层次，来阐述生命与健康的基本问题。

气血精津液学说是研究人体气、血、精、津液的生成、运行以及生理功能的理论，为中医学理论的重要组成部分，与脏象学说和经络学说有着同等重要的地位。

气、血、精、津液是构成人体和维持人体生命活动的基本物质，精泛指人体内由气而化生的精微物质；气是体内活力很强，运动不息的极其细微、肉眼难以可及的精微物质；血是脉道中运行的红色液态物质；津液是体内一切正常水液的总称。

二、气血精津液与脏腑经络的关系

气、血、精、津液是人体生命活动的物质基础，其运动变化规律也是人体生命活动的规律。气、血、精、津液的生成和代谢，有赖于脏腑经络及组织器官的生理活动，而脏腑经络及组织器官的生理活动，又必须依靠气的推动、温煦等作用，精、血、津液的滋养和濡润。因此，气、血、精、津液与脏腑经络及组织器官的生理和病理有着密切关系，它既是脏腑经络及组织器官生理活动的产物，又是脏腑经络及组织器官生理活动的物质基础。

三、气血精津液与阴阳的关系

就气血精津液的阴阳属性而言，气与精、血、津液分阴阳，则气为阳，阳主动，具有推动、温煦等作用，宜运行不息而不宜郁滞；精、血、津液为阴，阴主静，具有滋养、濡润作用，宜宁谧、秘藏而不宜妄泄。

四、气血与精津液的关系

生命物质虽有精、气、血、津液之分，但皆本源于气，故曰："人有精、气、津、液、血、脉，余意一气耳。"（《灵枢·决气》）气聚而成形，散而无形。气与精、血液、津液相对而言，则气无形，而精、血、津液有质。气与精、血、津液的相互化生与相互转化，体现了生命活动中，形化为气，气化为形，形气相互转化的气化过程。精血同源，津血同源，精、津液化而为血，血涵蕴精与津液。故中医学对人体生命活动的基本物质，又常以气血概称，强调"人之生，以气血为本；人之病，未有不先伤其气血者。"（《妇人良方·调经门》）"气血者，人之所赖以生者也。"（《医宗必读·医论图说》）

五、气与血的关系

气和血是构成人体和维持人体生命活动的两大基本物质，气之与血，异名同类，两相维附，气非血不和，血非气不运。气为血帅，血为气母。但"气为主，血为辅，气为重，血为轻。"（《医学真传·气血》）气为主，血为辅，故"气血俱要，而补气在补血之先，阴阳并需，而养阳在滋阴之上。"（《医宗必读·医论图说》）这是阳主阴从说在气血学说中的具体体现。人之生死由乎气，气之为用，无所不生，一有不调，则无所不病。气有不调之处即病本所在之地，故治病以气为首务。所谓"行医不识气，治病何从据，堪笑道中人，未到知音处。"（《景岳全书·诸气》引王应震语）

气、血、精、津液学说，以气血为要，而气血之中，尤以气为最。

应该指出，气、血、精、津液学说中的精、气概念与中国古代哲学的精、精气之范畴有着密切联系。但哲学上的精、精气范畴是标示世界本原的物质存在，是抽象概念，而精、气、血、津液学说中的精、精气则是医学科学中的具体物质概念。中医学是中国传统的医学科学，限于当时的科学水平和认识能力，在阐述生命健康和疾病时，有时会发生哲学与医学、抽象与具体物质概念的混称，应根据不同的内涵、来源、功能加以界定。

第一节 气(人气)

一、人气(人体之气)的概念

(一)哲学气范畴与医学气概念

《黄帝内经》继承和发展先秦气一元论思想,并将其应用到医学中来,对气范围的含义做了多方面、多层次的规定和分析,形成了以生理之气为核心的气学理论。《黄帝内经》以降,历代医家在充分吸收中国古代哲学气学理论优秀成果的基础上,丰富和发展了中医学的气学理论,逐步地构建了中医基础理论中系统完整的气学理论体系,不仅促进了中医学理论体系的形成和发展,而且对中国传统哲学气范畴和气论思想的发展也做出了重要贡献。

在中医学中,气是一个内涵丰富的多义概念,具有哲学和医学双重含义,我们在第一章中医学的哲学基础的气一元论中,着重阐述气的哲学含义,气作为一个哲学概念,是物质的同义词,是一个普遍而广泛的抽象的物质概念,它可以概括宇宙万物,解释自然界一切事物的存在和运动状态,但不是指某一具体事物,如“天地合气,命之曰人”的“气”,其意义与中国古代哲学中气是一致的。

气是天地万物的本原,天、地、人三才一体,中医学从天地大宇宙,人身小宇宙的天人统一整体观出发,用气范畴论述了天地自然的运动变化规律。因此,中医学的气学理论在论述生命运动时必然涉及天气、地气和人气及其相互关系,但作为一门医学科学,其讨论的重点在于人气,即人体之气。根据“天地合气,命之曰人”的基本观点,以人体之气为核心,从人气一天地之气的关系来论述人体之气在生命过程中的气化规律。因此,本节所讲述的气,则着重阐述气的医学含义,在此,气作为一个医学概念指人体之气,指构成人体和维持人体生命活动的基本物质,这里的气既是人体赖以生存的具体物质,又是人体脏腑组织功能活动,是物质与功能的统一。哲学概念的气与医学概念的气是有区别的,它们之间是抽象与具体,共性与个性,一般与特殊的关系。

(二)人气(人体之气)的含义

人体之气,在生命过程中,一般有两种存在形式,一是聚而成形者,如人身的脏腑、形体、官窍等;二是弥漫流动者,如真气、元气、宗气、营气、卫气等。本节所探讨的重点在于后者。

中医学从气是宇宙的本原,是构成天地万物的最基本的元素这一基本观点出发,认为气是构成人体的基本物质,也是维持人体生命活动的基本物质。在生命物质系统中,除气之外,尚有血、津液、精等,但血、津液和精等均是由气所化生的。“精、气、津、液、血、脉,无非气之所化也。”(《类经·脏象类》)所以说,气是构成人体和维持人体生命活动的基本物质,属生命物质系统中最上位的概念。人体之气的内涵包含着两个方面。

1. 气是构成人体的基本物质

(1)人以天地之气生:中医学认为,人和万物都是天地自然的产物,要探讨人的起源和本质,必须首先研究人在宇宙中生存的场所和与人关系最为密切的自然环境。“善言人者,求之于气交……”,“何谓气交?……上下之位,气交之中,人之居也。”(《素问·六微旨大论》)气交是人生活的场所,是下降的天气和上升的地气相互交汇的地方。在这里,由于阴阳的运动变化,有四季之分,寒暑之别,既有天之六气的影响,又有地之五行生克的作用,人就是生活在这样的地点、环境之中。

人既然生活在气交之中,就必然和宇宙万物一样,都是由气构成的,都是天地形气阴阳相感的产物,是物质自然界有规律地运动变化的结果。故曰:“人以天地之气生,四时之法成”,“天地合气,命之曰人。”(《素问·宝命全形论》)但是,人能应四时而知万物,有高度发展的意识和思维,又是万物中最宝贵的,所以说:“天覆地载,万物悉备,莫贵于人。”(《素问·宝命全形论》)气是一种至精至微的物质,是构成自然万物的原始材料,人和自然万物一样,也是天地自然之气合乎规律的产物,因此,气也是构成人体生命的基本物质。

(2)父母媾精形成生命:精(精气)是生命的基础,在中医学中,精气(精)的医学含义,则泛指天地阴阳五行之气内化于人体之中而形成的,构成人体和维持人体生活活动的精微物质,是人体生命的基础。中医学在强调气是构成人体的最基本物质,承认生命物质性的同时,又进一步指出生命是由精气直接形成的。故曰:“夫精者,身之本也。”(《素问·金匮真言论》)“两神相搏,合而成形,常先身生,是谓精。”(《灵枢·决气》)“故生之来谓之精,两精相搏谓之神。”(《灵枢·本神》)精气先身而生,具有遗传特性。来源于父母的先天之精气相合,形成了原始的胚胎,转化为胚胎自身之精,成为人体生长发育和繁衍后代的物质基础,新的生命活动——“神”就开始了。“人之始生,何气筑为基,何立而为楯……以母为基,以父为楯,失神者死,得神者生也。”(《灵枢·天年》)这种“母基”、“父楯”的说法,简明而形象地说明了人的生命是由精气,由胚胎而逐渐发育成形体。其具体过程为“人始生,先成精,精成而脑髓生,骨为干,脉为营,筋为刚,肉为墙,皮肤坚而毛发长,谷入于胃,脉道以通,血气乃行。”(《灵枢·经脉》)“血气已和,营卫已通,五脏已成,神气舍心,魂魄毕具,乃成为人。”(《灵枢·天年》)男女生殖之精称为天癸,天癸既充,精气溢泻,月事以时下,男女相合,两精和畅,阴阳交媾,胎孕乃成。父母之精合而成形,由胚胎而形成躯体的脑髓、骨骼、血脉、筋肉、皮肤、毛发、五脏六腑。随着人的形体的形成,新的生命活动也就开始了,人的生命功能亦随之产生了。

2. 气是维持人体生命活动的基本物质

气化作用是生命活动的基本特征。在人的生命活动过程中,气化作用包括两个方面:

(1)人与自然的气化作用:即人与自然的物质交换。人的生命机能来源于人的形体,人的形体又依靠摄取天地自然界的一定物质才能生存。生命活动是物质自然界的产物,人类必须同自然界进行物质交换,才能维持生命活动。“天食人以五气,地食人以五味。五气入鼻,藏于心肺,上使五色修明,音声能彰。五味入口,藏于肠胃,味有所藏,以养五气,气和而生,津液相成,神乃自生。”(《素问·六节脏象论》)气与味(味由气化生,味亦是气),即空气、水、食物经口鼻进入人体后,经过一系列的气化过程转化为机体各部分的生命物质(五脏六腑之精气)和生命机能。

(2)人自身的气化作用:即生命物质的代谢。人体一方面依靠生命机能不断地摄取自然物质并使之转变为机体的组织部分,构成生命活动的物质基础;另一方面在发挥生命机能的过程中,又不断地消耗自己,产生废物,通过汗、尿、便等形式排出体外。故曰:“鼻受天之气,口受地之味。其气所化,宗气、营、卫,分而为三。由是化津、化液、化精、化血,精复化气,以奉养生身。”(《景景室医稿杂存》)总之,人体通过五脏六腑呼吸清气,受纳水谷,将其变为人体生命活动需要的气、血、津液等各种生命物质,由经脉而运送至全身。新陈代谢后的废物和水液则通过汗、尿、便而排出体外。这一过程就是形气转化的气化作用过程,既有有形物质向气的转化,如饮食经脾胃的腐熟运化而为水谷精微,化为营卫之气;又有气向有形物质的转化,如营气在心肺的作用下化而为血液。形气相互转化的气化过程,包括了物质和能量的相互转化过程。

(3)气是神志活动的物质基础:精神活动是在全部生命机能的基础上产生出来的更为高级的功能活动,中医学认为人的感觉、思维等精神情志活动,也是由物质机体所产生的一种气的活动。“五脏者,所以藏精神魂魄者也。”(《灵枢·卫气》)“人有五脏化五气,以生喜、怒、悲、忧、恐。”(《素问·阴阳应象大论》)感觉也是一种精神现象,形体感官和充盛的精气是产生视、听、嗅、味等感觉的物质基础。故曰:“其血气皆上于面而走空窍,其精阳气上走于目而为睛,其别气走于耳而为听,其宗气上出于鼻而为嗅,其浊气出于胃,走唇舌而为味。”(《灵枢·邪气脏腑病形》)由精气而构成人的形体,由形体而产生人的生命机能——神，神是人身形体的机能和功用。由此可见，五脏精气是精神情志活动的物质基础。

总之，中医学按气—形—神生命三要素的逻辑结构，论述了生命过程中物质与运动、机体与功能和肉体与精神的关系，即形体物质与生命机能之间的关系，也就是形神关系。

气是世界的本原物质，气具有永恒运动的属性，故物质世界处于永恒运动变化之中。整个世界就是一个由气到形，由形到气，即形气转化的循环往复的无穷过程，人的生命活动也是如此。父母之精相合构成人的形体，精为生命物质——气的一种，“精乃气之子”（《脾胃论·省言箴》）气化为精。“精者，身之本也。”（《素问·金匮真言论》）实即气为身之本。身即形体，气化为形，形以气充，气为形体之本，形为生命之根。“吾之所赖唯形耳，无形则无吾矣。”（《景岳全书·治形论》）天地是大生化之宇，人体为小生化之器，人的生命赖形体而存在，若形体散解，则生命活动也随之终止。故曰：“器者生化之宇，器散则分之，生化息矣。”（《素问·六微旨大论》）气始终处于形气转化的气化作用之中，人体则是一个不断发生气化作用的机体，这种气化作用表现为人的生命机能。生命机能来源于人的形体，形体又赖天地自然的物质而生存，所以生命活动是物质自然界的产物，是天地之间的一种自然现象。中医学将自然界物质运动的变化规律、人体的一切生命活动和生理功能统称为神，就人的机体与生命功能而言，神则是对人体一切生命活动和生理功能（包括精神意识思维活动）的称谓。形与神俱，生命物质存在于机体之内，人的机体则显露出生命功能，精神意识思维活动是在全部生命机能的基础上产生出来的更为高级的功能活动，也是生命物质的产物，也是气的气化作用的表现。如是神根于形，形根于气，即功能源于形体，形体源于生命物质——气。中医学从形神关系方面进一步论证了气是人体生命的本原的基本观点。

人是自然界的产物，禀天地之气而生，依四时之法而成，天地阴阳五行之气内化于人体，构成了人体之气。人体之气是维持人体生命活动的物质基础，其运动变化规律也是人体生命的活动规律。人与天地相应，人体与自然界不仅共同受阴阳五行之气运动规律的制约，而且许多具体的运动规律也是相通应的，阴阳是天地万物运动变化的根本规律和机制，天地之气有阴阳之分，人体之气亦有阴阳之分，故曰：“人生有形，不离阴阳”（《素问·宝命全形论》），“阴平阳秘，精神乃治”，“阴阳离决，精气乃绝”（《素问·阴阳应象大论》）。人体之气和自然之气的运动变化服从统一的规律，“人之常数”亦即“天之常数”（《素问·血气形志》），“天地之大纪，人神之通应也”（《素问·至真要大论》）。

综上所述,气是真实存在而至精至微的生命物质,是生命活动的物质基础,负载着生命现象,人生所赖,惟气而已,“惟气以形成,气聚则形存,气散则形亡”,“气聚则生,气散则死。”(《医门法律·明胸中大气之法》)所以说,气是构成人体和维持人体生命活动的基本物质。

气是一种物质,运动是物质的根本属性,物质在运动中体现出功能。人体之气既然是物质,也必具有运动的属性,气的不同运动形式体现了各种不同的生理功能。因此,人体之气是在运动过程中,通过人体脏腑组织的生理活动而表现出来的,即人体脏腑组织的生理功能就是气的功能体现。因此,必须从气是物质性、运动性、无限性,特别是运动性,去认识人体之气,用物质与功能的辩证统一观点来理解气的医学含义。

中国古代哲学气一元论将气、精、精气混称,精、精气就是气,中医学在阐述人体之气时,也常常将气、精气、精并称,习惯上把气、血、精、津液学说中的“气”,作为人体之气的最大概念,而元气、宗气、营气、卫气、脏腑经络之气等则作为“气”的下位概念。

在中医学理论中,气还有其他的含义,如脏象学说讨论过的脏腑之气,即心气、肺气、脾气、肝气、肾气、胃气等,专门指代各脏腑的功能活动;经络学说中将要讨论的经络之气,专门指代经络的功能;病因章中讨论的六气,专门指代正常气候;邪气,专门指代致病因素;温病学中讨论的气分,专门指代外感热病发展过程中的一个病理阶段;等等。这些“气”与气血津液学说中所研究的气的内涵不同,故不在本节讨论。

二、人体之气的生成

人体之气,就生命形成而论,“生之来谓之精”,有了精才能形成不断发生升降出入的气化作用的机体,则精在气先,气由精化。其中,先天之精可化为先天之气,后天之精所化之气与肺吸入的自然界的清气相合而为后天之气,先天之气与后天之气相合而为人体一身之气。

人体之气,源于先天之气和后天摄取的水谷精气与自然界的清气,通过肺、脾胃和肾等脏腑生理活动作用而生成。

(一)人体之气的来源

构成和维持人体生命活动的气,其来源有二。

1. 先天之气

先天之气是受于父母,贮藏于肾之气,习称先天之精气。先天之气先身而生,是生命的基本物质,禀受于父母之精气,故又称之为先天之精。“生之来谓之精”(《灵枢·本神》)。人始生,先成精,没有精气就没有生命,这种先天之精气,是构成胚胎的原始物质。人之始生,以母为基,以父为楯,父母之精气相合,形成了胎。所谓“方其始生,赖母以为之基,坤道成物也;赖父以为之楯,阳气以为捍卫也”(《黄帝内经素问注证发微》)。先天之精是构成生命和形体的物质基础,精化为气,先天之精化为先天之气,形成有生命的机体,所以先天之气是人体之气的重要组成部分。

2. 后天之气

后天之气是后天获得,水谷精气和呼吸清气化生之气,后天之气包括饮食物中的营养物质和存在于自然界的清气,因为这类气是出生之后,从后天获得的,故称后天之气。气由精化,后天之精化而为后天之气。

呼吸之精气:通过人体本能的呼吸运动所吸入的自然界的新鲜空气,又称清气、天气、呼吸之气。“喉主天气”(《素问·太阴阳明论》),“天气通于肺”(《素问·阴阳应象大论》)。人体赖呼吸运动,使体内的气体在肺内不断交换,实行吐故纳新,参与人体气的生成。故曰:“天食人以五气,五气入鼻,由喉而藏于心肺,以达五脏。”(《类经·气味类》)

水谷之精气,又称谷气、水谷精微,是饮食物中的营养物质,是人赖以生存的基本要素。胃为水谷之海,人摄取饮食物之后,经过胃的腐熟,脾的运化,将饮食物中的营养成分化生为能被人体利用的水谷精微,输布于全身,滋养脏腑,化生气血,成为人体生命活动的主要物质基础。故曰:“人之所受气者谷也”(《脾胃论·脾胃虚传变论》),“人以水谷为本,故人绝水谷则死。”(《素问·平人气象论》)如初生婴儿,一日不食则饥,七日不食则肠胃枯竭而死,可见人类一有此身,必资谷气入胃,洒陈于六腑,和调于五脏,以生气血,而人资之以为生。

人自有生以后,无非天地之为用。非水谷,无以成形体之壮;非呼吸,无以行脏腑之气。所以说:“人一离腹时,便有此呼吸……平人绝谷,七日而死者,以水谷俱尽,脏腑无所充养受气也。然必待七日而死,未若呼吸绝而即死之速也。”(《医旨绪余·原呼吸》)

(二)人体之气的生成过程

人体的气,从其本原看,是由先天之精气、水谷之精气和自然界的清气三者相结合而成的。气的生成有赖于全身各脏腑组织的综合作用,其中与肺、脾胃和肾等脏腑的关系尤为密切。

1. 肺为生气之主

肺为体内外之气交换的场所,通过肺的呼吸吸入自然界的清气,呼出体内的浊气,实现体内外之气的交换。通过不断的呼浊吸清,保证了自然界的清气源源不断地进入体内,参与人体新陈代谢的正常进行。

肺在气的生成过程中主要生成宗气。人体通过肺的呼吸运动，把自然界的清气吸入于肺，与脾胃所运化的水谷精气，在肺内结合而积于胸中的上气海（膻中），形成人体的宗气。“夫合先后（指先天之气和后天之气——作者注）而言，即大气之积于胸中，司呼吸，通内外，周流一身，顷刻无间之宗气者是也。”（《医宗金鉴·删补名医方论》）

宗气走息道以行呼吸，贯心脉而行气血，通达内外，周流一身，以维持脏腑组织的正常生理功能，从而又促进了全身之气的生成。

肺司呼吸，“吸之则满，呼之则虚，一呼一吸，消息自然，司清浊之运化。”（《类经图翼·经络》）宗气赖肺呼吸清气而生，待其生成之后，则积于胸中，走息道而行呼吸。肺通过呼吸，排出浊气，摄取清气，生成宗气，以参与一身之气的生成。呼吸微徐，气度以行，“一呼脉再动，气行三寸，一吸脉亦再动，气行三寸，呼吸定息，脉行六寸。”（《灵枢·五十营》）肺借呼吸吸入自然之清气，为一身之气提供物质基础，赖化生宗气进而化生一身之气，肺之呼吸是气的生成的根本保证，故曰：“诸气皆生于肺”，“肺主气，气调则营卫脏腑无所不治。”（《类经·脏象类》）肺为呼吸橐龠，虚如蜂窠，吸之则满，呼之则虚，受脏腑上朝之清气，禀清肃之体，性主乎降。“人身之气，禀命于肺。肺气清肃，则周身之气莫不服从而顺行。”（《医门法律·肺痈肺痿门》）升降出入，无器不有，人体是一个不断发生着升降出入的气化作用的机体，“升降者，里气与里气相回旋之道也；出入者，里气与外气相交接之道也。”（《读医随笔·升降出入论》）而肺则集升降出入于一身，呼则升且出，吸则降且入。“肺之一呼吸，以行脏腑之气。”（《医易一理》）从而维持全身气机的动态平衡，故曰：“气……周流一身，循环无端，出入升降，继而有常……总统于肺气。”（《金匮钩玄·附录》）总之，肺脏通过呼吸运动，吐故纳新，吸清呼浊，化生宗气，进而生成一身之气，并总统一身之气机的升降出入运动，从而保证了气之生生不息。故有“肺主一身之气”（《医门法律·明胸中大气之法》），“肺为气之主”（《仁斋直指方论·诸气方论》）之说。

2. 脾胃为化气之源

胃司受纳，脾司运化，一纳一运，生化精气。脾升胃降，纳运相得，将饮食化生为水谷精气，靠脾之转输和升清作用，把水谷精气上输于肺，再由肺通过经脉而布散全身，以营养五脏六腑、四肢百骸，维持正常的生命运动。脾胃为后天之本，在气的生成过程中，脾胃的腐熟运化功能尤为重要。“人之所受气者谷也，谷之所注者胃也。”（《脾胃论·脾胃虚实传变论》）“胃司受纳，脾司运化，一纳一运，化生精气，津液上升，糟粕下降，斯无病也。”（《明医杂著》）脾升胃降，纳运相得，才能将饮食化生为水谷精气。因为人在出生之后，依赖食物的营养以维持生命活动，而机体从饮食物中摄取营养物质又依赖于脾胃的受纳和运化功能，饮食入胃，经过胃之受纳和腐熟，进行初步消化，通过幽门下移于小肠，靠脾的磨谷消食作用，将水谷化生为水谷精微——水谷之精气，并靠脾之转输和散精作用，把水谷精微上输于肺，再由肺注入心脉，通过经脉布散到全身，以营养五脏六腑，维持正常的生命活动。所以李中梓说："婴儿既生，一日不再食则饥，七日不食，则肠胃涸绝而死。经云：安谷则昌，绝谷则亡……胃气一败，百药难施。一有此身，必资谷气。谷入于胃，洒陈于六腑而气至，和调于五脏而血生，而人资之以为生也。故曰后天之本在脾。"(《医宗必读·肾为先天本脾为后天本论》)脾为五脏之轴，胃为六腑之首，脾胃合为后天之本，气血生化之源，在气的生成过程中起着中流砥柱的作用。脾胃在气的生成过程中，不仅化生水谷精气，提供物质基础，参与宗气的生成，而且又能滋养先天之精气。

3. 肾为生气之根

肾有贮藏精气的作用，肾的精气为生命之根，生身之本。肾所藏之精，包括先天之精和后天之精。先天之精是构成人体的原始物质，为生命的基础，后天之精，又称五脏六腑之精，来源于水谷精微，由脾胃化生并灌溉五脏六腑。实际上，先天之精和后天之精在肾脏中是不能截然分开的，故曰："先天之气在肾，是父母之所赋；后天之气在脾，是水谷所化。先天之气为气之体，体主静，故子在胞中，赖母息以养生气，则神藏而机静。后天之气为气之用，用主动，故育形之后，资水谷以奉生身，则神发而运动。天人合德，二气互用，故后天之气得先天之气，则生生而不息；先天之气得后天之气，始化化而不穷也。"(《医宗金鉴·删补名医方论》)可见，肾精的盛衰，除先天条件外，和后天之精的充盛与否也有密切关系。肾脏对精气，一方面不断地贮藏，另一方面又不断地供给，循环往复，生生不已。所以说："肾者，主受五脏六腑之精而藏之，故五脏盛乃能泻，是精藏于肾而又非生于肾也。五脏六腑之精，肾藏而司其输泄，输泄以时，则五脏六腑之精相续不绝。"(《医述》引《怡堂散记》)肾所藏的先天之精气充盛，不仅给全身之气的生成奠定了物质基础，而且还能促进后天之精的生成，使五脏六腑有所禀受而气不绝。所以说："父母构精时，一点真阳，先身而生，藏于两肾之中，而一身之元气由之以生，故谓生气之原。"(《医门法律·先哲格言》)

总之，人体之气的生成，赖五脏系统的综合作用，其中与肺、脾、肾的关系最为密切。一者靠肾中精气、水谷精气和自然界清气供应充足；二者靠肺、脾胃、肾三脏功能的正常。其中以脾肺更为重要，故临证所谓补气，主要是补脾肺两脏之气。

三、人体之气的功能

气，是构成人体和维持人体生命活动的最基本物质，它对于人体具有十分重要的多种生理功能。故曰："气始而生化，气散而有形，气布而蕃育，气终而象变，其致一也。"（《素问·五常政大论》）"气者，人之根本也。"（《难经·八难》）"人之生死，全赖乎气。气聚则生，气壮则康，气衰则弱，气散则死。"（《医权初编》）气的生理功能主要在以下几个方面。

（一）推动作用

气的推动作用，指气具有激发和推动作用。气是活力很强的精微物质，能激发和促进人体的生长发育以及各脏腑、经络等组织器官的生理功能，能推动血液的生成、运行，以及津液的生成、输布和排泄等。

1. 气是生命活动的根本动力

气是维持人体生命活动的最基本物质，气自身具有运动的能力，"气有胜复，胜复之作，有德有化，有用有变。"（《素问·六微旨大论》）气的这种胜复作用，即克制与反克制作用。气是阴阳的矛盾统一体，阴阳是气本身内在的矛盾要素，气的克制与反克制作用，亦即阴阳的矛盾运动，是"变化之父母，生杀之本始。"（《素问·阴阳应象大论》）气本身的相互作用，是推动生命活动的根本动力。"气血，人身之二仪也，气为主而血为配。故曰：气化即物生，气变即物易，气盛即物壮，气弱即物弱，气正即物和，气乱即物病，气绝即物死。是气之当养也明矣。"（《医方考·气门》）"人之生死由乎气。"（《医门法律·先哲格言》）

2. 促进脏腑经络的生理活动

人体的脏腑经络，赖气的推动以维持其正常的功能。如血液在经脉中运行于周身，其动力来源于气。"气为血之帅，血随之运行"（《血证论·吐血》），血为气之配，气升则升，气降则降，气凝则凝，气滞则滞。津液的输布和排泄赖气的推动，气行则水行，气滞则水滞。气这种动力作用，是由脏腑之气所体现的，如人体的生长发育和生殖功能，依赖于肾气的推动；水谷精微的化生赖脾胃之气的推动等等。三焦为元气通行之道路，上焦如雾，中焦如沤，下焦如渎。三焦囊括了整个人体最主要的新陈代谢功能，其自我完成的能动过程是通过气化作用实现的。"经脉者，行血气，通阴阳，以荣于身者也。"（《冯氏锦囊秘录》）构成经络系统和维持经络功能活动的最基本物质，谓之经络之气。经络之气为人体真气的一部分，经络之气旺盛，则人身二气周流，无往不贯，出于脏腑，流布经络，循脉上下，营周不休，五十而复大会，阴阳相贯，如环无端。

当气的推动作用减弱时，可影响人体的生长、发育，或出现早衰，亦可使脏腑、经络等组织器官的生理活动减退，出现血液和津液的生成不足，运行迟缓、输布、排泄障碍等病理变化。

3. 精神情志活动的物质基础

“神者，正气也。”（《灵枢·小针解》）“人有五脏化五气，以生喜、怒、悲、忧、恐。”（《素问·阴阳应象大论》）“神气舍心，魂魄毕具，乃成为人。”（《灵枢·天年》）人的精神是物质之气的产物，气为体，神为用。人的精神意识活动也赖气的推动，故曰“气乃神之祖”，“气者精神之根蒂也。”（《脾胃论·省言箴》）

（二）温煦作用

气的温煦作用是指气对机体具有温暖熏蒸作用，故曰：“气主煦之。”（《难经·二十二难》）气是机体热量的来源的，是体内产生热量的物质基础，其温煦作用是通过激发和推动各脏腑器官生理功能，促进机体的新陈代谢来实现的。气分阴阳，气具有温煦作用者，谓之阳气，具体言之，气的温煦作用是通过阳气的作用而表现出来的。“人体通体之温者，阳气也。”（《质疑录》）就营卫之气而言，卫气属阳，“卫气者，热气也。凡肌肉民以能温，水谷之所以能化者，卫气之功用也。”（《读医随笔·气血精神论》）维持人体生命活动的阳气称之为少火，所谓“少火生气”（《素问·阴阳应象大论》）阳气对人体的生长壮老已至关重要，“阳气者，若天与日，失其所，则折寿而不彰。”（《素问·生气通天论》）“气为生人少火，立命之本也。”（《质疑录》）

气对机体温煦熏蒸的具体作用是：人体的体温，需要气的温煦作用来维持；各脏腑、经络的生理活动，需要在气的温煦作用下进行；血得温则行，气可化水，血和津液等液态物质，都需要在气的温煦作用下，才能正常循行。

气虚为阳虚之渐，阳虚为气虚之极，如果气虚而温煦作用减弱，则可现畏寒肢冷、脏腑功能衰退、血液和津液的运行迟缓等寒性病理变化。

（三）防御作用

气的防御作用是指气护卫肌肤、抗御邪气的作用。人体机能总称正气，中医学用气的观点解释病因和病理现象，用“正气”代表人体的抗病能力，用“邪气”标示一切致病因素，用正气不能抵御邪气的侵袭来说明疾病的产生，故曰：“正气存内，邪不可干。”（《素问·刺法论》）“邪之所凑，其气必虚。”（《素问·评热病论》）气是维持人体生命活动的物质基础，气盛则人体脏腑经络的功能旺盛，人体脏腑经络机能旺盛则抗病能力旺盛，即正气强盛。“气得其和则为正气，气失其和则为邪气。”（《医门法律·先哲格言》）“和”，即和谐之意,气具有物质性和运动性的显著特征,气分阴阳,阴阳相辅相成,相互激荡,彼此合和,万物便“冲气”合和而化生。气的生成和升降出入运动处于阴阳和谐的动态平衡状态,就是气之“和”或“和谐”,气和则生机盎然,机能旺盛,抗病能力亦盛,故曰“气得其和则为正气”。否则,气失其和则人体功能低下,抗病能力减弱,易招邪气侵袭而为病。故曰:“气失其和则为邪气”,气的防御作用是通过正气而体现出来的。

气的防御作用主要体现为:

1. 护卫肌表,抵御外邪

皮肤是人体的藩篱,具有屏障作用,肺合皮毛,肺宣发卫气于皮毛。“卫气者,为言护卫周身,温分肉,肥腠理,不使外邪侵袭也。”(《医旨绪余·宗气营气卫气》)卫气行于脉外,达于肌肤,而发挥防御外邪侵袭的作用。

2. 正邪交争,驱邪外出

邪气侵入机体之后,机体的正气奋起与之抗争,正盛邪祛,邪气迅即被驱除体外,如此疾病便不能发生。“太阳之为病,脉浮,头项强痛而恶寒。”(《伤寒论·辨太阳病脉证并治》)太阳主一身之表,功能固护于外,外邪侵袭人体,从表而入,必先犯之。脉浮,恶寒,或已发热或未发热,为卫气与邪气相争的反映,如正气战胜邪气,则脉浮、恶寒自罢,而病愈。

3. 自我修复,恢复健康

在疾病之后,邪气已微,正气未复,此时正气足以使机体阴阳恢复平衡,病愈而康复。总之,气的盛衰决定正气的强弱,正气的强弱则决定疾病的发生发展与转归。故曰:“正气旺者,虽有强邪,亦不能感,感亦必轻,故多无病,病亦易愈;正气弱者,虽即微邪,亦得易袭,袭则必重,故最多病,病亦难痊。”(《冯氏锦囊秘录》)

如卫气不足而表虚易于感冒,用玉屏风散以益气固表;体弱不耐风寒而恶风,汗出,用桂枝汤调和营卫,均属重在固表而增强皮毛的屏障作用。

(四)固摄作用

气的固摄作用,是指气对血、津液、精液等液态物质的稳固、统摄,以防止妄失的作用。“阴阳匀平,以充其形,九候若一,命曰平人。”(《素问·调经论》)机体阴阳平衡标志着健康,平衡失调意味着生病。但是,中医学的阴阳学说认为,在人体阴阳的对立互根的矛盾关系中,阳为主而阴为从,强调以阳为本,阳气既固,阴必从之。“凡阴阳之要,阳密乃固……阳强不能密,阴气乃绝。”(《素问·生气通天论》)人体中的阳气是生命的主导,若失常而不固,阴气就会耗伤衰竭,引起疾病甚至死亡。所以,气的固摄作用,泛言之,实为人体阳气对阴气的固密调节作用。

气的固摄作用具体表现为：

1. 气能摄血，约束血液，使之循行于脉中而不逸出脉外。

2. 气能摄津，约束汗液、尿液、唾液、胃肠液等，调控其分泌量或排泄量，防止其异常丢失。

3. 固摄精液，使之不因妄动而频繁遗泄。

4. 固摄脏腑经络之气，使之不过于耗失，以维持脏腑经络的正常功能活动。气的固摄作用实际上是通过脏腑经络的作用而实现的。

固与散、泄、脱相对，气的固摄作用减退，必将导致机体阴阳、气血、精神、津液的耗散、遗泄、脱失，其病轻者为散，为泄，重者为脱。凡汗出亡阳，精滑不禁，泄痢不止，大便不固，小便自遗，久嗽亡津，归于气脱；凡下血不止，崩中暴下，诸大亡血，归于血脱。而黄宫绣则认为："阳旺者阴必竭，故脱多在于阴。阴盛者阳必衰，故脱多在于阳。"（《本草求真》）张景岳则将脱泄责之于肺、肾，"在上者在表者皆宜固气，气主在肺也；在下者在里者皆宜固精，精主在肾也。"（《景岳全书·新方八阵略引》）久嗽为喘，而气泄于上，则固其肺；久遗成淋，精滑不止，则固其肾；小便不禁，则固其膀胱；大便不禁，则固其肠；汗泄不止，则固其皮毛；血泄不止，则固其营卫；大虚大脱，又当补而固之。

（五）营养作用

气的营养作用，是指气为机体脏腑功能活动提供营养物质的作用，具体表现在三个方面：

其一，人以水谷为本，水谷精微为化生气血的主要物质基础，气血是维持全身脏腑经络机能的基本物质，因此说，水谷精气为全身提供生命活动所必需的营养物质。

其二，气通过卫气以温养肌肉、筋骨、皮肤、腠理，所谓"卫气者，本于命门，达于三焦，以温肌肉、筋骨、皮肤"（《读医随笔·气血精神论》），"熏于肓膜，散于胸腹。"（《医旨绪余·宗气营气卫气》）通过营气化生血液，以营养五脏六腑、四肢百骸，故曰："营者水谷之精，和调于五脏，洒陈于六腑，乃能入于脉也……灌溉一身。"（《妇人良方·调经门》）"入于经隧，达脏腑，昼夜营周不休。"（《医旨绪余·宗气营气卫气》）

其三，气通过经络之气，起到输送营养，濡养脏腑经络的作用，故曰："其流溢之气，内溉脏腑，外濡腠理。"（《灵枢·脉度》）

（六）气化作用

气化，在不同的学术领域有不同的含义。在中国古代哲学上，气化是气的运动变化，即阴阳之气的变化，泛指自然界一切物质形态的一切形式的变化。

在中医学中，气化的含义有二：

1. 自然界六气的变化

在此，气化即指风、寒、火、热、燥、湿六气的变化。《素问·气交变大论》谓："岁候，其不及太过，而上应五星……承天而行之，故无妄动，无不应也。卒然而动者，气之交变也，其不应焉。故曰：应常不应卒。此之谓也。帝曰：其应奈何？岐伯曰：各从其气化也。"

2. 人体之气的运动变化

气化是在气的作用下，脏腑的功能活动，精气血津液等不同物质之间的相互化生，以及物质与功能之间的转化，包括了体内物质的新陈代谢，以及物质转化和能量转化等过程。气化的过程包括形化、气化及形气转化，在这一过程中，既有有形物质向气的转化，如食物经脾胃腐熟运化之后化为营气，又有气向有形物质的转化，如营气在心肺的作用下而化为血液。人体是一个不断发生气化作用的机体，阳化气，阴成形，阳主动，阴主静，阴阳动静的相互作用是气化作用的根源，要言之，人体的生命活动全恃气化，气化是生命活动的本质所在。

人以天地之气生，四时之法成，天地合气，命之曰人。因此，作为生命基本特征的气化活动，包括了天气、地气、人气三者的运动变化，惟其如此，才能全面地理解中医学的气化这一术语的深刻含义。

气的推动、温煦、防御、固摄、营养、气化等功能，虽然不尽相同，但密不可分，在生命活动中相互促进，协调配合，共同维系着人的生命过程，其中，尤以气化功能为要。

气是维持生命活动的物质基础，这种生命物质——气，经常处于不断自我更新和自我复制的新陈代谢过程中。《素问·阴阳应象大论》所说的"味归形，形归气；气归精，精归化；精食气，形食味；化生精，气生形……精化为气"等，就是对气化过程的概括。气化为形，形化为气的形气转化的气化运动，包括了气、精、血、津液等物质的生成、转化、利用和排泄过程。人体必须不断地从周围环境摄取生命活动必需的物质，否则，生命就无法维持，人以水谷为本，得谷则昌，绝谷则亡。脏腑经络，周身组织，无不在不同的角度、范围与深度上参与了这类气化运动，并从中获取所需要的营养和动力，而排出无用或有害的代物产物。人体的气化运动是永恒的，存在于生命过程的始终，没有气化就没有生命，故曰："物之生，从乎化，物之极，由乎变，变化之相薄，成败之所由也。"(《素问·六微旨大论》)由此可见，气化运动是生命最基本的特征。

如果气的气化作用失常，则能影响整个物质代谢过程，如影响饮食物的消化吸收，影响气、血、津液的生成、输布，影响汗液、尿液和粪便的排泄等，从而形成各种复杂的病变。

四、人体之气的运动

（一）气机的概念

气的运动称为气机，机者有枢机、枢要、关键之意。运动是气的根本属性，气的运动是自然界一切事物发生发展变化的根源，故称气的运动为气机。气化活动是以气机升降出入运动为具体体现的，气机升降出入运动就是气的交感作用，人体是一个不断地发生着升降出入的气化作用的机体。

人体的气处于不断的运动之中，它流行于全身各脏腑、经络等组织器官，无处不有，时刻推动和激发着人体的各种生理活动，气的升降出入运动一旦停止，就失去了维持生命活动的作用，人的生命活动也就终止了。

（二）气机的形式

1. 气机运动的基本规律

位有高下，则高者下降，下者上升；气有盈虚，则盈者溢出，虚者纳主，故有高下盈虚的阴阳对立，就必然产生气的升降出入的运动，这是事物的辩证法。“升降出入，无器不有。故器者，生化之宇。器散则分之，生化息矣。故无不出入，无不升降。”（《素问·六微旨大论》）古人以升、降、出、入四字来说明物质气的运动规律和具体表现形式。“分言之，为出入，为升降；合言之，总不外乎一气而已矣。”（《吴医汇讲》）其中，升，指气行向上；降，指气行向下；出，是气由内而外；入，是气由外而内。气的升降出入之间是互为因果、联系协调的。故曰：“无升降则无以为出入，无出入则无以为升降。升降出入，互为其枢者也。”（《读医随笔·升降出入论》）

“上下之位，气交之中，人之居也”，“气交之分，人气从之，万物由之，此之谓也。”（《素问·六微旨大论》）人类生活在宇宙之中，人体的气化运动也必须遵循这一规律。所以在生命过程中，“非出入同无以生长壮老已，非升降则无以生长化收藏。”（《素问·六微旨大论》）没有升降出入就没有生命活动，故曰：“出入废，则神机化灭；升降息，则气立孤危。”（《素问·六微旨大论》）可见，升降出入是万物变化的根本，是气化运动的规律，是生命活动的体现。一旦升降出入失去协调平衡，就会出现各种病理变化；而升降出入止息，则生命活动也就终止了。

升降出入为一切器物的共同属性，器与道是中国古代哲学的一对范畴，“形而上者谓之道，形而下者谓之器。”（《易·系辞上》）“道”是无形象的，含有规律和准则的意义；“器”是有形象的，指具体事物。中医学认为，每一个器物内部都是一个发生形气转化的气化作用的世界，由于气的运动，使器物内部出现升降的变化，同时与外界环境又发生内外出入的一定关系。故曰“升降出入，无器不有”，“气之升降，天地之更用也”，“高下相召，升降相因”(《素问·六微旨大论》)。天为阳，地为阴，天地阴阳上下之间相引相召，升已而降，降已而升，升降相因，从而引起世界的各种各样的运动变化。升与降、出与入，以及升降与出入，相互为用，相反相成，共同完成人体内部及其与外界环境之间的气化过程。升者升其阳，降者降其阴，出者吐其故，入者纳其新。升降侧重里气与里气相回旋，侧重体内的气化过程；出入则侧重里气与外气相交接，侧重人体与外界环境的物质交换。升降出入，内而脏腑，外而皮毛，上而头面，下而百骸，纵横往来，并行不悖。“不止言升降，而必言出入，升降直而出入横，气不能有升降而无出入，出入废则升降亦必息矣。止论升降，不论出入，是已得一而遗一。”(《读医随笔·升降出入论》)

升降出入是机体维持生命活动的基本过程，诸如呼吸运动、水谷的消化吸收、津液代谢、气血运行等，无不赖于气的升降出入运动才能实现。升降出入存在于一切生命过程的始终，“死生之机，升降而已”(《素问·六微旨大论》)，是对生命规律的高度概括。

2. 脏腑气机运动的一般规律

气的升降出入运动，只有通过脏腑经络的生理活动才能具体体现出来，换言之，机体的各种生理活动都是气升降出入运动的具体体现。

人体脏腑的生理功能，无非是升其清阳，降其浊阴，摄其所需，排其所弃。人体脏腑经络，精气血津液，均赖气机升降出入而相互联系，维持正常的生理功能，并与它周围环境不断地进行新陈代谢。升降运动是脏腑的特性，是物质运动的规律，而每一种物质运动的形式，又为其自身所具有的特殊本质所规定。因此，五脏六腑的功能活动及其物质和能量代谢的升降趋势亦不尽相同。

脏腑气机升降的一般规律：人体的生命活动，内而消化循环，外而视听言行，无一不是脏腑升降运动的表现，“出入”则是升降运动的外在表现，与升降运动密切联系。一般说来，五脏贮藏精气，宜升；六腑传导化物，宜降。就五脏而言，心肺在上，在上者宜降；肝肾在下，在下者宜升；脾居中而通连上下，为升降的枢纽。左右为阴阳之道路，肝主升发，从左而升，肺主肃降，从右而降，肝左肺右，犹如两翼，为气机升降的道路。六腑，“所以化水谷而行津液者也。”(《灵枢·本脏》)虽然传化物而不藏，以通为用，宜降，但在饮食物的消化和排泄过程中，也有吸收水谷精微、津液的作用。如胆之疏泄胆汁、胃之腐熟水谷、小肠之泌别清浊、大肠之主津液等等，可见，六腑的气机运动是降中寓升。不仅脏与脏、腑与腑、脏与腑之间处于升降的统一体中，而且每一脏腑本身也是升与降的统一，即升降中复有升降。总之，脏腑的气机升降运动，在生理状态下，是有一定规律的，一般可体现出升已而降，降已而升，升中有降，降中有升的特点。

人体是一个完整的统一体，各脏腑组织不仅各自进行升降运动以完成各自的新陈代谢，而且各脏腑之间的升降运动又是相互为用、相互制约和相互化生的。

综上所述，人体脏腑组织及各脏腑组织之间的气机升降，共处于升降出入的对立统一体中，共同完成整个机体的新陈代谢，保证生命活动的物质基础——气的不断自我更新。即不断地从外界摄取食物，并将这种物质通过气化作用，升清降浊，摄其精微而充养自身。同时又将代谢产物排出体外，以维持机体物质代谢和能量转换的动态平衡。脏腑气机升降运动的这种动态平衡，是维持正常生命活动的关键。

五、人体之气的分类

《内经》以降，历代医家多宗“气本一元”之说，如喻昌认为“气有外气，天地之气也；有内气，人身之元气也。气失其和则为邪气，气得其和则为正气，亦为真气。但真气所在，其义有三，曰上、中、下也。上者，所受于天，以通呼吸者也；中者，生于水谷，以养营卫也；下者，气化于精，藏于命门；……人之所赖，惟此气耳。”（《医门法律·先哲格言》）“身形之中，有营气，有卫气，有宗气，有脏腑之气，有经络之气，各为区分。”（《医门法律·明胸中大气之法》）喻氏将人身所有的气统属于真气，何梦瑶亦认为：“气一耳，以其行于脉外，则曰卫气；行于脉中，则曰营气；聚于胸中，则曰宗气。名虽有三，气本无二。”（《医碥·气》）基于“气本一元”之说，就元气、宗气、营气和卫气而言，元气在生命之初，源于父母之精，是生命物质系统中最高层次、最根本的气，对人体的代谢和功能起推动和调节作用；而宗气、营气、卫气均来自后天的水谷精气与清气，根据其主要组成部分，分布部位和功能特点不同而称谓各异，它们是较低层次的气，它们能供给人体以营养和动力。

人体的气，从整体而言，是由肾中精气、脾胃化生而来的水谷精气和肺吸入的清气，在肺、脾胃、肾等脏腑的综合作用下而生成的，并充沛于全身而无处不到，由于其主要组成部分、分布部位和功能特点不同，而又有多种不同名称的气。

基于“气本一元”之说，人体之气的结构层次可分为：真气居最高层次，真气是人体之气的统称，由先天之气和后天水谷精气所化生，包括先天之气和后天之气，则先天之气和后天之气位于第二层次。先天之气为元气，后天之气包括宗气、营气和卫气，其中，营气和卫气又隶属于宗气。先天之气和后天之气，分布、运行于脏腑经络之中，合而化为脏腑经络之气，则脏腑经络之气属于第三层次。脏腑经络之气还可细分为具体的脏气、腑气、经气、络气等等。

- 真气
  - 先天之气——元气
  - 后天之气——宗气
    - 营气
    - 卫气
  - （营气、卫气）脏腑经络之气

基于“气本一元”之说，我们根据气的来源、分布和功能特点将气分为元气、宗气、营气、卫气四类。

（一）元气

1. 元气的含义

元气又名原气、真气、真元之气，是以先天精气为基础，赖后天精气以充养，而根源于肾之气，包括元阴之气和元阳之气。

在中医学上，《黄帝内经》只言真气，不言元气，元气、原气，首见于《难经》：“诸十二经脉者，皆系于生气之原。所谓生气之原者，谓十二经之根本也，谓肾间动气也，此五脏六腑之本，十二经脉之根，呼吸之门，三焦之原。”（《难经·八难》）（《难经·六十六难》）“脉有根本，人有元气，故不死。”（《难经·十四难》）。“要之，元、原同义，本始之意。”（《春秋繁露》）。原气又称元气，“真气又称元气”（《脾胃论·脾胃虚则九窍不通》）。故中医文献上元气、原气、真气通称，但是，人体之气的真气是先天之气和后天之气的通称，包括元气、宗气、营气、卫气等，元气属真气的下位概念，不应与真气混称。据元、原的本始之意，元气、原气为生命本始之气，在胚胎中已经形成，秘藏于肾中，与命门有密切联系，为先天之气。所以，元气是源于先天长于后天而根于肾的气，是人体生命活动的原动力，包括元阴、元阳之气，故曰：“元气是生来便有，此气渐长渐消，为一生盛衰之本。”（《医学读书记·通一子杂论辨》）因元气来源于先天，故又称先天之气。

2. 元气的生成与分布

（1）元气的生成：元气根于肾，其组成以肾所藏的精气为主，依赖于肾中精气所化生，“命门者……原气之所系也。”（《难经·三十六难》）“命门为元气之根。”（《景岳全书·传忠录·命门余义》）肾中精气，虽以先天之精为基础，又赖后天水谷精气的培育。所以李东垣说：“元气之充足，皆由脾胃之气无所伤，而后能滋养元气。若胃气之本弱，饮食自倍，则脾胃之气即伤，而元气亦不能充。”（《脾胃论·脾胃虚实传变论》）

总之，元气根源于肾，由先天之精所化生，并赖后天之精以充养而成。所谓“先天真一之气，自下而上，与后天胃气相接而出，而为人身之至宝。”（《医源》）但元气之盛衰，并非完全取决于先天禀赋，与脾胃运化水谷精气的功能密切相关。所以说：“人之自生至死，凡先天之有不足者，但得后天培养之力，

则补天之功，亦可居其强半，此脾胃之气所关乎人生者不小。"（《景岳全书·传忠录·命门余义》）

（2）元气的分布：元气发于肾间（命门），通过三焦，沿经络系统和腠理间隙循行全身，内而五脏六腑，外而肌肤腠理，无处不到，以作用于机体各部分。

"命门为元气之根，为水火之宅。"（《景岳全书·传忠录·命门余义》）"人身血肉之躯皆阴也，父母构精时，一点真阳，先身而生，藏于两肾之中，而一身之元气由之以生，故谓生气之原。"（《医门法律·阴病论》）可见，肾为元气之根，元气从肾发出，经三焦循经脉而行，所以说："三焦者，原气之别使也，主通行诸气，经历五脏六腑……所止辄为原。"（《难经·三十六难》）三焦为元气循行的重要脏器。"三焦资始于肾间……下焦禀元气……上达至于中焦，主受五脏六腑精悍之气也，化而为营卫，营卫之气得真元之气相合，主通达乎上焦，始经历五脏六腑也……故以三焦所留止之处辄以为原。"（《图注难经》）说明元气是并营卫之气循环往复于十二经脉之中，且循任督二脉环流不休。冲脉、带脉、维脉、跷脉等八条奇经虽不参加元气的循行，但对全身之气的分布有调节作用。元气除并营卫之气行于十二经脉和奇经八脉之外，运行于本经经别之中。

总之，元气始于肾间，经下、中、上三焦，由手太阴肺经进入十二正经中，布于周身，蓄于奇经，溢三百六十五穴，然后再经腠理和大小络脉汇聚于四肢末端的井穴，入本经至经别，直接深入脏腑，继而浅出头颈部经穴、胸腹募穴和背部俞穴，自奇经总集于任督二脉，下归肾脏。

元气在循行过程中，经过了人体的各脏腑、经络及体表组织。元气循此路径，周而复始地循环，以发挥其正常的生理功能。

3. 元气的主要功能

元气是构成人体和维持人体生命活动的本始物质，有推动人体的生长和发育，温煦和激发脏腑、经络等组织器官生理功能的作用，为人体生命活动的原动力。

（1）构成人体的本原。"气者，人之根本也。"（《难经·三十六难》）元气为其生身之精气，人之始生，以母为基，为父为盾。"所以发生吾身者，即真阳之气也。""所以成立吾身者，即真阴之气也。"（《类经附翼·求正录》）故人之所生，全赖此气，元气的存亡，即生命的存亡，"此中一线未绝，则生气一线未亡。"（《医学源流论·元气存亡论》）

（2）推动人体的生长发育。机体生、长、壮、老、已的自然规律，与元气的盛衰密切相关。人从幼年开始，肾气与肾精逐渐充盛，则有齿更发长等生理现象；到了青壮年，肾气、肾精进一步充盈，乃至达到极点，机体也因之发育到壮盛期，则真牙生，体壮实，筋骨强健；待到老年，肾气、肾精衰退，形体也逐渐衰老，全身筋骨运动不灵活，齿摇发脱，呈现出老态龙钟之象。由此可见，肾气、肾精决定着机体的生长发育，为人体生长发育之根本，如果元气亏少，影响到人体的生长发育，会出现生长发育障碍，如发育迟缓、筋骨痿软等，或未老先衰，齿摇发落。

(3)温煦和激发脏腑、经络等组织器官的生理活动。命门为元气之根，水火之宅，五脏之阴气非此不能滋，五脏之阳气非此不能发，故“心得命门而神明有主，始可以应物；肝得命门而能决断；胃得命门而能受纳；脾得命门而能转输；肺得命门而能治节；大肠得命门而能传导；小肠得命门而能布化；肾得命门而体强；三焦得命门而决渎；膀胱得命门而收藏。”(《石室秘录》)反之，“肾无此则无以作强，伎巧不出矣；膀胱无此，则三焦之气不化，而水道不行矣；脾胃无此，则不能腐熟水谷，而五味不出矣；肝胆无此，则将军无决断，而谋虑不出矣；大小肠无此，则变化不行，而二便闭矣；心无此，则神明昏，而万事不能应矣。”(《医贯》)所以，元气者性命系之，元气充足，则精神昌盛。若元气微虚，则神微去；若元气衰竭，则神去机息。元气虚损之治重在治肾，“务使阴阳和平，水升火降，归于中庸之道而已。”(《医权初编》)

(二)宗气

1. 宗气的含义

宗气是由呼吸清气和水谷精气所化生而聚于胸中之气，由肺吸入的清气与脾胃化生的水谷精气结合而成，其形成于肺，聚于胸中者，谓之宗气。宗气在胸中积聚之处，称作“上气海”，又名膻中。因此，宗气为后天之气运动输布的本始，故名曰宗气，实际上，宗气是合营卫二气而成的。所以说：“宗气者，营卫之所合也，出于肺，积于气海，行于气脉之中，动而以息往来者也。”(《读医随笔·气血精神论》)

2. 宗气的生成与分布

(1)宗气的生成：宗气是由水谷精微和自然界的清气所生成的，饮食物经过脾胃的受纳、腐熟，化生为水谷精气，水谷精气赖脾之升清而转输于肺，与由肺从自然界吸入的清气相互结合而化生为宗气。肺和脾胃在宗气的形成过程中起着重要的作用，故曰：“膻中宗气主上焦息道，恒与肺胃关通。”(《医门法律·明辨息之法》)因此，肺的呼吸功能和脾胃之运化功能正常与否，直接影响着宗气的盛衰。

(2)宗气的分布：宗气积聚于胸中，贯注于心肺之脉，其向上出于肺，循喉咙而走息道，经肺的作用而布散于胸中上气海。所谓“其大气之抟而不行者，积于胸中,命曰气海。"(《灵枢·五味》)其向下赖肺之肃降而蓄于丹阳(下气海),并注入足阳明之气街(相当于腹股沟部位)而下行于足。所以说:"宗气留于海,其下者,注于气街;其上者,走于息道。"(《灵枢·刺节真邪》)

3. 宗气的主要功能

宗气的主要生理功能有三个方面。

(1)走息道而司呼吸:宗气上走息道,推动肺的呼吸,即"助肺司呼吸",所以凡言语、声音、呼吸的强弱,均与宗气的盛衰有关。故临床上对语声低微,呼吸微弱,脉软无力之候,称肺气虚弱或宗气不足。

(2)贯心脉而行气血:宗气贯注入心脉之中,帮助以及推动血液循行,即"助心行血",所以气血的运行与宗气盛衰有关。由于宗气具有推动心脏的搏动、调节心率和心律等功能,故曰:"胃之大络,名曰虚里(相当于心尖搏动部位),贯膈络肺,出于左乳下,其动应衣(手),脉宗气也……乳之下,其动应衣,宗气泄也。"(《素问·平人气象论》)所以临床上常常以"虚里"的搏动和脉象状况,来测知宗气的旺盛与衰少。宗气不足,不能助心行血,就会引起血行瘀滞,所谓"宗气不下,脉中之血,凝而留止"(《灵枢·刺节真邪》)。

(3)司呼吸、视听、言语、运动:"宗气者,动气也。凡呼吸、言语、声音,以及肢体运动,筋力强弱者,宗气之功用也。"(《读医随笔·气血精神论》)

综上所述,宗气对呼吸运动和血液循行具有推动作用,故云:"宗气积于胸中,出于喉咙,以贯心脉而行呼吸焉。"(《灵枢·邪客》)此外,"宗气者,营卫之所合",所以宗气、营气、卫气,"三气互为体用,有两得而无两离者也。"(《读医随笔·气血精神论》)"宗气者,为言气之宗主也……及其行也,肺得之而为呼,肾得之而为吸,营得之而营于中,卫得之而卫于外。"(《医旨绪余·宗气营气卫气》)

(三)营气

1. 营气的含义

营气,是由水谷精微所化生而行于脉中之清气,富于营养,故称为营气。所以说:"营气者,出于脾胃,以濡筋骨、肌肉、皮肤,充满推移于血脉之中而不动者也。"(《读医随笔·气血精神论》)由于营气行于脉中,而又能化生血液,故常常"营血"并称,属于阴,故又称为"营阴"。

2. 营气的生成与分布

(1)营气的生成:营气是由来自脾胃运化的水谷精气中的精粹部分和肺吸入的自然界清气相结合所化生的,宗气是营卫之所合,其中运行于脉中者,即为"营气"。所以说:"营者,水谷之精气也,和调于五脏,洒陈于六腑,乃能入于脉也,故循脉上下,贯五脏络六腑也。"(《素问·痹论》)

(2)营气的分布:营气通过十二经脉和任督二脉而循行于全身,贯五脏而络六腑,其分布循行有:

其一,十二经循行。营气出于中焦(脾胃),循行到手太阴肺经,由手太阴肺经传注到手阳明大肠经,再传至足阳明胃经,以后依次传注到足太阴脾经、手少阴心经、手太阳小肠经、足太阳膀胱经、足少阴肾经、手厥阴心包经、手少阳三焦经、足少阳胆经、足厥阴肝经,最后由足厥阴肝经复注入手太阴肺经,构成了营气在十二经脉中循行流注于全身的通路,此为营气的十二经循行。

其二,任督循行。营气在十二经循行周流时,还有另一分支,从肝别出,上至额部,循巅顶,下行项的中间,沿脊骨下入尾骶部,这是督脉循行的路径;其脉又络阴器,上过毛际入脐中,向上入腹里,此为任脉循行。再进入缺盆部,然后下注入肺中,复出于手太阴肺经,构成了营气的任督循行路径。营气的十二经脉循行和任督循行,形成了营气的十四经流注次序。如此自上而下,又自下而上,出阴入阳,又出阳入阴,相互逆顺运行,如环无端。

关于营气的循行速度根据《灵枢·五十营》记载有两种计算方法,简介如次,仅供参考。

其一,"呼吸定息"计算法。人体经脉的总长度为十六丈二尺,一呼一吸(谓之一息)营气运行六寸。一昼夜呼吸次数为一万三千五百息,故以呼吸次数计,营气循行一周为二百七十息,那么一昼夜营气循行的周次为五十周。

其二,"漏下百刻"计算法。漏下百刻,指漏水下百刻则言的。铜壶滴漏,是古代计时器,以一昼夜分为一百刻,每昼夜铜壶滴水下注一百刻。营气循行十四经一周的时间,则漏下二刻,故每昼夜营气循行于人体五十周。

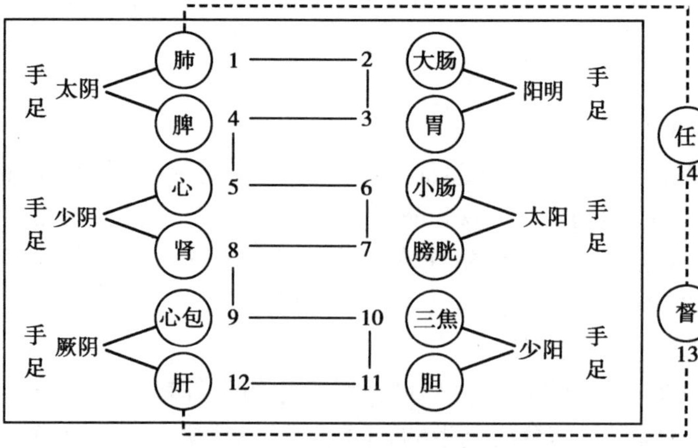

图3-1 营气循行示意图

(据李德新《全国高等中医院校函授教材·中医基础理论》)

3. 营气的主要功能

营气的主要生理功能包括化生血液和营养全身两个方面。

(1)化生血液:营气经肺注入脉中,成为血液的组成成分之一。“营气者,泌其津液,注之于脉,化以为血。”(《灵枢·邪客》)“上注于肺脉,乃化而为血。”(《灵枢·营卫生会》)

(2)营养全身:营气循脉流注全身,为脏腑、经络等生理活动提供营养物质。营运全身上下内外,流行于中而滋养五脏六腑,布散于外而浇灌皮毛筋骨。

总之,营气主要由脾胃中水谷精气所化生,行于脉中,成为血液的组成部分,而营运周身,发挥其营养作用。故“荣者水谷之精,和调于五脏,洒陈于六腑,乃能入于脉也。源源而来,化生于脾,总统于心,藏受于肝,宣布于肺,施泄于肾,灌溉一身。目得之而能视,耳得之而能听,手得之而能握,足得之而能步,脏得之而能液,腑得之而能气。注入于脉,少则涩,充则实,常以饮食滋养,则阳生阴长,变化而为血。”(《妇人良方·调经门》)

(四)卫气

1. 卫气的含义

卫气是由水谷精微所化生而行于脉外的悍气,卫,有“护卫”、“保卫”之义。卫气是行于脉外之气,卫气与营气相对而言,属于阳,故又称“卫阳”。“盖阳气为卫,卫气者,所以温分肉,充皮毛,肥腠理,司开阖,此皆卫外而为固也。”(《卫生宝鉴》)卫气,其性慓疾滑利,活动力强,流动迅速。所以说:“卫者,水谷之悍气也。”(《素问·痹论》)

2. 卫气的生成与分布

(1)卫气的生成:卫气同营气一样,也是由水谷精微和肺吸入的自然的清气所化生。所以说:“人受气于谷,谷入于胃,以传与肺,五脏六腑,皆以受气。其清者为营,浊者为卫。营在脉中,卫在脉外。营周不休,五十而复大会。阴阳相贯,如环无端。”(《灵枢·营卫生会》)

(2)卫气的分布:“卫气之行,一日一夜五十周于身,昼日行于阳二十五周,夜行于阴二十五周,周于五脏。是故平旦阴尽,阳气出于目,目张则气上行于头,循项下足太阳,循背下至小趾之端。其散者,别于目锐眦,下手太阳,下至手小指之端外侧。其散者,别于目锐眦,下足少阳,注小趾次趾之间。以上循手少阳之分侧,下至小指次指之间。别者以上至耳前,合于颔脉,注足阳明,以下行至跗上,入五趾之间。其散者,从耳下下手阳明,入大指之间,入掌中。其至于足也,入足心,出内踝下,行阴分,复合于目,故为一周。”“阳尽于阴,阴受气矣。其始入于阴,常从足少阴注于肾,肾注于心,心注于肺,肺注于肝,肝注于脾,脾复注于肾为周。”(《灵枢·卫气行》)从上述记载可见,卫气的运行,昼则行于阳分，始于足太阳经之睛明穴而出于目，以周于六腑而及于肾经，是为一周。夜则行于阴分，始于足少阴肾经以周五脏，其行以相克为序，故肾、心、肺、肝、脾相传为一周，而复注于肾，阴尽阳出，又复合于目。昼行于阳二十五周，夜行于阴二十五周次，昼夜凡行五十周。

实际上，卫气昼行阳 25.2 周，夜行于阴 25.2 周。因为卫气日行 14 舍。舍即宿之谓，一舍即一宿。宿为星宿，古人认为地球之上均匀地环绕、分布着二十八个星宿，以地球为中心观察二十八宿的运行，则每昼夜转过二十八宿周天，而同时每昼夜卫气行身五十周，所以每转过一个星宿（即一舍），则卫气行身的周数为50/28，计为 1.7857 周有余，以四舍五入法概定分 1.8 为周。日行十四舍为周天之本，卫气当行身 14 ×1.8 =25.2 周（据《灵枢・卫气行》）。

总之，卫气昼循六腑行于阳二十五周，夜沿五脏行于阴二十五周，凡五十周。附行于脉外，循皮肤之中，分肉之间，熏于肓膜，散于胸腹。

3. 卫气的主要功能

表现在防御、温煦和调节三个方面。

（1）护卫肌表，防御外邪入侵：卫气的这一作用是气的防御功能的具体体现，卫气既可以抵御外邪的入侵，又可驱邪外出。故曰："卫气者，为言护卫周身，温分肉，肥腠理，不使外邪侵犯也。"（《医旨绪余・宗气营气卫气》）

（2）温养脏腑、肌肉、皮毛：卫气的这一作用是气的温煦作用的具体体现，卫气可以保持体温，维持脏腑进行生理活动所适宜的温度条件。卫气对肌肉、皮肤等的温煦，使肌肉充实，皮肤润滑。所以周学海说："卫气者，热气也。凡肌肉之所以能温，水谷之所以能化者，卫气之功用也。虚则病寒，实则病热。"（《读医随笔・气血精神论》）

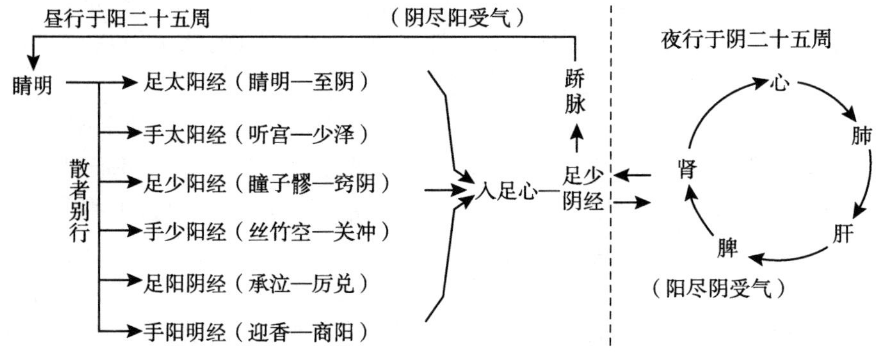

图 3-2　卫气循行示意图

（据李德新《全国高等中医院校函授教材・中医基础理论》）

(3)调节控制肌腠的开合、汗液的排泄:卫气的这一作用是气的固摄作用的具体体现。卫气根据人体生命活动的需要,通过有规律地调节肌腠的开阖来调节人体的水液代谢和体温,以维持人体内环境与外环境的平衡。

此外,卫气循行与人的睡眠也有密切关系。当卫气行于体内时,人便入睡;当卫气自睛明出于体表时,人便醒寤。

当卫气不足时,人体肌表失于固护,防御功能低下,易被外邪侵袭,且病亦难愈。若脏腑功能低下,肌表不固,腠理开疏,则可出现汗出(自汗)。

若卫气循行异常,则可表现寤寐异常。卫气行于阳分时间长则少寐,行于阴分时间长则多寐。

4. 营气与卫气的关系

营气和卫气,都以水谷精气为其主要的物质来源,但在性质、分布和功能上,又有一定的区别。营气,其性精粹,行于脉中,具有化生血液,营养周身之功。而卫气其性慓疾滑利,行于脉外,具有温养脏腑,护卫体表之能。营主内守而属于阴,卫主外卫而属于阳,二者之间的运行必须协调,不失其常,才能发挥其正常的生理作用。

营卫是互相为用的,营行脉中并非脉外无营,卫行脉外并非脉内无卫,营中有卫,卫中有营,分之则二,合之则一。故曰:“营卫同行经脉中,阴自在内为阳之守,阳自在外为阴之护,所谓并行不悖也。”(《医门法律·明营卫之法》)

表3-1　营气与卫气比较表

	相同点	不同点			
		性质	分布	功能	属性
营气	宗气所分 生于水谷 源于脾胃	精纯柔和	行于脉中	化生血液 营养周身	阴
卫气		慓疾滑利	行于脉外	温养脏腑 卫护体表	阳

人体的气,除上述外,还有“脏腑之气”、“经络之气”等等。所谓“脏腑之气”和“经络之气”,实际上都是由真气所派生的,真气分布于某一脏腑或某一经络,即成为某脏腑或某经络之气,它属于人体气的一部分,是构成各脏腑、经络的最基本物质,又是推动和维持各脏腑经络进行生理活动的物质基础。故曰:“诸气随所在而得名,实一元气(这里元气指先天元气和后天元气)也。”(《医宗金鉴·删补名医方论》)

在中医学中,气的名称还有很多。如正气与邪气;风寒暑湿燥火六种正常气候，称之为“六气”；异常状态下的六气，又称之为“六淫之气”；中药的寒热温凉四种性质和作用，称作“四气”等。由此可见，“气”在中医学里是一字多义，或作“性质”，或作“功能”，或作“气候”等等，这些气和我们所论述的构成人体最基本物质的“气”是有区别的。

第二节 血

一、血的基本概念

（一）血与气

在生命物质——气、血、精、津液系统中，气与血常并称为气血，气与血相比较，气无形，血有质，气属阳，血属阴，故一般视气血为生命两大基本物质，常以气血指称生命物质系统。体现了“阴平阳秘，精神乃治”，“阴阳匀平，命曰平人”的基本思想。

（二）血与血气

在中医学文献中，不仅“气血”并称，而且又常常“血气”并称。诸如“血气已和”，“血气已尽”，“血气外溢”，“血气充盈”等等，“气血”与“血气”这两个术语，均由“气”和“血”两个字词构成，因语序不同而形成了两个术语。这两个术语所揭示的概念，虽然有所区别，但有时又具有一定的模糊性，特别“血气”这一术语，其指称在不同语境下，有着不同的意蕴，应结合文献的具体语境而确定之。

1. 血气

血气的含义有二：

其一，血气指血液和气息，即气血，血气本指有血液和气息的动物和人。如“凡有血气者，莫不尊亲。”（《中庸》）气和血是构成人体和维持人生命活动的两大基本物质，故“血气”或视为“气血”的同义词。

其二，血气指气质、感情、精力，“血气者，人之神”，如血气方刚之血气。

2. 血的含义

血指血液，是运行脉中而环流全身的具有营养和滋润作用的红色液体，是构成人体和维持生命活动的基本物质。血的这一概念，其内涵是：

其一，血是红色的液体，揭示了血的物质性。

其二，血具有营养和滋润作用，揭示了血的重要生理功能。

其三，血运行中而环流周身，揭示了血发挥生理作用的基本条件。

其四，血与气并称为构成人体和维持生命活动的两大基本物质。

本节所讨论的血即指血的这一概念而言。

二、血的生成

（一）血液化生的物质基础

1. 水谷精微

水谷精微是化生血液的最基本的物质，故曰："中焦受气取汁，变化而赤是谓血。"（《灵枢·决气》）"血者水谷之精气也……故虽心主血，肝藏血，亦皆统摄于脾，补脾和胃，血自生矣。"（《妇人良方·调经门》）

由于脾胃化生的水谷精微是血液生成的最基本物质，所以有脾胃为"气血生化之源"的说法。饮食营养的优劣，脾胃运化功能的强弱，直接影响着血液的化生。"盖饮食多自能生血，饮食少则血不生。"（《医门法律·虚劳论》）因此，长期饮食营养摄入不足，或脾胃的运化功能长期失调，均可导致血液的生成不足而形成血虚的病理变化。

2. 营气

营气是血液的组成部分，"夫生血之气，营气也。营盛即血盛，营衰即血衰，相依为命，不可分离也。"（《读医随笔·气血精神论》）

3. 精髓

"血即精之属也"（《景岳全书·杂证谟·血证》）。"肾为水脏，主藏精而化血。"（《侣山堂类辨·辨血》）"肾藏精，精者，血之所成也。"（《诸病源候论·虚劳病诸候下》）由上观之，精髓也是化生血液的基本物质。

4. 津液

"营气者，泌其津液，注之于脉，化以为血。"（《灵枢·邪客》）"中焦出气如露，上注溪谷，而渗孙脉，津液和调，变化而赤为血。"（《灵枢·痈疽》）津液可以化生为血，不断补充血液量，以使血液满盈。"津亦水谷所化，其浊者为血，清者为津，以润脏腑、肌肉、脉络，使气血得以周行通利而不滞者此也。凡气血中，不可无此，无此则槁涩不行矣。"（《读医随笔·气血精神论》）所以，血液的盈亏与津液有密切关系。

综上所述，水谷精微、营气、津液、精髓均为生成血液的物质基础，但津液和营气都来自于饮食物经脾和胃的消化吸收而生成的水谷精微，所以就物质来源而言，水谷精微和精髓则是血液生成的主要物质基础。

（二）血液生成与脏腑的关系

1. 心

心主血脉，一则行血以输送营养物质，使全身各脏腑获得充足的营养，维持其正常的功能活动,从而也促进血液的生成。二则水谷精微通过脾的转输升清作用,上输于心肺,在肺吐故纳新之后,复注于心脉化赤而变成新鲜血液。所以说:“血乃中焦之汁,流溢于中以为精,奉心化赤而为血。”(《侣山堂类辨》)“奉心化赤而为血”是说心也参与血液的生成,“血为心火之化,以其为心火所成……故经谓心生血,又云血属于心”(《医碥·血》)。

2. 肺

肺主一身之气,参与宗气之生成和运行。气能生血,气旺则生血功能亦强,气虚则生血功能亦弱,气虚不能生血,常可导致血液衰少。肺通过主一身之气的作用,使脏腑之功能旺盛,从而促进了血液的生成。肺在血液生成中的作用,主要是通过肺朝百脉、主治节的作用而实现的。“中焦亦并胃中,出上焦之后,此所受气者,泌糟粕,蒸津液,化其精微,上注于肺脉,乃化而为血。”(《灵枢·营卫生会》)脾胃消化吸收的水谷精微,化生为营气和津液等营养物质,通过经脉而汇聚于肺,赖肺的呼吸,在肺内进行气体交换之后方化而为血。

3. 脾

脾为后天之本,气血生化之源。脾胃所化生的水谷精微是化生血液的最基本物质。“血者水谷之精也。源源而来,而实生化于脾。”(《景岳全书·传忠录·脏象别论》)“胃中水谷之清气,借脾之运化成血,故曰生化于脾。”(《医碥·血》)若中焦脾胃虚弱,不能运化水谷精微,经源不足,往往导致血虚。可见,中医学已认识到血液与营养物质的关系,也已认识到脾是一个造血器官。

4. 肝

肝主疏泄而藏血,是一个贮血器官,因精血同源,肝血充足,故肾亦有所藏,精有所资,精充则血足。

5. 肾

肾藏精,精生髓。精髓也是化生血液的基本物质,故有血之源头在于肾之说。中医不仅认识到骨髓是造血器官,肾对血液的生成有调节作用,而且也认识到肾髓是通过肝脏的作用而生成血液的,所以说:“血之与气,异名同类,虽有阴阳清浊之分,总由水谷精微所化。其始也混然一区,未分清浊,得脾气之鼓运,如雾上蒸于肺而为气;气不耗,归精于肾而为精;精不泄,归精于肝而化清血。”(《张氏医通·诸血门》)

综上所述,血液是以水谷精微和精髓为主要物质基础,在脾胃、心肺、肝肾等脏腑的共同作用下而生成的。

故临床上常用补养心血、补益心脾、滋养肝血和补肾益髓等法以治血虚之候。

三、血的循行

（一）血液循行的方式

1. 如环无端，周而复始

脉为血之府，脉管是一个相对密闭，如环无端，自我衔接的管道系统。血液在脉管中运行不息，流布于全身，环周不休，以营养人体的周身内外上下。血液循行的方式为“阴阳相贯，如环无端”，“营周不休”。故曰：“营在脉中，卫在脉外，营周不休，五十而复大会，阴阳相贯，如环无端。”（《灵枢·营卫生会》）

李中梓则更明确指出：“脉者血脉也，血脉之中气道行焉。五脏六腑以及奇经，各有经脉，气血流行，周而复始，循环无端，百骸之间，莫不贯通。”（《医宗必读·新著四言脉诀》）

具体言之，血液循行，发源于心而复归于心，循环不已。即血液沿离心方向流向经脉而络脉而孙脉，到达全身。继之，由全身沿向心方向由孙脉而络脉而经脉，重归于心，周而复始，营周不休。故曰：“凡人周身百脉之血，发源于心，亦归宿于心，循环不已。”（《读医随笔·温热发斑其人反清》）

2. 大循环与小循环

血液循行的具体方向是：“食气入胃，散精于肝……食气入胃，浊气归心，淫精于脉，脉气流经，经气归于肺，肺朝百脉，输精于皮毛。毛脉合精，行气于府。府精神明，留于四脏，气归于权衡。”（《素问·经脉别论》）“……此雾气由脏而经，由经而络，由络而播宣皮腠，熏肤充身泽毛……阴性亲内，自皮而络，自络而经，自经而归趋脏腑。”（《素灵微蕴》）这段论述说明了水谷精气的走行方向，并明确地指出了水谷精气是进入血液循环的，故从中可以了解血液离心性和向心性的具体循行情况。

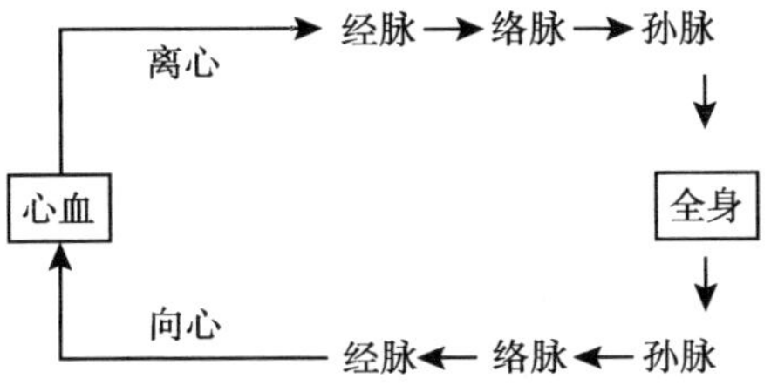

其一，食气入胃（脾），浊气归心，经气归于肺，肺朝百脉，输精于皮毛，毛脉合精，脉行气于六腑，留于心肝脾肾四脏，气归于权衡，复归于心，构成了人体循环，即大循环的方向。

其二,食气入胃(脾),浊气归心,经气归于肺,肺助心行血,构成了心肺循环,即小循环的方向。

这个方向虽与现代生理学对血液循环的认识有所不同,但已明确提出了心、肺和脉构成了血液的循环系统。

(二)血液运行的机制

血液正常循行必须具备两个条件:一是脉管系统的完整性,二是全身各脏腑发挥正常生理功能,特别是与心、肺、肝、脾四脏的关系尤为密切。

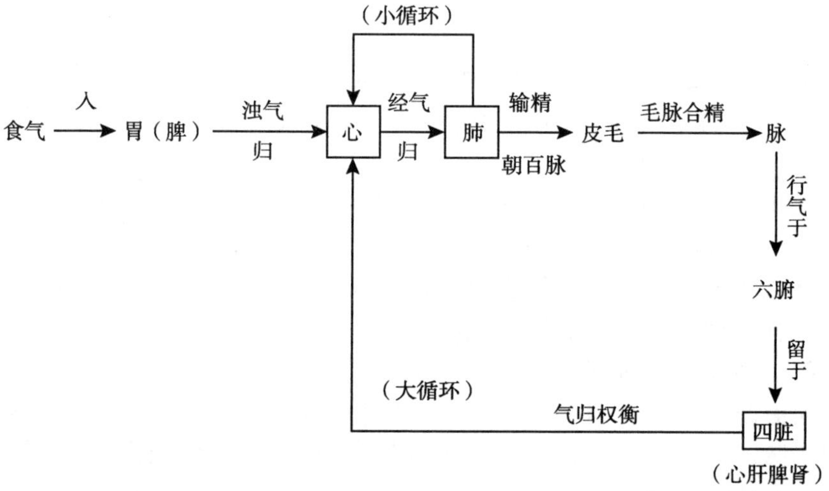

心主血脉:“人心动,则血行诸经。”(《医学入门·脏腑》)心为血液循行的动力,脉是血液循行的通路,血在心的推动下循行于脉管之中,心脏、脉管和血液构成了一个相对独立的系统。心主血脉,心气是维持心的正常搏动,从而推动血液循行的根本动力,全身的血液,依赖心气的推动,通过经脉而输送到全身,发挥其濡养作用。心气充沛与否,心脏的搏动是否正常,在血液循环中起着十分关键的作用。

肺朝百脉:心脏的搏动是血液运行的基本动力,而血非气不运,血的运行,又依赖气的推动,随着气的升降而运至全身。肺司呼吸而主一身之气,调节着全身的气机,辅助心脏,推动和调节血液的运行。

“肺主气,心主血。肺之呼吸以行脏腑之气;心因之一舒一缩,以行经络之血。肺金清肃,其气下行,肾则纳之,归于中宫,助真火,蒸饮食,化精微,以为生元气之根本。呼吸由此而起,声音由此而出,人之强弱寿夭,悉本于此。心脏舒出紫血之浊气,缩入赤血之精气。赤血即受肺吸入清气生气,由心运行血脉管,滋养周身之精血也;紫血即受脏腑经脉浊气毒气改变之血,由回血管复运行肺内,待呼出浊气,得吸入之清气,则紫血复变为赤血,仍流布周身之内,以养生命。人身之血脉运行,周而复始也。”(《医易一理》)

脾主统血:五脏六腑之血全赖脾气统摄,脾之所以统血,与脾为气血生化之源密切相关。脾气健旺,气血旺盛,则气之固摄作用也就健全,而血液就不会逸出脉外,以致引起各种出血。

肝主藏血:肝主藏血,具有贮藏血液和调节血流量的功能,根据人体动静的不同情况,调节脉管中的血液流量,使脉中循环血液维持在一个恒定水平上。此外,肝的疏泄功能能条畅气机,一方面保障着肝本身的藏血功能,另一方面对血液通畅地循行也起着一定的作用。

以上可以看出,血液正常地循行需要两种力量:推动力和固摄力。推动力是血液循行的动力,具体地体现在心主血脉,肺助心行血及肝的疏泄功能方面。另一方面是固摄的力量,它是保障血液不致外溢的因素,具体地体现在脾的统血和肝藏血的功能方面。这两种力量的协调平衡维持着血液的正常循行。若推动力量不足,则可出现血液流速缓慢、滞涩,甚者血瘀等改变;若固摄力量不足,则可导致血液外溢,出现出血症。综上所述,血液循行是在心、肺、肝、脾等脏腑相互配合下进行的。因此,其中任何一个脏腑生理功能失调,都会引起血行失常。

中医学认为,血液的生理与心、肺、脾、肝、肾皆有密切关系,故曰:“血……盖其源源而来,生化于脾,总统于心,藏受于肝,宣布于肺,施泄于肾,灌溉一身,无所不及。”(《景岳全书·杂证谟·血证》)所以临床上治疗血液疾患也是从整体入手的。

四、血的生理功能

(一)营养滋润全身

血的营养作用是由其组成成分所决定的。血循行于脉内,是其发挥营养作用的前提和条件,血沿脉管循行于全身,为全身各脏腑组织的功能活动提供营养。《难经·二十二难》将血的这一作用概括为“血主濡之”,全身各部(内脏、五官、九窍、四肢、百骸)无一不是在血的濡养作用下而发挥功能的。如鼻能嗅,眼能视,耳能听,喉能发音,手能摄物等都是在血的濡养作用下完成的。所以,血,“目得之而能视,耳得之而能听,手得之而能摄,掌得之而能握,足得之而能步,脏得之而能液,腑得之而能气。是以出入升降,濡润宣通者,由此使然也。”(《金匮钩玄·血属阴难成易亏论》)张景岳亦云:“故凡为七窍之灵,为四肢之用,为筋骨之和柔,为肌肉之丰盛,以至滋脏腑,安神魂,润颜色,充营卫,津液得以通行,二阴得以调畅,凡形质之所在,无非血之用也。”(《景岳全

书·杂证谟·血证》）

血的濡养作用可以从面色、肌肉、皮肤、毛发等方面反映出来，血的濡养作用正常，则面色红润，肌肉丰满壮实，肌肤和毛发光滑等。当血的濡养作用减弱时，机体除脏腑功能低下外，还可见到面色不华或萎黄，肌肤干燥，肢体或肢端麻木，运动不灵活等临床表现。

（二）神志活动的物质基础

血的这一作用是古人通过大量的临床观察而认识到的，无论何种原因形成的血虚或运行失常，均可以出现不同程度的神志方面的症状。心血虚、肝血虚，常有惊悸、失眠、多梦等神志不安的表现，失血者还可出现烦躁、恍惚、癫狂、昏迷等神志失常的改变。可见血液与神志活动有着密切关系，所以说“血者，神气也”（《灵枢·营卫生会》）。血液供给充足，神志活动才正常。

第三节 精

一、精的基本概念

在中医学中，精的概念滥觞于中国古代哲学气一元论的精气论，中国古代哲学的精气说将气范畴规定为精、精气，视气与精、精气是同义词，尽管有“精者，气之精也”的说法，将气之精华部分称之为精，但是，一般认为“精，气也”，精就是气，又称精气。因此，中医学的气一元论也曾将气与精气、精混称，在气、血、精、津液学说中，气与精（精气）是有区别的。精（精气）是人体之气所化生的精微物质，气属阳而精属阴，气无形而精有质。在中医文献中，精（精气）是一个内涵丰富的多义术语。

《管子》精气说中的精、精气与气一元论的气范畴的含义同义，精、精气即是气，是形成天地万物和人类的精微物质，是最细微的物质存在。

（一）精（精气）内涵的多义性

精（精气）在中医学文献中，其义有五：

1. 精泛指构成人体和维持生命活动的基本物质。“夫精者，身之本也。”（《素问·金匮真言论》）精包括先天之精和后天之精，禀受于父母，充实于水谷之精，而归藏于肾者，谓之先天之精；由饮食物化生的水谷之精，称为后天之精。泛指之精又称为广义之精。

2. 精指生殖之精，即先天之精。系禀受于父母，与生俱来，为生育繁殖，构成人体的原始物质。“两神相搏，合而成形，常先身生，是谓精。”（《灵枢·

决气》)生殖之精又称为狭义之精。

3. 精指脏腑之精,即后天之精。脏腑之精来源于摄入的饮食物,通过脾胃的运化及脏腑的生理活动,化为精微,并转输到五脏六腑,故称为五脏六腑之精。

4. 精是指精、血、津、液的统称。"精有四:曰精也,曰血也,曰津也,曰液也。"(《读医随笔·气血精神论》)实为生命物质气、血、精、津、液的概称。

5. 精指人体正气。"邪气盛则实,精气夺则虚。"(《素问·通评虚实论》)"邪气有微甚,故邪盛则实;正气有强弱,故精夺则虚。"(《类经·疾病类》)

(二)精的基本含义

精是气、血、津液、水谷精微等人体一切有形的精微物质或肾精,精这一概念的内涵有两个方面:

其一,精指气、血、津液、水谷精微等人体一切有形的精微物质,它是由气而化生的构成人体和维持生命活动的基本物质,一般称之为广义之精。

其二,精指肾所藏之精,即生殖之精,是促进人体生长发育和维持生殖功能的基本物质。一般称之为狭义之精。

总之,在中医学的精、气、血、津液学说中,精的基本含义有广义和狭义之分。广义的精,泛指构成人体和维持生命活动的精微物质,包括气、精、血、津、液、水谷精微等在内。狭义的精,指肾藏之精,即生殖之精,是促进人体生长、发育和生殖功能的基本物质。

值得注意的是,根据中医学科学术语标准化的要求,在中医基础理论中,对气与精(精气)进行了术语分离,在中医学哲学层次上,只言气而不言精(精气),气与精(精气)不再混称。在气血精津液学说中,就生命物质系统言,精是由气而化,属于气的下位概念,有特定的含义,亦不能将气与精(精气)混称。

二、精的生成

人之精根源于先天而充养于后天,"人之始生,本乎精血之原;人之既生,由乎水谷之养。非精血,无以充形体之基;非水谷,无以成形体之壮。"(《景岳全书·脾胃》)从精的来源言,则有先天与后天之分。

(一)先天之精

人之始生,秉精血以成,借阴阳而赋命。父主阳施,犹天雨露;母主阴受,若地资生。男女媾精,胎孕乃成。即所谓"人始生,先成精"(《灵枢·经脉》),"精合而形始成,此形即精,精即形也。"(《景岳全书·传忠录》)父母生殖之精结合,形成胚胎之时,便转化为胚胎自身之精,此即禀受于父母以构成脏腑组织的原始生命物质。“胎成之后，阳精之凝，尤仗阴气护养。故胎婴在腹，与母同呼吸，共安危。”(《幼幼集成》)胚胎形成之后，在女子胞中，直至胎儿发育成熟，全赖气血育养，胞中气血为母体摄取的水谷之精而化生。因此，先天之精，实际上包括原始生命物质，以及从母体所获得的各种营养物质，主要秘藏于肾。

(二)后天之精

胎儿月足离怀，出生之后，赖母乳以长气血，生精神，益智慧。“妇人乳汁乃冲任气血所化。”(《景岳全书·妇人规下》)脾胃为水谷之海，气血之父。“水谷之精气为营，悍气为卫，营卫丰盈，灌溉诸脏。为人身充皮毛，肥腠理者，气也；润皮肤，美颜色者，血也。所以水谷素强者无病。”(《幼幼集成》)“以人之禀赋言，则先天强厚者多寿，先天薄弱者多夭；后天培养者寿者更寿，后天斫削者夭者更夭。”(《景岳全书·先天后天论》)脾胃为人生后天之根本，人之既生赖水谷精微以养，脾胃强健，“饮食增则津液旺，自能充血生精也。”(《存存斋医话稿》)脾胃运化水谷之精微，输布到五脏六腑而成为五脏六腑之精，以维持脏腑的生理活动，其盈者藏于肾中。“肾者主水，受五脏六腑之精而藏之，是精藏于肾，非精生于肾也。譬诸钱粮，虽储库中，然非库中出，须补脾胃化源。”(《程杏轩医案》)“肾者，主蛰，封藏之本，精之处也。”(《素问·六节脏象论》)人体之精主要藏于肾中，虽有先天和后天之分，但“命门得先天之气也，脾胃得后天之气也，是以水谷之精本赖先天为之主，而精血又必赖后天为之资。”(《景岳全书·杂证谟·脾胃》)两者相互依存，相互促进，借以保持人体之精气充盈。

三、精的生理功能

精是构成人体和维持人体生命活动的精微物质，其生理功能如下。

(一)繁衍生殖

生殖之精与生俱来，为生命起源的原始物质，具有生殖以繁衍后代的作用，这种具有生殖能力的精称之为天癸。男子二八天癸至，精气溢泻；女子二七而天癸至，月事应时而下。精盈而天癸至，则具有生殖能力，男女媾精，阴阳和调，胎孕方成，故能有子而繁衍后代。俟至老年，精气衰微，天癸竭而地道不通，则丧失了生殖繁衍能力。由此可见，精是繁衍后代的物质基础，肾精充足，则生殖能力强；肾精不足，就会影响生殖能力。故补肾填精是临床上治疗不育、不孕等生殖功能低下的重要方法。

(二)生长发育

人之生始于精，由精而成形，精是胚胎形成和发育的物质基础。人出生之后，犹赖阴精的充养，才能维持正常的生长发育。随着精气由盛而衰的变化，人则从幼年而青年而壮年而步入老年，呈现出生长壮老已的生命运动规律，这是临床上补肾以治疗五软五迟等生长发育障碍和防治早衰的理论依据。

（三）生髓化血

肾藏精，精生髓，脑为髓海。故肾精充盛，则脑髓充足而肢体行动灵活，耳目聪敏。精盈髓充则脑自健，脑健则能生智慧，强意志，利耳目，轻身延年，故防治老年性痴呆多从补肾益髓入手。

“肾生骨髓”（《素问·阴阳应象大论》），髓居骨中，骨赖髓以养。肾精充足，则骨髓充满，骨骼因得髓之滋养而坚固有力，运动轻捷。齿为骨之余，牙齿亦赖肾精生髓而充养，肾精充足则牙齿坚固而有光泽。

精生髓，髓可化血，“人之初生，必从精始……血即精之属也，但精藏于肾，所蕴不多，而血富于冲，所至皆是。”（《景岳全书·杂证谟·血证》）精足则血充，故有精血同源之说，临床上用血肉有情之品，补益精髓可以治疗血虚证。

（四）濡润脏腑

人以水谷为本，受水谷之气以生，饮食经脾胃消化吸收，转化为精，水谷精微不断地输布到五脏六腑等全身各组织器官之中，起着滋养作用，维持人体的正常生理活动。其剩余部分则归藏于肾，储以备用，肾中所藏之精，即贮藏又输泄，如此生生不息。“肾者，主受五脏六腑之精而藏之，故五脏盛乃能泄，是精藏于肾而非生于肾也。五脏六腑之精，肾实藏而司其输泄，输泄以时，则五脏六腑之精相续不绝。”（《怡堂散记》）中医有“久病必穷于肾”之说，故疾病末期常补益肾之阴精以治。

第四节　津　液

一、津液的基本概念

津液是津与液的总称，为人体的正常水液，构成人体和维持生命活动的基本物质，包括各脏腑组织的内在体液及其正常的分泌物，如胃液、肠液、唾液、关节液等。津液是由饮食水谷精微所化生的、富于营养的液体物质。在中医古代文献中，津液又常泛指一切体液及其代谢产物，如将尿和汗等由津液化生的代谢产物也包括在津液之中，故称膀胱为“津液之府”，茎垂（阴茎）为“津液之道”，汗、泪等为津液之别等，与津液的现代含义是有区别的。

津液广泛存在于脏腑、形体、官窍等器官组织之内和组织之间，起着滋润濡养的作用。同时，津能载气，全血之气以津液为载体而运行于全身并发挥其生理作用。津液又是化生血液的物质基础之一，与血液的生成和运输也有密切关系。所以，津液不但是构成人体的基本物质，也是维持人体生命活动的基本物质。

津与液虽同属水液，但在性状、功能及其分布部位等方面又有一定的区别。一般地说，性质清稀，流动性大的津液为津，主要布散于皮肤、肌肉和孔窍，渗入血脉，具有滋润作用；性质稠厚，流动性较小的津液为液，灌注于骨节、脏腑、脑、髓等，具有濡养润滑作用。津和液之间，可互相转化，病变过程中又互相影响，故津液常并称，一般情况下不予以区别。

二、津液的代谢

（一）津液的生成

津液来源于饮食水谷，津液通过脾、胃、小肠和大肠等消化吸收饮食水谷中的水分和营养而生成。其具体过程是：胃为水谷之海，主受纳腐熟，赖游溢精气而吸收水谷中部分精微。脾主升清，将胃肠吸收的谷气与津液上输于心肺，而后输布全身。小肠主液，泌别清浊，吸收饮食物中大部分的营养物质和水分，上输于脾，而布散全身，并将水液代谢产物输入膀胱，把糟粕下输于大肠。大肠主津，接受小肠下注的饮食物残渣和剩余水分后，将其中部分水液重新吸收，使残渣形成粪便而排出体外，大肠通过其主津功能参与人体内津液的形成。

津液的生成是在五脏系统整体调节下，以脾为主导，由胃、小肠、大肠共同完成的。

总之，津液的生成取决于如下两方面的因素：其一，是充足的水饮类食物，这是生成津液的物质基础；其二，是脏腑功能正常，特别是脾胃、大肠和小肠的功能正常。其中任何一方面因素的异常，均可导致津液生成不足，引起津液匮乏的病理变化。

（二）津液的输布

津液的输布主要依靠脾、肺、肾、肝、心和三焦等脏腑生理功能的综合作用完成的。

脾气散精：脾主运化水谷精微，通过其转输作用，一方面将津液上输于肺，由肺宣发和肃降，使津液输布全身而灌溉脏腑、形体和诸窍。另一方面，又可直接将津液向四周布散至全身。

肺主行水：肺主行水，通调水道，为水上之源。肺接受从脾转输而来的津液之后，一方面通过宣发作用将津液输布至人体上部和体表，另一方面，通过肃降作用，将津液输布至肾和膀胱。

肾主津液：肾对津液输布起着主宰作用，主要表现在两个方面：一是肾中阳气的蒸腾气化作用是脾的散精、肺的通调水道，以及小肠的分别清浊等作用的动力，推动着津液的输布。二是由肺下输到肾的津液，在肾的气化作用下，轻者蒸腾，经三焦上输于肺而布散于全身，浊者化为尿液注入膀胱。

肝主疏泄：肝主疏泄，使气机条畅，三焦气治，气行则津行，促进了津液的输布环流。

心主血脉：心属火，为阳中之太阳，主一身之血脉。津液和血液赖心阳之动力，方能正常运行，环周不休。

三焦决渎：三焦为“决渎之官”，对水液有通调决渎之功，是津液在体内流注输布的通道。

津液的输布虽与五脏皆有密切关系，但主要是由脾、肺、肾和三焦来完成的。脾将胃肠而来的津液上输于肺，肺通过宣发肃降功能，经三焦通道，使津液外达皮毛，内灌脏腑，输布全身，肾的蒸腾气化对津液输布的全过程起主宰作用。

（三）津液的排泄

津液的排泄和津液的输布一样，主要依赖于肺、脾、肾等脏腑的综合作用，其具体排泄途径为：

汗、呼吸：肺气宣发，将津液输布到体表皮毛，被阳气蒸腾而形成汗液，由汗孔排出体外。肺主呼吸，肺在呼气时也带走部分津液（水分）。

尿：尿液为津液代谢的最终产物，其形成虽与肺、脾、肾等脏腑密切相关，但尤以肾为最。肾之气化作用与膀胱的气化作用相配合，共同形成尿液并排出体外。肾在维持人体津液代谢平衡中起着关键作用，所以说“水为至阴，其本在肾”。

粪：大肠排出的水谷糟粕所形成的粪便中亦带走一些津液，腹泻时，大便中含水多，带走大量津液，易引起伤津。

综上所述，津液代谢的生理过程，需要多个脏腑的综合调节，其中以肺、脾、肾三脏为要，以肾的作用最为关键。若三脏功能失调，则可影响津液的生成、输布和排泄等过程，破坏津液代谢的平衡，从而导致津液生成不足，或环流障碍，水液停滞，或津液大量流失等病理改变。津液生成不足或大量流失而伤津化燥，甚则阴液亏虚，乃至脱液亡阴，其治宜资液生津、滋补阴液、敛液救阴。津液停聚则为湿、为饮、为水、为痰，其治当以发汗、化湿、利湿（尿）、逐水、祛痰为法。

三、津液的功能

津液的功能，主要包括滋润濡养、化生血液、调节阴阳和排泄废物等。

(一)滋润濡养

津液以水为主体，具滋润作用，并富含多种营养物质，具有营养功能。津之质轻清，液则稠厚凝结，内而脏腑筋骨，外而皮肤毫毛，莫不赖津液以濡养。分布于体表的津液，能滋润皮肤，润养肌肉，使肌肉丰润，毛发光泽；体内的津液能滋养脏腑，维持各脏腑的正常功能；注入各孔窍的津液，使口、眼、鼻等九窍濡润；流入关节的津液，能滑利关节；渗入骨髓的津液，能充养骨髓和脑髓。

(二)化生血液

津液为化生血液的基本成分之一，津液经孙络渗入血脉之中，不仅生成血液，而且濡养和滑利血脉，保证血液环流不息。

(三)调节阴阳

在正常情况下，人体阴阳之间处于相对的平衡状态，津液作为阴液的一部分，对调节人体的阴阳平衡起着重要作用。脏腑之阴的正常与否，与津液的盛衰是分不开的，人体根据体内的生理状况和外界环境的变化，通过津液的自我调节使机体保持正常状态，以适应外界的变化。如寒冷时，皮肤汗孔闭合，津液不能借汗液排出体外，而下入膀胱，使小便增多；夏暑季节，汗多则津液减少下行，使小便减少。当体内丢失水液后，则多饮水以增加体内津液。由此调节机体的阴阳平衡，从而维持人体的正常生命活动。

(四)排泄废物

津液在其自身的代谢过程中，能把机体的代谢产物通过汗、尿等方式不断地排出体外，使机体和脏腑的气化活动正常。若这一作用受到损害或发生障碍，就会使代谢产物潴留于体内，而产生痰、饮、水、湿等多种病理变化。

津液除上述功能之外，还有运载全身之气的作用，人身之气以津液为载体，依附于津液而存在。

四、五脏化液

(一)五脏化液的概念

1. 五液的含义

五脏所化生的汗、涕、泪、涎、唾或水谷所化生的汗、溺、唾、泪、髓的总称。

2. 五脏化液的含义

五液由五脏所化生，即心为汗，肺为涕，肝为泪，脾为涎，肾为唾，故称五脏化液，又称五脏化五液。

（二）五脏与五液的关系

五液属津液范畴，分布于五脏所属官窍之中，起着濡养、滋润以及调节津液代谢的作用。五液的化生、输布和排泄是在津液的化生、输布和排泄的气化过程中完成的，是多个脏腑综合作用的结果，但五液与五脏关系密切，故又将汗、涕、泪、涎、唾分属于五脏。

1. 汗为心之液

汗液为津液通过阳气的蒸腾气化后，从玄府（汗孔）排出的液体。汗液的分泌和排泄，还有赖于卫气对腠理的开阖作用，腠理开，则汗液排出；腠理闭，则无汗。因为汗液为津液所化，血液与津液又同出一源，因此有“汗血同源”之说，血又为心所主，故有“汗为心之液”之称。汗与血液在生理上有密切联系，在病理上也互相影响，就汗与血液的关系而言，汗出过多，可耗血伤津，反之，津亏血少，则汗源不足。就汗与心的关系而言，汗出过多，耗伤心的气血，则见心悸怔忡等。由于汗出是阳气蒸发津液的结果，故大汗淋漓也会伤及人的阳气，导致大汗亡阳的危候。反之，当心的气血不足时，也会引起病理性的出汗，如心气虚，表卫不固而自汗；心阴虚，阳不敛阴而盗汗。

2. 涕为肺之液

涕是鼻内分泌的黏液，有润泽鼻窍的功能，鼻为肺之窍，五脏化液，肺为涕。在肺的生理功能正常时，鼻涕润泽鼻窍而不外流。若肺感风寒，则鼻流清涕；肺感风热，则鼻流浊涕；肺燥，则鼻干涕少或无涕。

3. 涎为脾之液

唾液中较清稀的称作涎，涎具有保护和清洁口腔的作用。在进食时涎分泌较多，可湿润和溶解食物，使之易于吞咽和消化。在正常情况下，涎液上行于口但不溢出于口外，若脾胃不和，往往导致涎液分泌急剧增加，而发生口涎自出等现象。

4. 泪为肝之液

肝开窍于目，泪从目出，泪有濡润、保护眼睛的功能。在正常情况下，泪液的分泌，润而不溢，但在异物侵入目中时，泪液即可大量分泌，起到清洁眼目和排除异物的作用。在病理情况下，可见泪液分泌异常。如肝的阴血不足，泪液分泌减少，常现两目干涩；如风火赤眼，肝经湿热，可见目眵增多，迎风流泪等。

5. 唾为肾之液

唾与涎同为口津，即唾液，其中较稠者为唾，较稀薄者为涎。脾之液为涎而肾之液为唾。唾液除了具有湿润与溶解食物，使之易于吞咽，以及清洁和保护口腔的作用外，还有滋养肾精之功。因唾为肾精所化，多唾或久唾，耗伤肾精，所以气功家常吞咽津唾以养肾精。

第五节 气血精津液的关系

气、血、精、津液，均是构成人体和维持人体生命活动的基本物质，均赖脾胃化生的水谷精微不断地补充，在脏腑组织的功能活动过程中，它们之间又相互渗透、相互促进、相互转化。在生理功能上，存在着相互依存、相互制约、相互为用的密切关系。

一、气与血的关系

气属阳，主动，主煦之；血属阴，主静，主濡之。这是气与血在属性和生理功能上的区别。但二者都源于脾胃化生的水谷精微和肾中精气，在生成、输布（运行）等方面关系密切，这种关系可概括为“气为血之帅”，“血为气之母”。

（一）气对血的作用

气为血之帅包含三方面的意义：气能生血，气能行血，气能摄血。

1. 气能生血

气能生血指气的运动变化是血液生成的动力。从摄入的饮食物转化成水谷精微，从水谷精微转化为营气和津液，从营气和津液转化成赤色的血，其中每一个转化过程都离不开气的运动变化，而气的运动变化又是通过脏腑的功能活动表现出来的。

气的运动变化能力旺盛，则脏腑功能活动旺盛，化生血液的功能亦强；气的运动变化能力减弱，则脏腑功能活动衰退，化生血液的功能亦弱，气旺则血充，气虚则血少。故在临床治疗血虚疾患时，常配合补气药。

2. 气能行血

气能行血指气的推动作用是血液循行的动力。气一方面可以直接推动血行，如宗气；另一方面又可促进脏腑的功能活动，通过脏腑的功能活动推动血液运行。气为血之帅，血在脉中流行，时时赖于气之率领和推动。故气之正常运动，对保证血液的运行有着重要意义。总之，气行则血行，气止则血止，气有一息之不运，则血有一息不行，所以临床上治疗血行失常，常以调气为上，调血次之。如气虚不能行血则补气行血，气滞血瘀则行气活血，气逆吐血则降气止血。

3. 气能摄血

气能摄血指气对血的统摄作用，气的固摄作用使血液正常循行于脉管之中而不溢于脉外。气摄血，实际上是脾统血的作用，若脾虚不能统血，则会出现多种出血症状，治疗当用补气摄血之法，方能达到止血的目的。

（二）血对气的作用

血为气之母，是指气在生成和运行中始终离不开血。其理由有二：其一，血能养气。气存血中，血不断地为气的生成和功能活动提供水谷精微，水谷精微是全身之气的生成和维持其生理功能的物质基础，而水谷精微又赖血以运之，为脏腑的功能活动不断地供给营养，使气的生成与运行正常地进行。所以血盛则气旺，血衰则气少。其二，血能载气，气存于血中，赖血之运载而达全身。血为气之守，气必须依附于血方静谧，否则，血不载气，气将飘浮不定，无所归附，散而不收。所以在临床上，每见大出血之时，气亦随之涣散，形成气随血脱之候，治用峻补固气法，以达力挽气脱、固摄止血之目的。

综上所述，气与血，一阴一阳，互相维系，气为血之帅，血为气之母。一身气血，不能相离，气中有血，血中有气，气血相依，循环不已。若气血不和，则百病从生。

二、气与精的关系

（一）气对精的作用

精包括先天之精和后天之精，精依气生，气化为精，精之生成源于气，精之生理功能赖于气之推动和激发。如肾精之秘藏，赖元气固护，气聚则精盈，气弱则精走。元气亏损，肾失封藏，每见失精之害。“精乃气之子”，精之与气，本自互生，精气充足，神相自旺。

（二）精对气的作用

“精化为气，元气由精而化也。”（《类经·阴阳类》）精藏于肾，肾精充盛，乃能溢泻，不断地供给五脏六腑，以促进脏腑的生理活动。五脏六腑的功能正常，元气方能化生不已。精盈则气盛，精少则气衰，故精失则元气不生，元阳不充。所以失精家每见少气不足以息，动辄气喘，肢倦神疲，懒于语言等气虚之症。

三、气与津液的关系

气属阳，津液属阴，这是气和津液在属性上的区别，但两者均源于脾胃所运化的水谷精微，在其生成和输布过程中有着密切的关系。

（一）气对津液的作用

气对津液的作用表现为气能生津、行津、摄津三个方面。

1. 气能生津

指气是津液生成和输布的物质基础和动力。津液源于水谷精气，而水谷精气赖脾胃之腐熟运化而生成,气推动和激发脾胃的功能活动,使运化正常,津液充足。由此可见,津液的生成离不开气的作用,气旺则津充,气弱则津亏。

2. 气能行津

指气的运动变化是津液输布和排泄的动力。气的升降出入运动作用于脏腑,表现为脏腑的功能活动趋向,脾、肺、肾、肝等脏腑的升降运动的过程中完成津液在体内的输布和排泄,当气的升降运动异常时,津液输布和排泄也随之受阻。反之,由于某种原因,使津液的输布和排泄受阻而发生停聚时,则气的升降出入运动亦随之而不利。由气虚、气滞而导致的津液停滞,称作气不行水;由津液停聚而导致的气机不利,称作水停气滞。两者互为因果,可形成内生水湿、痰饮,甚则水肿等病理变化,这是在临床上治疗水肿行气与利水法常常并用的理论依据之一。

3. 气能摄津

指气的固摄作用控制着津液的排泄。体内的津液在气的固摄作用控制下维持着一定的量,若气的固摄作用减弱,则体内津液任意经汗、尿等途径丢失,出现多汗、漏汗、多尿、遗尿的病理现象,临床治疗时应注意补气固津。

(二)津液对气的作用

水谷化生的津液,通过脾气升清散精,上输于肺,再经肺之宣降通调水道,下输于肾和膀胱。在肾阳的蒸动下,化而为气,升腾敷布于脏腑,发挥其滋养作用,以保证脏腑组织的正常生理活动。此外,津液是气的载体,气必须依附于津液而存在,否则将涣散不定而无所归,这种情况,称为津能载气。若津液大量丢失,必导致气的耗损,如暑病伤津耗液,不仅口渴喜饮,且津液虚少无以化气,而见少气懒言、肢倦乏力等气虚之候。若因汗、吐太过,使津液大量丢失,则气亦随之外脱,形成“气随液脱”之危候,故曰:“吐下之余,定无完气。”(《金匮要略心典》)

四、血与精的关系

精能化血,血能生精,精血互生,故有“精血同源”之说。

(一)血对精的作用

血液存于肝中,与肾精化和而成为肾所藏之精。由于血能生精,血旺则精充,血亏则精衰,临床上每见血虚之候往往有肾精亏损之征。

(二)精对血的关系

肾藏精,精生髓,髓养骨,骨髓坚固,气血皆从,精髓是化生血液的重要物质基础,精足则血足,所以肾精亏损可导致血虚。目前治疗再生障碍性贫血,用补肾填精法每每获效,就是以精可化血为理论依据的。

五、血与津液的关系

血与津液均是液态物质，均有滋润和濡养作用，与气相对而言，二者均属于阴，在生理上相互补充，病理上相互影响。

（一）血对津液的作用

运行于脉中的血液，渗于脉外便化为有濡润作用的津液，当血液不足时，可导致津液的枯少。如血液瘀结，津液无以渗于脉外而濡养皮肤肌肉，则肌肤干燥粗糙甚至甲错。失血过多时，脉外之津液渗入脉内以补偿血容量的不足，因之而导致脉外的津液不足，出现口渴、尿少、皮肤干燥等表现。所以有“夺血者无汗”，“衄家不可发汗”，“亡血家，不可发汗”之说。

（二）津液对血的作用

津液和血液密不可分，被输布于肌肉、腠理等处的津液，不断地渗入孙络，成为血液的组成部分。汗为津液所化，汗出过多则耗津，津耗则血少，故有“血汗同源”之说。如果津液大量损耗，不仅渗入脉内之津液不足，甚至脉内津液还要渗出脉外，形成血脉空虚、津枯血燥的病变。所以，对于多汗夺津或津液大量丢失的患者，不可用破血逐瘀之峻剂。

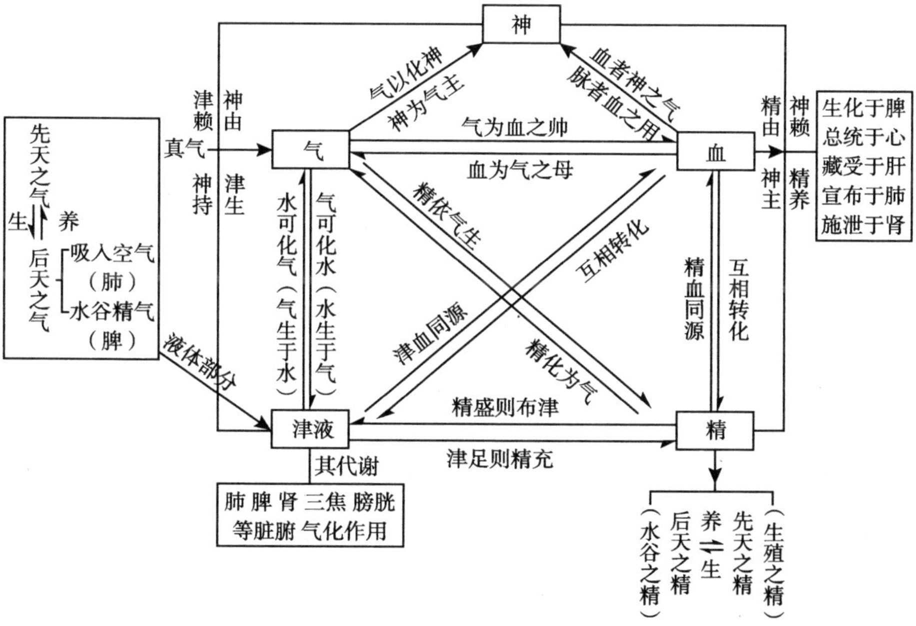

图3-3 气血津液精神与脏腑的相互关系示意图

（据李德新《实用中医基础学》）

血与津液均是周流于全身的液态物质，不仅同源于水谷精微，而且在运行输布过程中相辅相成，互相交会，津可入血，血可成津，二者一损俱损，一荣俱荣，故有“津血同源”之说。在病理上血与津液又相互影响，血能病水，水能病血，水肿可导致血瘀，血瘀亦可导致水肿。瘀血也可是水肿形成后的病理产物，而水肿则往往有瘀血见证。另外，血、水还可以同时发病，例如妇女经闭水肿、外伤瘀血水肿等。由于血液与津液在病理上常互相影响而并存，故在治疗上应注意水病治血，血病治水，水血兼顾等。

第四章
经络学说

概　　说

一、经络学说的概念

经络学说是研究人体经络系统的循行分布、生理功能、病理变化及其与脏腑相互关系的理论，是中医基础理论的重要组成部分，经络学说同脏腑学说构成了中医学的人体结构理论。

二、经络学说的内容

经络学说的研究内容十分广泛，包括经络系统各组成部分的循行部位、生理功能、病理变化及其表现，经络中气血运行规律及其（特别是月之盈缺与时间）关系，经脉循行路线上的穴位（经穴）及其作用，经络与脏腑的关系等。本章只能就经络学说的基础知识、经络系统各组成部分的循行部位、生理功能进行重点介绍，其余内容将在《针灸学》等有关课程中详细讲授，在此不再赘述。

三、经络与脏腑气血的关系

（一）经络与脏腑的关系

经络与脏腑的关系称之络属，络属出《灵枢·经脉》，络为联络，属为归属，络属指十二正经与脏腑联络或归属关系。十二经脉的每一经都归属于一脏腑，称为"属"；而与所"属"脏腑相表里的脏腑相联络，称为"络"。如手太阴经归属于肺，故全称为手太阴肺经；肺与大肠相表里，故手太阴肺经也下络大肠。同理，手阳明大肠经归属于大肠，又联络于肺。

经络系统除十二正经与脏腑具有直接络属关系外，其余各组成成分与脏腑虽无直接络属关系，但它们通过与十二正经的网络联系等途径，也同脏腑相联系，从而经络与脏腑密切相关，即所谓"经络脏腑相关说"。

(二)经络与气血的关系

经络为人体气血运行的通路,气血因在经脉中循环不已,营周不休,阴阳相贯,如环无端,形成了一个密闭的气血循行系统,使气血运行于周身,发挥其营养作用。

四、经络学说的科学价值

经络学说是古人在长期的医疗实践中,从针灸、推拿、气功等各个方面积累了经验,并结合当时的解剖学识,逐步上升为理论的基础上而形成的。

经络学说在中医学中占有举足轻重的地位,它不仅是针灸、推拿、气功等学科的理论基础,而且对中医各科临床均有十分重要的意义。所以历代医学家对经络学说都十分重视,正如李梴所说:"不诵十二经络,开口动手便错。"(《医学入门·运气》)

近年来,针刺麻醉的发明,开创了世界麻醉史上的新纪元,已成为当今世界医学的奇迹。因此对针麻原理和经络实质的研究,已经引起普遍的重视和世界医学界的兴趣,尽管目前对经络的实质持有不同的看法,但是,经络系统作为人体内客观存在的一种组织结构,并有一定的物质基础的观点,已普遍被人们所接受,这充分说明经络学说具有无限的科学的生命力。

第一节 经络和经络系统

一、经络的基本概念

(一)经络的含义

经络是经脉和络脉的总称,为人体运行气血、联络脏腑、沟通内外、贯穿上下的经路。

经,路径之义,为直行的主干;络,网络之义,为经脉所分出的分支。

(二)经脉和络脉的概念

1. 经脉

经脉是经络系统的直行主干,为全身气血运行的主要通道,包括十二经脉、奇经八脉以及附属于十二经脉的经别、经筋、皮部。

2. 络脉

络脉是从经脉分出而遍布全身的细小分支,包括十五络脉、浮络和孙络等。

二、经脉和络脉的关系

从循行方式言，经脉以纵行为主，而络脉则纵横交错，网络全身。就分布部位言，经脉大多循行于人体深部分肉之间，而络脉则循行于人体体表较浅的部位。所谓“经脉十二者，伏于分肉之间，深而不见……诸脉之浮而常见者，皆络也”（《灵枢·经脉》）。

三、经络系统

（一）经络系统的概念

经络系统是经脉系统和络脉系统及其连属部分构成的一个完整的体系，其中，以经脉系统和络脉系统为主体（见图4-1）。

经络相贯，遍布全身，形成一个纵横交错的复杂系统，通过有规律的循行和复杂的联络交会，组成了经络系统，把人体五脏六腑、肢体官窍及皮肉筋骨等组织紧密地联结成统一的有机整体，从而保证了人体生命活动的正常进行。所以说，经络是运行气血，联络脏腑肢节，沟通内外上下，调节人体功能的一种特殊的复杂的通路系统。

（二）经络系统的组成

经络系统由经脉、络脉、经筋和皮部四部分组成。

1. 经脉系统

经脉系统有：

（1）十二经脉：即十二正经。

十二正经：正经有十二，即手三阴经、足三阴经、手三阳经、足三阳经，共四组，每组三条经脉，合称十二经脉。

（2）十二经别：十二经别是十二经脉别出的正经，它们分别起于四肢，循行于体内，联系脏腑，上出颈项浅部。阳经的经别从本经别出而循行体内，上达头面后，仍回到本经；阴经的经别从本经别出而循行体内，上达头面后，与相为表里的阳经相合。为此，十二经别不仅可以加强十二经脉中相为表里的两经之间的联系，而且因其联系了某些正经未循行到的器官与形体部位，从而补充了正经之不足。

（3）十二经筋：十二经筋是十二经脉之濡养筋肉骨节的体系，是附属于十二经脉的筋膜系统。

（4）十二皮部：十二皮部是十二经脉功能反映于体表部位，全身的皮肤是十二经脉的功能活动反映于体表的部位，所以把全身皮肤分为十二个部分，分属于十二经，称为“十二皮部”。

(5)奇经八脉:奇经有八,即督脉、任脉、冲脉、带脉、阴跷脉、阳跷脉、阴维脉、阳维脉,合称奇经八脉。其有统率、联络和调节全身气血盛衰的作用。

2. 络脉系统

络脉有别络、孙络、浮络之分。

(1)十五别络:别络有本经别走邻经之意,共有十五支,包括十二经脉在四肢各分出的络,躯干部的任脉络、督脉络及脾之大络。十五别络的功能是加强表里阴阳两经的联系与调节作用。

(2)孙络:孙络是络脉中最细小的分支。

(3)浮络:浮络是浮行于浅表部位而常浮现的络脉。

- 经络系统
  - 经脉系统
    - 十二正经(十二经脉)——血运行的主要通道;同内在脏腑有直接的络属关系
      - 手三阴经
        - 手太阴肺经
        - 手厥阴心包经
        - 手少阴心经
      - 手三阳经
        - 手阳明大肠经
        - 手少阳三焦经
        - 手太阳小肠经
      - 足三阴经
        - 足太阴脾经
        - 足厥阴肝经
        - 足少阴肾经
      - 足三阳经
        - 足阳明胃经
        - 足少阳胆经
        - 足太阳膀胱经
    - 奇经八脉——十二经脉以外的另一些重要经脉,包括任脉、督脉、冲脉、带脉、阴跷脉、阳跷脉、阴维脉、阳维脉,有统率、联络和调节十二经脉的作用
    - 十二经别——从十二经脉别出的经脉,有加强十二经脉中相为表里的两经之间联系的作用
    - 十二经筋——十二经脉之气经、聚、散、络于筋肉、关节的体系,有联缀四肢百骸、主司关节运动的作用
    - 十二皮部——十二经脉的功能活动反映于体表的部位
  - 络脉系统
    - 十五别络——从十二经脉及任脉、督脉各分出一支别络,再加上脾之大络,有加强表里两经在体表的联系和渗灌气血的作用
    - 孙络——细小的络脉
    - 浮络——浮现于体表的络脉

图4-1 经络系统简图

第二节 十二经脉

一、十二经脉的概念

十二经脉是手三阴经、手三阳经、足三阳经、足三阴经的总称。其中：

手三阴经：是手太阴肺经、手少阴心经和手厥阴心包经的总称，其循行方向均由胸部内脏经上肢屈侧走向手部。

手三阳经：是手阳明大肠经、手太阳小肠经和手少阳三焦经的总称，其循行方向均由手部经上肢伸侧走向头部。

足三阳经：是足阳明胃经、足少阳胆经和足太阳膀胱经的总称，其循行方向均由头部经项背及下肢抵达足部。

足三阴经：是足太阴脾经、足少阴肾经和足厥阴肝经的总称，其循行方向均由足部经下肢及腹部而抵达胸部。

二、十二经脉的名称

（一）命名原则

1. 内为阴，外为阳

阴阳理论贯穿于整个中医学理论，经络系统亦以阴、阳命名，其分布于肢体内侧面的经脉为阴经，分布于肢体外侧面的经脉为阳经。一阴一阳演化为三阴三阳，相互之间具有相对应的表里相合关系，即肢体内侧面的前、中、后，分别称为太阴、厥阴、少阴；肢体外侧面的前、中、后分别称为阳明、少阳、太阳。

2. 脏为阴，腑为阳

人体脏腑，“藏精气而不泻”者为脏，为阴；“传化物而不藏”者为腑，为阳。每一阴经分别隶属于一脏，每一阳经分别隶属于一腑，各经都以脏腑命名。

3. 上为手，下为足

分布于上肢的经脉，在经脉名称之前冠以“手”字；分布于下肢的经脉，在经脉名称之前冠以“足”字。

（二）具体名称

十二经脉根据各经所联系的脏腑的阴阳属性以及在肢体循行部位的不同，具体分为手三阴经、手三阳经、足三阴经、足三阳经四组。

十二经脉的名称是：手太阴肺经、手厥阴心包经、手少阴心经、手阳明大肠经、手少阳三焦经、手太阳小肠经、足太阴脾经、足厥阴肝经、足少阴肾经、足阳明胃经、足少阳胆经、足太阳膀胱经。循行分布于上肢的称手经，循行分布于下肢的称足经。分布于四肢内侧的（上肢是指屈侧）称为阴经，属脏；分布于四肢外侧（上肢是指伸侧）的称阳经，属腑。见表4－1。

表4－1　十二经脉名称分类表

	阴经（属脏）	阳经（属腑）	循行部位（阴经行于内侧，阳经行于外侧）	
手	太阴肺经	阳明大肠经	上肢	前线
	厥阴心包经	少阳三焦经		中线
	少阴心经	太阳小肠经		后线
足	太阴脾经*	阳明胃经	下肢	前线
	厥阴肝经*	少阳胆经		中线
	少阴肾经	太阳膀胱经		后线

*在小腿下半部和足背部，肝经在前，脾经在中线。至内踝上八寸处交叉之后，脾经在前，肝经在中线。

三、十二经脉的走向和交接规律

（一）十二经脉的走向规律

1. 十二经脉走向的含义

走向，延伸方向之意。十二经脉走向，是指手三阴经、手三阳经、足三阳经、足三阴经从起点始依次延伸至终点的方向，在人体内形成了一个“阴阳相贯，如环无端”的循环径路。

2. 十二经脉走向的规律

手三阴经循行的起点是从胸部开始，经臑（上臂内侧肌肉）臂走向手指端；手三阳经从手指端循臂臑（经穴名）而上行于头面部；足三阳经，从头面部下行，经躯干四肢而止于足趾间；足三阴经脉，从足趾间上行而止于胸腹部。“手之三阴，从胸走手；手之三阳，从手走头；足之三阳，从头走足；足之三阴，从足走腹。”周流不息，循环无端，这是对十二经脉走向规律的高度概括，所谓“手阴脏手阳手头，足阴足腹阳头足。”（《医宗金鉴·刺灸心法要诀》）

（二）十二经脉的交接规律

1. 十二经脉交接的含义

交接，相接触之意。十二经脉交接是指手三阴经、手三阳经、足三阳经、足三阴经的依次接触、衔接和交通。

2. 十二经脉交接的规律

（1）阴经与阳经交接：即阴经与阳经在四肢部衔接，如手太阴肺经在食指端与手阳明大肠经相交接；手少阴心经在小指与手太阳小肠经相交接；手厥阴心包经由掌中至无名指端与手少阳三焦经相交接；足阳明胃经从跗（即足背部）上至大趾与足太阴脾经相交接；足太阳膀胱经从足小趾斜走足心与足少阴肾经相交接；足少阳胆经从跗上分出，至大趾与足厥阴肝经相交接。

（2）阳经与阳经交接：即同名的手足三阳经在头面相交接，如手足阳明经都通于鼻，手足太阳经皆通于目内眦，手足少阳经皆通于目外眦。

（3）阴经与阴经交接：即阴经在胸腹相交接，如足太阴经与手少阴经交接于心中，足少阴经与手厥阴经交接于胸中，足厥阴经与手太阴经交接于肺中等。

（三）十二经脉的走向交接规律

十二经脉的走向与交接规律之间有着密切联系，走向强调方向，交接强调衔接，两者结合起来，则是：手三阴经，从胸走手，交手三阳经；手三阳经，从手走头，交足三阳经；足三阳经，从头走足，交足三阴经；足三阴经，从足走腹（胸），交手三阴经，构成一个"阴阳相贯，如环无端"的循行径路，这就是十二经脉的走向和交接规律。见图4-2。

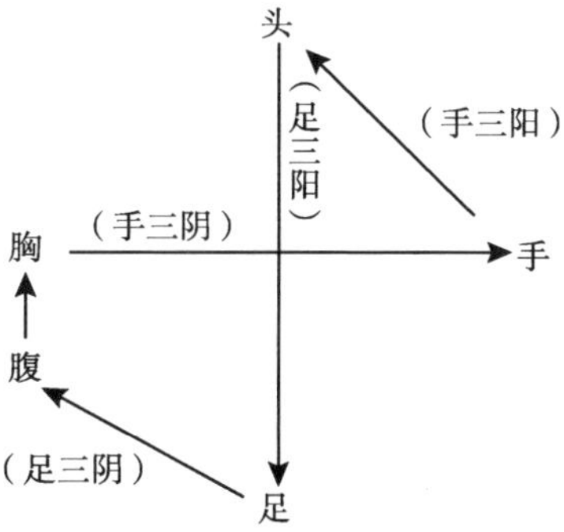

图4-2 十二经脉走向交接规律示意图

总之，十二经的循行，凡属六脏（五脏加心包）的经脉称为"阴经"，多循行于四肢内侧及胸腹。上肢内侧者为手三阴经，由胸走手；下肢内侧者为足三阴经，由足走腹（胸）。凡属六腑的经脉称为"阳经"，多循行于四肢外侧及头面、躯干。上肢外侧者为手三阳经，由手走头；下肢外侧者为足三阳经，由头走足。阳经行于外侧，阴经行于内侧。

四、十二经脉的分布和表里关系

（一）十二经脉的分布规律

1. 十二经脉分布的含义

分布，散布之意，十二经脉分布是指十二经脉在人体一定区域内的散布。

2. 十二经脉的分布规律

十二经脉在体表的分布是有一定规律的，具体从以下三方面叙述。

(1)头面部：手三阳经止于头面，足三阳经起于头面，手三阳经与足三阳经在头面部交接，所以说："头为诸阳之会"。

十二经脉在头面部分布的特点是：手足阳明经分布于面额部，手太阳经分布于面颊部，手足少阳经分布于耳颞部，足太阳经分布于头顶、枕项部。另外，足厥阴经也循行至顶部。

十二经脉在头面部的分布规律是：阳明在前，少阳在侧，太阳在后。

(2)躯干部：十二经脉在躯干部分布的一般规律是：足三阴与足阳明经分布在胸、腹部(前)，手三阳与足太阳经分布在肩胛、背、腰部(后)，手三阴、足少阳与足厥阴经分布在腋、胁、侧腹部(侧)。具体分布特点如表4-2。

表4-2　十二经脉在躯干的分布特点

部位		第一侧线	第二侧线	第三侧线
前	胸部	足少阴肾经(距胸正中线二寸)	足阳明胃经(距胸正中线四寸)	足太阴脾经(距胸正中线六寸)
	腹部	足少阴肾经(距腹正中线半寸)	足阳明胃经(距腹正中线二寸)	足太阴脾经(距腹正中线四寸)足厥阴肝经从少腹斜向上到胁
后	肩胛部	手三阳经		
	背、腰部	足太阳膀胱经(距背正中线一寸半)	足太阳膀胱经(距背正中线三寸)	
侧	腋部	手三阴经		
	胁、侧腹部	足少阳胆经、足厥阴肝经		

(3)四肢部：十二经脉在四肢分布的一般规律是：阴经分布在四肢的内侧面，阳经分布在四肢的外侧面(见表4-3)。

上肢：其内侧面是：手太阴经在前缘，手厥阴经在中线，手少阴经在后缘。外侧面是：手阳明经在前缘，手少阳经在中线，手太阳经在后缘。

下肢：其内侧面是：内踝上八寸以下，足厥阴经在前缘，足太阴经在中线，足少阴经在后缘；八寸以上，足太阴经在前缘，足厥阴经在中线，足少阴经在后缘。外侧面是：足阳明经在前缘，足少阳经在中线，足太阳经在后缘。

表 4-3 十二经脉在四肢的分布特点

		内侧	外侧
手	前	太阴经(肺)	阳明经(大肠)
	中	厥阴经(心包)	少阳经(三焦)
	后	少阴经(心)	太阳经(小肠)
足	前	太阴经(脾)*	阳明经(胃)
	中	厥阴经(肝)*	少阳经(胆)
	后	少阴经(肾)	太阳经(膀胱)

*在小腿下半部和足背部,肝经在前,脾经在中线。至内踝八寸处交叉之后,脾经在前,肝经在中线。

(二)十二经脉的表里关系

1. 十二经脉表里的含义

表与里对称,表指外表,外面属阳,里指内里,里面属阴,表里关系为内外、阴阳关系。十二经脉表里是指十二经脉中阴经与阳经的内外阴阳相互配合。

2. 十二经脉的表里相合

手足三阴、三阳十二经脉,通过经别和别络相互沟通,组成六对"表里相合"关系,即"足太阳与少阴为表里,少阳与厥阴为表里,阳明与太阴为表里,是足之阴阳也。手太阳与少阴为表里,少阳与心主(手厥阴心包经)为表里,阳明与太阴为表里,是手之阴阳也。"相为表里的两经,分别循行于四肢内外侧的相对位置,并在四肢末端交接;又分别络属于相为表里的脏腑,从而构成了脏腑阴阳表里相合关系。见表 4-4。

3. 十二经脉表里相合的意义

十二经脉的表里关系,不仅由于相互表里的两经的衔接而加强了联系,而且由于相互络属于同一脏腑,因而使互为表里的一脏一腑在生理功能上互相配合,在病理上可相互影响。在治疗上,相互表里的两经的腧穴经常交叉使用。

表 4-4 十二经脉表里关系

表	手阳明经	手少阳经	手太阳经	足阳明经	足少阳经	足太阳经
里	手太阴经	手厥阴经	手少阴经	足太阴经	足厥阴经	足少阴经

五、十二经脉的流注次序

(一)十二经脉流注的含义

流注,是人身气血流动不息,向各处灌注的意思。十二经脉流注是指十二经脉内的气血流动不息,向身体各部的循环灌注。

经络是人体气血运行的通道,而十二经脉则为气血运行的主要通道,气血在十二经脉内流动不息,循环灌注,分布于全身内外上下,构成了十二经脉的气血流注,又名十二经脉的流注。

(二)十二经脉流注的次序

十二经脉的流注次序为:

从手太阴肺经开始,依次流至足厥阴肝经,再流至手太阴肺经,这样就构成了一个“阴阳相贯,如环无端”的十二经脉气血整体循行系统。“肺大胃脾心小肠,膀肾包焦胆肝续。”(《医宗金鉴·刺灸心法要诀》)其具体流注次序如图4-3所示。

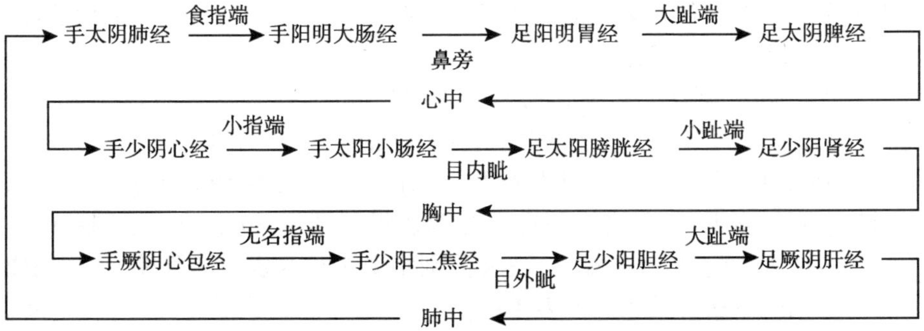

图4-3 十二经脉流注次序图

(三)十二经脉流注的意义

十二经脉气血流注的次序为针灸子午流注开穴法之一——纳子法的理论依据。

十二经脉气血流注与十二地支、十二时辰相配,构成了昼夜十二时辰的十二经气血流注规律。如表4-5所示:

表4-5

十二经脉	肺	大肠	胃	脾	心	小肠	膀胱	肾	心包	三焦	胆	肝
十二地支	寅	卯	辰	巳	午	未	申	酉	戌	亥	子	丑
十二时辰	3-5	5-7	7-9	9-11	11-1	1-3	3-5	5-7	7-9	9-11	11-1	1-3

〔附〕十二经配十二地支歌(《针灸大成》)

肺寅大卯胃辰宫,脾巳心午小未中,
膀申肾酉心包戌,亥焦子胆丑肝通。

十二经脉与十二时辰相配,每一时主一个时辰。十二经脉气血寅时入肺,卯入大肠,辰入于胃,巳入于脾,午入于心,未入小肠,申入膀胱,酉入于肾,戌入心包络,亥入三焦,子入于胆,丑入于肝,至于寅时,复从肺起,则十二经气血与十二时辰相循环而行。基于这一原理,纳支法的具体应用有两种方法。

其一,按时循经取穴法。即当某经发生疾患时,即于某经流注之时而采用该经的经穴治疗。如肺经有病,则在寅时取肺经的经穴治疗,余此类推。

其二,补母泻子取穴法。根据脏腑、时辰和十二经脉井荥输经合与五行的关系,通过补母泻子之法而治疗疾病,如以肺经病为例。当其病属实时,即在寅时取肺经合穴尺泽泻之。肺经合穴尺泽属水,金能生水,故金实泻其子。当其病属虚时,在寅时取肺经腧穴太渊补之。肺经腧穴太渊属土,土能生金,故金虚补其母。

六、十二经脉的循行

(一)十二经脉循行的概念

1. 十二经脉循行的含义

十二经脉循行是指十二经脉沿着一定方向走行的路径及其气血所表现出来的生理功能。

2. 经络循行的专用术语

在经络循行线上,凡经脉的开始称“起”,该经脉归哪一脏或腑统属的叫“属”,与该脏腑表里相通的叫“络”,沿着走的称“循”,从下至上或从低陷处向高处走的为“上”,从上向下的为“下”,走过它经的周围称“行”,通过肢节的旁边曰“过”,穿过中间的叫“贯”,并行于两旁的叫“夹”,两条经脉彼此相交会的称“交”,巡绕于四周的叫“环”,到达另一边的叫“抵”,从外向里的称“入”,由深而浅的曰“出”,一直走的叫“直”,平行的为“横”,半横的叫“斜”,两支相并的称“合”,另出分支的叫“别”,进而又退的叫“却”,去而又来的叫“还”。

(二)十二经脉循行的规律

十二经脉的循行规律可按两种不同的方式学习。其一,按十二经的流注次序;其二,按十二经脉走向交接规律。在此,以十二经脉走向交接规律分为手三阴经、手三阳经、足三阳经、足三阴经四组讲授之。

1. 手三阴经

手三阴经“从胸走手”,即从胸部开始,经上肢内侧下行达手指端,与手三阳经交接。见表4－6。

(1)手太阴肺经(图4－4)

循行部位：

主干：起于中焦，下络大肠，还循胃口(下口幽门，上口贲门)，通过膈肌，属肺，至喉部，横行至胸部外上方(中府穴)，出腋下，沿上肢内侧前缘下行，过肘，入寸口上鱼际，直出拇指之端(少商穴)。

分支：从手腕的后方(列缺穴)分出，沿掌背侧走向示指桡侧端(商阳穴)，交于手阳明大肠经。

联系脏腑：属肺，络大肠，通过横膈，并与胃和肾等相联系。

表4－6　手三阴经归纳表

手三阴经	起于胸中	体内循行线(脏腑络属)	出腋下行上肢内侧	止于手指端	交手三阳经
手太阴肺经	中焦(中府)	属肺络大肠	前缘	拇指桡侧端(少商)	交手阳明大肠经(商阳)
手厥阴心包经	胸中(天池)	属心包络三焦	中线	中指末端(中冲)	交手少阳三焦经(关冲)
手少阴心经	心中(极泉)	属心络小肠	后缘	小指桡侧端(少冲)	交手太阳小肠经(少泽)

(2)手厥阴心包经(图4－5)

循行部位：

主干：起于胸中，出属心包络，向下穿过膈肌，依次络于上、中、下三焦。

分支：从胸中分出，沿胸浅出胁部，当腋下三寸处(天池穴)向上至腋窝下，沿上肢内侧中线入肘，过腕部，入掌中(劳宫穴)，沿中指桡侧，出中指桡侧端(中冲穴)。

分支：从掌中分出，沿无名指出其尺侧端(关冲穴)，交于手少阳三焦经。

联系脏腑：属心包，络三焦。

(3)手少阴心经(图4－6)

循行部位：

主干：起于心中，走出后属心系，向下穿过膈肌，络小肠。

分支：从心系分出，夹食管上行，连于目系。

直行者：从心系出来，退回上行经过肺，向下浅出腋下(极泉穴)沿上肢内侧后缘，过肘中，经掌后锐骨端，进入掌中，沿小指桡侧，出小指桡侧端(少冲穴)，交于手太阳小肠经。

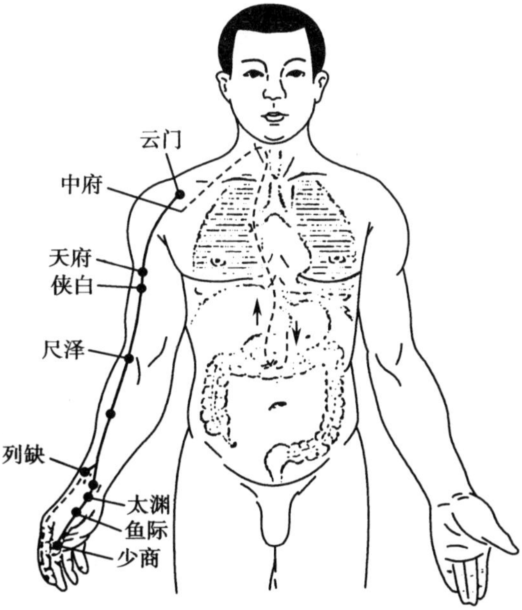

图 4－4　手太阴肺经

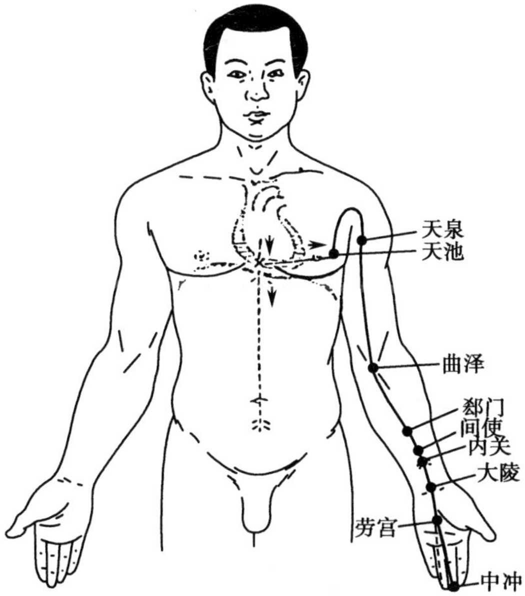

图 4－5　手厥阴心包经

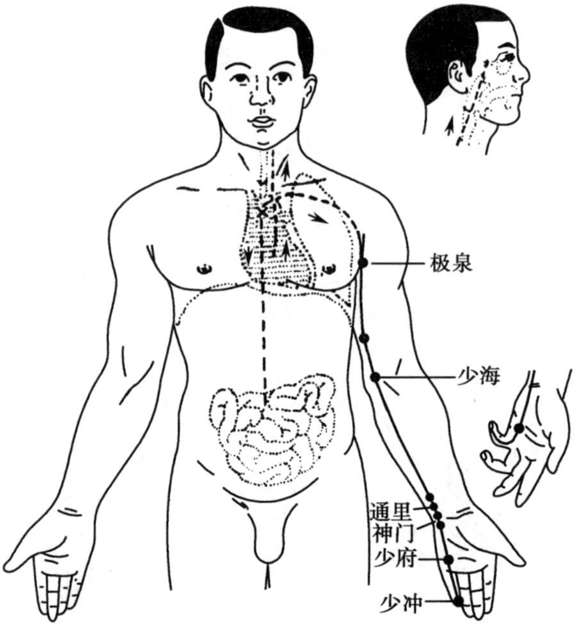

图4-6　手少阴心经

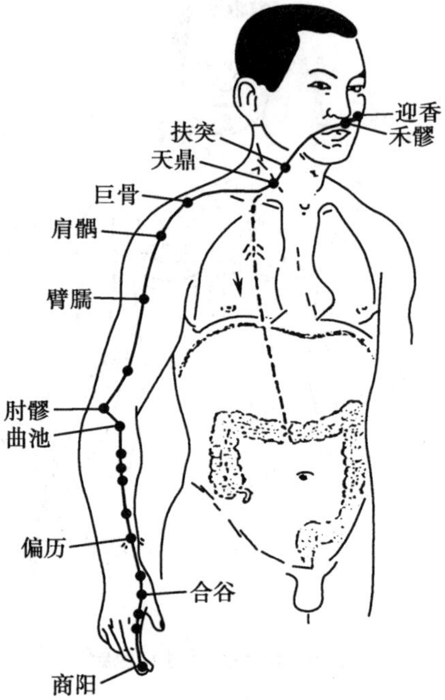

图4-7　手阳明大肠经

2. 手三阳经

手三阳经“从手走头”，即从手指端开始，经上肢外侧上行大椎至缺盆（锁骨上窝），分上下两支，上支到头面部，衔接于足三阳经，下支入胸腹，络脏属腑。见表4－7。

表4－7　手三阳经归纳表

手三阳经	起于手指端	循上肢外侧		进入胸腹属腑络脏	沿颈上头面	交足三阳经
手阳明大肠经	示指桡侧（商阳）	前缘	交大椎 入缺盆	属大肠络肺	止于对侧鼻旁（迎香）	足阳明胃经
手少阳三焦经	无名指尺侧（关冲）	中线		属三焦络心包	止于目外眦（丝竹空）	足少阳胆经（瞳子髎）
手太阳小肠经	小指末节尺侧（少泽）	后缘		属小肠络心	止于目内眦（听宫）	足太阳膀胱经（睛明）

（1）手阳明大肠经

循行部位：

主干：起于示指桡侧端（商阳穴）经过手背行于上肢伸侧前缘，上肩，至肩关节前缘，向后到第七颈椎棘突下（大椎穴），再向前下行入锁骨上窝（缺盆），进入胸腔络肺，向下通过膈肌下行，属大肠。

分支：从锁骨上窝上行，经颈部至两颊，入下齿中，还出夹口两旁，左右交叉于人中，至对侧鼻翼旁（迎香穴），交于足阳明胃经。

联系脏腑：属大肠，络肺，并与胃经有联系。

（2）手少阳三焦经

循行部位：

主干：起于无名指尺侧端（关冲穴），向上沿无名指尺侧至手腕背面，上行尺骨、桡骨之间，通过肘尖，沿上臂外侧向上至肩部，向前行入缺盆，布于膻中，散络心包，穿过膈肌，依次属上、中、下三焦。

分支：从膻中分出，上行出缺盆，至肩部，左右交会于大椎，上行到项，沿耳后（翳风穴），直上出耳上角，然后屈曲向下经面颊部至目眶下。

分支：从耳后分出，进入耳中，出走耳前，经上关穴前，在面颊部与前一分支相交，至目外眦（瞳子髎穴），交于足少阳胆经。

联系脏腑：属三焦，络心包。

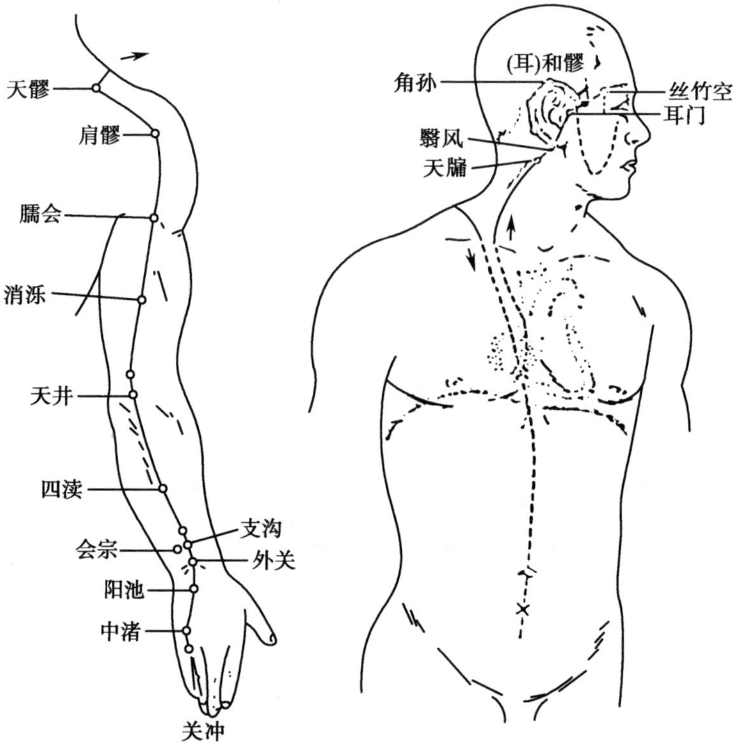

图4－8　手少阳三焦经

(3)手太阳小肠经(图4－9)

循行部位:

主干:起于小指外侧端(少泽穴),沿手背、上肢外侧后缘,过肘部,到肩关节后面,绕肩胛部,交肩上(大椎穴),前行入缺盆,深入体腔,络心,沿食管,穿过膈肌,到达胃部,下行,属小肠。

分支:从缺盆出来,沿颈部上行到面颊,至目外眦后,退行进入耳中(听宫穴)。

分支:从面颊部分出,向上行于眼下,至目内眦(睛明穴)交于足太阳膀胱经。联系脏腑:属小肠,络心,与胃有联系。

3. 足三阳经

足三阳经"从头走足",即从头面开始,经躯干下行,至下肢外侧,到达足趾端,交足三阴经。(见表4－8)

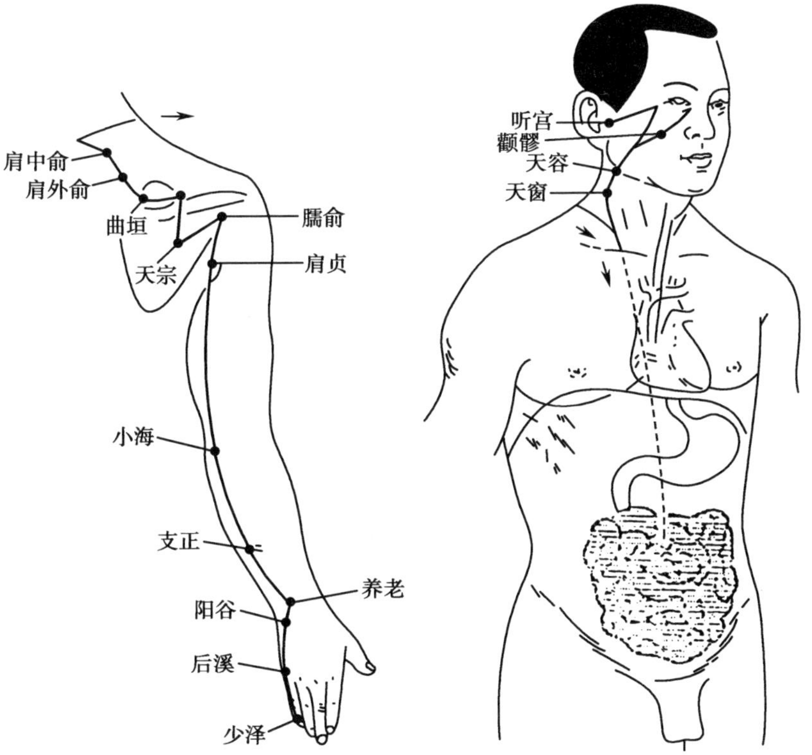

图4-9　手太阳小肠经

表4-8　足三阳经归纳表

足三阳经	起于面	绕头面部下行躯干	内行属腑络脏	沿下肢外侧下行	止于足趾	交足三阴经
足阳明胃经	起于鼻旁（承泣）	绕行面部下行胸腹	属胃络脾	沿下肢外侧前缘	次趾外侧（厉兑）	足太阴脾经（大趾内侧隐白）
足少阳胆经	起于目外眦（瞳子髎）	绕行头侧下行身侧	属胆络肝	沿下肢外侧中线	四趾外侧（足窍阴）	足厥阴肝经（大趾中丛毛际）
足太阳膀胱经	起于目内眦（睛明）	上巅至后头下行腰部	属膀胱络肾	沿下肢外侧后缘	小趾外侧（至阴）	足少阴肾经（足中趾下）

(1)足阳明胃经

循行部位：

主干：起于鼻翼旁（迎香穴），夹鼻上行，左右交会于鼻根部，旁行入目内眦，与足太阳经相交，向下沿鼻柱外侧，入上齿中，还出，夹口两旁，环绕嘴唇，在颏唇沟承浆穴处左右相交，退回沿下颌骨后下缘到大迎穴处，沿下颌角上行过耳前，经过上关穴（客主人），沿发际，到额前。

分支：从大迎穴前方下行到人迎穴，沿喉咙向下后行至大椎，折向前行，入缺盆，深入体腔，下行穿过膈肌，属胃，络脾。

直行者：从缺盆出体表，沿乳中线下行，夹脐两旁（旁开二寸），下行至腹股沟外的气街穴。

分支：从胃下口幽门处分出，沿腹腔内下行到气街穴，与直行之脉会合，而后下行大腿前侧，至膝膑沿下肢胫骨前缘下行至足背，入足第二趾外侧端（厉兑穴）。

分支：从膝下三寸处（足三里穴）分出，下行入中趾外侧端。分支：从足背上冲阳穴分出，前行入足大趾内侧端（隐白穴），交于足太阴脾经。联系脏腑：属胃，络脾，并与心和小肠有联系。

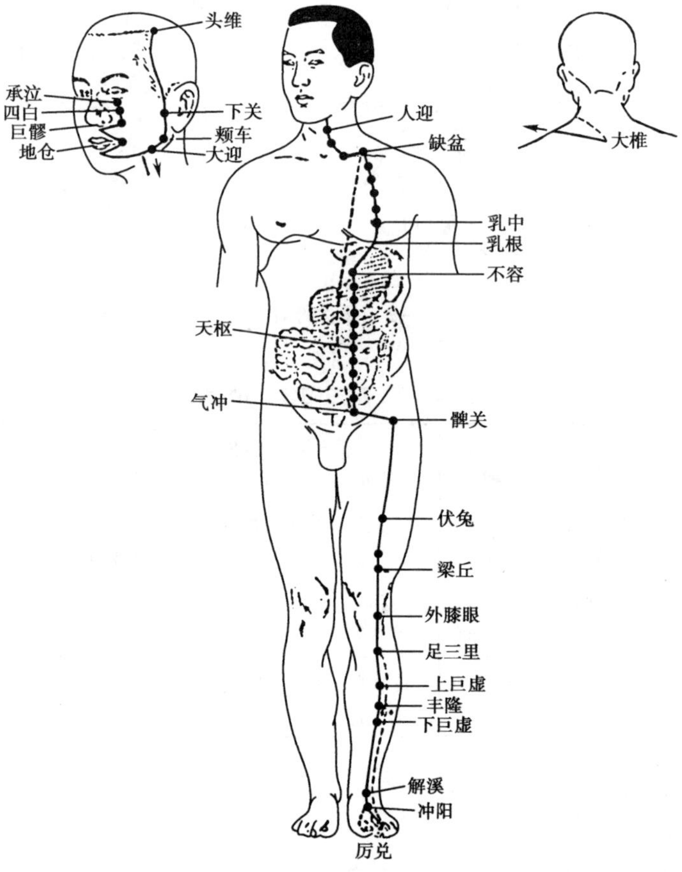

图4－10　足阳明胃经

(2)足少阳胆经(图4－11)

循行部位:

主干:起于目外眦(瞳子髎穴),上至头角(颔厌穴),再向下到耳后(完骨穴),再折向上行,经额部至眉上(阳白穴),又向后折至风池穴,沿颈下行至肩上,左右交会于大椎穴,前行入缺盆。

分支:从耳后进入耳中,出走于耳前,至目外眦后方。

分支:从目外眦分出,下行至大迎穴,同手少阳经分布于面颊部的支脉相合,行至目眶下,向下的经过下颌角部下行至颈部,与前脉会合于缺盆后,进入体腔,穿过膈肌,络肝,属胆,沿胁里浅出气街,绕毛际,横向至环跳穴处。

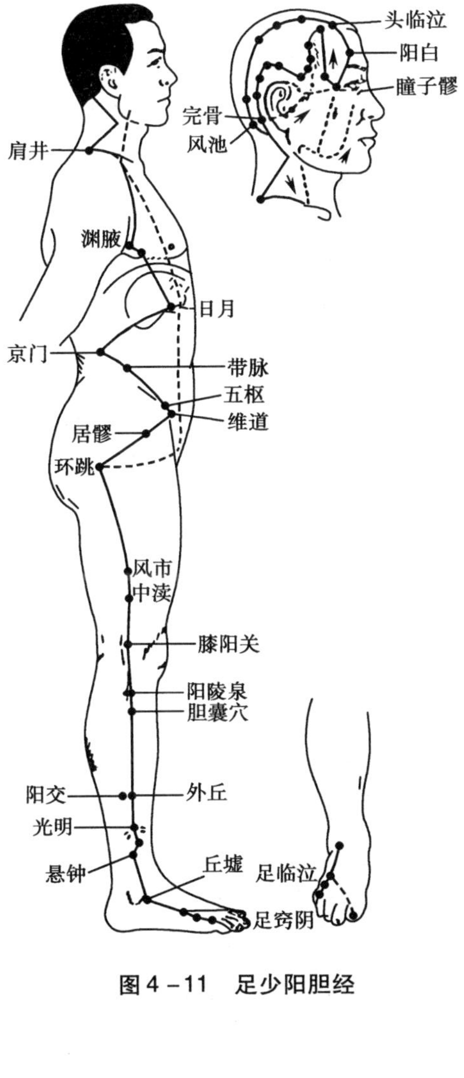

图4－11　足少阳胆经

直行者：从缺盆下行至腋，沿胸侧，过季肋，下行至环跳穴处与前脉会合，再向下沿大腿外侧，膝关节外缘，行于腓骨前面，直下至腓骨下端，浅出外踝之前，沿足背行出于足第四趾外侧端（足窍阴穴）。

分支：从足背（足临泣穴）分出，前行出足大趾外侧端，折回穿过爪甲，分布于足大趾爪甲后丛毛处，交于足厥阴肝经。

联系脏腑：属胆，络肝，与心有联系。

（3）足太阳膀胱经（图4－12）

循行部位：

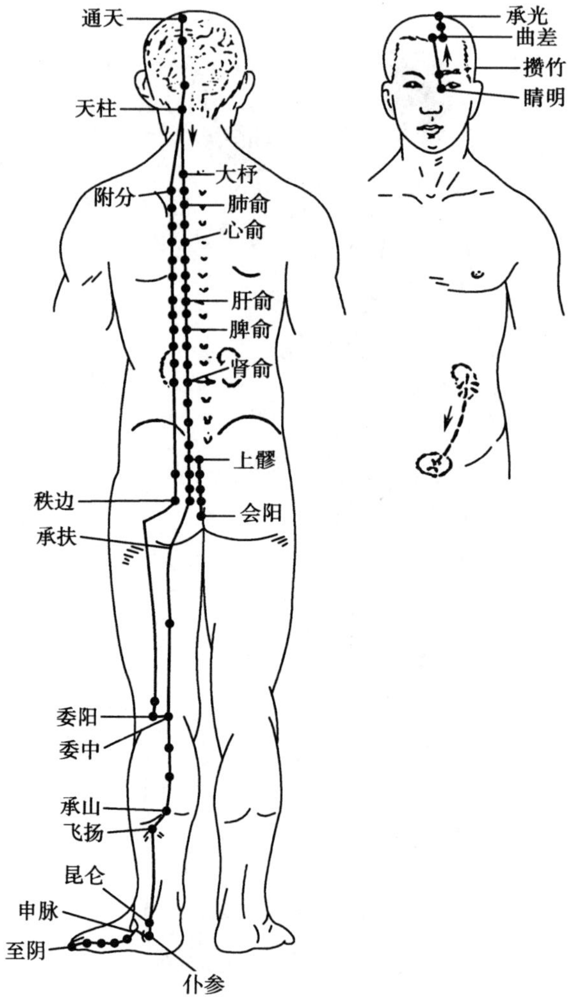

图4－12　足太阳膀胱经

主干：起于目内眦（睛明穴），向上到达额部，左右交会于头顶部（百会穴）。

分支：从头顶部出，到耳上角部。

直行者：从头顶部分虽向后行至枕骨处，进入颅腔，络脑，回出分别下行至项部（天柱穴），下行交会于大椎穴，再分左右沿肩胛内侧，脊柱两旁（一寸五分），到达腰部（肾俞穴），进入脊柱两旁的肌肉，深入体腔，络肾，属膀胱。

分支：从腰部分出，沿脊柱两旁下行，穿过臀部，从大腿后侧外缘下行至腘窝中（委中穴）。

分支：从项分出下行，经肩胛内侧，从附分穴夹脊（三寸）下行至髀枢，经大腿后侧至腘窝中与前一支脉会合，然后下行穿过腓肠肌，出走于足外踝后，沿足背外侧缘至小趾外侧端（至阴穴），交于足少阴肾经。

联系脏腑：属膀胱，络肾，与心、脑有联系。

4. 足三阴经

足三阴经“从足走腹胸”，即从足趾端开始，循下肢内侧上行，外达腹部、胸部，与手三阴经相交接。（见表4－9）

表4－9 足三阴经归纳表

足三阴经	起于足趾端	行于下肢内侧	入腹属脏络腑	入胸交手三阴经	上头面
足太阴脾经	起于足大趾内侧端（隐白）	前缘（前—中—前）	属脾络胃	注心中交手少阴心经（周荣）	连舌本散舌下
足厥阴肝经	起于足大趾丛毛际（太冲）	中间（中—前—中）	属肝络胆	注肺中交手太阴肺经（期门）	连目系上额交巅
足少阴肾经	起于小趾蹠侧下（涌泉）	后缘	属肾络膀胱	注胸中交手厥阴心包经	循喉咙夹舌本（俞府）

（1）足太阴脾经（图4－13）

循行部位：

主干：起于足大趾内侧端（隐白穴），沿内侧赤白肉际，上行过内踝的前缘，沿小腿内侧正中线上行，在内踝上八寸处，交出足厥阴肝经之前，上行沿大腿内侧前缘，进入腹部，属脾，络胃，向上穿过膈肌，沿食管两旁，连舌本，散舌下。

分支：从胃别出，上行通过膈肌，注入心中，交于手少阴心经。

联系脏腑：属脾，络肾，与心肺等有直接联系。

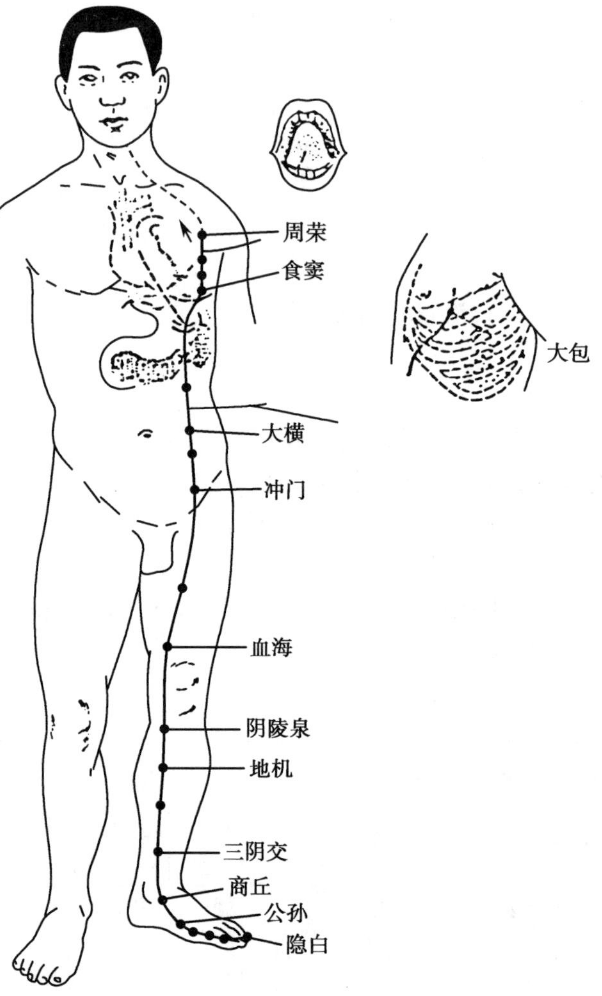

图 4－13　足太阴脾经

(2)足厥阴肝经(图 4－14)

循行部位:

主干:起于足大趾爪甲后丛毛处,向上沿足背至内踝前一寸处(中封穴),向上沿胫骨内缘,在内踝上八寸处交出足太阴脾经之后,上行过膝内侧,沿大腿内侧中线进入阴毛中,绕阴器,至小腹,夹胃两旁,属肝,络胆,向上穿过膈肌,分布于胁肋部,沿喉咙的后边,向上进入鼻咽部,上行连接目系,出于额,上行与督脉会于头顶部。

分支:从目系分出,下行于颊里,环绕在口唇的里边。

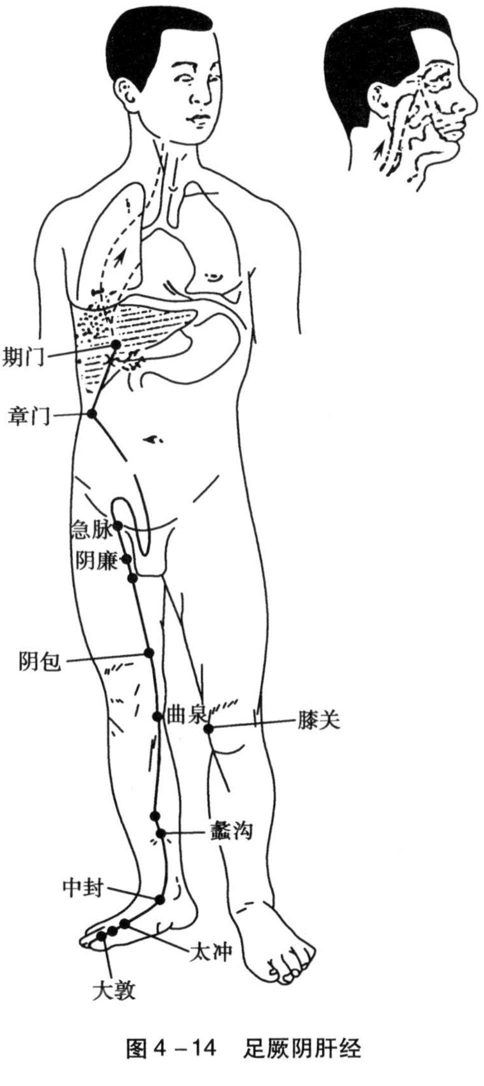

图 4－14 足厥阴肝经

分支:从肝分出,穿过膈肌,向上注入肺,交于手太阴肺经。

联系脏腑:属肝,络胆,与肺、胃、肾、脑等有联系。

(3)足少阴肾经(图 4－15)

循行部位:

主干:起于足小趾下,斜行于足心(涌泉穴),出行于舟骨粗隆之下,沿内踝后,分出进入足跟,向上沿小腿内侧后缘,至腘内侧,上股内侧后缘入脊内(长强穴),穿过脊柱,属肾,络膀胱。

直行者:从肾上行,穿过肝和膈肌,进入肺,沿喉咙,到舌根两旁。

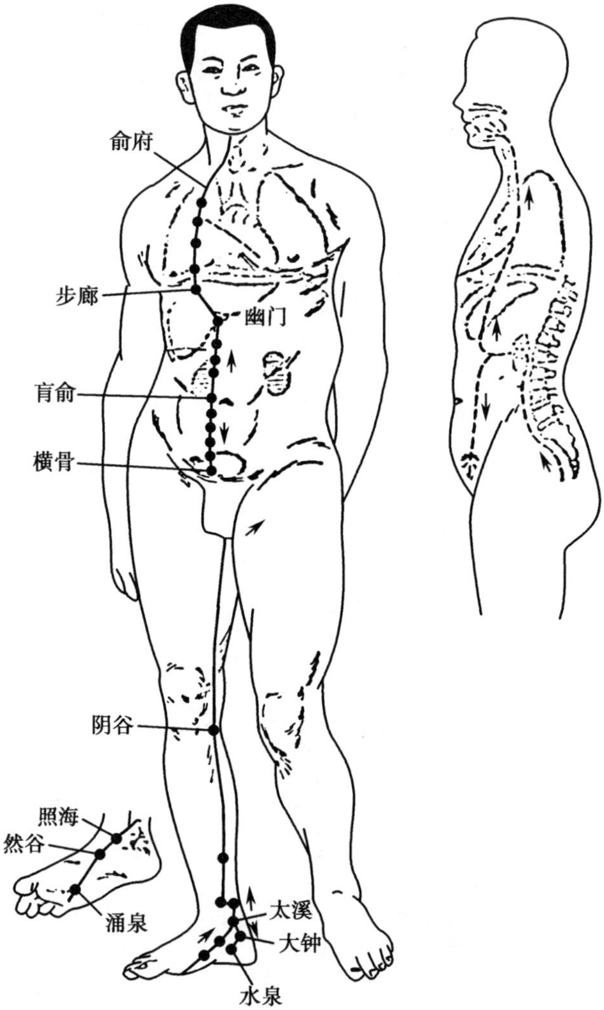

图4－15　足少阴肾经

分支:从肺中分出,络心,注于胸中,交于手厥阴心包经。

联系脏腑:属肾、络、膀胱,与肝、肺、心有直接联系。

〔附〕十二经循行歌

1. 手太阴肺经

手太阴肺中焦起,下络大肠胃口行,
上膈属肺从肺系,横出腋下臑内萦,
前于心与心包脉,下肘循臂骨上廉,

遂入寸口上鱼际，大指内侧爪甲根，
支络还从腕后出，接次指交阳明经。

2. 手阳明大肠经

手阳明经属大肠，食指内侧起商阳，
循指上廉入合谷，两骨两筋中间行，
循臂入肘上臑外，肩髃前廉柱骨旁，
会此下入缺盆内，络肺下膈属大肠，
支出缺盆上入颈，斜贯两颊下齿当，
夹口人中交左右，上夹鼻孔尽迎香。

3. 足阳明胃经

足阳明胃起鼻颏，互交旁约足太阳，
下循鼻外入上齿，夹口环唇交承浆，
颐后大迎颊车游，耳前发际至额颅，
支循喉咙入缺盆，下膈属胃络脾宫，
直者下乳夹脐冲，支从胃口腹里通，
下至气街中而合，遂下髀关伏兔逢，
膝膑之中循胫外，足跗中指内间同，
支者下膝三寸别，下入中指外间列，
又有支者别跗上，大指之间太阴接。

4. 足太阴脾经

太阴脾起足大趾，循趾内侧白肉际，
过核骨后内踝前，上腨循胫膝股里，
股内前廉入腹中，属脾络胃上膈通，
挟咽连舌散舌下，支才从胃注心宫。

5. 手少阴心经

手少阴脉起心中，下膈直络小肠承，
支者夹咽系目系，直从心系上肺腾，
下腋循臑后廉出，太阴心主之后行，
下肘循臂抵掌后，锐骨之端小指停。

6. 手太阳小肠经

手太阳经小肠脉，小指之端起少泽，
循手上腕出髁中，上臂骨出肘内侧，
两筋之间臑后廉，出肩解而绕肩胛，
交肩之上入缺盆，直络心中循咽嗌，

下膈抵胃属小肠，支从缺盆上颈颊，
至目锐眦入耳中，支者别颊斜上䪼，
抵鼻至于目内眦，络颧与足太阳接。

7. 足太阳膀胱经

足太阳经膀胱脉，目内眦上额交巅，
支者从巅入耳角，直者从巅入脑间，
还出下项循肩膊，夹脊抵腰循膂旅，
络肾正属膀胱腑，一支贯臀入腘传，
一支从膊别贯胛，夹肩循髀合腘行，
贯腨出踝循京骨，小指外侧接至阴。

8. 足少阴肾经

足肾经脉属少阴，斜从小指趋足心，
出于然谷循内踝，入跟上腨腘内寻，
上股后廉直贯脊，属肾下络膀胱深，
直者从肾贯肝膈，入肺夹舌喉咙循，
支者从肺络心上，注胸交于手厥阴。

9. 手厥阴心包络经

手厥阴经心主标，心包下膈络三焦，
起自胸中支出胁，下腋三寸循臑迢，
太阴少阴中间走，入肘下臂两筋招，
行掌心出中指末，支从小指次指交。

10. 手少阳三焦经

手少阳经三焦脉，起于小指次指端，
两指之间循手腕，出臂两骨行外关，
上行贯肘循臑外，上肩交出少阳寰，
入缺盆而布膻中，上络心包下膈从，
循属三焦支膻中，从缺上项系耳上，
下行耳颊至䪼际，支从耳后耳中存，
出走耳前交两颊，至目锐眦胆经论。

11. 足少阳胆经

足少阳脉胆经传，起于两目锐眦边，
上抵头角下耳后，循颈行手少阳前，
至肩却出少阳后，阳明缺盆之外旋，
支者耳后入耳中，出走耳前锐眦逢，

支别锐眦下大迎，合手少阳抵颇宫，
下加颊车下颈行，合于缺盆胸中承，
贯膈络肝原属胆，胁里气街毛际萦，
入髀厌中脉来横，直者缺盆下腋胸，
季胁下合髀厌中，下循髀阳膝外廉，
下于外辅骨之前，直抵绝骨出外踝，
循跗入小次趾间，支别跗上入大趾，
循趾岐骨出其端，还贯爪甲出三毛，
足厥阴经于此连。

12. 足厥阴肝经

足厥阴肝脉所终，起于大趾毛际丛，
循足跗上上内踝，出太阴后入腘中，
循股入毛绕阴器，上抵小腹夹胃通，
属肝络胆上贯膈，布于胁肋循喉咙，
上入颃颡连目系，出额会督顶巅逢，
其支复从目系出，下行颊里交环唇，
支者出肝别贯膈，上注于肺乃交宫。

第三节 奇经八脉

一、奇经八脉的概念

奇经八脉是指十二经脉以外、别道奇行的经脉，包括任脉、督脉、冲脉、带脉、阴跷脉、阳跷脉、阴维脉、阳维脉。

二、奇经八脉的生理特点

在经脉系统中，奇经八脉简称为奇经，十二经脉简称为正经，在此，奇指特殊，正指一般，奇经八脉与十二经脉相比具有其特殊性，故称之为奇经。“凡此八脉者，皆不拘于经，故曰奇经八脉也。”（《难经·二十七难》）

（一）奇经八脉与十二经脉的区别

1. 无脏腑络属

十二经脉内行部分，每一条经脉都与其相关的脏或腑构成络属关系，即属于本脏腑而络于相表里的脏腑。十二经脉共形成六组属络关系，而奇经八脉与脏腑无直接络属关系，但与奇恒之腑有密切关系。

2. 无表里相合

在十二经脉中，阴经与阳经之间构成了六组阴阳表里相合关系，而奇经八脉之间无表里相合规律。

3. 无阴阳升降

十二经脉的循行分布有着阴升阳降的规律，而奇经八脉则“别道奇行”，无此规律。奇经八脉的分布不像十二经脉分布遍及全身，人体的上肢无奇经八脉的分布，其走向也与十二经脉不同，除带脉外，余者皆由下而上地循行。

（二）奇经八脉与十二经脉的联系

1. 奇经八脉与十二经脉共同构成人体经脉系统，但奇经八脉为“别道奇行”的子系统。

2. 奇经八脉与十二经脉共同构成人体气血运行的通路，但其作用不同，十二正经犹如沟渠而奇经八脉则犹如河泽，十二经脉的气血流注阴阳相贯，如环无端，其气血隆盛则溢入奇经，转相灌溉。

（三）奇经八脉的生理功能

1. 加强十二经脉之间的联系

如督脉能总督一身之阳经，任脉联系总任一身之阴经，带脉约束纵行诸脉，二跷脉主宰一身左右的阴阳，二维脉维络一身表里的阴阳。即奇经八脉进一步加强了机体各部分的联系。

2. 调节十二经脉的气血

奇经八脉纵横交叉于十二经脉之间，具有加强经脉之间的联系，以调节十二经气血的作用。当十二经脉所运行的气血满溢时，则流注于奇经八脉，蓄以备用；十二经脉气血不足时，也可由奇经“溢出”，给予补充，从而保持正经气血的相对恒定状态，维持机体生理功能的需要。

三、奇经八脉的具体循行及其生理功能

（一）督脉的循行及其生理功能

1. 循行部位（图4－16）

主干：督脉起于小腹内，下出会阴，向后至尾骶部的长强穴，沿脊柱上行，经项部至风府穴，进入脑内，属脑，沿头部正中线，上至巅顶百会穴，经前额下行鼻柱至鼻尖的素髎穴，过人中，至上齿正中的龈交穴。

分支：第一支，与冲、任二脉同起于胞中，出于会阴部，在尾骨端与足少阴肾经、足太阳膀胱经的脉气会合，贯脊，属肾。

第二支，从小腹直上贯脐，向上贯心，至咽喉与冲、任二脉相合，到下颌部，

环绕口唇，至两目下中央。

第三支，与足太阳膀胱经同起于眼内角，上行至前额，于巅顶交会，入络于脑，再别出下项，沿肩胛骨内，脊柱两旁，到达腰中，进入脊柱两侧的肌肉，与肾脏相联络。

2. **生理功能**

（1）调节阳经气血，为“阳脉之海”：督脉循身之背，背为阳，说明督脉对全身阳经脉气具有统率、督促的作用。另外，六条阳经都与督脉交会于大椎穴，督脉对阳经有调节作用，故有“总督一身阳经”之说。

（2）反映脑、肾及脊髓的功能：督脉属脑，络肾，肾生髓，脑为髓海，督脉与脑、肾、脊髓的关系十分密切。

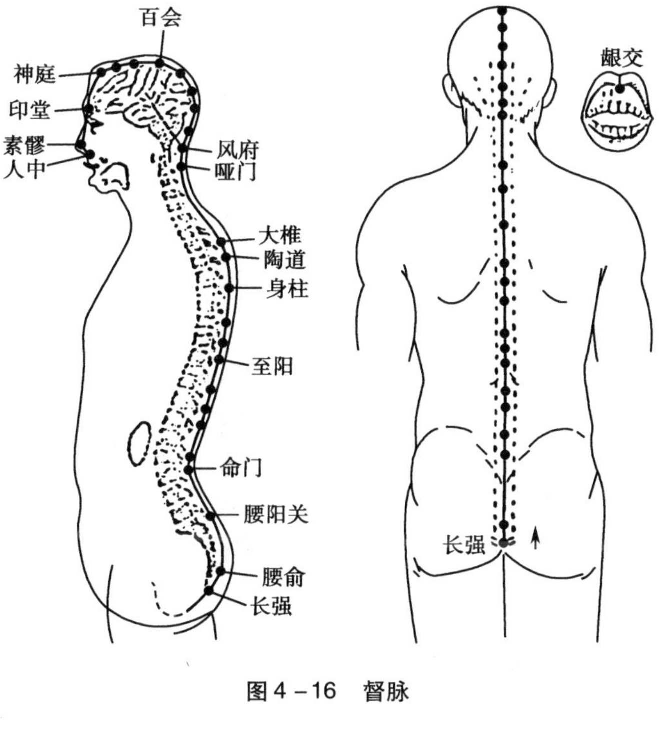

图4－16　督脉

（3）主生殖功能：督脉络肾，与肾气相通，肾主生殖，故督脉与生殖功能有关。

（二）任脉的循行及其生理功能

1. **循行部位**（图4－17）

主干：任脉起于胞中，下出于会阴，经阴阜，沿腹部正中线上行，经咽喉部（天突穴），到达下唇内，左右分行，环绕口唇，交会于督脉之龈交穴，再分别通过鼻翼两旁，上至眼眶下（承泣穴），交于足阳明经。

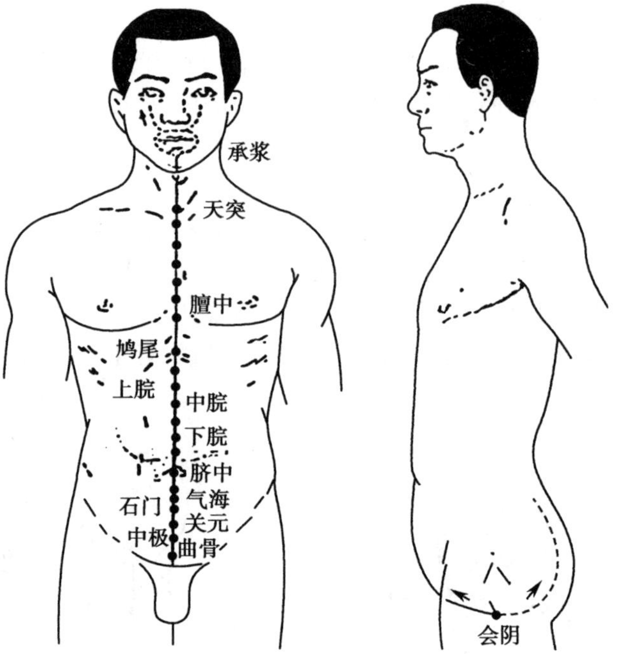

图 4－17　任脉

分支：由胞中贯脊，向上循行于背部。

2. 生理功能

（1）调节阴经气血，为“阴脉之海”：任脉循行于腹部正中，腹为阴，说明任脉对一身阴经脉气具有总揽、总任的作用。另外，足三阴经在小腹与任脉相交，手三阴经借足三阴经与任脉相通，因此任脉对阴经气血有调节作用，故有“总任诸阴”之说。

（2）调节月经，妊养胎儿：任脉起于胞中，具有调节月经，促进女子生殖功能的作用，故有“任主胞胎”之说。

（三）冲脉的循行及其生理功能

1. 循行部位（图 4－18）

起于胞宫，下出于会阴，并在此分为二支。

上行支：其前行者（冲脉循行的主干部分）沿腹前壁夹脐（脐旁五分）上行，与足少阴经相并，散布于胸中，再向上行，经咽喉，环绕口唇；其后行者沿腹腔后壁，上行于脊柱内。

下行支：出会阴下行，沿股内侧下行到大趾间。

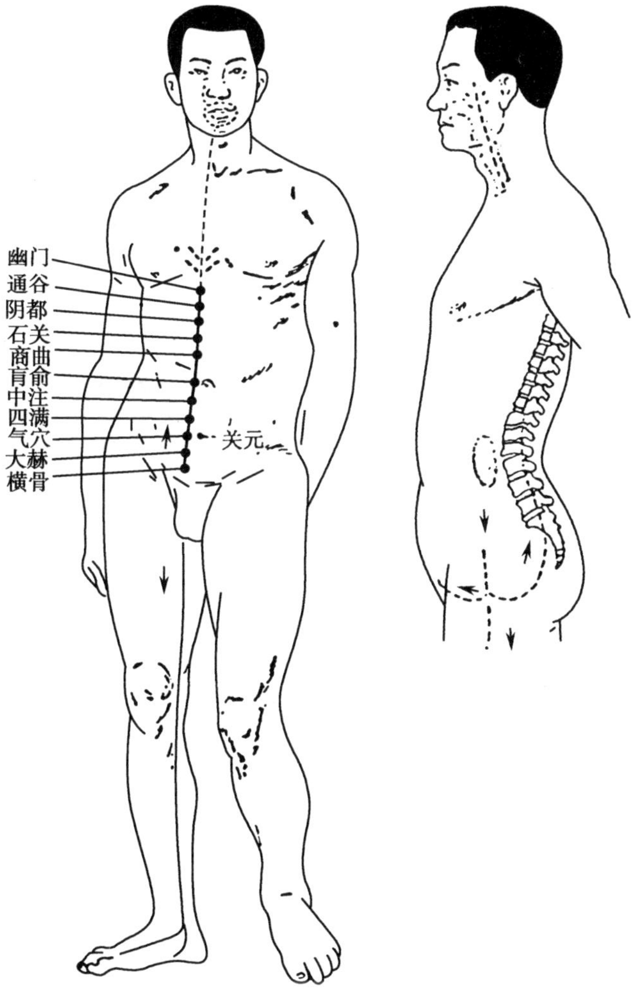

图 4－18　冲脉

2. 生理功能

（1）调节十二经气血：冲脉上至于头，下至于足，贯穿全身，为总领诸经气血的要冲。当经络脏腑气血有余时，冲脉能加以涵蓄和贮存；经络脏腑气血不足时，冲脉能给予灌注和补充，以维持人体各组织器官正常生理活动的需要。故有“十二经脉之海”、“五脏六腑之海”和“血海”之称。

（2）主生殖功能：冲脉起于胞宫，又称“血室”、“血海”。冲脉有调节月经的作用，冲脉与生殖功能关系密切，女性“太冲脉盛，月事以时下，故有子。”“太冲脉衰少，天癸竭，地道不通。”这里所说的“太冲脉”，即指冲脉而言。另外，男子或先天冲脉未充，或后天冲脉受伤，均可导致生殖功能衰退。

(3)调节气机升降：冲脉在循行中并于足少阴，隶属于阳明，又通于厥阴，及于太阳。冲脉有调节某些脏腑(主要是肝、肾和胃)气机升降的功能。

(四)带脉的循行及其生理功能

1. 循行部位(图4－19)

带脉起于季胁，斜向下行，交会于足少阳的带脉穴，绕身一周，并于带脉穴处再向前下方沿髋骨上缘斜行到少腹。

2. 生理功能

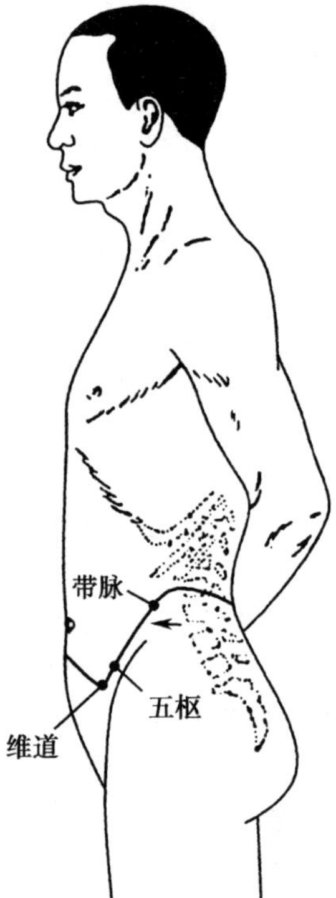

图4－19 带脉

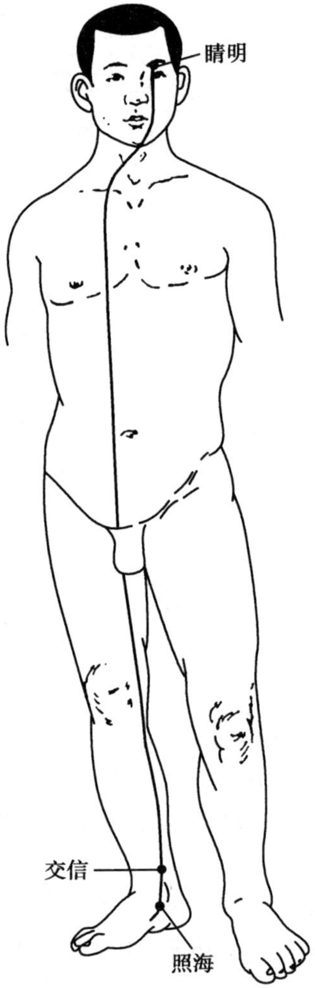

图4－20 阴跷脉

约束纵行的各条经脉，司妇女的带下。

（五）阴跷脉的循行及其生理功能

1. 循行部位（图 4－20）

阴跷脉起于足跟内侧足少阴经的照海穴，通过内踝上行，沿大腿的内侧进入前阴部，沿躯干腹面上行，至胸部入于缺盆，上行于喉结旁足阳明经的人迎穴之前，到达鼻旁，连属眼内角，与足太阳、阳跷脉会合而上行。

2. 生理功能

控制眼睛的开阖和肌肉的运动。

（六）阳跷脉的循行及其生理功能

1. 循行部位（图 4－21）

阳跷脉起于足跟外侧足太阳经的申脉穴，沿外踝后上行，经下肢外侧后缘上行至腹部。沿胸部后外侧，经肩部、颈外侧，上夹口角，到达眼内角，与足太阳经和阴跷脉会合，再沿足太阳经上行与足少阳经会合于项后的风池穴。

2. 生理功能

控制眼睛的开阖和肌肉运动。

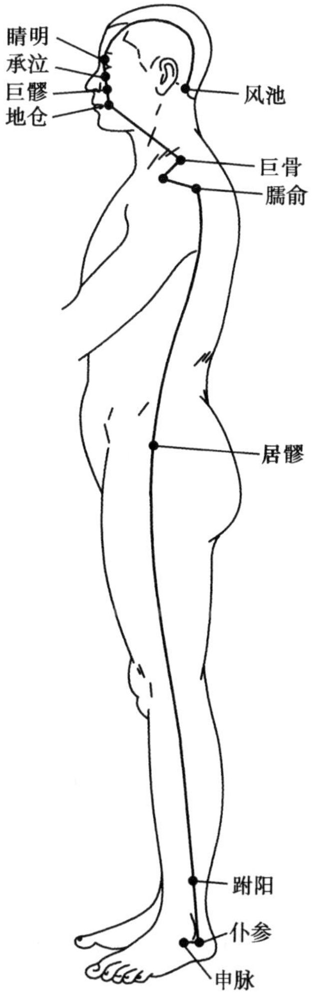

图 4－21 阳跷脉

（七）阴维脉的循行及其生理功能

1. 循行部位（图 4－22）

阴维脉起于足内踝上五寸足少阴经的筑宾穴，沿下肢内侧后缘上行，至腹部，与足太阴脾经同行到胁部，与足厥阴肝经相合，再上行交于任脉的天突穴，止于咽喉部的廉泉穴。

2. 生理功能

维脉的“维”字，有维系、维络的意思，阴维具有维系阴经的作用。

（八）阳维脉的循行及其生理功能

1. 循行部位（图 4－23）

阳维脉起于足太阳的金门穴，过外踝，向上与足少阳经并行，沿下肢外侧后缘上行，经躯干部后外侧，从腋后上肩，经颈部、耳后，前行到额部，分布于头侧及项后，与督脉会合。

2. 生理功能

维系阳经。

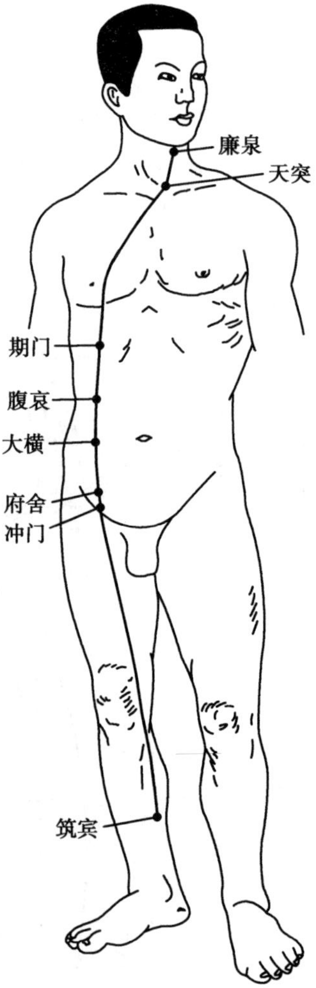

图4-22　阴维脉

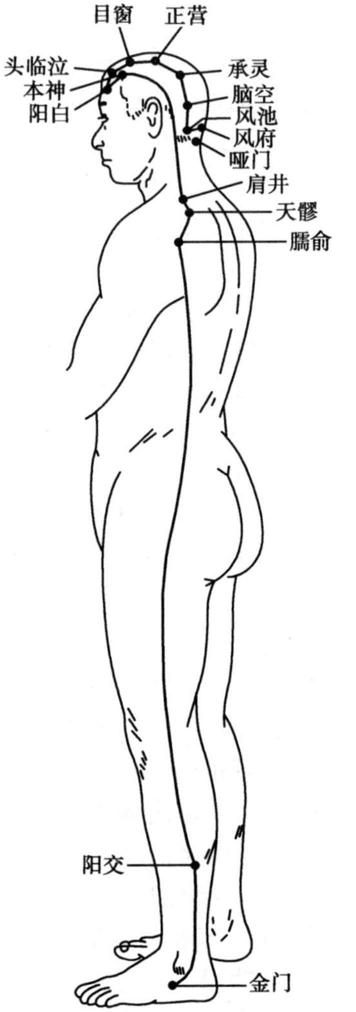

图4-23　阳维脉

表4-10　奇经八脉循行分布和功能表

	循行分布	功　能
任脉	腹、胸、颏下正中	总任六阴经调节全身阴经气血,故称"阴脉之海";调节月经妊养胎儿
督脉	腰、背、头面正中	总督六阳经调节全身阳经气血,故称"阳脉之海";与脑、肾、脊髓有关,主生殖

续表

	循行分布	功　能
带脉	起于胁下,环腰一周,状如束带	约束纵行躯干的诸条经脉
冲脉	与足少阴经相并上行,环绕口唇,且与任、督、足阳明等有联系	涵蓄十二经气血,故称“十二经之海”或“血海”,主生殖功能
阴维脉	小腿内侧,并足太阴、厥阴上行至咽喉合于任脉	维络诸阴
阳维脉	足跗外侧,并足少阳经上行,至项后会合于督脉	维络诸阳
阴跷脉	足跟内侧,伴足少阴等经上行,至目内眦与阳跷脉会合	调节肢体运动,司眼睑开阖
阳跷脉	足跟外侧,伴足太阳等经上行,至目内眦与阴跷脉会合	调节肢体运动,司眼睑开阖

四、奇经八脉理论的应用

(一)在针灸学上的应用

奇经八脉理论是灵龟八法的理论基础,灵龟八法,又称奇经纳甲法,属按时开穴法之一,与子午流注法相辅相成,并用不悖。它是运用八卦九宫学说,结合人体奇经八脉气血的会合,取其与奇经八脉相通的申脉、照海、外关、足临泣、公孙、后溪、内关和列缺八个经穴,按照日时干支推演数字变化,采用相加、相除的方法,做出按时取穴的一种刺灸方法。详见《针灸学》。

(二)在诊断学上的应用

在诊断学的脉诊中,除普通诊法外,尚有奇经八脉诊法。其具体方法是:

1. 诊脉部位

寸关尺三部。

2. 脉象与主病

(1)若三部脉直上直下,若见浮脉则为督脉之病;若见牢脉则为冲脉之病;若见紧病则为任脉之病。

(2)寸脉紧而左右弹指,则为阳跷之病,尺脉紧而左右弹指,则为阴跷之病;关脉紧而左右弹指,则为带脉之病。

(3)脉从尺部外侧斜上至寸,为阴维之病;脉从尺部内侧斜上至寸,则为阳维之病。

奇经八脉诊法歌

（《濒湖脉学》）

奇经八脉，其诊又别，直上直下，浮则为督，
牢则为冲，紧则任脉，寸左右弹，阳跷可决；
尺左右弹，阴跷可别，关左右弹，带脉当决。
尺外斜上，至寸阴维，尺内斜上，至寸阳维。

第四节 十二经别、十五络脉、十二经筋、十二皮部

一、十二经别

（一）经别的概念

十二经别，简称经别，是十二经脉别行而离入出合，深入体腔的支脉。它分布于胸腹和头部，沟通表里两经并加强与脏腑联系的另一经脉系统，因其包括在十二经脉范围以内的经脉，故称为“别行的正经”。

（二）十二经别的循行

十二经别的循行都是从四肢开始深入内脏，然后再上至头颈浅部，而表里相合。它的“离、合、出、入”的部位，虽和十二经的循行通路有密切关系，但在循行的顺逆方向上，与十二经脉的循行有显著的区别。如手三阴经的循行是从胸走手，而经别却自腋深入胸腔以后，再上行向头，合于手三阳经；手三阳经的循行是从手走头，而手三阳经别则由腋下深入内脏，然后上行至头；足三阴经的循行是从足走胸（腹），而足三阴经别却从足走头；足三阳经的循行是从头走足，足三阳经别则是从足走头。

十二经别与正经不同之处，主要表现在其循行上具有“离、合、出、入”的特点。每一条经别都是从其所属的正经（多为肘膝以上）分出，称作“离”（别），进入胸腹腔称“入”，于头颈部出来称“出”，又与表里经脉相合称“合”，手足三阴三阳共组成六对，称“六合”。

1. 足太阳—足少阴（一合）

（1）足太阳经别

别入：入腘中，其一支行至尻下五寸处，别行入于肛门。

别行：属于膀胱，散于肾，当心入散，系舌本。

出合：从膂上出于项。

合于：足太阳。

(2)足少阴经别

别入：腘中。

别行：别出一脉与足太阳相合上行至肾，当十四椎处，从而联属带脉；其直行者，从肾上行系于舌本。

出合：复出于项。

合于：足太阳。

2. 足少阳—足厥阴(二合)

(1)足少阳经别

别入：上行绕髀，至毛际与足厥阴经脉相合，别者入季胁之间。

别行：循胸里，属胆本腑，散行至肝，上贯入心，上行夹咽。

出合：出于颐颔，散布于面，系目系，合眼外角。

合于：足少阳经。

(2)足厥阴经别

别入：自足背别行，上至毛际。

别行：与足少阳别行的正经相合上行。

合于：足少阳经。

3. 足阳明—足太阴(三合)

(1)足阳明经别

别入：上行至髀，深入腹里。

别行：属于胃腑，散行至脾，上通于心，上循咽。

出合：出于口，上行鼻柱的上部及眼眶的下方，还系目系。

合于：足阳明经。

(2)足太阴经别

别入：别上至髀。

别行：与足阳明别行正经相合上行，络于咽，贯舌本。

合于：足阳明经。

4. 手太阳—手少阴(四合)

(1)手太阳经别

别入：别入肩解，入于腋下。

别行：走心，系小肠。

合于：手太阳经。

(2)手少阴经别

别入:入于渊腋两筋之间。

别行:属于心,上走喉咙。

出合:出于面,合目内眦。

合于:手太阳经。

5. 手少阳—手厥阴(五合)

(1)手少阳经别

别入:别于巅顶,入于缺盆。

别行:下走三焦,散于胸中。

合于:手少阳经。

(2)手厥阴经别

别入:别于腋下三寸天池穴处。

别行:入于胸中,联属三焦。

出合:沿喉咙,出耳后,完骨下。

合于:手少阳经。

6. 手阳明—手太阴(六合)

(1)手阳明经别

别入:从手上行,循胸前膺乳之间,别于肩髃穴处,行入于天柱骨。

别行:经缺盆下入大肠,又上行联属于肺,再向上沿咽喉。

出合:出缺盆。

合于:手阳明经。

(2)手太阴经别

别入:别出入于渊腋,行手少阴经之前。

别行:入走于肺,散行至大肠。

出合:上出缺盆,循喉咙。

合于:手阳明经。

(三)十二经别的生理功能

由于十二经别的循行部位有些是十二经脉循行所不及之处,因而在生理、病理和治疗等方面都有重要的作用。

1. 加强了十二经脉中相为表里的两条经在体内的联系

十二经别进入体腔后,表里两经相并而行,经过相为表里的脏腑,并在浅出体表时,阴经经别合入阳经经别,共同注入体表的阳经,这是临床表里配穴应用的理论基础之一。

2. 加强了体表与体内、四肢与躯干的向心性联系

由于十二经别一般都是从十二经脉的四肢部别出,进入体内向心循行,这对于扩大经络的联系和由外而内地传递信息，起着重要的作用。

3. 加强了十二经脉对头面的联系

不仅阳经的经别循行于头面，而且阴经的经别也上达于头面。足三阴经的经别在合于阳经经别之后，上达头部；手三阴经经别，均经喉咙而合于头面部。这就为"十二经脉，三百六十五络，其血气皆上于面而走空窍"的理论奠定了基础，也是近代发展起来的头针、面针、耳针等的理论依据。

4. 扩大了十二经脉的主治范畴

由于十二经别的分布弥补了十二经脉所不到之处，因而相应扩大了经络穴位的主治范围。如足太阳经脉并不达到肛门，但该经的经别"别入于肛"，因此足太阳经的承山、承筋等穴，可治肛门病。又如足少阴肾经别"出属带脉"，故肾经与带脉虽无明确直接联系，但临床妇科疾患与肾经密切相关。

5. 加强了十二经脉中足经与心脏的联系

足三阴、足三阳的经别上行经过腹、胸，除加强了腹腔内脏腑的表里联系之处，又都与胸腔内的心脏相联系。因此，十二经别对于分析腹腔内脏腑与心的生理、病理联系，有重要的意义，也为"心为五脏六腑之大主"的理论提供了一定的依据。

二、十五络脉

（一）十五络脉的概念

十五络脉，又称十五别络，是十二经脉和任督二脉各自别出之络与脾之大络的总称。

络脉的分支称为孙络，位于皮部的浅浮络脉称之为浮络。

十二络脉分别以其所发处腧穴命名，络脉自经脉的一定穴位别出之后，就以分出之处的穴名而定名。如手太阴经的络脉，自列缺别出，因此这支络脉的络穴就名为"列缺"。

（二）十五络脉的循行

在十五络脉中，十二经脉的络脉都是从四肢肘、膝以下分出，络于相互表里的阴阳两经之间，从阳走阴或从阴走阳，为十二经在四肢互相传注的纽带。

任脉之络脉分布在腹部，络于冲脉；督脉之络脉分布在背部，除别走太阳之外，并能联络任脉和足少阴经脉；脾之大络分布在侧身部，能总统阴阳诸络。这三者在躯干部发挥其联络作用，从而加强了人体前、后、侧的统一联系。

1. 手太阴络脉

络名：列缺。

部位：在腕后一寸半处。

邻经:别走手阳明经。

循行:从列缺穴分出,起于腕关节上方,通手太阴经直入掌中,散于鱼际。

2. 手少阴络脉

络名:通里。

部位:在腕后一寸处。

邻经:别走手太阳经。

循行:从通里穴分出,别而上行,沿经脉入于心中,向上联系舌根,归属于目系。

3. 手厥阴络脉

络名:内关。

部位:在腕后二寸处。

邻经:合手少阳经。

循行:从内关穴处分出,出于两筋间,沿经上行系于心包络,络于心系。

4. 手阳明络脉

络名:偏历。

部位:在腕后三寸处。

邻经:别入手太阴经。

循行:从偏历穴处分出,别入手太阴,其支向上沿臂至肩髃,上面颊,络于牙齿,分支入耳中合于宗脉(指主要经脉)。

5. 手太阳络脉

络名:支正。

部位:在腕后五寸处。

邻经:内注手少阴经。

循行:从支正穴处分出,向上行至肘,络于肩髃部。

6. 手少阳络脉

络名:外关。

部位:在腕后二寸处。

邻经:合心主(厥阴)。

循行:从外关穴处分出,绕行于臂膊外侧,注于胸中,同厥阴经会合。

7. 足阳明络脉

络名:丰隆。

部位:在足外踝上八寸处。

邻经:别走足太阴经。

循行:从丰隆穴处分出,走向太阴,其支脉沿胫骨外侧向上,络于头顶,与各经脉气相结，复下络于喉咙和咽峡部。

8. 足太阳络脉

络名：飞扬。

部位：足外踝上七寸处。

邻经：别走足少阴经。

循行：从飞扬穴分出，走向足少阴经。

9. 足少阳络脉

络名：光明。

部位：在足外踝上五寸处。

邻经：别走足厥阴经。

循行：从光明穴分出。

10. 足太阴络脉

络名：公孙。

部位：在距第一跖趾关节后方一寸处。

邻经：别走足阳明经。

循行：从公孙穴处分出，走向足阳明经，其支脉入腹腔，联络肠胃。

11. 足少阴络脉

络名：大钟。

部位：在内踝后下方。

邻经：别走足太阳经。

循行：从大钟穴处分出，走向足太阳经。其支脉与本经相并上行，走到心包下，外行通贯腰脊。

12. 足厥阴络脉

络名：蠡沟。

部位：在足内踝上五寸处。

邻经：别走足少阳经。

循行：从蠡沟穴分出，走向足少阳经。其支脉经过胫骨，向上至睾丸，结聚在阴茎处。

13. 任脉之络

络名：鸠尾。

部位：在胸骨剑突下。

邻经：督脉。

循行：从鸠尾穴处分出，自胸骨剑突下行，散布在腹部。

14. 督脉之络

络名：长强。

部位：在尾骨尖下半寸处。

邻经：别走足太阳经。

循行：从长强穴处分出，夹脊柱两旁，上行到项部，散布在头上。下行的络脉，从肩胛部开始，向左右别走足太阳经，进入脊柱两旁的肌肉。

15. 脾之大络

络名：大包。

部位：出渊腋下三寸处。

邻经：联络周身之血。

循行：从大包穴处分出，出于渊腋下三寸处，脉气散布在胸胁部。

（三）十五络脉的生理功能

1. 加强十二经脉中相为表里的两经的联系

通过阴经别络走向阳经和阳经别络走向阴经的途径，沟通和加强了相为表里的两条经脉之间在肢体的联系。在别络中，虽也有进入胸腹腔和内脏相联络，但无固定的络属关系。

2. 统率其他络脉，十五络脉加强了人体前、后、侧面的统一联系

任脉的别络散布在腹部，督脉的别络散布在背部，脾之大络散布在胸胁部，因此，加强了人体前、后、侧面的统一联系。

3. 灌渗气血濡养全身

络脉与络脉形成一个气血运行的复杂的网络系统，从别络分出的孙络、浮络，从小到大，遍布全身，呈网状扩散，使在经络中运行的气血，由线状流行扩展为面状弥散，对整体起营养作用。

三、十二经筋

（一）十二经筋的概念

十二经筋，简称经筋，是十二经之气濡养筋肉骨节的体系，是附属于十二经脉的筋膜系统。它是经脉经气在人体四肢百骸、骨骼筋肉之间运行的另一径路，因其运行于体表筋肉，故称经筋。经筋也分手足三阴三阳，其数目与经脉相同，其循行道路也多与经脉相接。

（二）十二经筋的循行

十二经筋的走向及分布，基本上和十二经脉的循行相一致，但是，十二经脉有顺逆之不同，而经筋走向皆起于四肢指爪之间，在踝、腘、膝、臀、腕、肘、腋、髀、颈结聚，终结于头面等处，沿行于体表，不入内脏，而与他经相结。

1. 手太阴之筋

手太阴经筋，起始于大拇指之上，沿大指上行，结于鱼际，行寸口外侧，上行沿前臂，结于肘中，向上经过上臂内侧，进腋下，出缺盆部，结于肩髃前方，其上方结于缺盆，自腋下行的从下方结于胸里，散布于膈，与手厥阴之筋在膈下会合，结于季胁处。

2. 手阳明之筋

手阳明经筋，起始于第二手指桡侧端，结于腕背部上，向上沿前臂，结于肘外侧，上经上臂外侧，结于肩髃部。分出支经绕肩胛，夹脊，直行的经筋从肩髃上走颈，分支走向面颊，结于鼻旁颧部，直上行的走手太阳经筋之前，上左侧额角者，结络于头部，向下至右侧下颔。

3. 足阳明之筋

足阳明经筋，起始于足次趾、中趾及无名趾，结于足背，斜向外行加附于腓骨，上结于胫骨外侧，直上结于髀枢，又向上沿胁部，属于脊。其直行者，上沿胫骨，而结于膝，分支之筋，结于外辅骨部，与足少阳经筋相合，其直行的沿伏兔上行，结于大腿面，而会聚于阴器，再向上分布到腹部，至缺盆处结集，再向上至颈，夹口两旁，合于鼻旁颧部，相继下结于鼻，从鼻旁合于足太阳经筋。太阳经筋散络于目上，为目上纲，阳明经筋散络目下，为目下纲。另一分支之筋，从面颊而结于耳前部。

4. 足太阴之筋

足太阴经筋，起始于大趾内侧端，上行结于内踝，直行向上结于膝内辅骨（胫骨内髁部），向上沿着大腿内侧，结于股前，会聚于阴器部，向上到腹部，结于脐，沿着腹内，结于肋骨，散于胸中，其内的经筋则附着于脊旁。

5. 手少阴之筋

手少阴经筋，起于小指内侧，结于腕后豆骨处，向上结于肘内侧，上入腋内，交手太阴经筋，循行于乳的内侧，而结于胸部，沿膈向下，联系于脐部。

6. 手太阳之筋

手太阳经筋，起始于小指之上，结于腕背，上沿前臂内侧，结于肱骨内上髁后，进入并结于腋下。其分支走肘后侧，向上绕肩胛部，沿颈旁出走太阳经筋的前方，结于耳后乳突部，分支进入耳中，直行的出于耳上，向下结于颔，上方的连属于眼外角。

7. 足太阳之筋

足太阳经筋，起始于足小趾，上行结于踝，斜上结于膝，下方沿足外侧结于足跟，向上沿跟腱结于腘部。其分支结于小腿肚（腨外），上向腘内侧，与腘部一支并行上结于臀部，向上夹脊旁，上后项，分支入结于舌根，直行者，结于枕骨，上向头项，由头的前方下行到颜面，结于鼻部，分支形成“目上纲”，下边结于鼻旁。背部的分支，从腋后外侧，结于肩髃部位，一支进入腋下，向上出缺盆,上方结于耳后乳突(完骨),又有分支从缺盆出来,斜上结于鼻旁部。

8. 足少阴之筋

足少阴经筋,起始于小趾之下,入足心部,同足太阴经筋,斜走内踝下方,结于足跟,与足太阳经筋会合,向上结于胫骨内髁下,同足太阴经筋一起上行,沿大腿内侧,结于阴部,沿膂(脊旁肌肉)里夹脊,上后项结于枕骨,与足太阳经筋会合。

9. 手厥阴之筋

手厥阴经筋,起始于中指,与手太阴经筋并行,结于肘部内侧,上经上臂的内侧,结于腋下。分支进入腋内,散布于胸中,结于膈部。

10. 手少阳之筋

手少阳经筋,起始于第四手指端,结于腕背,走向臂外侧,结于肘尖部,向上绕行于上臂外侧,上循肩部,走到颈部会合于手太阳经筋。其分支当下颌角部进入,联系舌根,一支上下颌处沿耳前,属目外眦,上达颞部,结于额角。

11. 足少阳之筋

足少阳经筋,起于第四趾,上结外踝,再向上沿胫外侧结于膝外侧。其分支另起于腓骨部,上走大腿外侧,前面结于伏兔(股四头肌部),后面的结于骶部,其直行的,经侧腹季胁,上走腋前方,联系胸侧和乳部,结于缺盆,其直行的上出腋部,通过缺盆,走向足太阳经筋的前方,沿耳后上绕额角,交会于头顶,向下走向下颌,上方结于鼻旁,分支结于外眦,为眼的外维。

12. 足厥阴之筋

足厥阴经筋,起始于足大趾的上边,向上结于内踝前方,向上沿胫骨内侧,结于胫骨内髁之下,再向上沿大腿内侧,结于阴器部位而与诸筋相联络。

(三)十二经筋的生理功能

经筋的主要生理功能是连缀四肢百骸,维络周身,约束骨骼,主司关节运动。“宗筋主束骨而利机关也。”(《素问·痿论》)

十二经筋的所行部位,虽与十二经脉大致相同,但作用各异,十二经脉运行气血,循环灌注,出入脏腑肢体,而十二经筋则连缀百骸,维络周身。由于“肝主筋,其华在爪”,“诸筋者皆属于节”,故经筋皆起于四肢指爪之间,而后盛于臂骨辅骨,结于肘腕膝腘,连于肌肉,上至颈项,终于头面。

筋有刚柔,手足向背直行而附着于骨之筋都坚硬而大,胸腹头面之别横行之筋都柔软而细。手足三阳行于外侧,其筋多刚;手足三阴行于内侧,其筋多柔。足之三阴及阳明之筋结聚于阴器,故曰“前阴者,宗筋之所聚”。

十二经筋大部分都结于关节部,相互间有密切的联系,一般规律是:手三阳之筋结于头部,手三阴之筋结于贲(胸)部,足三阴之筋结于阴器,足三阳之筋结于颧部。前阴部是宗筋之所聚，足三阴与足阳明之筋都在该处相结。

四、十二皮部

(一) 皮部的概念

十二皮部，简称皮部，是十二经脉功能活动反映于体表的部位，它是经络之气散布的区域，即全身体表皮肤按十二经脉分布划分的十二个部位。经脉、经别、络脉、经筋，大体上都是分手足三阴三阳，在体表的皮肤也是按经络来分区，故称十二皮部。

(二) 皮部的分布

皮部作为十二经脉的体表分区，经与经脉、络脉的不同在于：经脉呈线状分布，络脉呈网状分布，而皮部则着重于“面”的划分，其分布范围大致上属于该经络循行的部位，而且比经络更为广泛。

十二皮部合为六经皮部，各有专穴，名称如表 4－11。

表 4－11　六经皮部名称表

六经名	太阳	阳明	少阳	太阴	少阴	厥阴
皮部名	关枢（太阳经的阳络）	害蜚（阳明经的阳络）	枢持（少阳经的阳络）	关蛰（太阴经的阴络）	枢儒（少阴经的阴络）	害肩（厥阴经的阴络）

(三) 皮部的生理功能

十二皮部属于人体的最外层，又与经络气血相通，为机体卫外的屏障，具有保卫机体、抗御外邪和反映病理变化的作用。“皮者脉之部也。邪客于皮则腠理开，开则邪入客于络脉，络脉满则注于经脉，经脉满则入舍于府藏也。”(《素问・皮部论》)这样，皮—络—经—腑—脏，成为疾病传变的层次，脏腑、经络的病变能反映到皮部，如“其色多青则痛，多黑则痹，黄赤则热，多白则寒”等，从外部的诊察和施治则可推断和治疗内部的疾病。皮肤针、刺络、敷贴等法，都是结合皮部理论运用的。

第五节　经络的生理功能

一、经气的基本概念

经气是于经脉中之气，又称脉气。经气是先后天的精气化生而成，其作用表现经络的生理功能。

二、经络的生理功能

经络纵横交贯，遍布全身，将人体内外、脏腑、肢节、官窍联结成为一个有机的整体，在人体的生命活动中，具有十分重要的生理功能。

（一）联系作用

人体是由五脏六腑、四肢百骸、五官九窍、皮肉脉筋骨等组成的，它们虽有不同的生理功能，但又共同进行着有机的整体活动，使机体内外、上下保持协调统一，构成一个有机的整体。这种有机配合，相互联系，主要是依靠经络的沟通、联络作用实现的。由于十二经脉及其分支的纵横交错，入里出表，通上达下，相互络属于脏腑，奇经八脉联系十二正经，十二经筋、十二皮部联络筋脉皮肉，从而使人体的各个脏腑组织器官有机地联系起来，构成了一个表里、上下彼此之间紧密联系、协调共济的统一体。主要联系有：

1. 脏腑与肢节的联系

脏腑与外周肢节的联系，主要是通过十二经脉实现的。十二经脉内与五脏六腑络属，其经脉之气又散络结聚于经筋，布散于皮部，使体表的筋肉、皮肤等组织与内在脏腑之间，通过十二经脉内属外连的联系而相互沟通。所以说："夫十二经脉者，内属于脏腑，外络于肢节。"（《灵枢·海论》）

2. 脏腑与官窍的联系

目、鼻、口、舌、耳、前阴、后阴等官窍，都是经脉循行所过的部位，而经脉又多内属于脏腑。官窍与脏腑之间，即可通过经脉的沟通而相互联系，如手少阴心经属心、络小肠、系"目系"，其别络"系舌本"，足厥阴肝经属肝、络胆、绕"阴器"、系"目系"，足阳明胃经属胃、络脾、环绕口唇、夹鼻，手太阳小肠经、手少阳三焦经、足少阳胆经均进入耳中，足太阳膀胱经别"入于肛"等等，形成了不同的官窍成为不同内脏的"苗窍"的特殊关系，也形成了官窍与脏腑广泛的整体性联系。（见表4－12）

表4－12　十二经脉与脏腑器官联络表

	属络的脏腑	联络的器官
手太阴肺经	属肺，络大肠，环循胃口	喉咙
手阳明大肠经	属大肠，络肺	入下齿中，夹口、鼻
足阳明胃经	属胃，络脾	起于鼻，入上齿，环口夹唇，循喉咙

续表

	属络的脏腑	联络的器官
足太阴脾经	属脾,络胃,流注心中	夹咽,连舌本,散舌下
手少阴心经	属心,络小肠,上肺	夹咽,系目
手太阳小肠经	属小肠,络心,抵胃	循咽,至目内外眦,入耳中,抵鼻
足太阳膀胱经	属膀胱,络肾	起于目内眦,至耳上角,入络脑
足少阴肾经	属肾,络膀胱,上贯肝,入肺中,络心	循喉咙,夹舌本
手厥阴心包经	属心包,络三焦	
手少阳三焦经	属三焦,络心包	系耳后,出耳上角,入耳中,至目锐眦
足少阳胆经	属肝,络肝	起于目锐眦,下耳后,入耳中,出耳前
足厥阴肝经	属肝,络胆,挟胃,注肺	过阴器,连目系,环唇内

3. 脏腑之间的联系

十二经脉各自分别络属一脏一腑,从而建立了相为表里的脏腑之间联系的基础,同时,有的经脉还联系多个脏腑,或有的脏腑有多条经脉到达。如:足厥阴肝经属肝、络胆、夹胃、注肺中,足少阴肾经属肾、络膀胱、贯肝、入肺、络心。同时,又有手太阴肺经属肺、手阳明大肠经络肺、足厥阴肝经注肺、足少阴肾经入肺和手少阴心经上肺。此外,经别又补正经之不足,如:胃经之经别上通于心,胆经之经别贯心等等。这样,就构成了脏腑之间的多种联系。

4. 经脉之间的联系

十二经脉之间的表里阴阳相接,有一定的衔接和流注次序,十二经脉与奇经八脉之间的纵横交错,以及奇经八脉之间的彼此相互联系,构成了经脉与经脉之间的多种联系。如:十二经脉的手三阳经和足三阳经均会于督脉的大椎穴,阳维脉与督脉会于风府穴,故称督脉为"阳脉之海";十二经脉的足三阴经以及奇经八脉中的阴维脉、冲脉均会于任脉,足三阴经又上接手三阴经,故称任脉为"阴脉之海";冲脉前与任脉并于胸中,后则通督脉,而任、督二脉通会十二经脉,加之冲脉"其上者,出于颃颡,渗诸阳,其下者,并于少阴之经,渗三阴。"(《灵枢·逆顺肥瘦》)容纳来自十二经脉的气血,故称冲脉为"十二经脉之海";督、任、冲三脉同起于胞中等等。

(二)感传作用

感应传导,是指经络系统对于针刺或其他刺激的感觉传递和通导作用。经络系统是人体各组成部分之间的信息传导网,当肌表受到某种刺激时,刺激量就沿着经脉传于体内的有关脏腑，使脏腑的功能发生变化，从而达到疏通气血和调整脏腑功能的目的，同时，脏腑功能活动的变化也可通过经络而反映于体表。针刺中的“得气”和“行气”现象，就是经络感应传导作用的表现。

（三）濡养作用

气血是人体生命活动的动力和物质基础，人体各个组织器官均需气血濡养，才能维持正常的生理活动。气血通过经络循环传注而通达全身，发挥其营养脏腑组织器官、抵御外邪、保卫机体的作用。所以说：“经脉者，所以行气血而营阴阳，濡筋骨，利关节者也。”（《灵枢·本脏》）

（四）调节作用

经络能运行气血和协调阴阳，使人体的功能活动保持相对的平衡，当人体发生疾病时，出现气血不和及阴阳偏胜偏衰的证候，可运用针灸等治法激发经络的调节作用，以“泻其有余，补其不足，阴阳平复。”（《灵枢·刺节真邪》）实验证明，针刺经络的有关穴位，对各脏腑功能有调节作用，即原来亢进的可使之抑制，原来抑制的可使之兴奋。

第六节　经络学说的作用

经络学说是中医基础理论的重要组成部分，因此被广泛运用，以解释人体的生理、病理，并指导疾病的诊断和治疗。

一、阐释病理变化

在正常生理情况下，经络有运行气血，感应传导的作用，所以在发生病变时，经络就可能成为传递病邪和反映病变的途径。《素问·皮部论》说：“邪客于皮则腠理开，开则邪客于络脉，络脉满则注于经脉，经脉满则入舍于脏腑也。”说明经络是外邪从皮毛腠理内传于脏腑的传变途径。由于脏腑之间有经脉沟通联系，所以经络还可以成为脏腑之间病变相互影响的途径，如足厥阴肝经夹胃、注肺中，所以肝病可犯胃、犯肺；足少阴肾经入肺、络心，所以肾虚水泛可凌心、射肺。相为表里的两经，因络属于相同的脏腑，因而使相为表里的一脏一腑在病理上常相互影响，如心火可下移小肠；大肠实热，腑气不通，可使肺气不利而喘咳胸满等等。

经络不仅是外邪由表入里和脏腑之间病变相互影响的途径，通过经络的传导，内脏的病变也可以反映于外，表现于某些特定的部位或与其相应的官窍。如肝气郁结常见两胁、少腹胀痛，因为足厥阴肝经抵小腹、布胁肋；真心痛，不仅表现为心前区疼痛，且常引及上肢内侧尺侧缘痛，因为手少阴心经行于上肢内侧后缘。其他如胃火见牙龈肿痛，肝火上炎见目赤等等，都是经络传导的反映。

二、指导疾病的诊断

由于经络有一定的循行路线和络属脏腑，它可以反映所属脏腑的病证，因而在临床上就可以根据疾病症状出现的部位，结合经络循行的部位及所联系的脏腑，作为疾病诊断的依据。例如：两胁疼痛，多为肝胆疾病；缺盆中痛，常是肺的病变。又如：头痛一症，痛在前额者，多与阳明经有关；痛在两侧者，多与少阳经有关；痛在后头及项部者，多与太阳经有关；痛在巅顶者，多与厥阴经有关。《伤寒论》的六经辨证，也是在经络学说的基础上发展起来的辨证体系。

临床实践中，还发现在经络循行通路上，或在经气聚集的某些穴位处，有明显的压痛或有结节状、条索状的反应物，或局部皮肤的某些形态变化，也常有助于疾病的诊断。如：肺脏有病时可在肺俞穴出现结节或中府穴有压痛；肠痈可在阑尾穴有压痛；长期营养不良的患者可在脾腧穴见到异常变化等等。"察其所痛，左右上下，知其寒温，何经所以"（《灵枢·官能》），强调了经络对于临床诊断的重要指导意义和作用。

三、指导疾病的治疗

经络学说被广泛地用以指导临床各科的治疗，特别是对针灸、按摩和药物治疗，更具有重要的指导意义。

指导针灸和按摩。针灸与按摩疗法，主要是根据某一经或某一脏腑的病变，在病变的邻近部位或经络循行的远隔部位上取穴，通过针灸或按摩，以调整经络气血的功能活动，达到治疗的目的。而穴位的选取，必须按经络学说进行辨证，断定疾病属于何经后，根据经络的循行分布路线和联系范围来取穴，这就是"循经取穴"。

指导用药。药物治疗也要以经络为渠道，通过经络的传导转输，才能使药到病所，发挥其治疗作用。在长期的临床实践基础上，古代医家根据某些药物对某一脏腑经络有特殊的选择性作用，创立了"药物归经"理论。金元时期的医家，发展了这方面的理论，张洁古、李杲根据经络学说，提出了"引经报使"理论，如治疗头痛，属太阳经的可用羌活，属阳明经的可用白芷，属少阳经的可用柴胡。羌活、白芷、柴胡，不仅分别归手足太阳、阳明、少阳经，且能引他药归入上述各经而发挥治疗作用。

此外，当前被广泛用于临床的针刺麻醉，以及耳针、电针、穴位埋线、穴位结扎等等治疗方法，都是在经络学说的指导下进行的，并使经络学说得到一定的发展。

第五章

体质学说

概　说

一、人类学与体质学

人类学是从生物和文化的角度对人类进行全面研究的学科。从生物角度研究人类的体质特征与类型及其变化与发展规律,包括体质人类学、人体形态学、古人类学、人种学和分子人类学等;从文化角度研究人类的行为,主要探索人类文化的性质及其演变规律。

体质人类学是研究人类的体质特征及其变化规律的科学,属于人类学的分支学科。其主要研究内容为:从猿到人的进化过程和阶段,人类体质特征和类型在地域上的变异规律,即人种、种族、民族的分类、分布、形成过程与原因;不同个体、性别、年龄、地区及不同生活和劳动条件下,现代人体质特征的差异和变化规律。

本章所讲授的体质学说属于体质人类学范畴,主要研究体质与健康和疾病的关系,故可称为医学体质学说。因其属于中医学理论体系范畴,更确切地说属于中医基础理论体系的重要组成部分,具有鲜明的中国人学思想特征,故应称之为中医体质学说。

二、医学体质学与中医学体质学

体质学说是研究体质的起源、发展和变异的系统理论。医学体质学是研究体质与健康、疾病关系的系统理论,即研究人类的体质特征、类型和变化规律,及其与疾病发生、发展和演变的关系的系统理论。对体质的研究有助于分析疾病的发生、发展和演变,为预防及诊断和治疗提供依据。

按我国关于医学学科的现行分类,可分为现代医学体质学(或西医体质学)和中医体质学。现代医学体质学,迄今尚未成为一个独立的医学学科,在国外医学史上,自公元前400年左右,希波克拉底(Hippocrats)的体质学开始到1935年巴甫洛夫的体质类型学说为止,已不下30余种,但这些学说大多不能密切地指导临床实践，且具有明显的西方人学思想的特征。此外，还有日本古川竹三的“血型”说以及韩国的“四象医学”等。中医学的体质学说肇始于《黄帝内经》，历代医家又各有发展，且能有效地指导临床实践。经过现代中医学者对历代医家关于体质的论述和实践经验进行了系统地整理与研究，编写了高等中医药院校创新教材《中医体质学》，但这仅仅是初步构建了中医体质学理论的雏形而已，它只是一门课程的大体知识结构，作为一门科学学科，欲使中医体质学说发展成为一门独立的成熟的中医体质学科，尚须假以时日。

三、中医体质学说及其特点

中医体质学说的概念：中医体质学说是研究人体体质的形成、特征、类型及其与疾病的发生、病机、诊断、预防和治疗关系的理论。

中医体质学说的特点：中医体质学说基于“天人合一”、“形神合一”的生命观，根据气形神生命三要素，从人的自然属性、生物属性、社会属性、精神智能属性和道德属性五个层次来研究体质与健康和疾病的关系，反映出中国人学关于人性和人的本质的基本思想。

中医学的研究对象是人，可以认为中医学是从医学角度探索人的本质，而中医体质学说则是从体质角度探索人的本质。

第一节 体质的概念与标志

一、体质的概念

（一）体质的本义

“体质”一词具有多种含义。

1. 指体与质；形体与质地

“同声相应，高下不必均也；同气相求，体质不必齐也。”（王弼《周易略例·明爻通变》）

2. 指身体素质

“保体质丰伟，尝自称重八百斤。”（《晋书·南阳王保传》）“人类体质的变化是由劳动决定的，是在劳动过程中逐步形成的。”（郭沫若《中国史稿·第一编》）

3. 指本质、气质

“有一说好，只说金与木之体质属土，水与火却不属土。”（《朱子语类·卷

一》)"此生虽非甚聪慧,然甚得狷者体质,有独行之意。"(明李贽《与焦弱侯书》)

在中国古代哲学史上,与体质近义的术语又有"形质"、"质用"之称谓。

形质,形与质对称,形指外在的形象、形式,质指内在的素材、材料。"形者言规模仪象也,非谓质也。质曰代而形如一,无恒气而有恒道也。"(王夫之《思问录·外篇》)这里的质字不是指属性而言,在此,形质指有固定形象的物质实体。

质用,质与用对称。"形者神之质,神者形之用;是则形称其质,神言其用,形之与神,不得相异。"(《神灭论》)在范缜的"形质神用"说中,质指形质,实体,用指功用、作用,质与用实指形体与精神的关系。因此,体质是形神合一,形质神用之体质。

质,除了"天地万物皆有形质"(《周易探玄》),即客观实体外,尚还有本性或属性之义。"性者生之质也。"(《庄子·庚桑楚》)"性者质也。"(《春秋繁露·深察名号》)性与质连用,性即质,质即性。在此,性质指事物的本质、本性、属性而言,因此,体质还蕴涵性质、属性、本质之义。

(二)体质的概念

体质的概念,不同学科的界说不一,在学习中应加以区分之,以免引起歧义。

1. 中医学体质的概念

在中医学中,体质是指人体在先天禀赋和后天调养基础上所形成的形态、结构和生理功能上相对稳定的特性,这一概念的内涵包括以下内容。

其一,人体体质的形成取决于先天禀赋和后天调养两个方面。先天因素是人体体质形成的重要基础,而体质的发展与差异性在很大程度上还取决于后天因素的影响,两者相辅相成,缺一不可。

其二,人体体质在后天生长、发育过程中是与外界环境相适应而形成的,这是一种天人合一的体质观。

其三,形神合一是生命存在的基本特征。形,即形体;神,即生命机能。神生于形,形主宰于神,神依附于形,神明则形安。形神合一又称形与神俱,形与神是人体不可分离的统一整体。形体健壮则精神旺盛,生命活动正常;形体衰弱则精神衰弱,生命活动异常;形体衰亡,生命便告终。所以说:"形神俱备,乃为全体。"(《类经·脏象类》)基于形神合一的生命观,中医学认为,人体的体质既包括形体要素,又包括心理要素,并且二者高度统一。一定的形态结构必然产生、表现出其特有的生理功能和心理特征,后者是以前者为基础的;良好的生理功能和心理特征是正常形态结构的反映,并具有相对的稳定性。二者相互依存,不可分离,在体质的固有特征中综合体现出来,它充分体现出中医学“形神合一”的体质观。

由此可见,中医学的体质概念,充分体现出中医学“天人合一”的整体观和“形神合一”的生命观,充分体现出人的自然、生物、社会、精神智能和道德等属性。中医学的体质概念与其他学科体质概念有着明显的区别,应注意加以区分,不可混淆。

体质的固有特性或特征表现为功能、代谢以及对外界刺激反应等方面的个体差异性,对某些病因和疾病的易感性,以及疾病传变转归中的某种倾向性,人的体质特点或隐或现地体现于健康和疾病过程之中。

2. 现代医学的体质概念

在现代医学中,一般认为,体质是人体在遗传性和获得性基础上表现出来的功能和形态上相对稳定的固有特性。人体体质可按人的形态、功能或代谢特征进行分类。掌握人的体质特点对于了解疾病的发生、发展规律有一定的意义。

3. 遗传学的体质概念

在遗传学中,体质是指 1892 年德国生物学家魏斯曼提出的种质连续学说中的体质,他认为种质亦称生殖质能产生后代的种质和体质,而体质不能产生种类,环境所引起的体质变异即获得性状是不遗传的。

4. 体育学的体质概念

在体育学中,体质是指人体的身高、体重、坐高、胸围、腰围等外部形态特征以及个体的竞技能力。

我们介绍了上述学科的体质概念,旨在从比较中正确、全面地理解中医学体质概念的深刻内涵。

(三)体质与素质、气质、性格

由于人的体质形成过程中包含着形神两方面的作用,因此体质的概念内涵与素质、气质、性格等问题既有区别又有联系。

1. 素质

素质具有多种含义。据(《辞海》1999),其义项有三:

其一,素质是指人或事物在某些方面的本来特点和原有基础。

其二,素质是指人们在实践中增长的修养。

其三,在心理学上,指人的先天的解剖生理特点,主要是感觉运动器官和神经系统方面的特点。

就医学和心理学而言,一般认为,人的素质是能力发展的自然前提和基础,包括身体素质和心理素质两个方面。身体素质,是指人体的各种基本活动能力，是人体各器官系统的功能在生命活动或形体运动中的反映，人体功能在形体运动中反映出来的力量、速度、耐久力、灵敏性、柔韧性、协调性和平衡性等能力统称为身体素质。心理素质概括人的心理的本质特征，是指人在心理活动过程中所表现出来的认识、情感和意志等。身体素质和心理素质密切相关，身体素质是心理素质的基础，心理素质在长期显现中又影响着身体素质。中医体质学的素质是就其生理学意义而言，它涉及到中国心理学史上，关于形神、心物、知虑、情欲、志意、智能、性习等方面。

素质的含义比较复杂，其基本意思是指人作为活动主体所具有的条件，我国人类学者对"人的素质"这一概念的含义重新做出了科学的界定："人的素质是指构成人的各种基本要素的内在规定性，即人的各种属性、特性在现实的人的身上的具体实现（包括它们所达到的质量和水平，这是人从事各种活动的主体条件。）"（《人学原理》，北京出版社，2005）根据这一定义，人的素质包括自然要素和社会要素两大基本要素。这两大基本要素可以具体划分为自然素质（生理素质和心理素质）、社会素质（思想政治素质、道德素质、科学文化素质、身体素质、审美素质、情感素质、劳动实践素质）和专业素质（属于德、智、体、美、情、劳等全面的综合素质）三个层次。

中医体质学的素质，主要是指人的自然素质。

2. 气质

（1）心理学的气质

在现代心理学中，气质是指人的心理活动的强度、速度和灵活性方面的典型的稳定的心理特征，它是一个人与生俱来的心理活动的动力特征，气质决定着心理活动的性质。所谓心理活动的动力，是指心理过程的速度（如知觉的快慢、思维的灵活强度）、强度（如情绪体验的强弱、意志努力的程度）、稳定性（如注意力集中时间的长短）、指向性（如内倾、外倾）等。心理活动的动力特征，与遗传有关，是在人的生理素质基础上，通过生活实践，在后天影响下所形成的。气质只能使人的个性具有一定的个性企图，而不能决定其个性特征的全部内容，气质使一个人的整个心理活动常常具有鲜明的个性。

（2）中医学的气质

在中医古代文献中，往往将体质与气质混称，但现代中医学则认为体质与气质是有区别的。中医学中的"气质"，也是中国传统文化的固有术语，它源于中国古代哲学的气一元论，"人由气生，形以气充"，"人生气禀不齐"，所以人的品行、道德也各不相同。气质，又称为气禀、气性、禀性等，气与心、性相关。所以，中医学所说的气质，是指个体出生后，随着身体的发育、生理的成熟发展起来的人格心理特征，包括性格、态度、智慧等，较之现代心理学中所说的

"气质"，有更丰富的内涵，现代心理学中的"气质"，实际上相当于我们通常所说的"脾气"。

3. 性格

在现代心理学中，性格是指对个人客观现实的稳定态度和与之相适应的习惯化了的行为方式，性格是组成个性的重要心理特征。骄傲、勤劳、懒惰、勇敢、怯懦等，是个性心理特征的重要组成部分，气质和性格都具有其相应的生理学基础。体质与气质、性格分别是生理与心理两方面不同的概念，如同物质与运动、物质与精神的关系一样，既有区别，又相互联系，相互作用。

中医学总是从体质与气质或性格的关系中，去探讨体质问题，将体质与气质或性格一并讨论。因此，中医体质学所说的体质和气质，体质与性格与西方体质学和心理学所说的体质和气质或性格，其含义不尽相同，这也正是东西方文化差异的反映。

(四)体质与形态、体格、体型

人体的体质特征，包含着形态结构上的一定差异性，因此，认识体质问题，必须注意在形态、体格、体型上的表现形式。

1. 形态

形态是指人体的躯体形态，即躯体的结构与状态，它涉及人体测量和观察的内容，包括人体各部大小、人体重量、性征、骨骼、体形及体姿等。人体形态与人体的体质存在着密切的关系，人体的形态结构是人体心理、生理功能及一切行为的基础，换句话说，人体的形态结构是体质的重要基础。

2. 体格

体格是指反映人体生长发育水平、营养状况和锻炼程度的状态。一般通过观察和测量身体各部分的大小、形状匀称程度以及身长、体重、胸围、肩宽、骨盆宽度、皮肤和皮下软组织等情况来判断，是反映体质的标志之一。

3. 体型

体型是指身体各部位大小比例的形态特征，又称身体类型。它以躯体形态为基础，并与机体内在脏器结构有一定的关系，是衡量人的体格和身体大小的重要指标，也是衡量生长发育的重要指标，中医观察体型，主要观察形体的肥瘦长短，皮肉的厚薄坚松，肤色的黑白苍嫩的差异，其中尤以肥瘦最为重要，认为"肥人多痰，瘦人多火"。

二、体质的标志

(一)体质的一般标志

"体质"所包含的内容，或者说，当需要评价一个人的体质水平时，应从以下几个方面综合起来考虑。

1. 身体的发育水平

包括体格、体型、营养状况和身体成分等方面。

2. 身体的功能水平

包括机体的新陈代谢和各器官、系统的功能等。

3. 身体的素质及运动能力水平

包括速度、力量、耐力、灵敏性、协调性，还有走、跑、跳、投、攀越等身体的基本活动能力。

4. 心理的发育水平

包括智力、情感、行为、感知觉、个性、性格、意志等方面。

5. 适应能力

包括对自然环境、社会环境、各种生活紧张事件的适应能力，对疾病和其他损害健康的因素的抵抗和调控能力等。

(二)理想体质的标志

理想体质，是指人体具有的良好质量，它是在充分发挥先天禀赋潜力的基础上，经过后天的积极培育，使人体的形态结构、生理功能、心理智力以及对内外环境的适应能力等各方面得到全面发展的、相对良好的状态。理想体质具有明显的人群与个体差异(例如种族、地域、性别、年龄、职业等)，理想体质的主要标志是：

1. 身体健康，机体内部的结构和功能完整而协调。
2. 发育良好，体格健壮，体型匀称，体姿正确。
3. 心血管、呼吸与运动系统等具有良好的功能。
4. 有较强的运动与劳动等身体活动能力。
5. 心理发育健全，情绪乐观，意志坚强，有较强的抗干扰、抗不良刺激的能力。
6. 对自然、社会和精神心理环境有较强的适应能力。

(三)中医学理想体质的具体标志

“阴平阳秘，精神乃治，阴阳离决，精气乃绝。”(《素问·生气通天论》)形为阴，神为阳。机体内部及其与外部环境的阴阳平衡，形与神的相互协调是健康的标志。要保持强健的体魄，必须使形神统一。因此，中医学常常将理想体质的标志融于健康的标志之中，健康的具体标志，包括生理和心理两个方面。

1. 生理健康的标志

形体壮实，眼睛有神，面色红润，呼吸微徐，声音洪亮，须发润泽，双耳聪敏，牙齿坚固，腰腿灵便，二便正常，脉象缓匀。

2. 心理健康的标志

精神饱满,情绪和调,性格随和,记忆良好。

这是中医学形神合一,天人合一生命观、健康观的具体体现。

(四)WHO 关于健康的标志

世界卫生组织近年来列出了衡量人体健康的具体标志。

1. 精力充沛,能从容不迫地应付日常生活和工作。
2. 处事乐观,态度积极,乐于承担任务而不挑剔。
3. 善于休息,睡眠良好。
4. 应变能力强,能适应各种环境。
5. 对一般感冒和传染病有一定的抵抗力。
6. 体重适当,体型匀称,头、臂、臀比例协调。
7. 眼睛明亮,反应敏锐,眼睑不发炎。
8. 牙齿清洁,无缺损,无疼痛,齿龈颜色正常,无出血。
9. 头发光泽,无屑。
10. 肌肉、皮肤有弹性,走路轻松。

这种健康标志反映了医学模式从生物医学模式向生物—心理—社会医学模式的转变。

三、体质的评价

(一)体质评价的含义

体质评价泛指衡量人体体质的价值。根据体质要素的可测量性特征,通过对体质要素所得的数据进行体质学的评价。评价时,应首先明确评价观念,然后确定评价标准和指标,最后设计好评价方法。

(二)体质评价的方法

由于对体质概念的理解不一,测量的目的也不尽相同,故对体质评价的方法也多种多样,迄今尚无一个具有普遍性的评价方法。在此,仅介绍两种常用的人体测量学方法。

1. 体重指数(body massindes,BMI)

计算公式:BMI = 体重(kg)/身高(m^2)

评价标准:

WHO(1998):

正常:18.5 ~ 24.9kg/m^2

超重:25.0 ~ 29.9kg/m^2

肥胖:>30.0kg/m^2

WHO 西太地区(亚洲地区)(2000 年):

正常:18.5 ~22.9kg/m^2

超重:>23.0kg/m^2

肥胖:>25.0kg/m^2　Ⅰ度(中度)肥胖 25.0 ~29.9kg/m^2

Ⅱ度(严重)肥胖≥30.0kg/m^2

我国推荐成人标准:

正常(适宜):18.5 ~23.9kg/m^2

超重:24.0 ~27.9kg/m^2

肥胖:>28.0kg/m^2

2. 理想体重和肥胖度

(1)标准体重

计算公式(不同年龄的公式不同):

1 ~6 个月体重(kg) = 出生体重(kg) + 月龄 ×0.7(kg)

7 ~12 个月体重(kg) = 出生体重(kg) +4.2(kg) +(月龄 -6) ×0.4(kg)

2 ~12 岁体重(kg) = 年龄 ×(2kg) +8(kg)

我国成人标准体重(BROca 改良公式):

标准体重(kg) = 身高(cm) -105 或

理想体重(kg) =〔身高(cm) -100〕×0.9(男性)或 ×0.85(女性)

(2)肥胖度

计算公式:肥胖度 =〔(实测体重 - 标准体重)/标准体重〕×100%

评价标准:

正常:±10%

超重:10% ~20%

肥胖:≥20%(无原因可寻者)

轻度肥胖:20% ~30%

中度肥胖:30% ~50%

重度肥胖:>50%

3. 腰臀比(WHR)

(1)含义:WHR 是指腰围与臀围之比,是区分脂肪分布的指标。

(2)标准(WHR 建议标准):

男性 WHR >0.9,女性 >0.85 为向心性肥胖

按腰围计:男性 >94cm,女性 >80cm 为向心性肥胖(指欧洲人群)

亚洲人的过渡标准:男性腰围 90cm,女性腰围 80cm

一般认为,WHR 是表示腹部脂肪积聚的良好指标。

第二节 体质的形成

体质的形成是机体内外环境多种复杂因素共同作用的结果，主要关系到先天因素和后天因素两个方面。体质禀受于先天，长养于后天，是个体在禀赋的基础上，在内外环境因素的影响下，在生长发育过程中形成的。“以人之禀赋言，则先天强厚者多寿，先天薄弱者夭，后天培养者寿者更寿，后天所削者更夭。”（《景岳全书·传忠录》）

一、先天因素

（一）先天因素的含义

先天因素，又称禀赋，是指小儿出生以前在母体内所禀受的一切特征。中医学所说的先天因素包括：

其一，父母双方所赋予的遗传性。

其二，子代在母体内发育过程中的营养状态。

其三，母体在孕育期间所给予的一切影响。

其四，父母生殖之精的质量。

同时，父母双方的元气盛衰、营养状况、生活方式、精神因素等都直接影响着“生殖之精”的质量，从而也会影响到子代禀赋的强弱。

现代遗传学认为，遗传是生物按照亲代所经过的发育途径和方式，产生与亲代相似的后代的过程，是遗传物质从上代传给下代的现象。在人类是通过生殖细胞的物质与信息的传递，将亲代的个体体质特征传给子代的过程。在遗传过程中，由于内外环境的影响而造成结构与功能上的差异，即生物个体之间的差异称之为变异。遗传中有变异，变异中有遗传，两者既是矛盾对立的，又是不可分割的，中医学的先天因素涵盖了这两方面的内容。

中医学禀赋的概念比遗传的概念更为宽泛而丰富。

（二）先天因素在体质形成中的作用

1. 禀赋遗传

关于禀赋遗传，在中医学中有禀赋、禀气、天禀、禀受等多种称谓，亦有直称“素体”者，如“素体阳虚”、“素体肾虚”等，素体实际包括了先天禀赋、后天调理以及个体疾病史等广泛的内容。禀赋遗传是个体体质差异的遗传背景，为健康、寿限和疾病的重要基础，中医学十分重视先天禀赋，提出天年寿限、发病倾向、体质特征等系统的理论认识。父母生殖之精是禀赋遗传的物质基础，蕴含了父母赋予子代的遗传信息。

人之始生,“以母为基,以父为楯。”(《灵枢·天年》)在生命形成的过程中,男主阳施,女主阴受,男女媾精,胎孕乃成。父母生殖之精气的盛衰,决定着子代禀赋的厚薄强弱,从而影响着子代的体质。子代的形体始于父母,父母的体质是子代体质的基础,父母体质的强弱,使子代禀赋有厚薄之分,表现出体质的差异,诸如身体强弱、肥瘦、刚柔、长短、肤色,乃至先天性生理缺陷和遗传性疾病。故曰“人之生也,有刚有柔,有弱有强,有短有长,有阴有阳。”(《灵枢·寿夭刚柔》)

人禀父母之精而生,父母的禀性和体质状况,必将传给子女而表现出相近的体质特征。故曰:“人有清浊厚薄之异,智愚善恶之殊揆其所始,皆由祖气。祖气者,先天之气也。气清则善,气浊则恶。清则圣哲,浊则昏愚。然而凶顽之质亦生圣人,贤哲之嗣或多昏昧,何也？是岂祖气之有所变易乎。”(《重订产孕集·卷上》)可见,为父母者,欲求子代之优质必先求自身生殖之精之优质。

父母之生殖之精的禀赋遗传性,表现为人种和家族的遗传。

人种,又称种族,是指在体质形态上具有某些共同遗传特征(如肤色、发色、发形、眼色、血型等)的人群。换言之,“一个种族是一群有某些能遗传的体格特征的人民,一个民族是一群有相同社会特征的人民。”(英·雷蒙生·韦思《人文类型》)根据上述特征,全世界人类可分为蒙古人种、尼格罗人种和欧罗巴人种三大人种。根据肤色特征,全世界人类可分为黄色人种、黑色人种、白色人种和棕色人种等。这些种族体质的特质在该人群中能传给下一代。

家族遗传:家族是以婚姻和血缘关系结成的社会单位,而家庭是由婚姻、血缘或收养而产生的亲属间的共同生活组织。父母生殖之精所决定的家族遗传,是指亲代与子代有血缘关系而言的。

父母生殖之精的盈亏盛衰和体质特征决定着子代禀赋的厚薄强弱,影响子代的体质。父母体质阴阳的偏颇和功能活动的差异,可使子代也有同样的倾向性。父母形质精血的强弱盛衰,造成了子代禀赋的不同,表现出体质的差异,如身体强弱、肥瘦、刚柔、长短、肤色、性格、气质,乃至先天性生理缺陷和遗传性疾病,如鸡胸、龟背、癫痫、哮喘、艾滋病等。这种差异决定于先天遗传性因素,取决于父母肾之精气阴阳的盛衰及母体的调摄得当与否。先天之精充盈,则禀赋充足,出生之后体质强壮而少偏颇;先天之精不足,禀赋虚弱,可使小儿生长发育障碍,影响身体素质和心理素质的健康发展。如:“小儿五迟之证,多因父母气血虚弱,先天有亏,致儿生下筋骨软弱,行步艰难,齿不速长,坐不能稳,要皆肾气不足之故。”(《医宗金鉴·幼科杂病心法要诀》)可见,在体质的形成过程中,先天因素起着关键性作用。

子代与亲代之间,其禀赋既有相似之处,也存在不同的差异,即遗传和变异构成了生命活动的基本特征;种族及家族遗传决定了种族与家族个体体质的承继性及相对稳定性,也是与亲代的相似之处;而变异则可导致种族与家族个体体质的自身特异性。而变异与后天多种因素的作用又可使体质具有可变性。

2. 婚育、种子

婚育:婚育指结婚和生育。男女结婚和生育的年龄对生殖之精的盈亏盛衰有着重要影响,因而影响着子代的体质。我国婚姻法规定:“结婚年龄,男不得早于二十二周岁,女不得早于二十周岁”,“晚婚晚育应予鼓励。”中医学强调“合男女必当其年”,男虽十六而精通,必三十而娶,女虽十四而天癸至,必二十而嫁。皆欲阴阳充实,然后交而孕,孕而育,育而有子,坚壮强寿。今未笄之女,天癸始至,已近男色,阴气早泄,未完而伤,未实而动,是以交而不孕,孕而不育,育而子脆不寿。“(《女科经纶》)男性亦然。早婚早育对人体体质不利,高龄婚育亦并非有益。《左传》云:“男女同姓,其生不蕃”,是说近亲不能结婚。

种子:种子,见明·万全《妇人秘科·种子章》,又称种玉,指受孕。清·王实颖《广嗣五种备要》的《种子心法》专论种之道,种子之道,一则优种于种子之前,一则择辰于种子之时。

优种于种子之前:父母之生殖之精为子代体质的基础。父母之精的优劣决定子代体质的强弱。亲代元气之盛衰、营养之优劣、情志之苦乐以及年龄、嗜欲、生活行为方式都会影响“精”的质量。

求子之道,男子贵乎清心寡欲以齐其精,女子贵乎平心定意以养其血。父精母血,因感而合,男精壮女经调,方能有子。惜精保精以求精全,才是求子之道。“聚精之道,一曰寡欲,二曰节劳,三曰息怒,四曰戒酒,五曰慎味。”(《幼幼集成》)多欲耗精,多劳伤身,多怒伤肝,多酒伤精,饮食不节损伤脾胃,这些日常生活中的因素都会影响生殖之精的,故在种子之前必须加以注意。

此外,环境污染物和某些药物对男女生殖系统具有毒害作用,使男女精血气化失常,每致不育,死胎和畸胎等。如果男女双方或一方有遗传性疾病以及婚姻法明文规定不宜生育者,当然应以不生育为好。

择辰于种子之时:关于种子之时的优生理论,中医文献有着精辟的论述,为现代医学所不及。种子之时,除“合男女必当其年”的最佳婚育年龄外,尚须选择种子之时,种子之时称之为氤氲之时。“天地生物,必有氤氲之时,万物化生,必有乐育之候……凡妇人一月经行一度,必有一日氤氲之候,于一时辰间,气蒸而热,昏而闷,有欲交接不可忍之状,此的候也。此时顺而应之,则成胎矣。"(《证治准绳·女科·胎前门》引袁了凡语)所谓氤氲之时相当于月经中期排卵之后。

"男女聚精在寡欲,交接乘时不可失,须待氤氲时候至,乐育难忍是真机。"(《医宗金鉴·妇科心法要诀》)男女媾精,胎孕乃成。若父母"以酒为浆,以妄为常,醉以入房。"(《素问·上古天真论》)则可以影响精的正常发育,从而影响孩子未来的体质,故在种子过程中要杜绝不良因素的影响。

3. 养胎、保胎、胎教

种子受孕之后,即应开始养胎,保胎和胎教。

养胎:是妊娠期间注意饮食起居,以护养胎儿的方法。女性妊娠期间应节饮食,适寒温,戒嗔怒,寡嗜欲,以预防疾病,并注意营养和饮食宜忌,避免某些对胎儿不利的食物和药物,从事一定的轻体力劳动等。

保胎:妊娠妇女注意起居规律,劳逸结合,"顺时气而善天和",使之处于身体的最佳状态,减少疾病,减少一切可能损伤胎儿的因素。如防止病邪侵入,避其毒气;注意饮食、居室、衣物卫生;保持优良生活环境,防止环境、水源、空气污染;防止剧烈活动及跌仆损伤等。

胎教:中医学有关胎教的学说包括两方面的内容:

其一,为关于孕期摄养、起居等注意事项,如除烦恼、禁房劳、戒生冷、慎寒温、服药饵、宜静养等胎前节养六条,以保证孕妇身体健康、预防胎儿发育不良,以及防止坠胎、小产、难产等,这部分内容属于养胎和保护范畴。

其二,为如孕妇的言行应谨守礼仪、心情恬静舒畅,给胎儿以良好的影响。因为胎儿在母体之中能为孕妇的情绪和言行所感化,所以孕妇要注意自己精神、情操、道德的修养,给胎儿一个良好的生长发育的内、外环境,保证胎儿正常的生长发育。

二、后天因素

(一)后天因素的含义

后天因素是人出生之后赖以生存的各种因素的总和,后天因素可分为机体内在因素和外界环境因素两方面。机体内在因素包括性别、年龄、心理因素,外界因素实际上就是环境因素,环境指自然环境和社会环境。

环境与健康

环境与健康的问题是生命科学中的重大课题,已经受到全球的关注,人从胚胎到生命终结之前,始终生活在一定的自然环境和社会环境之中。自然环境涉及生活环境、生产环境和食物链环境等一切客观环境,社会环境则涉及政治、经济、文化等环境要素。换言之，人们所处的环境包括人们赖以生存的基本条件和一切有关事物，例如社会的物质生活条件、劳动条件、卫生条件、社会制度、气候条件、生态平衡以及教育水平等。

（二）后天因素在体质形成中的作用

人的体质在一生中并非是一成不变的，而是在后天各种因素的综合影响下不断变化着的。后天因素对体质的形成与发展始终起着重要的作用，良好的生活环境，合理的饮食起居，稳定的心理情绪，可以增强体质，促进身心健康，反之则会使体质衰弱，甚至导致疾病。随着人类物质生活及文化生活的不断改善，人们对于健康与长寿的要求变得日益迫切，因此，如何保养形神健康体质越来越成为人们关心的课题。改善后天体质形成的条件，可以弥补先天禀赋之不足，从而达到以后天养先天，使弱者变强而强者更强的目的。后天因素主要包括以下几个方面：

1. 饮食营养

人以水谷为本，脾主运化水谷精微，为气血生化之源，故脾胃为后天之本。饮食营养是决定体质强弱的重要因素，合理的膳食结构，科学的饮食习惯，保持适当的营养水平，对维护和增强体质有很大影响。由于人的体质不同，其对营养物质的新陈代谢功能也不一样，因此，科学、合理的饮食营养应包含必需和适当两层含义。长期营养不良或低下，或营养不当，以及偏食、偏嗜等都会使体内某些成分发生变化，从而影响体质，乃至于引起疾病。“肥者令人内热，甘者令人中满”，“膏粱之变，足生大疔”，五味偏嗜会引起人体脏气偏盛偏衰而产生病变等。

2. 劳动运动

劳动的性质和条件，对人们的体质强弱有着深刻的影响。劳动一般分为体力劳动和脑力劳动两大类，在现代社会，随着科学技术的高度发展，体力劳动和脑力劳动的关系也越来越密不可分。一般来说，劳逸适度，劳而不倦，对体质的增强有积极的作用。但是，过于繁重的体力劳动，在严重污染环境下的体力劳动，精神情绪经常处于紧张状态下的劳动，操作分工过细，促使身体局部片面发展的劳动，等等，对人的体质都将产生不利的影响。而且，形体过度安逸，又可使机体气血运行迟缓，气机阻滞，脏腑功能减弱，正气不足，而致体质虚弱多病。故当有劳有逸，劳逸适度。

古往今来，人们从“流水不腐，户枢不蠹”的自然现象中体会出“生命在于运动”的真谛，视体育锻炼为增强体质的法宝。历代医家总结的“养生导引之法”，诸如太极拳、五禽戏等，便是以运动来调养体质的有效手段。现代运动生理学研究证明，经常进行适当的体育锻炼，可使神经系统更为活跃和灵敏，增强肌肉的耐力与收缩强度，调整内分泌系统的平衡，改善血液循环，并促进病理体质向正常体质转化。

3. 年龄

年龄也是影响体质的重要因素之一。人体的结构、功能与代谢随着年龄的增长而发生规律性的变化，年龄增长的过程，包含着一个人生、长、壮、老、已发展过程，包含着成熟和衰老两重意义。中医学在《素问·上古天真论》和《灵枢·天年》等篇中深刻地论述了人体脏腑气血盛衰与年龄的关系，在生长、发育、壮盛以至衰老、死亡的过程中，脏腑气血由盛而衰，影响着人体生理功能，决定着人体的体质特征，从而形成各年龄期对致病因素反应的能力与类型差异性。亦就是说，体质是一种按时相演变的生命过程，它与机体的不同发育阶段相同步，不同的年龄阶段具有不同的体质特点，即所谓体质发展的时相性或阶段性。如小儿体质为"稚阴稚阳"之体，所谓"小儿稚阳未充，稚阴未长者也。"(《温病条辨·解儿难》)到了青春期则"气血渐充"，体质渐趋成熟，至青春期末，体质基本确定；青壮年则"阴阳充盛"，是人体脏腑气血阴阳最旺盛时期，因而也是体质最强健阶段；及至老年，则"五脏衰弱"，脏腑生理功能减退，体质日趋下降，逐渐呈现"老态龙钟"的衰老现象。

这里应该强调两个环节，一是青春期，二是更年期。以性成熟过程为特征的青春期是人体内功能、代谢与结构急剧变化的时期，是人生中第一转折时期，体内各种生理活动进行着整体性的调整。更年期则是从成年期转入老年期时，全身各系统的功能与结构渐进性衰退的过渡阶段，是一生中第二个转折时期。若能调整和处理好这两个时期阴阳气血和脏腑功能的平衡，则可达到强身健体，延缓衰老的目的。

4. 性别

性别的差异对体质特性有重要影响。男为阳，女为阴，男性多禀阳刚之气，体魄健壮魁梧；女性多具阴柔之质，体形小巧苗条。男子以气(精)为本，女子以血为先，女性又有经带胎产的特点。所以说，男子以肾为先天，女子以肝为先天。男子多用气，气常不足，所以，男子病多在气分。女子多用血，血常不足，故女子病多在血分。男子之病，多由伤精；女子之病，多由伤血。可见，男女性别不同，其遗传性征、身体形态、脏腑结构与生理功能、物质代谢乃至心理特征等都有所不同，在体质上也必然存在着明显的差异性。

5. 环境因素

(1)地理环境：又称自然环境或自然地理环境，广义的地理环境包括整个地壳，狭义的地理环境是指存在于人类社会周围如地质、地貌、气候、水文、土壤、矿藏、生物等各种自然要素的总和。人们生活在不同的地理环境条件下，受着不同水土性质、气候类型，以及由水土和气候而形成的生活习惯等的影响而形成了不同的体质。现代医学地理学认为，生物体中所存在的全部化学物质都来自土壤、空气和水，因为不同地域的水质与土壤的化学成分不同，土壤和岩石中的化学元素通过水的溶解或通过植物的吸收和其他动物的食用，直接或间接地进入人体，从而形成了人类体质明显的地区性差异。亦即地理环境中物质元素分布的不均匀性，在一定程度上控制和影响着人类和生物生态的明显地区性差异。地理环境及其资源的均一性，在一定程度上，影响和控制着不同地域人类的发育，形成了人类体质明显的地区性差异。现代环境科学表明，当自然环境中，地壳、空气、水等的化学组成的变化，超过了人体的适应和调节能力时，特别是环境污染物，就会影响人的体质，甚至会形成某些地方病和流行病。中国幅员广大，人体体质的地区性差异颇为明显，早在《素问·异法方宜论》中就曾详细地论述过东西南北中各地人的体质特征。因此，中医学在诊断和治疗上强调“因地制宜”，所谓“善疗疾病者，必先别方土”。

在地理环境中，气象因素对人类体质的影响一直受到人们关注，中医学的运气学说，包括中国古代朴素的气候学和医学气象学两部分。运气学说，详细地论述了气候和气象因素的变化规律对人体的影响，以及气候和气象因素与疾病的发生、发展、诊断、治疗的关系，强调“因时制宜”。风、寒、暑、湿、燥、火六气，是构成各种气象变化的基本要素，其运动变化构成了自然界中风、寒、暑、湿、燥、火六种气候，形成季节岁时的变迁。人与天地相应，四时六气万物为一体，人的体质寿夭与人所处地域的气候条件、气象因素也密切相关。我国的地理条件，南方多湿热，北方多寒燥，东部沿海为海洋性气候，西部内地为大陆性气候，因此西北方人，形体多壮实，腠理偏致密；东南方人，体型多瘦弱，腠理偏疏松。

(2)社会环境：社会环境是在自然环境基础上，人类通过长期有意识的社会活动所创造的人工环境，如城市环境、工业环境、农业环境、文化环境和医疗休养环境等，也包括经济关系、道德观念、文化风俗等上层建筑。社会环境是人类物质文明和精神文明发展的标志，并随着人类社会的演进而不断丰富和发展。社会经济发展的不平衡，使人类生活环境出现了差异，对人体健康产生了不同影响，从而影响了人的体质。如发展中国家居民的健康问题的重大威胁是饥饿和营养不良，慢性营养不良削弱了体质，从而增加了对传染病的易感性，而发达国家由于生活方式和环境条件的原因，如缺少运动、摄食高热食品，从而影响了体质，如肥胖病便是典型的例子。

6. 情志因素

情志包括喜、怒、忧、思、悲、恐、惊等七种心理活动。心理为感觉、知觉、记忆、思维、性格、能力等的总称，气质是个体心理特性的总和，它规定或影响着个体的各种心理活动的过程，如同遇挫折，有人能坦然处之，有人却灰心丧气，这便是不同气质的表现。气质作为体质的内涵，反映了中医学形神合一的生命观，体质是气质的基础，气质是在体质形成的基础上发展而成的。气质与体质虽分别与生理、心理有关，相互间却又存在着某种对应关系。一定的体质及生理特性，易使个体表现出某种气质类型，而个性气质特征又影响着其生理特性和体质差异的形成及演化，所以说，“气质不同，形色各异”。

情绪和情感，是人对客观事物是否符合自己需要而产生的态度体验，如遇顺意之事则喜，遇弗愿之事易怒等。中医学的情志，泛指人的情绪、情感活动，七情的变化，每每伴随着脏腑形体的变化，从而给体质特性的形成带来一定程度上的影响。情志活动感物而发，既不可不及，又不可太过，“贵乎中节”，否则，不仅影响体质，还会导致疾病。

总之，根据形神合一的生命观，我们对体质的综合评价，必然包括生理（形态、功能、素质）和心理（心理过程和个性特征）两个主要方面，这样才能全面地反映出人的体质水平。分析一个人体质状态，不仅要观察其机体各器官有无疾病，功能是否正常，而且还要注意其心理和精神上有无缺陷，只有身心两方面都得到健康的发展，才称得上体质健全。

第三节　体质的分类

一、体质的分类方法

1. 分类与划分

分类是根据事物的共同点（主要是本质特征）和差异点，将事物区分为不同的种类，区分为具有一定从属关系的不同等级的系统，区分为具有一定从属关系的不同等级的系统。划分是按一定标准，把词项或概念所反映的对象分成若干小类，是揭示词项或概念外延的一种逻辑方法。分类是专以对象的本质属性为根据所作的划分，中医体质的分类，尚不是严格逻辑学意义上的分类或划分，既有分类的内涵又有划分的意蕴。

2. 体质分类的根据

分类的方法，是认识事物之间差异性的重要手段，划分体质的不同类型，有助于把握不同个体的体质差异性。中医体质学说主要是根据中医学阴阳五行、脏腑、精气血津液等基本理论，来确定人群中不同个体的体质差异性，其具体分类方法有阴阳分类法、五行分类法、脏腑分类法、体型肥瘦分类法，以及禀性勇怯分类法等。

中医学对于人类体质差异的分类方法，不仅注意人类体质在生存空间上存在的自然地理环境因素的差异，而且又注意不同体质类型之间的形态结构、脏腑功能、气血盛衰、阴阳矛盾运动等方面存在的差异性与特殊性。既然体质差异现象是先天禀赋与后天环境之间相互作用的产物，因此，人类体质之间的同一性是相对的，而差异性则是绝对的。这种体质之间实际存在的形态结构、脏腑功能、阴阳气血以及生存环境之间的差异性与特殊性，就成为中医学对人类体质差异进行分类的理论与方法学基础。当然，必须指出的是，体质的差异性不仅对疾病的发生发展和演变构成重要影响，而且在非疾病状态下，也是同样客观存在。因此，从非疾病状态的角度去认识正常体质及其差异性，对于分析人体之间疾病的易感性差异及其既病之后产生某种病变的倾向性差异，具有重要的临床意义。

本章仅介绍常用的分类方法。

二、正常体质分类

“阴阳匀平，命之曰人”，“阴平阳秘，精神乃治”，理想的体质应是阴阳平和之质。但是阴阳的平衡，是阴阳消长的动态平衡，所以总是存在偏阴或偏阳的状态，只要不超过机体的调节和适应能力，均属于正常生理状态。因此，人体正常体质大致可分为阴阳平和质、偏阳质和偏阴质三种类型，这种分类易于掌握和应用。

（一）阴阳平和质

阴阳和谐，形神合一的体质，称之为阴阳平和质。

1. 特征

阴阳平和质是功能较协调的体质，具有这种体质的人，其身体强壮，胖瘦适度，或虽胖而不壅滞，虽瘦而有精神；其面色与肤色虽有五色之偏，但都明润含蓄，目光有神，性格随和、开朗，食量适中，二便调畅，对自身调节和对外适应能力强。阴阳平和质者，不易感受外邪，少生疾病，即使患病，往往自愈或易于治愈。其精力充沛，工作潜力大，夜眠安稳，休息效率高。如后天调养得宜，无暴力外伤性病患，则其体质不易改变，易获长寿。

2. 从化

阴阳平和质可以变为偏阳质或偏阴质。

（二）偏阳质

具有兴奋、刚强、好动、火热特性的体质，称之为偏阳质。

1. 特征

偏阳质者，多见形体偏瘦，但较结实，其面色多略偏红或微苍黑，或呈油性皮肤；性格外向，喜动，易急躁，自制力较差；其食量较大，消化吸收功能健旺。偏阳质者平时畏热、喜冷，或体温略偏高，动则易出汗，喜饮水；精力旺盛，动作敏捷，反应快，性欲旺盛。

2. 从化

偏阳质的人对风、暑、热邪的易感性较强，受邪发病后多表现为热证、实证并易于化燥、伤阴。皮肤易生疖疮，内伤为病多见火旺、阳亢或兼阴虚之证，容易发生眩晕、头痛、心悸、失眠以及出血等病证。

此类体质的人阳气偏亢，多动少静，有耗阴之热。兼之操劳过度，思虑不节，纵欲失精，则必将加速阴伤，而发展演化为临床常见的阳亢、阴虚、痰火等病理体质。

（三）偏阴质

具有抑制、柔弱、喜静、阴寒特性的体质，称之为偏阴质。

1. 特征

具有这种体质的人，多见形体偏胖，但较弱，容易疲劳；面色偏白而欠华；性格内向，喜静少动，或胆小易惊；食量较小，消化吸收功能一般；平时畏寒、喜热，或体温偏低。精力偏弱，动作迟缓，反应较慢。

2. 从化

偏阴质者对寒、湿之邪的易感性较强，受邪后多从寒化，表证不发热或发热不高，并易传里或直中内脏。冬天易生冻疮。内伤杂病多见阴盛、阳虚之证，容易发生湿浊、水肿、痰饮、瘀血等病证。

具有这种体质的人，阳气偏弱，易致阳气不足，脏腑功能偏弱，水湿内生，从而形成临床常见的阳虚、寒湿、痰饮等病理性体质。

本书采用阴阳分类，按形态特征和生理功能特征，将人的体质分阴阳平和质、偏阳质和偏阴质三种类型（见表5－1）。

表5－1 人的体质类型表

特征	形态特征		功能特征		
体质类型	胖瘦	肤色	消化	调节反应力	性格
阴阳平和质	胖瘦适度	五色分明 明润含蓄	适中	强	随和开朗
偏阳质	偏瘦	偏红或苍黑	较旺盛	强	外向喜动
偏阴质	偏胖	偏白无华	一般或偏低	弱	内向喜静

值得指出的是，在体质学说中，体质分类所使用的阳虚、阳虚、阳亢以及脾虚、肝虚、痰饮等术语与病机学、辨证学中同一术语的概述不尽相同，它反映的是一种在非疾病状态或健康状态下就已存在的个体差异性，随着中医学名词术语规范化研究的进展，这些概念的内涵与外延，其特定含义也必将逐渐得到解决。

三、阴阳五行五音分类

根据阴阳五行学说和五音的阴阳属性以及左右上下，把人体分为二十五种体质。即阴阳二十五人。

在五行属性分类的基础上，又与五音（角、徵、宫、商、羽）相结合，根据五音太少，阴阳属性以及手足三阳经的左右上下、气血多少之差异，将上述木、火、土、金、水五行中的每一类型再分为五类，即成为五五二十五种体质类型（见表5－2）。由于五音的变化很大，如在角音之中，有正、偏、太、少之分，可分为上角、大角、左角、钛角、判角数类，这与人的体质的多样化相类似。

（一）木形之人

指具有木行属性体质的人，其特征：皮肤色苍，头小，肩背宽大，身直，手足小；有才智，好劳心，少力，多忧劳于事；耐受春夏，秋冬易感邪而病。其大角之人谦让和蔼，左（少）角之人随和顺从，钛角之人勇于上进，判角之人刚直不阿。

（二）火形之人

指具有火行属性体质的人，其特征：皮肤色赤，脊背宽，面瘦，头小，肩背髀腹发育良好，行不安地而肩摇；思维敏捷，有气魄，轻财，少信多虑，善于观察和分析，爱美性急；耐受春夏，秋冬易感邪而病。少寿易卒死。其质徵之人识见肤浅，少徵之人多疑，右徵之人不甘落后，质判之人怡然自得。

（三）土形之人

指具有土行属性体质的人，其特征：皮肤色黄，面圆头大，体形健壮，步履稳重，小手足，喜静，团结助人，不争权势。耐受秋冬，春夏易感邪而病。其太宫之人平和柔顺，加宫之人喜悦端庄，少宫之人事故圆滑，左宫之人专心致志，不怕困难。

（四）金形之人

指具有金行属性体质的人，其特征：皮肤色白，面方头小，小肩背，小手足，足跟坚壮，行动轻快，为人清廉，性情急躁，能动能静，动之则悍。耐秋冬，春夏易感邪而病，其钛商之人廉洁自守，右商之人潇洒自如，大商之人是非分明，少商之人威严庄重。

表5－2　体质五行分类表

类型	地区	肤色	体质特点				五音分类		
			形态特征	举止	心理特征	时令适应能力	五音	阴阳上下属性	性格
木形	像东方地区的人	苍色	小头、长面，大肩背，直身，小手足	少力	好有才，劳心，多忧，劳于事	耐春夏，不能秋冬	上角 大角 钛角 左角 判角	足厥阴 左足少阳之上 右足少阳之上 右足少阳之下 左足少阳之下	佗佗然（雍容自得貌） 遗遗然（退让貌） 推推然（勇于进取貌） 随随然（柔顺随和貌） 栝栝然（方正端直貌）
火形	像南方地区的人	赤色	广引，锐面，小头，好肩背髀腹，小手足（身材不高，面尖，但肩背肌肉丰满）	行安地，疾心，行摇	有气轻财，少信，多虑，见事明，好颜，急心	耐春夏，不能秋冬	上徵 质徵 右徵 少徵 质判	手少阴 左手太阳之上 右手太阳之上 右手太阳之下 左手太阳之下	核核然（真诚朴实貌） 肌肌然（浮躁貌） 鲛鲛然（活跃爽快貌） 慆慆然（喜悦或多疑貌） 支支颐颐然（怡然自得貌）
土形	像中央地区的人	黄色	圆面，大头，美肩，大腹，美股胫，小手足，多肉，上下相称（肥胖丰满，上下匀称）	行安地，举足浮	安心好利人，不喜权势，善附人也	耐秋冬，不能春夏	上宫 大宫 （太宫） 少宫 左宫 加宫	足太阴 左足阳明之上 右足阳明之上 右足阳明之下 左足阳明之下	敦敦然（诚实忠厚貌） 婉婉然（婉转和顺貌） 枢枢然（灵活敏捷貌） 兀兀然（勤奋自主貌） 坎坎然（端庄持重貌）

续表

类型	地区	肤色	体质特点				五音分类		
			形态特征	举止	心理特征	时令适应能力	五音	阴阳上下属性	性格
金形	像西方地区的人	白色	方面，小头，小背，小腹，小手足，如骨发踵外，骨轻（动作轻盈）		身清廉，急心，静悍，善为吏	耐秋冬，不能春夏	上商 钛商 大商（左商） 少商 右商	手太阴 左手阳明之上 右手阳明之上 右手阳明之下 右手阳明之下	敦敦然（敏厚诚实貌） 廉廉然（洁身自好貌） 监监然（善于辨察貌） 严严然（严肃庄重貌） 脱脱然（潇洒超脱貌）
水形	像北方地区的人	黑色	面不平，大头，廉颐，小肩，大腹，下尻长，背延延然（面背皆瘦，腹大而尻背修长）	动手足，发行摇身	不敬畏，善欺绐人，戮死	耐秋冬，不能春夏	上羽 桎之人 大羽 众人 少羽	足少阴 左足太阳之上 右足太阳之上 右足太阳之下 左足太阳之下	汗汗然（行为不洁貌） 安安貌（心胸坦荡貌） 颊颊然（得意貌） 洁洁然（性情貌） 纡纡然（纡曲不爽貌）

（据王琦主编《中医体质学》）

（五）水形之人

指具有水行属性体质的人，其特征：皮肤色黑，面多皱纹，大头，广颐，肩小腹大，走路摇身摆体，脊背骶长，对人不敬不惧。耐受秋冬，春夏易感邪而病。其大羽之人洋洋自得，少羽之人生性屈曲，众羽之人清纯文静，桎羽之人心境安定，品德高尚。

在这一分类方法中，已经包括形态特征和心理人格特征等内容。

四、阴阳五志分类

根据人的阴阳多少偏盛而分为太阴之人、少阴之人、太阳之人、少阳之人、阴阳和平人五种体质类型。即阴阳五态人或五态之人。

（一）太阴之人

太阴之人指多阴无阳体质的人。其特征：贪不而仁，貌似谦恭，内心险恶，好内恶出，喜怒不形于色，不识时务，只知利己，后发制人。

（二）少阴之人

少阴之人指多阴少阳体质的人。其特征：小贪贼心，幸灾乐祸，心怀嫉妒。

（三）太阳之人

太阳之人指多阳少阴体质的人。其特征：得意自足，言过其实，好高骛远，草率行事，不顾是非，意气用事，自以为是，事虽败而常无悔。

（四）少阳之人

少阳之人指多阳少阴体质的人。其特征：諟谛自贵，善于交际，不愿默默无闻，稍有成就便高傲自得，立则好仰，行则好摇。

（五）阴阳和平之人

阴阳和平之人指阴阳协调体质的人。其特征：血脉和顺，安静自处，不计名利，心安而无所谓畏惧，寡欲而无过分之喜，顺从事物的发展规律，适应形势的变化，位高而谦逊，以理服人。

五、体型分类

根据皮肉气血将人的肥胖体质分为肥人、膏人和肉人三种类型，即肥膏肉人。

（一）肥人（脂人）

属肥胖体质，䐃肉坚厚，皮下丰满，肉中坚而身形小。

（二）膏人

属肥胖体质。皮肤宽纵迟缓，腹肌纵缓下垂。

表 5－3　中医 9 种基本体质类型特征表

体质类型	形体特征	常见表现	心理特征	发病倾向	适应能力
平和质	体形匀称健壮	面色、肤色润泽，目光有神，嗅觉通利，唇色红润，精力充沛，睡眠良好，二便正常，舌色淡红，苔薄白，脉和有神	性格随和开朗	平素患病较少	对自然环境和社会环境适应能力较强
气虚质	肌肉不健壮	气短懒言，肢体容易疲乏，易出汗，舌淡红，舌体胖大，边有齿痕，脉象虚缓，目光少神，口淡，唇色少华，毛发不长，头晕，健忘，大便正常等	内向，情绪不稳定，胆小	易患感冒，病后易迁延不愈；易患内脏下垂等	不耐受寒邪、风邪、暑邪
阳虚质	多形体白胖，肌肉不健壮	平素畏冷，手足不温，喜热饮食，精神不振，睡眠偏多，舌淡胖嫩边有齿痕、苔润，脉象沉迟而弱；面色柔白，毛发易落，大便溏薄，小便清长	性格多沉静，内向	发病易从寒化，易病痰饮，肿胀，泄泻，阳痿	不耐受寒邪、耐夏不耐冬；易感湿邪
阴虚质	体形瘦长	手足心热，平素易口燥咽干，鼻微干，口渴喜冷饮，大便干燥，舌红少津少苔。副项：面色潮红，有烘热感，目干涩，视物花，唇红微干，皮肤偏干，易生皱纹，眩晕耳鸣，睡眠差，小便短涩，脉象细弦或数	性情急躁，外向好动，活泼	平素易患有阴亏燥热的病变，或病后易表现为阴亏症状	平素不耐热邪，耐冬不耐夏，不耐受燥邪
瘀血质	瘦人居多	平素面色晦黯，皮肤偏黯或色素沉着，容易出现瘀斑，易患疼痛，口唇黯淡或紫，舌质黯有点，片状瘀斑，舌下静脉曲张，脉象细涩或结代。眼眶黯黑，鼻部黯滞，发易脱落，肌肤干，女性多见痛经、闭经或经血中多凝血块或经色紫黑有块、崩漏或有出血倾向，吐血	易烦，急躁健忘	易患出血、癥瘕、中风、胸痹等病	不耐受风邪、寒邪

续表

体质类型	形体特征	常见表现	心理特征	发病倾向	适应能力
痰湿质	体形肥胖，腹部肥满松软	面部皮肤油脂较多，多汗且黏，胸闷，痰多。面色淡黄而黯，眼胞微浮，容易困倦，平素舌体胖大，舌苔白腻，口黏腻或甜，身重不爽，脉滑，喜食肥甘甜黏，大便正常或不实，小便不多或微混	性格偏温和稳重恭谦，和达，多善于忍耐	易患消渴，中风，胸痹等病证	对梅雨季节及湿环境适应能力差
湿热质	形体偏胖或苍瘦	平素面垢油光，易生痤疮粉刺，舌质偏红苔黄腻，容易口苦口干，身重困倦，体偏胖或苍瘦，心烦懈怠，眼睛红赤，大便燥结，或黏滞，小便短赤，男易阴囊潮湿，女易带下增多，脉象多见滑数	性格多急躁易怒	易患疮疖、黄疸、火热等病证	对湿环境或气温偏高，尤其夏末秋初，湿热交蒸气候较难适应
气郁质	形体瘦者为多	性格内向不稳定，忧郁危弱，敏感多疑，对精神刺激适应能力较差，平素忧郁面貌，神情多烦闷不乐。胸胁胀满，或走窜疼痛，多伴善太息，或嗳气呃逆，或咽间有异物感，或乳房胀痛，睡眠较差，食欲减退，惊悸怔忡，健忘，痰多，大便多干，小便正常，舌淡红，苔薄白，脉象弦细	性格内向不稳定，忧郁危弱，敏感多疑	易患郁症、脏躁、百合病、不寐、梅核气、惊恐等病证	对精神刺激适应能力较差；不喜欢阴雨天气
特禀质	无特殊，或有畸形，或有先天生理缺陷	遗传性疾病有垂直遗传，先天性、家族性特征；胎传性疾病为母体影响胎儿个体生长发育及相关疾病特征	因体质特异情况不同	易药物过敏及花粉症；易患“五迟”、“五软”、“解颅”、胎惊、胎痫、胎弱等	适应能力差，易引发宿疾

（据王琦主编《中医体质学》）

(三)肉人

属肥胖体质。皮肉结实,体型宽大。

六、体质的现代分类

在古代体质分类方法基础上,现代医家结合临床实践,应用文献学研究方法,流行病学调查方法及模糊聚类等方法,对体质类型进行了划分。由于观察角度不同,出现了四分法、五分法、六分法、七分法、九分法和十二分法等多种分类方法。

现兹介绍《中医体质学》(高等中医院校创新教材)的九种体质分类(见表5-3),供参考之。

七、体质的稳定性与可变性

体质秉承于先天,得养于后天,先天的禀赋决定着个体体质的相对稳定性和特异性,但后天的各种环境、生活与精神因素又使得机体体质具有一定程度的可变性,它们二者构成对立统一的关系。

体质特点的相对稳定性,主要包括两个方面,一是从禀赋规律来说,先天因素对体质的影响是深刻的,如机体的形态、结构、相貌、肤色,各种运动能力、生理上各种阈值、生理数值的变动范围等等都受着禀赋的影响,可以说机体的很多生理、病理等变化在某种程度上都受着先天因素的控制,而这种控制又是具有相对稳定性的,先天因素不仅为新个体的产生奠定了基础,而且新个体的后期发育成长乃至整个生命过程都是立足于这个基础上的。二是体质在个体发育发展的某一具体阶段,其体质特点具有相对的稳定性。也就是说,在一个相对稳定的年龄阶段中,其体质特点不会骤然改变。如老年阶段的体质特点就是脏腑阴阳气血俱衰,病变以虚证为主,这是生命自然代谢规律的反映。如《灵枢·天年》指出:"五十岁,肝气始衰,肝叶始薄,胆汁始灭(减),目始不明;六十岁,心气始衰,善忧悲,血气懈惰,故好卧;七十岁,脾气虚,皮肤枯;八十岁,肺气衰,魄离,故言善误;九十岁,肾气焦,四脏经脉空虚;百岁,五脏皆虚,神气皆去,形骸独居而终矣。"

体质特点的可变性,主要包括生长发育过程中的自然变化和后天人为与环境因素所致的变化。就前者而言,体质是一种按时相展开的与机体发育相同步的生命过程,这一过程可表现为幼年、青年、壮年、老年等几个阶段,这其中每个阶段之间的体质特点是不同的,这些不同的年龄阶段,在机体的生长发育的贯穿下组合了个体体质逐步发展变化的全过程。就后者而言,诸如地理环境、疾病作用,生活条件、饮食习惯以及针药治疗等后天环境与人为因素,在形成体质特点的同时也在改变着体质状态。比如人体不断地从其赖以生存的自然环境中获得维持生命活动的物质,而自然环境的不断运动变化,也始终对人体的生命活动构成影响,使人的体质状态同步发生变化。又比如合理的饮食,充足而全面的营养,可增强人的体质,甚至可使某些病理性体质转变为正常体质,反之如果长期食量减少,营养不足,无疑将使体质受到损害。饮食偏嗜也可使体质特性发生改变,过食生冷寒凉会损伤脾胃,产生脾虚体质,过食辛辣炙煿,会酿成火热之体。再比如疾病更是促使体质改变的一个重要因素,而且疾病改变体质大多趋向不利方面转化,尤其是某些重病、慢性病表现得更为突出,所谓"久病致虚"即指此而言。中药有升降浮沉、四气五味之特性,用于疗疾,以调阴阳寒热虚实之偏颇,所以,用药得当,将会收到扶正祛邪之功效,使病理体质恢复正常;用之不当,将会更加损害体质。针灸治病亦具同理,针药的误施,可使体质由壮变衰,由强转弱。

第四节 体质学说的应用

体质的特殊性是由脏腑之盛衰,气血之盈亏所决定的,反映了机体阴阳运动形式的特殊性。由于体质的特异性、多样性和可变性,形成了个体对疾病的易感倾向、病变性质、疾病过程及其对治疗的反映等方面的明显差异。因此,中医学强调"因人制宜",并把体质学说同病因学、病机学、诊断学、治疗学和养生学等密切地结合起来,以指导临床实践。

一、体质与病因

体质决定对某种致病因素和某些疾病的易感性,不同体质对某些病因和疾病有特殊易感性。中医病因学对这一现象早有认识,针对某种体质容易感受相应淫邪的特点尚有"同气相求"之说。如偏阴质者素体阳虚,形寒怕冷,易感寒邪而为寒病,感受寒邪亦易入里,常伤脾肾之阳气;燥红质者素体阴虚,不耐暑热而易感温邪;如素体湿盛,易感湿邪,常因外湿引动内湿而为泄为肿等。《黄帝内经》中还有"五脏皆柔弱者,善病消瘅","小骨弱肉者,善病寒热","粗理而肉不坚者,善病痹"(《灵枢·五变》)等记载。由此可见,由于脏腑组织有坚脆刚柔之别,不同体质的人发病情况也各不相同,肥人多痰湿,善病中风;瘦人多火,易得痨嗽;年老肾衰,多病痰饮咳喘。凡此种种,均说明了体质的偏颇是造成机体易于感受某病的主要原因。

二、体质与发病

正气虚是形成疾病的内在根据，而邪气只是疾病形成的外在条件。邪之所客，必因正气之虚。正气虚，则邪乘虚而入；正气实，则邪无自入之理。正气决定于体质，体质的强弱决定着正气的虚实。因此，外来致病因素只有通过机体内部因素的联合作用，才有导致疾病的发生，而内在因素在很大程度上是指人的体质因素。

体质决定发病与否及发病情况，体质的强弱决定是否感受外来的邪气。人体受邪之后，由于体质不同，发病情况也不尽相同。有即时发病的，有不即时发病的，也有时而复发的。体质健壮，正气旺盛，则难以致病；体质衰弱，正气内虚，则易于发病。如脾阳素虚之人，稍进生冷之物，便会发生泄泻，而脾胃强盛者，虽食生冷，却不发病。可见，感受邪气之后，机体发病与否，往往决定于体质。当然我们绝不能强调了体质在发病过程中的作用而否定邪气的作用，因为邪气也是疾病发生不可或缺的因素，但是，即使人体感受了邪气，因其体质不同，也不一定就能患病；即使患病，其临床类型和发病经过也因人而异。

三、体质与病机

（一）体质与病机的从化

在中医学中，病情从体质而变化，称之为从化。人体感受邪气之后，由于体质的特殊性，病理性质往往发生不同的变化。如同为感受风寒之邪，体质偏阳者得之往往从阳化热，而体质偏阴者则易从阴化寒。又如同为湿邪，阳热之体得之，则湿易从阳化热，而为湿热之候；阴寒之体得之，则湿易从阴化寒，而为寒湿之证。因禀性有阴阳，脏腑有强弱，故机体对致病因子有化寒、化热、化湿、化燥等区别。

（二）体质与病机的传变

患者体质不同，其病变过程也迥然有别。在中医学中，传变是言疾病的变化和发展趋势。传变不是一成不变的，一切都因人而异，体质强壮者或其邪气轻微，则正能敌邪而病自愈。如伤寒之太阳病，患病七日以上而自愈者，正是因为太阳行经之期已尽，正气胜邪之故。如果在邪气盛而身体又具有传变条件的情况下，则疾病可以迅速传变，患伤寒病六、七日，身不甚热，但病热不减，病人烦躁，即因正不敌邪，病邪从阳经传阴经。总之，疾病传变与否，虽与邪之盛衰、治疗得当与否有关，但主要还是取决于体质因素。

综上所述，疾病的发生、发展过程，主要取决于患者的体质特征。“证”在整个病程中具有时相性的特征，不是固定不变的，它随病情的变化而时刻变化着。“证”常以体质为转变，体质是形成“证”的物质基础之一，所谓“异病同证”和“同病异证”，在一定程度上是以体质学说为依据的。所以，我们在观察疾病的发生、发展过程中，必须掌握患者的体质特点，注意病人在致病动因作用下，体内阴阳矛盾的运动情况，分清寒热虚实、阴阳表里。

四、体质与辨证

体质是辨证的基础，体质决定临床证候类型。同一致病因素或同一种疾病，由于患者体质各异，其临床证候类型则有阴阳表里寒热虚实之不同。如同样感受寒邪，有的人出现发热恶寒，头身疼痛，苔薄白，脉浮等风寒表证；有的人一发病就出现畏寒肢冷，纳呆食减，腹痛泄泻，脉象缓弱等脾阳不足之证。前者平素体质尚强，正气御邪于肌表；后者阳气素虚，正不胜邪，以致寒邪直中脾胃，故出现上述情况。又如同一地区、同一时期所发生的感冒，由于病邪不同，体质各异，感受也有轻重。因此，其临床类型有风寒、风热两大类别，以及夹湿、夹暑等不同兼证。同病异证的决定因素，不在于病因而在于体质。从热化者素体阴虚，从寒化者素体阳虚。由此可见，病因相同或疾病相同，而体质不同，则出现不同的证候。另一方面，异病同证亦与体质有关。即使是不同的病因或不同的疾病，由于患者的体质在某些方面具有共同点，常常会出现相同或类似的临床证型。如泄泻和水肿都可以表现出脾肾阳虚之证，这可能是由于虽然病因不同或疾病不同，而体质相同，所以才出现了相同的证候。可见，体质是形成“证”的生理基础之一，“证”的特征中包含着体质的特征，辨体质是辨证的重要根据。

五、体质与治疗

体质是治疗的重要依据，在疾病的防治过程中，按体质论治既是因人制宜的重要内容，又是中医治疗学的特色所在。临床所见同一种病变，同一种治法，对此人有效，对他人则不但无效，反而有害，其原因就在于病同而人不同，体质不同，故疗效不一。体质与治疗有着密切的关系，体质决定着治疗效果。

（一）因人论治

体质有强弱之分，有偏寒偏热之别，因此，必须结合体质而辨证论治。如面色白而体胖，属阳虚体质者，本系寒湿之体，若感受寒湿之邪，则非用姜附参苓之类大热方药则邪不能去；若感受湿热之邪则必缠绵难愈，尚须通阳以化湿，药性过凉则湿邪愈加闭阻于内而阳气更加虚乏。反之，如面色苍而形瘦，属阴虚体质者，内火易动，湿从热化，反伤津液，故其治与阳虚之体必定迥然不同。故阳虚、阴虚之体，虽同感湿热之邪，治法却大不相同。总之，阳盛或阴虚之体，慎用温热伤阴之剂；阳虚或阴盛之体，慎用寒凉伤阳之药。

此外，在治疗中还应重视年龄、性别、生活条件、地理环境等因素造成的体质差异。

1. 年龄

人体气血及脏腑盛衰和生理活动随着年龄的增长而发生不同的变化，从而影响机体对致病因素的反应能力，所以年龄长幼与治疗关系密切。如小儿属“稚阴稚阳”之体，不论用温热剂还是苦寒剂，均应中病即止，因苦寒之品易伐小儿生生之气，辛热之属则易损真阴。又如老年人大多肾气已衰，中气虚乏，易受邪致病，而既病之后多见虚证，或虚中夹实，因此治病用药尤须审慎，正如清代医家叶天士所强调，对老年病的治疗应审体质、保真气、慎劫夺。

2. 性别

妇女在生理特点上有别于男子，盖女子以肝为先天，而血常不足，因此在临床治疗中应特别注意女性患者是否有肝郁、血虚之证。

3. 生活条件

生活习惯、营养状况对体质的影响很大。一般来说，膏粱厚味酿积既久，多为痰湿或湿热之质；纵欲恣情，多损真阴真阳；饥饮劳役，每多脾胃致虚，因而治疗上须区别对待。

4. 地理环境

地区不同，生活习惯不一，人体的体质也有差异，因此中医治病讲究因地制宜。

（二）同病异治、异病同治

由于体质的差异，即使同一疾病也可出现不同的证候，故其治则有异。另一方面，即使病因或疾病不同，由于患者的体质在某些方面有共同点，证随体化，往往可出现相似或相同的证候，故其治则相同。

（三）用药宜忌

由于体质有阴阳偏颇的差异，临证应视体质而用药。其一，注意药物性味，一般来说，体质偏阳者宜甘寒、酸寒、咸寒、清润，忌辛热温散、苦寒沉降；体质偏阴者宜温补益火，忌苦寒泄火；素体气虚者宜补气培元，忌耗散克伐等。其二，注意用药剂量，一般来说，体强而壮实者，剂量宜大；体瘦而弱者，剂量宜小。急躁者宜大剂取其速效，性多疑者宜平妥之剂缓求之。

（四）善后调理

疾病初愈或趋向恢复时，中医学很重视善后调理，以促其康复，这也属于治疗范畴。此时常需多种措施的配合，包括药物、食饵、精神心理和生活习惯等。这些措施的具体选择应用，皆须视患者的体质特征而异。如体质偏阳者热病初愈，慎食狗肉、羊肉、桂圆等辛温食物或辛辣之味；体质偏阴者大病初愈，慎食龟鳖等滋腻之物及五味子、乌梅等酸涩收敛之品。

总之，中医体质学作为一门应用性学科，源于临床，最终也要服务于临床，并从临床实践中获得自身的发展。中医体质学的贡献，不仅在于生命科学，更在于临床医学，它将更全面、本质地揭示人类健康与疾病的关系，从而更有力地用以指导医学实践。

第六章 病因学说

概说

一、病因的概念

（一）原因

1. 原因的含义

原因指造成某种结果或引起其他事情发生的条件。

条件的含义有二：

（1）广义指制约事物存在和发展变化的诸因素，通常分为主要条件、次要条件、内部条件、外部条件等。

其狭义，指相对于根据而言，为制约事物存在和发展的外部因素。

（2）在逻辑学上，指前提和结论、理由和推断的依赖关系，如果某一事物情况依赖于另一事物情况，则称后者为前者的条件。条件分为必要条件、充分条件、充分必要条件。

必要条件：即不可缺少的条件，若该条件不出现，其结果就一定不出现。

充分条件：若某条件出现，其结果就一定出现。

充分必要条件：有某条件就有某个结果，没有该条件就没有该结果。在病因学研究中，病因实指引起疾病发生的充分必要条件。

2. 原因与结果

原因指引起某种现象产生的现象，结果指被某种现象所引起的现象。即与结果对称，产生另一种现象的现象是病因，由原因引起的另一现象为结果。

因果关系的特点为：

（1）普遍性：因果关系是事物普遍联系形式之一。原因与结果如影随形，恒常伴随。

（2）共存在：原因与结果在时空上总是相互接近，且总是共同变化的。原因的变化将引起结果的相应变化，结果的改变总是由原因的改变而引起。

（3）先后性：一般来说，原因在先，结果在后，即先因后果。但是，先后关系并不等于因果关系。

(4)复杂多样性:事物的复杂性决定因果联系形式的多样性,如一因一果,一因多果,多因一果,同因异果,异因同果,多因多果等。

(二)病因

1. 中医学病因的含义

在中医学中,病因是指破坏人体阴阳相对平衡而引起疾病的原因,包括六淫、疠气、七情过极、劳逸失度、饮食失节、外伤、痰饮、瘀血等,又称致病因素,习称"病原",古作"病源"。"凡人之所苦,谓之病;所以致此病者,谓之因。"(《医学源流论·病因同别论》)

换言之,在一定条件下,可以引起致病效应而发生疾病的因素,方能称之为病因。

病因学说是研究病因分类和各种病的性质、致病途径、致病特点以及探求病因方法的理论。

2. 西医学病因的含义

"病因是指引起某一疾病发生的特定因素,是引起疾病的必不可少的、决定性的、特异性的因素。"(吴其夏等《新编病理生理学》中国协和医科大学出版社)诸如生物、营养、理化、社会心理、遗传、免疫等因素。随着医学模式的转变,疾病的原因已从单一的生物性发展到多因素性。

3. 流行病学病因的含义

根据概率论的因果观,原因不是决定性的,结果也不是必然的,流行病的病因定义实为概率定义。其一,凡是能使人群中发病概率升高的因素,就可被认为是病因。流行病学层次的病因一般称为危险因素,其内涵,一是使疾病发生的概率即风险升高的因素;二是必须确定该危险因素发生于疾病之前,且"升高的概率"未受到其他因素的干扰。一言以蔽之,可能的病因发生于疾病之前,疾病的条件概率大于其非条件概率,即病因暴露条件与疾病相关。其二,为防治效应的病因定义:防治实验的处理措施使特定效应发生的概率升高,该处理就特定效应的原因,且归因的防治措施发生于特定效应之前,该效应的条件概率大于其非条件概率,即防治措施与该效应相关。掌握流行病学的病因含义,对于从事中医病因学创新研究具有重要意义。

二、病因的分类

(一)中医病因分类

1. 中医学病因的一般分类

对于病因的分类,在中医学术发展过程中,历代医家提出不同的分类方法。如《黄帝内经》的阴阳分类法,汉·张仲景、宋·陈无择的三因分类法。阴阳病因说,把风雨寒暑等外来病因归属于阳,把饮食喜怒等内生病因归属于阴。张仲景按传变把病因概括为三个途径,自经络受邪入脏腑归为内所因,病变局限于浅表的归为外所因,房室金刃虫兽伤归为其他病因。陈无择把病因与发病途径结合起来,明确提出了三因学说,把六淫外感归为外所因,七情内伤归为内所因,饮食劳倦虫兽金刃归为不内外因。陈无择在《三因极一病证方论》中提出的"三因学说",对病因的分类比较系统、明确,对后世医家影响较大,古人这种把致病因素和发病途径结合起来的分类方法,对临床辨证确有一定的指导意义。

2. 中医学病因的现代分类

在现代,中医基础理论一般将病因分为外感病因、内伤病因、病理产物(痰饮瘀血、结石)和其他病因(外伤、寄生虫、胎传与遗传、毒等)。

本章根据疾病的发病途径及形成过程,将病因分为外感病因、内伤病因、病理产物形成的病因,以及其他病因四类。

(二)西医学病因的现代分类

按性质和作用于机体的方式,分为:

1. 外来致病因素

机构性(如外伤)、物理性(如温度、光线、电流、射线、气压等)、化学性(有机和无机化学物质)和生物性,又称病原体(细菌、真菌、病毒、立克次体、寄生虫等)。

2. 缺乏人体所必要的物质或条件

如氧、营养素等的缺乏或不足。

3. 机体本身反应性的改变

如过敏性疾病等。

4. 遗传性因素

5. 其他

如社会因素、自然环境、心理因素、生活和劳动条件等。

三、中医探求病因的方法

(一)中医学的病因观

事物之间的因果联系是辩证的,原因与结果既对立又统一。"原因和结果这两个观念,只应用于个别场合才适用;可是,只要我们把这种个别的场合放到它同宇宙的总联系来考察,这两个概念就联结起来,消失在关于普遍相互作用的观念中,而在这种相互作用中,原因和结果经常交换位置,在此时此地是结果,在彼时或彼地就成了原因,反之亦然。"(恩格斯《马克思恩格斯选集·三卷》)因果联系的特点之一,是原因在先,结果在后。客观事物的因果是复杂的多样的,故并非一切有先后相继的现象都是因果关系。客观事物和过程具有多种因果联系,诸如一因多果,一果多因,同因异果,异果同因和多因多果等。因此,在疾病过程中,原因和结果之间的联系是一种网络关系,即因果联系是一种因果网。中医学的病因观集中体现了这种复杂的辩证的因果观,这种因果网络在辨证论治过程中体现得淋漓尽致。

(二)中医学探求病因的方法

1. 整体动态

人体内部各脏腑组织之间,以及人体与外界环境之间是一个统一的整体,因此,中医学将人体与自然环境,人体内部各脏腑组织的功能联系起来,用整体的、联系的、发展的来探讨致病因素在疾病发生、发展、变化中的作用。中医学在天人相应统一整体观的指导下,用普遍联系和发展变化的观点,辩证地探讨了气候变化、饮食劳倦和精神活动等在发病过程 中的作用,奠定了中医病因学的理论基础。如肝属木,在四时应春,在六气为风,在五味为酸,在志为怒,在体合筋,开窍于目,与胆相表里。故气候异常变化的"风",情志过激的"怒",饮食失调的"酸"等均可成为引起肝脏发病的原因,肝一旦发病,就会导致肝脏功能系统之胆、筋、目等产生病理改变。

对疾病的发生而言,病因虽是必要条件,但是,人体的正气也是不可缺少的条件。无论外感六淫,还是内伤七情、饮食劳逸,在机体正气旺盛、生理功能正常的情况下,不会导致人体发病,只有在人体功能不能适应这些因素的变化时,它们才会成为致病因素,使人发病。

在疾病的发生发展过程中,原因和结果是相互制约、相互作用的,在一定的条件下,因果之间可以互相转化。在某一病理阶段中是病理的结果,而在另一阶段中则可能成为致病的原因,例如,痰饮和瘀血,是脏腑气血功能失调所形成的病理产物,但这种病理产物一旦形成,又可作为新的病因,导致其他病理变化,出现各种症状和体征。这种病因和病变的因果关系,是通过人体脏腑功能失调而发生的。

2. 辨证求因

辨证求因是在中医基础理论指导下,以临床表现为依据,通过分析、综合,推求疾病的病因、病机,为治疗提供依据,由辨证求因而审因论治,构成了辨证论治的思维过程。一切疾病的发生,都是某种致病因素影响和作用于机体的结果,由于病因的性质和致病特点不同,以及机体对致病因素的反应各异,所以表现出来的症状和体征也不尽相同。因此,根据疾病反映出来的临床表现,通过分析疾病的症状来推求病因,就可以为临床治疗提供理论依据。从人体的反应状态和生活条件变化及治疗手段等因果关系,总结出规律性的认识,从症状和体征来推求病因。以病证的临床表现为依据,通过综合分析疾病的症状、体征来推求病因,为治疗用药提供依据,这种方法称之为“辨证求因”、“审症求因”。这是中医特有的认识病因的方法,即从证入手,由果导由。就症状而言,如周身游走性疼痛或瘙痒,因风性善行,风胜则动,故确认其病因为“风”邪,把这一临床表现和产生这一表现的一切因素,都概括为“风”邪,这就是辨证求因。临床上,不管实际致病因素多么复杂,只要人体出现了“风”这种反应状态,就可以用“风邪”来概括之。治疗时只要用相应的“祛风”药物,就可使临床症状消失,当然也同时消除了病因及其病理反应。只有采用辨证求因的方法认识病因,把病因的研究与对症状、体征的辨析联系起来,才能对临床治疗起指导作用。

四、中医病因学研究的思路与方法

(一)中医病因学研究的思路

1. 指导思想

在中医学理论指导下,以中医病因学理论传承和发展为基础,通过技术创新和多学科融合,获取新知识、新原理、新方法。丰富和发展中医病因学理论,实现中医病因学理论的创新,构建现代中医病因学理论体系。

2. 科学思维

(1)辨证求因:中医病因学研究的基本思路,即从证入手,由果导因。

(2)因果规律:因果规律为中医病因学研究的逻辑基础,科学的一个重要任务就是要把握事物之间的因果联系,以使掌握事物发生、发展的规律。在科学研究中,因果推断的逻辑方法主要是归纳推理的方法,包括假说演绎法,穆勒(ML)排除归纳法,即“穆勒五法”,以及统计归纳推理。

3. 科学前沿

中医病因学研究的科学前沿问题,又是关键科学问题。

(1)基于知识挖掘的中医病因学的概念和理论体系的继承与创新。

(2)中医病因的概念、特征及其评价体系。

(3)中医病因的生物学基础。

4. 研究思路

(1)疾病与证候相结合,还原论与整体论结合,宏观与微观结合。

(2)多学科的交叉与融合,特别是与现代医学、系统生物学、分子生物学、生物信息学、计算生物学等学科的交叉与融合。

(3)基于疾病和病因的复杂性,采用从定性到定量的综合集成法进行研究。

(二)中医病因学的研究方法

1. 总体设想

根据中医病因学的特点,中医病因学研究应基于临床又回归临床,传统方法与现代方法相结合,采用病证结合、临床研究与实验研究相结合的临床流行病学方法。

2. 因果推论

流行病学研究中的因果推论是指从流行病学观察或实验资料中产生正确结论的过程,不仅要从错综复杂的事物关系中,排除各种偏倚和误差的影响,而且还要经过严格的逻辑检查,多方论证才能下结论。在流行病学观察性研究中,往往是在没有直接的实验证据或已建立的病因学理论的条件下做出因果推论,研究病因是以结局和暴露因素之间的联系为基础进行推论,而在实验性研究中,则是根据结局与干预措施之间的联系进行论证,以确保因果关系的真实性。

第一节 外感病因

外感病是源于自然界,通过肌表、口鼻侵入人体而发病的致病因素,包括六淫、疠气等。由外感病因而引起的一类疾病称之为外感疾病,外感疾病的发病与季节有关,起病较急,病初多见寒热、咽痛、骨节酸楚等,病邪从表传里,多具有季节性、传变性,若兼夹疠气、疫毒等,则具有传染性、流行性。

在中医学文献中,“外感”这一术语有多种含义应注意加以区别。在病因学中,外感是六淫、疫疠等病邪的总称;在发病学中,外感是指六淫、疫疠等病邪自外侵袭人体发病的方式和途径;在疾病(病证)学中,外感泛指外感疾病(病证)。

一、六淫

(一)六淫的基本概念

1. 六气与六淫

(1)六气

六气的含义:其一,是指风、寒、暑(热)、湿、燥、火六种正常的自然界气候,六气的变化称之为六化。这种正常的气候变化,是万物生长的条件,对于人体是无害的。由于机体在生命活动过程中，通过自身的调节机制产生了一定的适应能力，从而使人体的生理活动与六气的变化相适应。所以，正常的六气一般不易于使人发病。

其二，在运气学说中称之为六元，是配主气六步的六气，即初、二、三、四、五、六（终）等六者。初之气配厥阴风木，二之气配少阴君火，三之气配少阳相火，四之气配太阴湿土，五之气配阳明燥金，六（终）之气配太阳寒水。

其三，是指六节气。一节为十五日，六气即六个节气，共九十日，计三个月为一季，所谓六气谓之时（季），一年四季共二十四个节气。

其四，是指人体气、血、津、液、精、脉六者。

在病因学中，六气是指风、寒、暑（热）、湿、燥、火六种正常的自然界气候。

（2）六淫：六淫，是风、寒、暑、湿、燥、火六种外感病邪的统称。阴阳相移，寒暑更作，正常的四时气候变化都有一定的规律和限度，如果气候变化异常，六气发生太过或不及，或非其时而有其气（如春天当温而反寒，秋季当凉而反热），以及气候变化过于急骤（如暴寒暴热），超过了一定的限度，使机体不能与之相适应，就会导致疾病的发生，这种情况下的六气，便称为“六淫”。淫，浸淫之意，泛指反常，因此也可以说六淫是反常的六气。

（3）六气、六淫与人体正气：就气候变化而言，六气属于正常变化，六淫属于异常变化，六气和六淫能否成为病因，取决于人体正气的盛衰，正气存内，邪不可干，当人体正气旺盛，身体健壮，抗病力强，能适应这种异常的气候变化而不发病时，这种异常的气候变化虽然称之为六淫，但对于没有发病的机体来说，就是六气。反之，当人体正气不足，身体虚弱，适应能力低下时，不仅不能适应六淫的变化而发病，纵然是六气也不能适应而发病，在这种状况下，六气对于能使之发病的机体来说便称之为六淫了。因此，六气或六淫具有病因学意义与否，取决于人体正气的强弱，就气候变化言，有正常与异常之分，而正常气候或异常气候，能使机体发病时称之为六淫，否则便称之为六气了。

此外，就自然界气候变化而言，由于六淫是六气变化而来，因此六淫的性质与六气的特性极为相近，六淫的致病特点也与六气的特性关系十分密切。例如属于六气的风具有动摇不定的特性，属于六淫的风则风性主动，属于六气的火热具有燔灼向上的特性，属于六淫的火热具有炎上的致病特点，了解这些关系将有助于理解六淫的性质和致病特点。

2. 外感六淫与内生五邪

外感六淫属外感病的致病因素，称之为外邪，而内生五邪，则是指脏腑阴阳气血失调所产生的内风、内寒、内湿、内燥、内热（火）等五种病理变化，属病机范畴。内生五邪的临床表现虽与风、寒、湿、燥、火等六淫致病特点及其病理反应相似，但为区别于六淫之外风、外寒、外湿、外燥、外火（热），故冠以“内”字，称为“内生五邪”。内生五邪的临床表现，一般都没有表证，多表现为虚证或虚实夹杂证。外感六淫作用于机体后，引起脏腑阴阳气血功能失调而产生的病理变化，其临床表现，多有表证，而且多属实证。外感六淫与内生五邪，一为致病因素，一为病理结果，虽有区别，又关系密切。六淫伤人，由表入里，损及脏腑，则易产生内生五邪。内生五邪，脏腑功能失调，则又易感受六淫之邪。

（二）六淫致病的一般特点

1. 外感性

六淫之邪多从肌表、口鼻侵犯人体而发病，例如风湿伤于皮腠，温邪自口鼻而入，故六淫致病又称为外感病。六淫致病的初起阶段，每以恶寒发热、舌苔薄白、脉浮为主要临床特征，称为表证。表证不除多由表及里，由浅入深传变。即便是六淫之邪直中入里，虽然没有表证，但病由外入，同样称为外感病。

2. 季节性

六淫致病常有明显的季节性，如春季多风病，夏季多暑病，长夏多湿病，秋季多燥病，冬季多寒病等。当然，气候变化是非常复杂的，因而夏季也可有寒病，冬季也可有热病。

3. 地域性

六淫致病常与生活、工作的区域和环境密切相关，如西北高原地区多寒病、燥病；东南沿海地区多湿病。久居潮湿环境多湿病，高温环境作业者多易患火热燥病。

4. 相兼性

六淫邪气既可单独侵袭人体发病，又可两种以上相兼同时侵犯人体而致病。如风热感冒、风寒湿痹、寒湿困脾等，不难发现六淫之邪多以依附于风或同类相合的方式相兼而致人发病的。

5. 转化性

六淫致病在一定的条件下，其证候的病理性质可发生转化。例如感受风寒之邪一般可表现为风寒表证，但也有的表现为风热表证，在疾病的发展过程中也可以从初起的风寒表证转变为里热证。这些寒证和热证的产生、变化与机体的体质密切相关，一般来说阴虚阳盛体质，易于化热、化燥，阳虚阴盛体质易于化寒、化湿。此外，六淫侵入机体过久以及治疗不当，均会引起六淫致病的病理性质发生变化。必须明确，这里所讲的转化并不是说六淫中的一种邪气变成了另一种邪气，而是指六淫之邪所致证候的病理性质发生转化。

六淫致病从现代科学角度来看，除气候因素外，还包括生物（细菌、病毒等）、物理、化学等多种致病因素作用于机体所引起的病理反映。

（三）六淫的性质及其致病特点

1. 风邪

（1）风邪的概念

风邪的含义：风邪是六淫中具有轻扬开泄、善动不居、向上向外特性的邪气。

风具有轻扬开泄，善动不居的特性，故自然界中凡具有轻扬开泄，善动不居特性的外邪，称为风邪。风邪为病称为外风病。

自然特性：风为春季的主气，在一年二十四个节气中，大寒、立春、雨水、惊蛰四个节气为风气主令。因风为木气而通于肝，故又称春季为风木当令的季节。风虽为春季的主气，但终岁常在，四时皆有，故风邪引起的疾病虽以春季为多，但不限于春季，其他季节均可发生。

（2）风邪的性质及致病特点

①风性开泄：风邪具有疏通、透泄之性，其致病使腠理疏松，汗孔开张而现汗出、恶风等症状。

②风（易）伤阳位：风邪轻浮，具有向上向外之性，其致病易伤及人体头面、肌表和阳经。如风邪上扰头面，则现头晕头痛、头项强痛、面肌麻痹、口眼歪斜等。风邪客于肌表，可见怕风、发热等表证。

③风性善行数变：风邪具有行无定处，变幻无常之性，其致病则病位游移，发病急，变化多，传变快。“善行”是指风邪具有易行而无定处的性质，故其致病有病位游移，行无定处的特点。如风疹、荨麻疹发无定处，此起彼伏，行痹（风痹）之四肢关节游走性疼痛等，均属风邪偏盛的表现。“数变”，是指风邪致病具有变化无常和发病急骤的特点。风疹、荨麻疹之时隐时现，癫痫、中风之猝然昏倒、不省人事，因其兼夹风邪，所以才表现为发病急、变化快。总之，以风邪为先导的疾病，无论是外感还是内伤，一般都具有发病急，变化多，传变快等特征，故曰：“风疾尤速，贻害无穷。”（《六因条辨》）

④风性主动：又称风胜则动，风邪具有动摇不定之性，其致病易使肢体振掉摇动。风邪致病具有动摇不定的特点，常表现为眩晕、震颤、四肢抽搐、角弓反张、直视上吊等症状。如外感热病中的“热极生风”，金刃外伤再感风邪，出现的四肢抽搐，角弓反张等症状，也属于风性主动的临床表现。内伤杂病中的“肝阳化风”或“血虚生风”等证，虽属内风，但均有风邪动摇的表现，故曰“风胜则动”。（《素问·阴阳应象大论》）

⑤风为百病之长：风邪为六淫之首，是外感病邪的先导，易与寒、湿、燥、热等邪气相合为病。寒、湿、燥、热等邪，往往都依附于风而侵袭人体。如与寒合为风寒之邪，与热合为风热之邪，与湿合为风湿之邪，与暑合则为暑风，与燥合

则为风燥，与火合则为风火等。临床上风邪为患较多，又易于同六淫中其他邪气相合而为病，所以称风为百病之长，六淫之首，故曰："盖六气之中，惟风能全兼五气。如兼寒则风寒，兼暑则曰暑风，兼湿曰风湿，兼燥曰风燥，兼火曰风火。盖因风能鼓荡此五气而伤人，故曰百病之长。其余五气，则不能互相全兼，如寒不能兼暑与火，暑亦不兼寒，湿不兼燥，燥不兼湿，火不兼寒。由此观之，病之因乎风而起者自多也。"(《临证指南医案·卷五》)

综上所述，风为春令主气，与肝木相应。风邪为病，其病证范围较广，变化为快。其具体特点为：①遍及全身：无处不至，上至头部，下至足膝，外而皮肤，内而脏腑，全身任何部位均可受到风邪的侵袭。②媒介作用：能与寒、湿、暑、燥、火等相合为病。③其致病的特殊性：风病来去急速，病程不长，其特殊症状的认识，如汗出恶风，全身瘙痒，游走不定，麻木以及动摇不宁等症状。临证时，发病在春季与感受风邪明显有关者，均可考虑风邪的存在。(见表6-1)

表6-1　风邪性质和致病特征简表

风邪性质		致病特征
轻扬开泄	风性轻浮，有向上向外性 疏通透泄，具通透性	易侵头面、肌表和阳经，如头项强痛 鼻塞咽痒，面肌麻痹等 腠理开疏，如汗出、恶风等
善行数变	行无定处，善行走窜 发病急，变化快	病变部位均不固定，如风疹、荨麻疹、行痹 发病急变化多，传变快，如癫痫、中风、惊风
主动	动摇不定，风胜则动	有明显动摇症状，如眩晕、震颤、抽搐等
为百病之长	易与他邪相合，为外邪致病的先导	易合他邪兼夹致病，如风寒、风湿、风热、风燥等

风与肝相应，风为木气，通于肝。外感风邪可导致胃脘痛、腹胀、肠鸣、呕吐、泄泻等。这是风邪伤肝，木盛克土所致。

2. 寒邪

(1)寒邪的概念

寒邪的含义：寒邪是六淫中具有寒冷、凝滞、收引等特性的邪气。

自然特性：寒具有寒冷、凝结特性，为冬季的主气，从小雪、大雪、冬至，到小寒计四个节气，为寒气主令。寒为水气而通于肾，故称冬季为寒水当令的季节。因冬为寒气当令，故冬季多寒病，但也可见于其他季节。由于气温骤降，防寒保温不够，人体亦易感受寒邪而为病。

(2)寒邪的性质和致病特征

①寒易伤阳：寒邪具有寒冷之性，其致病易损伤人体阳气，使全身或局部出现明显的寒象。寒为阴气的表现，其性属阴，故寒为阴邪。阳气本可以制

阴,但阴寒偏盛,则阳气不仅不足以驱除寒邪,反为阴寒所侮,故云“阴盛则寒”,“阴盛则阳病”,所以寒邪最易损伤人体阳气。阳气受损,失于温煦之功,故全身或局部可出现明显的寒象。如寒邪束表,卫阳郁遏,则现恶寒、发热、无汗等,称之为“伤寒”;若寒邪直中于里,损伤脏腑阳气者,谓之为“中寒”;如伤及脾胃,则纳运升降失常,以致吐泻清稀,脘腹冷痛;肺脾受寒,则宣肃运化失职,表现为咳嗽喘促,痰液清稀或水肿;寒伤脾肾,则温运气化失职,表现为畏寒肢冷、腰脊冷痛、尿清便溏、水肿腹水等;若心肾阳虚,寒邪直中少阴,则可见恶寒蜷卧、手足厥冷、下利清谷、精神委靡、脉微细等。

②寒性凝滞:寒邪具有凝结阻滞之性,其致病易使气血凝滞,经脉不通,不通则痛,故又称寒胜则痛。人身气血津液的运行,赖阳气的温煦推动,才能畅通无阻。寒邪侵入人体,经脉气血失于阳气温煦,易使气血凝结阻滞,涩滞不通,不通则痛,故疼痛是寒邪致病的重要特征。因寒而痛,其痛得温则减,逢寒增剧,得温则气升血散,气血运行无阻,故疼痛缓解或减轻。寒胜必痛,但痛非必寒。由于寒邪侵犯的部位不同,所以病状各异。若寒客肌表,凝滞经脉,则头身肢节剧痛;若寒邪直中于里,气机阻滞,则胸、脘、腹冷痛或绞痛。

③寒性收引:又称寒则气收。寒邪具有收缩牵引之性,其致病易使气机收敛,腠理闭塞,筋脉拘急。收引,即收缩牵引之意,寒性收引是指寒邪具有收引拘急之特性,“寒则气收”。寒邪侵袭人体,可使气机收敛,腠理闭塞,经络筋脉收缩而挛急;若寒客经络关节,则筋脉收缩拘急,以致拘挛作痛、屈伸不利或冷厥不仁;若寒邪侵袭肌表,则毛窍收缩,卫阳闭郁,故发热恶寒而无汗。

寒与肾相应,寒为水气,通于肾。寒邪侵袭,寒水泛滥,则尿少,水肿;寒水过盛,上制心火,则心痛、心悸、肢厥等。

总之,寒为冬季主气,与肾水相应,寒病多发于冬季,但也可见于其他季节。寒邪为病,其致病特征是:寒为阴邪,易伤阳气,故寒邪致病,全身或局部有明显的寒象。寒胜则痛,所以疼痛为寒证的重要特征之一。因寒则气收,故其病有毛窍闭塞、气机收敛、筋脉拘急的特征,表现为无汗、拘急作痛或屈伸不利等。(见表6-2)

表6-2 寒邪性质和致病特征简表

寒邪性质		致病特征
寒性伤阳	阴盛阳病	全身或局部有明显寒象,如形寒怕冷,四肢不温,脘腹冷痛等
寒性凝滞	寒胜则痛	气血凝滞,经脉不通,不通则痛
寒性收引	收敛挛急	肌腠闭塞,毛窍收缩,筋脉挛急,如恶寒无汗,拘急作痛等

3. 暑邪

(1)暑邪的概念

暑邪的含义:夏至以后,立秋以前,具有炎热、升散特性的邪气称之为暑邪。

自然特性:暑为火热之邪,为夏季主气,从小满、芒种、夏至,到小暑四个节气,为暑气当令。暑邪有明显的季节性,主要发生在夏至以后,立秋以前,暑邪独见于夏令,有“暑属外邪,并无内暑”之说。暑邪致病有阴阳之分,在炎夏之日,气温过高,或烈日曝晒过久,或工作场所闷热而引起的热病,为中于热,属阳暑;而暑热时节,过食生冷,或贪凉露宿,或冷浴过久所引起的热病,为中于寒,属阴暑。总之,暑月受寒为阴暑,暑月受热为阳暑。

(2)暑邪的性质和致病特征

①暑性炎热:暑邪具有酷热之性,其致病使机体阳热亢盛而现阳胜则热之象。暑为夏月炎暑,盛夏之火气,具有酷热之性,火热属阳,故暑属阳邪。暑邪伤人多表现出一系列阳热症状,如高热、心烦、面赤、烦躁、脉象洪大等,称为伤暑(或暑热)。

②暑性升散:暑邪具有上升发散之性,其致病多直入气分,使腠理开泄而汗多伤津。升散,即上升发散之意。暑为阳邪,阳性升发,易于伤津耗气。故暑邪侵犯人体,多直入气分。气分是温邪由卫分入里,正邪剧争,里热亢盛,耗伤津液的病理变化,暑邪直入气分,可导致腠理开泄而大汗出。汗多伤津,汗液亏损,则可出现口渴喜饮,唇干舌燥,尿赤短少等。在大量汗出同时,往往气随津泄,而导致气虚,故伤于暑者,常可见到气短乏力,甚则突然昏倒,不省人事之中暑。中暑兼见四肢厥逆,称为暑厥。暑热引起肝风而兼见四肢抽搐,颈项强直,甚则角弓反张,称为暑风(暑痫)。

③暑易扰心:暑邪具有上扰心神之性,其致病易使心神失守,或清窍闭塞。暑邪易于上犯头目,内扰心神,故暑热之邪,不仅耗气伤津,还可扰动心神,而引起心烦闷乱而不宁,甚则清窍闭塞而猝然昏倒,不省人事。

④暑多夹湿:暑季气候炎热,多雨潮湿,热蒸湿动,湿热弥漫空间,人身之所及,呼吸之所受,均不离湿热之气,暑令湿胜必多兼感。其临床特征,除发热、烦渴等暑热症状外,常兼见四肢困倦、胸闷呕恶、大便溏泄不爽等湿阻症状。湿阻是以头重、倦怠、脘闷、腹胀、纳呆为主要临床表现的疾病。因湿邪外袭,脾失健运,湿从中生,阻滞中焦,气机不畅所致。虽为暑湿并存,但仍以暑热为主,湿浊居次,非暑中必定有湿。

暑为夏季主气,与心相应,暑邪为患,有阴暑、阳暑之分。暑邪致病的基本特征为热盛、阴伤、耗气,又多夹湿,所以临床上以壮热、阴亏、气虚、湿阻为特

征。(见表6-3)

表6-3 暑邪性质和致病特征简表

暑邪性质		致病特征
暑性炎热	阳热亢盛	临床以高热、汗出、口渴、脉洪大等热盛为特征
暑性升散	耗气伤津	汗多津伤,口渴喜饮,尿少短赤等。气随津泄,气短,倦怠
暑易扰心	心烦不宁	猝然昏倒,不省人事
暑多夹湿	湿热并存	除暑热表现外,又常见胸闷脘痞,四肢倦怠,便溏不爽等湿阻之候

4. 湿邪

(1)湿邪的概念

湿邪的含义:湿邪是在六淫中具有易阻气机、重浊、黏滞、趋下等特性的邪气。

自然特性:湿具有重浊、黏滞、趋下特性,为长夏主气。从大暑、立秋、处暑,到白露四个节气,为湿气主令,湿与脾土相应。夏秋之交,湿热熏蒸,水气上腾,湿气最盛,故一年之中长夏多湿病。湿亦可因涉水淋雨、居处伤湿,或以水为事。湿邪为患,四季均可发病,且其伤人缓慢难察。

(2)湿邪的性质和致病特征

①湿阻气机:湿邪具有阻滞气机运行,使之紊乱之性,其致病使脏腑经络气机升降失常,气血运行不畅。湿性类水,水属于阴,故湿为阴邪。湿邪侵及人体,留滞于脏腑经络,最易阻滞气机,从而使气机升降失常。湿阻胸膈,胸胁为气机升降之道路,气机不畅则胸闷湿困脾胃,使脾胃纳运失职,升降失常,故现纳谷不香、不思饮食、脘痞腹胀、便溏不爽、小便短涩之候。

②湿易伤阳:湿邪具有易于损伤人体阳气之性,其致病以损伤脾阳为甚。由于湿为阴邪,阴胜则阳病,故湿邪为害,易伤阳气。脾主运化水湿,且为阴土,喜燥而恶湿,对湿邪又有特殊的易感性,所以脾具有运湿而恶湿的特性。因此,湿邪侵袭人体,必困于脾,使脾阳不振,运化无权,水湿停聚,发为泄泻、水肿、小便短少等症。“湿胜则阳微”,因湿为阴邪,易于损伤人体阳气,由湿邪郁遏使阳气不伸者,当用化气利湿通利小便的方法,使气机通畅,水道通调,则湿邪可从小便而去,湿去则阳气自通。

③湿性重浊:湿邪具有沉重、秽浊之性,其致病使肢体沉重及分泌物和排泄物污浊,湿为重浊有质之邪。所谓“重”,即沉重、重着之意。故湿邪致病,其临床症状有沉重的特性,如头重身困、四肢酸楚沉重等。若湿邪外袭肌表,湿浊困遏,清阳不能伸展,则头昏沉重,状如裹束;如湿滞经络关节,阳气布达

受阻，则可见肌肤不仁、关节疼痛重着等。所谓“浊”，即秽浊垢腻之意。湿邪为患，易于出现排泄物和分泌物秽浊不清的现象。如湿浊在上则面垢、眵多；湿滞大肠，则大便溏泄、下痢脓血黏液；湿气下注，则小便浑浊、妇女黄白带下过多；湿邪侵淫肌肤，则疮疡、湿疹、脓水秽浊等。

④湿性黏滞：湿邪具有黏腻停滞之性，其致病使分泌物和排泄物黏稠、涩滞，且病程较长，缠绵难愈。“黏”，即黏腻，“滞”，即停滞。湿邪有黏腻停滞的特性，其致病特点主要表现在两个方面：一是症状的黏滞性，即湿病症状多黏滞而不爽，如大便黏腻不爽，小便涩滞不畅，以及分泌物黏浊和舌苔黏腻等。二是病程的缠绵性。因湿性黏滞，蕴蒸不化，胶着难解，故起病缓慢隐袭，病程较长，往往反复发作或缠绵难愈。如湿温，它是一种由湿热病邪所引起的外感热病。由于湿邪性质的特异性，在疾病的传变过程中，表现出起病缓、传变慢、病程长、难速愈的明显特征。其他如湿疹、湿痹（着痹）等，亦因其湿而不易速愈。

⑤湿性趋下：湿邪具有下趋之性，其致病易侵阴位，伤及人体下部。水性就下，湿类于水，其质重浊，故湿邪有下趋之势，易于伤及人体下部，其病多见下部的症状。如水肿多以下肢较为明显，他如带下、小便浑浊、泄泻、下痢等，亦多由湿邪下注所致。但是，湿邪浸淫，上下内外，无处不到，非独侵袭人体下部，所谓“伤于湿者，下先受之”（《素问·太阴阳明论》），只是说明湿性趋下，易侵阴位，为其特性之一而已。

湿为长夏主气，与脾土相应。湿邪有阻遏气机，易伤阳气之性，其性重浊黏滞，且有趋下之势。故湿邪为病，表现为人体气机阻滞，脾阳不振，水湿停聚而胸闷脘痞、肢体困重、呕恶泄泻等，以及分泌物和排泄物如泪、涕、痰、带下、二便等秽浊不清。（见表6－4）

表6－4 湿邪性质和致病特征

湿邪性质		致病特征
阻遏气机	升降失常	气机运行阻滞升降失常，表现为身困胸闷脘痞泄泻等
损伤阳气	湿胜阳微	易伤人体阳气，尤以损伤脾阳为著
湿性重浊	沉重重着	症状有沉重特性，如四肢沉重等
	秽浊垢腻	分泌物和排泄物秽浊不清
湿性黏滞	黏腻性	症状的黏滞性，如二便黏腻不爽，分泌物黏滞等
	停滞性	病程的缠绵性，起病缓，传变慢，病程迁延，缠绵难愈
湿性趋下	就下性	易于伤人下部，腰膝症状为多

5. 燥邪

(1)燥邪的概念

燥邪的含义:燥邪是六淫中具有干涩、伤津、易于伤肺特性的邪气。

自然特性:燥为秋季主气,从秋分、寒露、霜降,到立冬四个节气,为燥气当令。秋季天气收敛,其气清肃,气候干燥,水分匮乏,故多燥病。燥气乃秋令燥热之气所化,属阴中之阳邪。秋季感受燥邪,病在肺卫并具有津气干燥特征的急性外感病,称之为秋燥。秋燥有温燥、凉燥之分。温燥为感受秋燥之邪而兼热邪者,凉燥为感受秋燥之邪而兼寒邪者。初秋有夏热之余气,久晴无雨,秋阳以曝之时,燥与热相结合而侵犯人体,故病多温燥。深秋近冬之际,西风肃杀,燥与寒相结合而侵犯人体,则病多凉燥。初秋尚热则燥而热,深秋既凉则燥而凉。燥与肺气相通。

(2)燥邪的性质和致病特征

①干涩伤津:又称燥胜则干,燥邪具有干燥枯涩之性,其致病易伤人体津液而致阴津亏损。燥与湿对,湿气去而燥气来。燥为秋季敛肃之气所化,其性干涩枯涸,故曰“燥胜则干“(《素问·阴阳应象大论》)。燥邪为害,最易耗伤人体的津液,形成阴津亏损的病变,表现出各种干涩的症状和体征,诸如皮肤干涩皲裂,鼻干咽燥,口唇燥裂,毛发干枯不荣,小便短少,大便干燥等。

②燥易伤肺:燥邪具有从口鼻、肌表而入,损伤肺气之性,其致病使肺津受损,宣肃失职。肺为五脏六腑之华盖,性喜清肃濡润而恶燥,称为娇脏。肺主气而司呼吸,直接与自然界大气相通,且外合皮毛,开窍于鼻,燥邪多从口鼻而入,燥为秋令主气,与肺相应,故燥邪最易伤肺。燥邪犯肺,使肺津受损,宣肃失职,从而出现干咳少痰,或痰黏难咯,或痰中带血,以及喘息胸痛等。

表6-5　燥邪性质和致病特征简表

燥邪性质		致病特征
干涩伤津	失于濡润	以口、鼻、咽、唇等官窍干燥,皮肤干涩,毛发不荣为特征
燥易伤肺	清肃失司	干咳痰少或无痰,或痰黏难咯等

燥为秋季主气,与肺相应,燥邪以干涩伤津和易于伤肺为最重要特征。不论外燥还是内燥,均可见口、鼻、咽、唇等官窍干燥之象,以及皮肤、毛发干枯不荣等。

6. 火邪

(1)火邪的概念

火邪的含义：火邪是六淫中具有炎上、耗气伤津、生风动血、扰动心神特性的邪气。

自然特性：火具有炎热特性，旺于夏季，从春分、清明、谷雨，到立夏四个节气，为火气主令。因夏季主火，故火与心气相应，但是火并不像暑那样具有明显的季节性，也不受季节气候的限制。

(2)温、暑、火、热的关系：温、暑、火、热四者性质基本相同，但又有区别。

温与热：这里的温和热均指病邪而言。温为热之渐，热为温之甚，二者仅程度不同，没有本质区别，故常温热混称。在温病学中，温邪又称温热，是指春温、风温、湿温、秋燥、温毒和温症等各种温热病致病邪气的统称。即泛指一切温热邪气，连程度上的差别也没有。

暑与热：热邪，又称火热，是致病以热性、阳性的实性病理变化为特征的邪气。暑为夏季的主气，乃火热所化，可见暑即热邪。但暑独见于夏季，纯属外邪，无内暑之说。而火热为病则没有明显的季节性，同时还包括高温、火热煎熬等。

火与热：火为热之源，热为火之性，火与热，基本质皆为阳盛，故往往火热混称。但二者还是有一定的区别的，热纯属邪气，没有属正气之说，而火，一是指人体的正气，称之为“少火”；二是指病邪，称之为“壮火”，这是火与热的主要区别。一般地说，热多属于外感，如风热、暑热、温热之类病邪。而火则常自内生，多由脏腑阴阳气血失调所致，如心火上炎、肝火炽盛、胆火横逆之类病变。

就温、热、火三者而言，温、热、火虽同为一气，但温能化热，热能生火，所以在程度上还是有一定差别的。温为热之微，热为温之甚；热为火之渐，火为热之极。

(3)火的分类：中医学的火有生理与病理、内火和外火之分。

①生理之火：生理之火是一种维持人体正常生命所必须的阳气，它谧藏于脏腑之内，具有温煦生化作用，这种有益于人体的阳气称之为“少火”，属于正气范畴。

②病理之火：病理之火是指阳盛太过，耗散人体正气的病邪，亦称之为“壮火”，这种病理性的火又有内火、外火之分。

外火：一是感受温热邪气而来；二是风寒暑湿燥等外邪转化而来，即所谓“五气化火”。五气之中，只有暑邪纯属外来之火，我们称之为暑热，其余风、寒、湿、燥等邪并非火热之邪，之所以能化而为火，必须具备一定的条件。第一，郁遏化火。风、寒、湿、燥侵袭人体，必须郁久方能化火。如由寒化热，热极生火，温与热结，或湿蕴化热，热得湿而愈炽，湿得热而难解，郁而化火，或者湿蕴化热，湿热极甚而化火。火就燥，故燥亦从火化。第二，因人而异，阳盛之体或阴虚之体易于化火。第三，与邪侵部位有关。如邪侵阳明燥土，则易化火，寒邪直中入脾，则化火也难。此外，五气能否化火，与治疗也有一定的关系。

内火：内火，多因脏腑功能紊乱，阴阳气血失调所致，情志过极亦可久郁化火，即所谓“五志化火”。

中医学将火分为正、邪两类，正气之火即少火，少火又可分为“君火”和“相火”。“君火”为心之阳气，“相火”为肝、肾、胆、膀胱、心包、三焦之阳气，其中肾之阳气，又称“命门火”或“龙火”，肝之阳气也叫“雷火”。“君火”仅指正气而言，若过旺便是“心火炽盛”；而相火包含正气和邪气两个方面，过旺时谓“相火妄动”。“心火炽盛”和“相火妄动”均属于“壮火”，属邪气。

(4)火邪的性质和致病特征

①火性炎上：火邪具有燔灼向上之性，其致病热象显著，多见于人体上部。其火性燔灼，燔即燃烧，灼，即烧烫。燔灼，是指火热邪气具有焚烧而熏灼的特性。故火邪致病，机体以阳气过盛为其主要病理机制，临床上表现出高热、恶热、脉洪数等热盛之征。总之，火热为病，热象显著，以发热、脉数为其特征。

其火性炎上，火为阳邪，其性升腾向上，故火邪致病具有明显的炎上特性，其病多表现于上部。如心火上炎，则见舌尖红赤疼痛，口舌糜烂、生疮；肝火上炎，则见头痛如裂、目赤肿痛；胃火炽盛，可见齿龈肿痛、齿衄等。

②耗气伤津：火邪具有耗伤正气、消烁阴津之性，其致病为气津两亏。火热之邪，蒸腾于内，最易迫津外泄，消烁津液，使人体阴津耗伤。故火邪致病，其临床表现除热象显著外，往往伴有口渴喜饮、咽干舌燥、小便短赤、大便秘结等津伤液耗之征。火太旺而气反衰，阳热亢盛之壮火，最能损伤人体正气，导致全身性的生理功能减退。此外，气生于水，水可化气，火迫津泄，津液虚少无以化气，亦可导致气虚，如火热炽盛，在壮热、汗出、口渴喜饮的同时，又可见少气懒言、肢体乏力等气虚之证。总之，火邪为害，或直接损伤人体正气，或因津伤而致气伤，终致津伤气耗之病理结果。

③火易生风：火邪具有扰动肝风之性，其致病为热极生风之肝风内动。火热之邪侵袭人体，往往燔灼肝经，劫耗津血，使筋脉失于濡养，而致肝风内动，称为热极生风。风火相煽，症状急迫，临床上表现为高热、神昏谵语、四肢抽搐、颈项强直、角弓反张、目睛上视等。

④火易动血：火邪具有灼伤脉络、迫血妄行之性，其致病为出血、发斑。血得寒则凝，得温则行，火热之邪，灼伤脉络，并使血行加速，迫血妄行，易于引起各种出血，如吐血、衄血、便血、尿血，以及皮肤发斑，妇女月经过多、崩漏等。

⑤易扰心神：火邪具有易于扰乱心神之性，其致病为心神失守。火与心气相应，心主血脉而藏神，故火邪伤于人体，最易扰乱神明，出现心烦失眠，狂躁

妄动,甚至神昏谵语等症。

⑥易致肿疡:火热之邪入于血,聚于局部,腐肉败血,则发为痈肿疮疡。“痈疽原是火毒生”,“火毒”、“热毒”是引起疮疡的比较常见的原因,其临床表现以疮疡局部红肿热痛为特征。

综上所述,中医学将火分为正、邪两类,火有生理性火和病理性火。诚如张景岳所说,“火,天地之阳气也。天非此火,不能生物;人非此火,不能有生。故万物之生皆由阳气。但阳和之气则生物,亢烈之火反害物,故火太过则气反衰,火和平则气乃壮。”(《类经·阴阳类》)本节所讲的火,为病理性火,又名火邪。火邪就来源看,有外火和内火之异,外火多由外感而来,而内火常自内生。火邪具有燔灼炎上,伤津耗气,生风动血,易生肿疡和扰乱心神的特征。其致病广泛,发病急暴,易成燎原之势。在临床上表现出高热津亏、气少、肝风、出血、神志异常等特征。(见表6-6)

表6-6 火邪性质和致病特征

火邪性质	致病特征
火性燔灼	全身或局部热象异常显著,以高热、脉数等为特征
火性向上	病变多表现于上部,如面红耳赤、口舌糜烂、齿龈肿痛等
伤津耗气	迫津外泄,汗出、渴饮、便结、尿少等气随津耗,少气懒言、肢倦乏力等
生风动血	生风:热极生风而现高热、神昏、抽搐等。动血:迫血妄行而现各种出血
易扰心神	火扰心神则心烦失眠,狂躁谵语等
易致肿疡	腐蚀血肉,发为痈疽疮疡,以局部红肿热痛为特征

表6-7 六淫性质和致病特点简表

<table>
<tr><th colspan="4">性　　质</th><th>致病特征</th></tr>
<tr><td rowspan="4">六淫</td><td rowspan="4">风邪</td><td>风胜开泄</td><td>风性轻浮,具有向上向外之性。疏通透泄,具有通透性</td><td>易侵头面、肌表和阳经,如头项强痛、鼻塞咽痒、面肌麻痹等。腠理开疏,如汗出、恶风等</td></tr>
<tr><td>善行数变</td><td>行无定处,善行走窜,发病急,变化快</td><td>病变部位不定,如风疹、荨麻疹、行痹。发病急,变化多,传变快,如癫痫、中风、惊风</td></tr>
<tr><td>风胜主动</td><td>动摇不定、风胜则动</td><td>有明显动摇症状,如眩晕、震颤、抽搐等</td></tr>
<tr><td>百病之长</td><td>易与他邪相合,为外邪致病的先导</td><td>易合他邪兼夹致病,如风寒、风湿、风热、风燥等</td></tr>
</table>

续表

性质				致病特征
六淫	寒邪	寒性伤阳	阴盛阳病	全身或局部有明显寒象，如形寒怕冷、四肢不温、脘腹冷痛等
		寒性凝滞	寒胜则痛	气血凝滞，经脉不通，不通则痛
		寒性收引	收敛挛急	肌腠闭塞，毛窍收缩，筋脉挛急，如恶寒、无汗、拘急作痛等
	暑邪	暑性炎热	阳热亢盛	临床有高热、汗出、口渴、脉洪大等热盛特征
		暑性升散	耗气伤津	汗多津伤、口渴喜饮、尿少短赤等。气随津泄，气短、倦怠或猝然昏倒，不省人事
		暑多夹湿	湿热并存	除暑热表现外，又常见胸闷脘痞、四肢倦怠、便溏不爽等湿阻之候
	湿邪	湿为阴邪	阻遏气机	气机运行阻滞，升降失常，表现为身困、胸闷脘痞、泄泻等
			损伤阳气	易伤人体阳气，尤以损伤脾阳为著
		湿性重浊	沉重重着	症状有沉重特性，如四肢沉重等
			秽浊垢腻	分泌物和排泄物秽浊不清
		湿性黏滞	黏腻性	症状的黏滞性，如二便黏腻不爽、分泌物黏滞等
			停滞性	病程的缠绵性，起病缓，传变慢，病程迁延，缠绵难愈
		湿性趋下	就下性	易于伤人下部，腰膝症状为多
	燥邪	干涩伤津	失于濡润	以口、鼻、咽、唇等官窍干燥，皮肤干涩，毛发不荣为特征
		燥易伤肺	清肃失司	干咳痰少或无痰，或痰黏难咯等
	火邪	火性燔灼	阳胜则热	全身或局部热象异常显著，以高热、脉数等为特征
		火性炎上	上犯头面	病变多表现于上部，如面红目赤、口舌糜烂，齿龈肿痛等
		伤津耗气	气随津亏	迫津外泄，汗出，渴饮，便结，尿少等。气随津耗，少气懒言，肢倦乏力等
		生风动血	热极生风，血热妄行	生风：热极生风而现高热、神昏、抽搐等。动血：迫血妄行而现各种出血
		易扰心神	心神失守	火扰心神则心烦失眠，狂躁谵语等
		易生肿疡	血热肉腐	腐蚀血肉，发为痈疽疮疡，以局部红肿热痛为特征

二、疠气

(一)疠气的基本概念

1. 疠气的含义

疠气,又称疫气,是各种具有强烈传染性病邪的统称,见于《温疫论·原病》,在中医文献上疠气有多种称谓,如戾气、异气、杂气、疫气等。根据中医学名词术语标准化的原则,疠气是各种具有强烈传染性病邪的类概念,疠气又称疫气,建议不用戾气、异气、杂气之名。

疠气的发现是中医病因学的重大创新和发展,在世界医学史上,吴又可于1642年首次宣告疠气是一类致病物质,是“无形可求,无象可见,况无声无息,何能得睹得闻。”(《瘟疫论》)肉眼难以观察到的病原体。这种认识比西方医学早200多年(欧洲医学第一次提出这样认识的是英国科学家李斯特(Lister)在1867年提出的),这是中医学对世界医学的伟大贡献。应用中医疫病理论抢救传染性非典型肺炎所取得的令世人瞩目的成果,充分体现了这一理论的科学性。

2. 疠与疫疠

疠本指疫病、恶疮、麻风等,属疾病学概念,疠与气连用为疠气,则指能导致疫病的恶气,属病因学概念。

疫,指一类具有强烈传染性、流行性的疾病,属于疾病的类概念。“疫为时行疠气,有大疫,有常疫。大疫沿门阖境,多发于兵荒之后,不数见。常疫则一隅数家,一家数人。症状相似,春夏秋三时皆有,而夏秋为甚。其疠邪之来,皆从湿土郁蒸而发,触之成病,其后更相传染,必由口鼻吸受,流入募原。”(《类证治裁·疫症论治》)疫又称疫疠、瘟疫、疫病、时疫、时毒。疫与气连用的疫气,属病因学概念,与疠气同义。疫气亦有指疾病者。总之,疠、疫单用,属于疾病学概念,而疠、疫与气连用,即疠气、疫气属病因学概念。

3. 疠气与六淫

六淫是风、寒、暑、湿、燥、火六种异常气候变化,成为致病因素,为气候自身的异常变化。而疠气则是一种人们的感官不能直接观察的微小物质(实指病原微物)。六淫致病无传染性和流行性。而疠气则具有强烈的传染性和流行性。

4. 疫病与温病

(1)疫病是由疠气引起的具有强烈传染性和流行性的疾病总称。

疫病概念的内涵包括如下几个方面:

其一,疫病的致病因素为疠气。

其二，疫病的病变特点是具有强烈传染性和广泛流行性。

(2)温病是由温邪引起的急性外感热病的统称。

温病概念的内涵为：

其一，温病的致病因素的温邪。

其二，温病的致病特点，其致病以发热为主症，具有热象偏重，易化燥伤阴的特点。

其三，大多没有传染性和流行性。

(3)疫病与温病的关系：在中医文献中，除视温病与疫病同义外，大致尚有以下两种不同的观点。

其一，按传染性分。传染是指病原体侵入机体后，引起明显或不明显的病理反应，通常亦用作“传播”解，是指病原体由传染源排出，通过一定途径侵入易感者机体的过程。

传染病是由病原体引起的，能在人与人，动与动物或人与动物之间相互传染的疾病。

温病无传染性，而疫病具有传染性。“温为温病，热为热病……与瘟疫无他，盖即辨其传染不传染耳。”(《世补斋医书》)

其二，按流行性分。流行为迅速传播于一时之谓，在疾病学中，流行是指在一定时期内的发病率显著高于平时发病率的均值，是疾病流行传播过程的一种表现特征。

流行病学是研究疾病的分布和影响分布因素，用以探索病因，阐明流行规律，提出疾病的防治的策略与措施并进行评估。概言之，流行病学是研究疾病、健康和卫生事件的分布及其决定因素的方法学。

在温病中，在一定条件下能够流行者即为疫病。“温病……治不得法，皆易致死，流行不已，而成疫疠。”(《重庆堂随笔》)实质称疫病为具有流行性的温病。温病为上位概念，疫病为下位概念。

现代温病学的研究对象，相当于西医的急性传染病、急性感染性疾病。根据疾病的传染性和流行性，疫病则为温病中具有强烈传染性和流行性者。

根据分类的依据、原则和方法，温病与疫病的划分，应以病因作划分的标准，以疠气的属性为据。温邪包括有传染性和非传染性两类，有传染者为疫气。若将温邪与疠气视为同一逻辑层次的术语，则温邪应定义为不具传染性者。故温病学的研究对象应是非传染性疾病，而疫病学的研究对象应是传染性疾病。疾病的流行性，根据病例发生的数量、时间和地区，可表现为散发、流行、大流行、暴发、周期性流行、地方性等特征，属于疾病的非本质性，因此难以将温病和疫病区分开来。

(二)疠气的性质和致病特点

1. 寒热性

疠气有温(热)性和寒性之别,诸如风热、暑热、湿热、燥热、温热、温毒等属于疫气之性温(热)者,而风寒疠气则为疫气之性寒者。因疠气与六淫有密切关系,故常以风、寒、暑(热)、湿、燥、火六淫之性来表述疠气的性质。

2. 危笃性

即发病急骤,病情危笃。疫疠之气,其性急速、燔灼,以热性为多,且热毒炽盛。故其致病具有发病急骤、来势凶猛、病情险恶、变化多端、传变快的特点,且易伤津、扰神、动血、生风。疠气为害颇似火热致病,具有一派热盛之象,但毒热较火热为甚,不仅热毒炽盛,而且常夹有湿毒、毒雾、瘴气等秽浊之气,故其致病作用更为剧烈险恶,死亡率也高。

3. 染易性

染易指病邪的传染和传播。疠气沿门阖境,更相传染,甚则转相染易,乃至灭门,殃及外人。即传染性强,易于流行。

疫疠之气具有强烈的传染性和流行性,可通过口鼻等多种途径在人群中传播。疫疠之气致病可散在地发生,也可以大面积流行。因此,疫疠具有传染性强、流行广泛、死亡率高的特点。诸如大头瘟(由疫毒感染而发病,以头面红肿或咽喉肿痛为特征)、虾蟆温(人体感受疫毒之后,以颈项肿大为主症,连及头面,状如虾蟆,故名)、疫痢、白喉、烂喉丹痧、天花、霍乱、鼠疫等,实际包括现代医学许多传染病和烈性传染病。

4. 特适性

特适性指疠气致病的病位与病种的特异性。疠气作用于何腑何脏,发为何病,具有特异性定位的特点。疠气对机体作用部位具有一定选择性,从而在不同部位上产生相应的病证。疠气种类不同,所致之病各异,每一种疠气所致之疫病,均有各自的临床特征和传变规律,所谓“一气致一病”。“盖当其时,适有某气专入某脏腑经络,专发为某病。”(《温疫论》)这是中医学对病原体特异性定位的认识。

5. 偏中性

偏中性指疠气的种属感受性或种属免疫性。疠气有偏中于人者,偏中于动物者。偏中于人的,则不传染给动物;偏中于动物的,也不传染给人。即使偏中于动物的,因动物种属不同,也不互相传染。“偏中于动物者,如牛瘟、羊瘟、鸡瘟、鸭瘟,当岂人疫而已哉?然牛病而羊不病,鸡病而鸭不病,人病而禽兽不病,究其所伤不同,因其气各异也。”(《温疫论》)这是中医学对种属感受或种属免疫性的认识。中医学强调疠气偏中的差异性,又认识到人畜共患的可能性。

总之，六淫和疠气，均属外感病邪，其性质和致病特点各有不同，但因其所致之病，多以火热之候为之，故常统称为外感热病。

第二节　内伤病因

内伤病因与外感病因对称，是指情志或行为不循常度，直接伤及脏腑而发病的致病因素，包括七情过极、过劳、过逸、饮食失宜等。在发病学中，内伤是指七情、劳倦饮食等内伤病邪直接损伤脏腑而发病的方式与途径，由内伤病因所引起的疾病称之为内伤疾病。内伤疾病具有脏腑相关，病因、病性、病证复杂的特点，其基本病机为脏腑阴阳气血失调，在病情演变过程中，多出现寒热虚实错杂，多种疾病重叠之象。

一、七情(内)伤

(一)七情(内)伤的概念

1. 情欲

情与欲是中国心理学的一对范畴，又称情欲心理思想，旨在讨论情与欲即情感与欲望需要的实质及其关系，也是现代心理学的重要研究课题。

(1)情：指感情，在心理学上，是情绪和情感的总称。情绪和情感是人对客观事物是否符合自己需要而产生的主观体验。情绪与人的自然需要有关，具有较大的情景性、短暂性，并带有明显的外部表现，如对食物、水、空气、温度等的需要，为生理性需要。人类最基本的情绪有快乐、愤怒、恐惧和悲哀四种。情绪为人和动物所共有，而情感则与人的社会需要有关，是人类特有的高级而复杂的体验，具有较大的稳定性、深刻性。如因道德需要而引起的道德感；由事业需要而引起的成就感、荣誉感；由审美需要而引起的美感等。

(2)欲：人的欲望、欲念、需要，如食欲、情欲。“饮食男女，人之大欲存焉。”(《补记·礼运》)

2. 情与志

志为志向、意志。志与意也是中国心理学的一对范畴，又称志意心理思想，旨在探讨志与意的性质及其关系，与现代心理学的意志有关。情与志的关系，“民有好恶喜怒哀乐……是故审则宜类，以制六志。”(《左传·昭公二十五年》)杜预注“为礼有制好恶喜怒哀乐六志，使不过节。”孔颖达疏：“此六志《礼记》谓之六情，在已为情，情动为志，情志一也。”可见，在中国心理学史上，以情志指称感情与欲望。

3. 七情

七情这一术语,在中医生理学和中药学中有不同的含义。

(1)中医生理学(或心理学)含义:中医学继承和发展了中国心理学的情与欲、志与意的理论,形成了医学的五志学说(怒、喜、思、忧、恐)和七情学说(喜、怒、忧、思、悲、恐、惊),并概称为情志学说。“世有所谓七情者,即本经之五志也。五志之外,尚余者三。总之曰喜怒思忧恐惊悲畏,其目有八,不止七也。然情虽有七,无非出于五脏。如《素问·阴阳应象大论》曰:心在志为喜,肝在志为怒,脾在志为思,肺在志为忧,肾在志为恐。此五脏五志之分属也。”(《类经·疾病类》)中医学的七情中的思属于认知、思维范畴。在中国心理学史上,知与虑是一对范畴,又称知虑心理思想,旨在探讨知与虑即感知与思维的实质及关系,相当于现代认知心理。

综上所述,我们可以将中医学的七情作如下定义:七情是喜、怒、忧、思、悲、恐、惊七种情志的总称,它是人体对客观事物和现象所做出的七种不同的情志反映。

(2)中药学含义:中药学中,七情是指中药配伍的七种不同的作用,即单行、相杀、相畏、相使、相须、相反和相恶。详见《中药学》,在此不再赘述。

(二)七情(内)所伤的含义

七情属于中医生理学和中药学的术语,在病因学中,作为病因学术语当称之为“七情(内)所伤”而不名之为七情。

七情(内)所伤是指喜、怒、忧、思、悲、恐、惊七种情志变化过于强烈,持久或突然,直接伤及相应脏腑而为病,这一定义的内涵是:

其一,七情变化过于强烈、持久或突然,即七情过极,成为导致疾病的因素。

其二,七情过极直接损伤相应的脏腑。

七情是人对客观事物的不同反映,在正常的活动范围内,一般不会使人致病,只有突然强烈或长期持久的情志刺激,超过人体本身的正常生理活动范围,使人体气机紊乱,脏腑阴阳气血失调,才会导致疾病的发生。因此,作为病因,七情所(内)伤是指过于强烈、持久或突然的情志变化,导致脏腑气血阴阳失调而发生疾病的情志活动。因七情内伤而病称为因郁致病,而由于某些慢性疾病,体内脏腑功能长期失调,引起人的精神情志异常,称为因病致郁。七情还与机体本身的耐受、调节能力有关。七情内伤致病不同于六淫,六淫主要从口鼻或皮毛侵入人体,而七情则直接影响有关脏腑而发病。七情内伤不仅可以引起多种疾病的发生,而且对疾病的发展有重要影响,它可促进病情的好转与恶化。由于七情内伤是造成内伤病的主要致病因素之一,故又称“内伤七情”。

(三)七情与脏腑气血的关系

1. 七情与脏腑的关系:人体的情志活动与脏腑有密切关系。其基本规律是:心主喜,过喜则伤心;肝主怒,过怒则伤肝;脾主思,过思则伤脾;肺主悲、忧,过悲过忧则伤肺;肾主惊、恐,过惊过恐则伤肾。这说明脏腑病变可出现相应的情绪反应,而情绪反应过度又可损相关之脏腑。七情生于五脏又伤五脏的理论在诊断和治疗中均有重要的指导意义。

2. 七情与气血的关系:气和血是构成机体和维持人体生命活动的两大基本物质,气对人体脏腑具有温煦推动作用,血对人体脏腑则具有濡养作用。气血是人体精神情志活动的物质基础,情志活动与气血有密切关系,脏腑气血的变化,也会影响情志的变化。故曰:"血有余则怒,不足则恐。"脏腑的生理活动必须以气血为物质基础,而精神情志活动又是脏腑生理功能活动的表现,所以人体情志活动与人体脏腑气血关系密切。

(四)七情的致病特点

1. 与精神刺激有关

七情属于精神性致病因素,其发病必与明显的精神刺激有关,在整个病程中,情绪的改变可使病情发生明显的变化。如癫病多由情志所伤,忧郁伤肝,肝气郁结,损伤于脾,脾失健运,痰浊内生,痰气上逆,迷蒙心神,不能自主而成。狂病多由恼怒悲愤,伤及肝胆,不得宣泄,郁而化火,煎熬津液,结为痰火,痰火上扰,蒙蔽心窍,神志逆乱而发。可见精神因素对疾病的发生发展有着重要作用。

2. 直接伤及脏腑

七情过激可影响脏腑之功能活动而产生病理变化,不同的情志刺激可伤及不同的脏腑,产生不同的病理变化。如喜伤心,心伤则心跳神荡,精神涣散,思想不能集中,甚则精神失常等。七情过激虽可伤及五脏,但与心肝的关系尤为密切。心为五脏六腑之大主,一切生命活动都是五脏功能集中的表现,又必须接受心的统一主宰,心神受损必涉及其他脏腑。肝失疏泄,气机紊乱又是情志疾病发病机制的关键。

心主血而藏神:肝藏血而主疏泄;脾主运化而居中焦,为气机升降的枢纽、气血生化之源。故情志所伤为害,以心、肝、脾三脏和气血失调为多见。如过度惊喜损伤心脏,可导致心神不安而心悸、失眠、烦躁、惊慌不安、神志恍惚,甚至精神失常,出现哭笑无常、言语不休、狂躁妄动等症。郁怒不解则伤肝,影响肝的疏泄功能,出现胁肋胀痛、性情急躁、善太息,或咽中似有物梗阻,或因气滞血瘀而致妇女月经不调、痛经、闭经、癥瘕等。或因暴怒引起肝气上逆,损及血脉,血随气逆,发生大呕血或晕厥。若思虑过度,损伤于脾,使脾失健运,出现食欲不振、脘腹胀满等。七情所伤，心、肝、脾功能失调，可单独发病，也常相互影响，相兼为害，如思虑过度、劳伤心脾、郁怒不解、肝脾不调等等。

此外，喜、怒、忧、思、恐等情志活动失调，能够引起脏腑气机紊乱，郁而化火，出现烦躁、易怒、失眠、面赤、口苦，以及吐血、衄血等属于火的表现，称之为“五志化火”。情志失调又可导致“六郁”为病，即气郁而湿滞，湿滞而成热，热郁而生痰，痰滞而血不行，血滞而食不化。换言之，由气郁可致血郁、痰郁、湿郁、食郁为病。

3. 影响脏腑气机

“百病皆生于气”，喜、怒、忧、思、悲、恐、惊七情，又称为七气。七情之外，加之寒热，称为九气。气贵冲和，运行不息，升降有常。气出入有序，升降有常，周流一身，循环无端而无病。若七情变化，五志过极而发，则气机失调，或为气不周流而郁滞，或为升降失常而逆乱。七情不舒，气机郁结，气滞而血瘀，气郁而聚湿生痰，化火伤阴。或在形躯，或在脏腑，变病多端。

七情损伤，使脏腑气机紊乱，血行失常，阴阳失调。不同的情志变化，其气机逆乱的表现也不尽相同。怒则气上，喜则气缓，悲则气消，思则气结，恐则气下，惊则气乱。

怒则气上：气上，气机上逆之意。怒为肝之志，凡遇事愤懑或事不遂意而产生一时性的激怒，一般不会致病。但如暴怒，则反伤肝，使肝气疏泄太过而上逆为病。肝气上逆，血随气升，可见头晕头痛、面赤耳鸣，甚者呕血或昏厥。肝气横逆，亦可犯脾而致腹胀、飧泄。飧泄又名水谷利，大便呈完谷不化样。若克胃则可出现呃逆、呕吐等。由于肝肾同源，怒不仅伤肝，还能伤肾。肾伤精衰，则现恐惧、健忘、腰脊软等症。肝为五脏之贼，故肝气疏泄失常可影响各脏腑的生理功能而导致多种病变。

喜则气缓：气缓，心气弛缓之意，包括缓和紧张情绪和心气涣散两个方面。喜为心之志，在正常情况下，喜能缓和紧张情绪，使心情舒畅，气血和缓，表现为健康的状态。但是喜乐无极，超过正常限度，就可导致心的病变。暴喜伤心，使心气涣散，神不守舍，出现乏力、懈怠、注意力不集中，乃至心悸、失神，甚至狂乱等。

悲则气消：气消，肺气消耗之意。悲，是伤感而哀痛的一种情志表现。悲忧为肺之志，悲哀太过，往往通过耗伤肺气而涉及到心、肝、脾等多脏的病变。如耗伤肺气，使气弱消减，意志消沉。可见气短胸闷、精神委靡不振和懒惰等。

悲忧伤肝，肝伤则精神错乱，甚至筋脉挛急、胁肋不舒等。悲哀过度，还可使心气内伤，而致心悸、精神恍惚等。悲忧伤脾则三焦气机滞塞，运化无权，可现脘腹胀满、四肢痿弱等。

思则气结:气结,脾气郁结之意。思为脾之志,思虑本是人的正常生理活动,若思虑太过,则可导致气结于中,脾气郁结,中焦气滞,水谷不化,而见胃纳呆滞、脘腹痞塞、腹胀便溏,甚至肌肉消瘦等。思发于脾而成于心,思虑太过,不但伤脾,也可伤心血,使心血虚弱,神失所养,而致心悸、怔忡、失眠、健忘、多梦等。

恐则气下:气下,精气下陷之意。恐,是一种胆怯、惧怕的心理作用。恐为肾之志,长期恐惧或突然意外惊恐,皆能导致肾气受损,所谓恐伤肾。过于恐怖,则肾气不固,气陷于下,可见二便失禁、精遗骨痿等症。恐惧伤肾,精气不能上奉,则心肺失其濡养,水火升降不交,可见胸满腹胀、心神不安、夜不能寐等症。

惊则气乱:气乱是指心气紊乱。心主血,藏神,大惊则心气紊乱,气血失调,出现心悸、失眠、心烦、气短,甚则精神错乱等症状。

惊与恐不同,自知者为恐,不知者为惊。惊能动心,亦可损伤肝胆,使心胆乱,而致神志昏乱,或影响胎儿,造成先天性癫痫。

4. 情志波动,影响病情

异常情志波动,可病情加重或迅速恶化,如阴虚阳亢之眩晕患者,若遇恼怒,可使肝阳暴张,气血并走于上,出现眩晕欲仆,甚则突然昏仆不语,半身不遂,口眼歪斜,发为中风。达观快乐,泰然处之,则有利于疾病向愈。

总之,喜怒忧思悲恐惊七种情志,与内脏有着密切的关系。情志活动必须以五脏精气作为物质基础,而人的各种精神刺激只有通过有关脏腑的功能,才能反映情志的变化。故曰:“人有五脏化五气,以生喜怒悲忧恐”。情志为病,内伤五脏,主要是使五脏气机失常、气血不和、阴阳失调而致病的。至于所伤何脏,有常有变。七情生于五脏,又各伤对应之脏,如喜伤心、怒伤肝、恐伤肾……,此其常,但有时一种情志变化也能伤及五脏,如悲可伤肺、伤肝等,几种情志又同伤一脏,如喜、惊均可伤心,此其变。临床应根据具体的表现,作具体分析,不能机械地对待。(见表6-8)

表6-8 七情致病简表

情志	病机	临床表现
喜为心志	喜伤心,喜则气缓	心悸不安,精神涣散,哭笑不休,神志异常等
怒为肝志	怒伤肝,怒则气上	飧泄腹痛,薄厥吐血,胸胁胀满,嗳气叹息等
忧为肺志	忧伤肺,忧则气郁	少气,音低,息微,咳嗽,胸满,气粗等
思为脾志	思伤脾,思则气结	食少倦怠,肌肉瘦削,胸腹痞满,腹胀便溏等
悲为肺志	悲伤肺,悲则气消	抽吸饮泣,意志消沉,精神错乱等
恐为肾志	恐伤肾,恐则气下	肢厥精遗,二便失禁,心烦失眠等
惊为心志	惊伤心,惊则气乱	心跳而乱,神情痴呆,表情惊慌,精神错乱等

二、饮食失宜

(一)饮食失宜的概念

饮食失宜是指饮食不节、饮食不洁、饮食偏嗜等饮食失于常度的致病因素。饮食失宜能导致疾病的发生,为内伤病的主要致病因素之一。

饮食是健康的基本条件,饮食所化生的水谷精微是化生气血,维持人体生长、发育,完成各种生理功能,保证生命生存和健康的基本条件。

正常饮食,是人体维持生命活动之气血阴阳的主要来源之一,但饮食失宜,常是导致许多疾病的原因。饮食物主要依靠脾胃消化吸收,如饮食失宜,首先可以损伤脾胃,导致脾胃的腐熟、运化功能失常,引起消化功能障碍;其次,还能生热、生痰、生湿,产生种种病变,成为疾病发生的一个重要原因。

(二)饮食失宜的类型

1. 饮食不节

饮食贵在有节,进食定量、定时谓之饮食有节,饮食不节是指饮食不能节制,明显低于或超过本人的适宜的饮食量,包括过饥和过饱。

(1)饥饱失常:饮食应以适量为宜,过饥过饱均可发生疾病。明显低于本人的适度的饮食量,称为过饥;明显超过本人的适度的饮食量,称为过饱。过饥,则摄食不足,化源缺乏,终致气血衰少。气血不足,则形体消瘦,正气虚弱,抵抗力降低,易于继发其他病证。反之,暴饮暴食,过饱,超过脾胃的消化、吸收功能,可导致饮食阻滞,出现脘腹胀满、嗳腐泛酸、厌食、吐泻等食伤脾胃之病,故有"饮食自倍,肠胃乃伤"之说。

饥饱失常,在小儿尤为多见,因其脾胃较成人为弱,食滞日久,可以郁而化热;伤于生冷寒凉,又可以聚湿、生痰。婴幼儿食滞日久还可以出现手足心热、心烦易哭、脘腹胀满、面黄肌瘦等症,称之为"疳积"。成人如果久食过量,还常阻滞肠胃经脉的气血运行,发生下利、便血、痔疮等。过食肥甘厚味,易于化生内热,甚至引起痈疽疮毒等。

总之,不宜极饥而食,食不可过饱;不宜极渴而饮,饮不可过多。饮食过多,则生积聚;渴饮过多,则聚湿生痰。

此外,在疾病过程中,饮食不节还能改变病情,故有"食复"之说,如在热性病中,疾病初愈,脾胃尚虚,饮食过量或吃不易消化的食物,常常导致食滞化热,与余热相合,使热邪久羁而引起疾病复发或迁延时日。

(2)饮食无时:按固定时间,有规律地进食,可以保证消化、吸收功能有节奏地进行,脾胃则可协调配合,有张有弛,水谷精微化生有序,并有条不紊地输布全身。自古以来,就有一日三餐"早饭宜好,午饭宜饱,晚饭宜少"之说。若饮食无时，亦可损伤脾胃，而变生他病。

2. 饮食偏嗜

饮食偏嗜是指嗜食饮食之偏寒、偏热，五味之偏酸或偏苦或偏甘或偏辛或偏咸，以及嗜酒等。

饮食结构合理，五味调和，寒热适中，无所偏嗜，才能使人体获得各种需要的营养。若饮食偏嗜或膳食结构失宜，或饮食过寒过热，或饮食五味有所偏嗜，可导致阴阳失调，或某些营养缺乏而发生疾病。

(1)种类偏嗜：饮食种类合理搭配，膳食结构合理，才能获得充足的营养，以满足生命活动的需要。人的膳食结构应该谷、肉、果、菜齐全，且以谷类为主，肉类为副，蔬菜为充，水果为助，调配合理，根据需要，兼而取之，才有益于健康。若结构不适，调配不宜，有所偏嗜，则味有所偏，脏有偏胜，从而导致脏腑功能紊乱。如过嗜醇酿之品，则导致水饮积聚；过嗜瓜果乳酥，则水湿内生，发为肿满泄利。

(2)寒热偏嗜：饮食宜寒温适中，否则多食生冷寒凉，可损伤脾胃阳气，寒湿内生，发生腹痛泄泻等证。偏食辛温燥热，可使胃肠积热，出现口渴、腹满胀痛、便秘，或酿成痔疮。

(3)五味偏嗜：人的精神气血，都由五味资生，五味与五脏，各有其亲和性，如酸入肝，苦入心，甘入脾，辛入肺，咸入肾。如果长期嗜好某种食物，就会使该脏腑功能偏盛偏衰，久之可以按五脏相克关系传变，损伤他脏而发生疾病。如多食咸味的东西，会使血脉凝滞，面色失去光泽；多食苦味的东西，会使皮肤干燥而毫毛脱落；多食辛味的东西，会使筋脉拘急而爪甲枯槁；多食酸味的东西，会使皮肉坚厚皱缩，口唇干落而掀起；多食甘味的东西，则骨骼疼痛而头发脱落。嗜好太过，可致营养不全，缺乏某些必要的营养，而殃及脏腑为病。例如，脚气病、夜盲症、瘿瘤等都是五味偏嗜的结果。所以，饮食五味应当适宜，平时饮食不要偏嗜，病时应注意饮食宜忌，食与病变相宜，能辅助治疗，促进疾病好转，反之，疾病就会加重，只有“谨和五味”才能“长有天命”。

此外，异食癖是一种难治性心理疾病。

(三)饮食不洁

饮食不洁是指食用不清洁、不卫生或陈腐变质或有毒之物。

进食不洁，会引起多种胃肠道疾病，出现腹痛、吐泻、痢疾等；或引起寄生虫病，如蛔虫、蛲虫、寸白虫等，临床表现为腹痛、嗜食异物、面黄肌瘦等症。若蛔虫窜进胆道，还可出现上腹部剧痛，时发时止，吐蛔，四肢厥冷的蛔厥证。若进食腐败变质有毒食物，可致食物中毒，常出现腹痛、吐泻，重者可出现昏迷或死亡。

饮食失宜，在现代文明社会，已成为多种疑难性难治性疾病的危险因素。例如，代谢综合征（metabolic syndrome），即高血压、高血糖或糖耐量异常、高胰岛素血症、高甘油三酯血症、高密度脂蛋白降低，所谓“四高一低”现象，肥胖症等，均与饮食习惯不良有关。

三、劳逸失度

（一）劳逸失度的概念

劳逸失常是过度劳累和过度安逸的总称。

劳逸失常，包括过度劳累和过度安逸两个方面。正常的劳动和体育锻炼，有助于气血流通，增强体质。必要的休息，可以消除疲劳，恢复体力和脑力，不会使人致病。只有比较长时间的过度劳累，或过度安逸，完全不劳动不运动，才能成为致病因素而使人发病。

（二）劳逸失度的类型

1. 过劳

过劳是指过度劳伤，包括劳力过度、劳神过度和房劳过度。

（1）劳力过度：劳力过度是指长期的超过力所能及的体力活动。劳力过度可以损伤内脏功能，导致使脏气虚少，可出现少气无力、四肢困倦、懒于语言、精神疲惫、形体消瘦等，即所谓“劳则气耗”，劳力过度是身体疲劳的重要原因。

（2）劳神过度：是指持续的剧烈的超过机体适应能力的心神活动，能损伤心脾，甚则殃及诸脏，是精神或神经疲劳的主要原因。劳神过度可耗伤心血，损伤脾气，出现心悸、健忘、失眠、多梦及纳呆、腹胀、便溏等症，甚则耗气伤血，使脏腑功能减弱，正气亏虚，乃至积劳成疾。

（3）房房过度：房劳过度又称房劳，是指房事过度耗伤肾精。正常的性生活，一般不损伤身体，但房劳过度会耗伤肾精，可致腰膝酸软、眩晕耳鸣、精神萎靡，或男子遗精滑泄、性功能减退，甚则阳痿。

（三）过逸

过逸是指过度安逸。不劳动，又不运动，使人体气血运行不畅，筋骨柔脆，脾胃呆滞，体弱神倦，或发胖臃肿，动则心悸、气喘、汗出等，还可继发其他疾病。

第三节 病理性因素

在疾病发生和发展过程中，原因和结果可以相互交替和相互转化。由原始致病因素所引起的后果，可以在一定条件下转化为另一些变化的原因，成为继发性致病因素。痰饮、瘀血、结石都是在疾病过程中所形成的病理产物，它们滞留体内而不去，又可成为新的致病因素，作用于机体，引起各种新的病理变化，因其常继发于其他病理过程而发生，故又称“继发性病因”。

一、痰饮

（一）痰饮的基本概念

1. 痰饮的病因学含义

痰饮是气化失司，水液代谢障碍所形成的病理产物，属于继发性致病因素，这种病理产物一经形成，就作为一种致病因素作用于机体，导致脏腑功能失调而引起各种复杂的病理变化，故痰饮是继发性病因之一。痰饮是致病因子和病理结果的统一体，一般说来，痰得阳气煎熬而成，炼液为痰，浓度较大，其质稠黏；饮得阴气凝聚而成，聚水为饮，浓度较小，其质清稀。故有“积水为饮，饮凝为痰”，“饮为痰之渐，痰为饮之化”，“痰热而饮寒”之说。在传统上，痰饮有有形和无形、狭义和广义之分。

（1）有形与无形：有形的痰饮是指视之可见、触之可及、闻之有声的实质性的痰浊和水饮而言，如咳咯而出的痰液，呕泄而出之水饮痰浊等。

无形的痰饮是指由痰饮引起的特殊症状和体征，只见其症，不见其形，看不到实质性的痰饮，因无形可征，故称无形之痰饮。其作用于人体，可表现出头晕目眩、心悸气短、恶心呕吐、神昏谵语等，多以苔腻、脉滑为重要临床特征。

（2）狭义与广义：狭义的痰饮是指肺部渗出物和呼吸道的分泌物，或咳吐而出，或呕恶而出，易于被人们察觉和理解，又称之为外痰。

广义的痰饮泛指由水液代谢失常所形成的病理产物，其病理变化和临床症状，不易被人察觉和理解，又称之为内痰。

总之，痰饮不仅指从呼吸道咳出来的痰液，更重要的是指痰饮作用于机体后所表现出来的症状和体征，这两方面，前者易于领会而后者却难以理解，但后者比前者更加重要。

2. 痰饮的病证学含义

痰饮作为病证学术语是指水液代谢障碍，停积于某一部位而导致的一类病证的统称，这类病证，称为痰饮病证。凡痰停留于体内导致的各种病证，皆称为痰证，如风痰、寒痰、热痰、湿痰、老痰、燥痰、气痰、膈痰等。饮，主要根据《金匮要略》所载，因其停留部位的不同，分为痰饮、悬饮、支饮、溢饮四种，称之为“四饮”。《金匮要略》立专篇论述四饮的辨证论治，并提出“病痰饮者，当以温药和之”的治疗原则，迄今仍是临床辨证论治的准绳。

（二）痰饮水湿的关系

痰、饮、水、湿同源而异流，都是由于人体津液的运行、输布、传化失调，而形成的一种病理产物,又是一种致病动因,四者皆为阴邪,具有阴邪的一般性质。湿聚为水,积水成饮,饮凝成痰,其中痰、饮、水、湿的区别是:稠浊者为痰,清稀者为饮,更清者为水,弥漫黏滞者为湿。(见表6－9)

表6－9　痰、饮、水、湿的临别

	痰	饮	水	湿
性状	稠浊	稀涎	清澈	黏滞
性质	阳邪,阳热煎熬	阴邪,阴寒凝聚	阴邪,阴阳之分	阴邪,相兼为患
特征	无处不到,病变多端	多停留局部	泛溢肌表、全身	发病缓慢,缠绵难愈

(三)痰与饮的关系

继汉·张仲景《金匮要略》之后,历代医家对痰饮学说又各有发挥,并提出痰与饮之分说,逐渐发展了痰的理论,提出“百病兼痰”之说,以区别于饮。

1. 痰

痰是机体水液代谢障碍所形成的质地黏稠的病理产物,属于继发性致病因素。痰常与寒、热、湿、燥等邪气相合而成为寒痰、热痰、湿痰、燥痰等。痰随气升降,遍身皆到。“痰之为物,流动不测,故其为害,上至巅顶,下至涌泉,随气升降,周身内外皆到,五脏六腑俱有。”(《杂病源流犀烛·痰病源流》)所谓“百病兼痰”,因其病变怪异,又有“怪病多痰”之说。

2. 饮

饮是水液代谢障碍所形成的质地清稀的病理产物,属继发性致病因素。水谷不化,停聚于胃,留而为饮,故饮多停蓄肠胃。“痰之与饮,虽曰同类,而实有不同也。盖饮为水液之属,凡呕吐清水及胸腹膨满,吞酸嗳腐,渥渥有声等证,皆水谷之余停积不行,是即所谓饮也。若痰有不同于饮者,饮清澈而痰稠浊,饮唯停积肠胃而痰无处不到。水谷不化而停为饮者,其病全由脾胃,无处不到而化为痰者,凡五脏之伤皆能治之。故治此者,当知所辨,而不可不察也。”(《景岳全书·杂证谟·痰饮》)因痰为病,谓之痰病(证);由饮而病,谓之饮病(证)。

(四)痰饮的形成

痰饮多由外感六淫,或饮食失宜或七情劳欲等,使肺、脾、肾及三焦等脏腑气化功能失常,水液代谢障碍,以致水津停滞而成。因肺、脾、肾及三焦与水液代谢关系密切,肺主宣降,敷布津液,通调水道;脾主运化水湿;肾阳主水液蒸化;三焦为水液运行之道路。故肺、脾、肾及三焦功能失常,均可聚湿而生痰饮。痰饮形成后,饮多留积于肠胃、胸胁及肌肤;痰则随气升降流行,内而脏腑,外而筋骨皮肉,泛滥横溢,无处不到。既可因病生痰,又可因痰生病,互为因果，为害甚广，从而形成各种复杂的病理变化。

1. 外感六淫

六淫之邪外袭，如风寒外束，肺气失宣；或感受燥邪，损伤肺津；或湿邪碍脾，水湿不化；或火热熏灼，津液凝结等，都能导致痰湿内生。因于寒者，痰质清稀，量多易咳；感受燥热者，痰质胶黏，量少难咳。若兼有肺络受损者，还可见痰中带血。在六淫之中，尤以寒湿之邪为最，寒湿之邪，易伤阳气，尤易伤及脾阳，使水湿停聚而成痰饮。

2. 饮食不节

饮食不节或恣食肥甘辛辣等，皆能损伤脾胃，使脾失健运，胃失和降，水湿不化，聚而为饮，变生痰浊。嗜酒之人，湿热内蕴，脾胃受损，亦可郁结成痰。

3. 七情内伤

肝主疏泄，条畅气机，气行则水行。若忧思、郁怒、惊恐、喜乐无度等七情内伤，可引起气机紊乱，经络阻滞，气化失司，水湿停蓄而为痰浊。尤以愤郁不伸，肝气乘脾，脾失运化，湿聚成痰者，最为多见。若郁怒伤肝，肝气郁结，郁而化火，或肝阴亏虚，肝火旺盛，亦可炼液成痰。即所谓“气郁生痰”，“气积生痰”，“气结为痰”。

4. 五脏失和

人体水液代谢是由五脏系统共同调节而实现的，痰饮多由水液代谢障碍所致，故五脏系统功能失调，气化失司，津液不化，聚为痰饮，故可谓五脏皆生痰饮。其中，尤以肺、脾、肾为要。

肺为贮痰之器：肺主一身之气，通调水道，为水之上源。若肺失宣降，治节无权，津液停聚，变生痰饮。痰饮随气升降，无处不到，但主要停聚于肺，故称“肺为贮痰之器”（《类证治裁·咳嗽论治》）。

脾为生痰之源：脾主运化，喜燥恶湿，脾气虚弱，或脾胃失和，运化无权，水津失布，则聚而为痰饮。“脾胃虚弱，不能克消水浆，故有痰饮也。”（《诸病源候论·虚劳病诸候》）此为脾生痰。脾生之痰有虚有实，湿滞太过，为脾之实；土不制水，为脾之虚。故谓“脾为生痰之源”（《类证治裁·咳嗽论治》）。

肾为生痰之本：“肾者水脏，主津液。”（《素问·逆调论》）为水火之宅，肾气不足，气化不利，或水泛为痰，或火沸为痰。此即所谓“肾生痰”，肾生之痰，多虚痰。虚痰之病，其来也渐，其去也迟，缠绵难愈。

肝气郁结生痰：肝主疏泄，体阴用阳，条畅气机，气行则水行。若肝气郁结，气机不畅，气不畅则病水，气滞而水停，发为痰饮。肝为五脏之贼，肝气郁结，肝病同肝气易郁易亢，易于累及其他脏腑，使之气化失司益甚，如是气不畅则病水，又水不畅则病气，气之与水，交相为害，此即肝生痰之理。

心血不畅病水：心主血脉，津血同源，心阳不振，胸阳痹阻，湿浊聚积而成痰饮。或因心气不足，运血无力，血不畅则病水，瘀血即久，化为痰饮。

总之，“五脏之病，虽俱能生痰，然无不由乎脾肾。盖脾主湿，湿动则为痰。肾主水，水泛亦为痰。故痰之化无不在脾，而痰之本无不在肾。所以凡是痰证非此即彼，必与二脏有涉。但脾家之痰则有虚有实……肾家之痰无非虚耳。”（《景岳全书·杂证谟·痰饮》）

（五）痰饮的致病特点

1. 阻碍经脉气血

痰饮随气流行，机体内外无所不至。若痰饮流注经络，易使经络阻滞，气血运行不畅，出现肢体麻木、屈伸不利，甚至半身不遂等。若结聚于局部，则形成瘰疬、痰核，或形成阴疽、流注等。“瘰疬”是指发生于颈部、下颌部的淋巴结结核。小者为瘰，大者为疬，以其形状累累如珠故名。“痰核”是指发生在颈项、下颌及四肢等部位的结块，不红不肿，不硬不痛，常以单个出现皮下，以其肿硬如核大，故名痰核。“疽”为发于肌肉筋骨间之疮肿。其漫肿平塌，皮色不变，不热少痛者为“阴疽”。“流注”指毒邪流走不定而发生于较深部组织的一种化脓性疾病。

2. 阻滞气机升降

痰饮为水湿所聚，停滞于中，易于阻遏气机，使脏腑气机升降失常。例如，肺以清肃下降为顺，痰饮停肺，使肺失宣肃，可出现胸闷、咳嗽、喘促等。胃气宜降则和，痰饮停留于胃，使胃失和降，则出现恶心呕吐等。

3. 影响水液代谢

痰饮本为水液代谢失常的病理产物，其一旦形成之后，便作为一种致病因素反过来作用于机体，进一步影响肺、脾、肾的水液代谢功能。如寒饮阻肺，可致宣降失常，水道不通；痰湿困脾，可致水湿不运；饮停于下，影响肾阳的功能，可致蒸化无力。从而影响人体水液的输布和排泄，使水液进一步停聚于体内，导致水液代谢障碍更为严重。

4. 易于蒙蔽神明

痰浊上扰，蒙蔽清阳，则会出现头昏目眩、精神不振、痰迷心窍，或痰火扰心、心神被蒙，则可导致胸闷心悸、神昏谵妄，或引起癫狂痫等疾病。

5. 症状复杂，变幻多端

从发病部位言，饮多见于胸腹四肢，与脾胃关系较为密切。痰之为病，则全身各处均可出现，无处不到，与五脏之病均有关系，其临床表现也十分复杂。一般说来，痰之为病，多表现为胸部痞闷、咳嗽、痰多、恶心、呕吐腹泻、心悸、眩晕、癫狂、皮肤麻木、关节疼痛或肿胀、皮下肿块，或溃破流脓，久而不愈。饮之为害,多表现为咳喘、水肿、疼痛、泄泻等。总之,痰饮在不同的部位表现出不同的症状,变化多端,其临床表现可归纳为咳、喘、悸、眩、呕、满、肿、痛八大症。

(六)常见的痰饮病证

1. 痰(病)证

痰证是指痰饮内阻,以咳喘胸闷、咯痰量多、眩晕呕恶或局部有圆滑肿块,或神志错乱,苔腻,脉弦滑等为主要临床表现的证候。

(1)症状:痰之为物,随气升降,无处不到,症状变幻多端。常见有:痰浊阻滞清阳而见头眩、头痛、头重;痰气凝结咽喉,则见咽中梗阻,吐之不出,咽之不下;阻于胸膈,则见胸闷、憋气,甚则心胸剧痛,每因受凉、饱食、情志刺激而加重;痰浊在肺,则见喘咳吐痰;痰阻于心,心血不畅,可见胸闷心悸;痰迷心窍,则见神昏、痴呆;痰火扰心,则发为癫狂;痰停于胃,胃失和降,可见恶心呕吐,胃脘痞满;痰在经络筋骨,可致瘰疬痰核,肢体麻木,或半身不遂,或成阴疽流注;停于局部,则见肿胀、结块等等。

(2)体征:痰浊体征,因人而异。常见有表情呆滞,眼周晦黯,其形如肿,体态日趋肥胖,困倦嗜睡,舌体肥大,有齿印,苔白滑润,脉象多见弦滑、沉迟等。

(3)分类:痰证,因兼夹邪气不同,临床表现各异,常见有风痰、寒痰、热痰、燥痰、湿痰等。

风痰:风痰指痰盛而有动风症状者。多为素有痰浊内停,又为外邪所感;或肝肾阴虚,肝火旺盛;或内有郁热痰盛等。诸如中风之眩晕昏仆、喉中痰鸣、舌强语謇、半身不遂、口眼歪斜,以及猝倒抽搐、口吐涎沫等,均属风痰之证。

寒痰:感寒饮冷,或阳气亏虚,阴寒内生,津凝而成者为寒痰。常见形寒肢冷、胸闷咳嗽、咳痰色白清稀、舌淡、苔白滑、脉沉弦等症。

热痰:热痰为痰热互结而成,证见身热烦躁、咳喘、咳痰黄稠、舌红苔黄、脉滑数等。

燥痰:燥痰多因燥热之邪伤肺,或肺阴亏虚而致。表现为干咳、少痰、胶黏难咳、口鼻干燥、舌红少津。

湿痰:湿痰指因湿邪阻滞,津液停滞,聚湿而成者。可见胸闷、咳嗽、痰多色白易咳、食少身重、舌苔厚腻、脉滑等。

2. 饮(病)证

饮证,又称水饮内停证,指水饮停聚体内,以眩晕、胸脘痞闷、呕吐清水或痰涎,舌质嫩,苔滑,脉弦等为主要临床表现的(病)证候。《金匮要略》分为四饮,即"其人素盛今瘦,水走肠间,沥沥有声,谓之痰饮。饮后水流在胁下,咳唾引痛,谓之悬饮。饮水流行,归于四肢,当汗出而不汗出,身体疼重,谓之溢

饮。咳逆倚息，短气不得外卧，其形如肿，谓之支饮。”（《金匮要略·痰饮咳嗽病脉证并治》）

（1）痰饮：痰饮指饮停肠胃者。表现为肠中漉漉有声，形体消瘦，以及头目眩晕、心悸气短、乏力、呕吐清水等。

（2）悬饮：悬饮指饮停胁下者。表现为两胁或单侧疼痛、咳唾转侧加重、气短息促、胸间胀痛等。

（3）溢饮：溢饮指饮溢四肢者。表现为身体困重疼痛、肢体浮肿、小便不利，或见畏寒无汗等。

（4）支饮：支饮指饮停胸膈者。表现为咳嗽气逆、胸闷短气、喘息不得卧、面部及肢体浮肿等。

总之，痰饮病证，随其病变部位以及寒热虚实性质不同，而各有不同的临床表现（见图6－1）。临床辨证只有综合分析各方面的情况才能做出确切诊断。

痰饮病证特点
- 痰
  - 肺——咳喘、痰多
  - 心——心悸、神昏、失眠、癫狂
  - 肝——面青、眩晕、动风
  - 脾——腹胀、身重、肢倦
  - 肾——腰膝痹痛、足冷
  - 胃——脘痞、呕恶
  - 头——眩晕、昏不知人
  - 咽喉——喉中梗阻（梅核气）
  - 胸胁——胸胁胀满疼痛
  - 四肢——麻木、疼痛
  - 经脉、筋骨——瘰疬、痰核、阴疽、流注、瘫痪等
- 饮——四饮
  - 肌肤（溢饮）——肢体水肿、身重无汗
  - 胸胁（悬饮）——咳嗽引胁疼痛、胸胁胀满
  - 胸膈（支饮）——胸闷、咳喘不得平卧，其形如肿
  - 肠间（痰饮）——肠鸣、腹满、口干、食少

图6－1　痰饮病证特点

二、瘀血

（一）瘀血的基本概念

1. 瘀血的含义

瘀血是血行滞缓或凝结体内的病理产物，属继发性致病因素。既包括体内的离经之血，又包括阻滞于经脉及脏腑内的运行不畅之血。瘀血是在疾病

过程中形成的病理产物，其形成之后，又成为引起疾病的致病因素。

2. 血瘀的含义

古称血液运行迟缓，血行不畅为血郁，血液瘀结停滞而成积为血瘀，今统称血瘀，不予严格区分。血瘀的概念，重在说明血行运行的状态和过程。

3. 瘀血和血瘀的关系

瘀血和血瘀的共同病理基础是血行异常，瘀血是血行异常的结果。即血液运行不畅，甚则凝滞的结果，实为血瘀的结果。血瘀为血行失常而迟缓，停滞的状态和过程，实为瘀血的原因。血瘀可导致瘀血，瘀血形成之后，又可阻滞脉道而形成血瘀。瘀血和血瘀互为因果，交相为害，体现出原因和结果的对立统一，故习惯上常常混称。但就事物的因果关系而言，孰因孰果必须分别开来。

（二）瘀血的形成

血与气，是人体生命活动中两种最基本的物质，血行脉中，周流全身，赖气的推动固摄。所以，凡能影响气之运行致其升降出入失常者，亦可有碍于血。因于推动无力，则血行迟滞；因于固摄失权，则血溢脉外，皆可形成瘀血。

血是人体生命活动的物质基础，其统摄、生化于脾，总统于心，藏受于肝，宣布于肺，施泄于肾，与五脏皆相关联，故脏腑功能失调，都能导致血行障碍，形成瘀血。

瘀血之形成，又有急、缓之分。一般以发病30天内的为急性瘀血，如出血性疾病突然出血而致的瘀血，外伤及大手术所致的瘀血，暴怒而引发的中风等，均起病急骤，瘀血可在短时间内形成，为急性瘀血。若疾病过程达半年以上所形成的瘀血，则称之为慢性瘀血，所谓“久病多瘀”，指多种慢性疾病，病程久远，常常在某种程度上兼有瘀血，或在疾病过程中，由于脏腑功能失调，影响气血运行而致瘀血形成。以下是导致瘀血形成的主要始发因素。

1. 气虚

气有推动、固摄、温煦、卫外、气化等功能作用。卫护于外，免受外邪袭扰；温煦于里，促进气化的正常进行；推动固摄，相反相成，使血行于经脉之内而不致外溢。故当气虚之时，脏腑衰弱，卫护无力，外邪乘虚而入，影响脏腑，阻滞气机，可致瘀血。血不得温煦而凝滞，或推动无力而迟缓，或固摄无权而外溢，皆可形成瘀血。如心气不足，可见心血瘀阻；脾失统摄，则见皮下出血及内脏瘀血等。

2. 气滞

外邪闭阻，或情志郁结，造成气机阻滞，影响血液正常运行，迟滞不畅，则停蓄成瘀。“气行则血行，气滞则血瘀”，正此之谓。

3. 寒凝

寒为阴邪，具有凝滞收引之性。血液得温则行，遇寒则凝。外感寒邪或阴寒内盛，一方面，阳气受损，失去温煦推动之功能，致血运不畅而成瘀血；另一方面，又因感寒之后，血脉蜷缩拘急，促进或加重瘀血。

4. 热结

外感温热或脏腑郁发，热结在里，煎熬津血，血液黏滞不畅而成瘀。或因血热互结，灼伤脉络，血溢脉外，停蓄脏腑组织之间而成瘀。

5. 津亏

津血同源，血的正常运行，除赖气的推动，尚需津液运载。“血犹舟也，津液水也，水津充沛，舟才能行。”化源不足和耗损过多，是造成津液不足的两个方面。前者如脾肺气虚，水不化津，或痰湿阻滞；后者常见热邪伤津，大量汗出，剧烈吐泻，过用或误用攻下利尿等，使津液亏耗，不能载血，血行不畅而淤塞成瘀。

6. 外伤

各种外伤，如跌仆、金刃、虫兽所伤、负重过度等，或外伤肌肤，或内伤脏腑，使血离经脉，停留体内，不能及时消散或排出体外，或血液运行不畅，从而形成瘀血。

7. 七情内伤

情志内伤导致瘀血，多因情志过激，血之与气，并走于上，损伤脉络；或因气机郁滞，气滞血瘀；或因五志化火，煎灼津液，津亏而致瘀血。

8. 痰浊

水不利则病血，血不利则病水。瘀血、痰浊都是疾病过程中形成的病理产物，二者成因不同，但形成之后，往往相互影响，既可因瘀致痰，亦可因痰致瘀。因痰致瘀者，其基本病机仍为阻滞，或因阻滞气机影响血运，或因直接阻滞脉络，也可在致病之因的基础上形成瘀血。

9. 治疗不当

治疗出血证，不究根源，专事止涩，或过用误用寒凉，致使离经之血凝而不得温化，未离经之血郁而不畅，均可导致瘀血。

综上所述，瘀血的形成主要有两个方面：一是由于气虚、气滞、血寒、血热、情志等内伤因素，导致气血功能失调而形成瘀血；二是由于各处外伤或内出血等损伤因素，直接形成瘀血。

(三)瘀血的致病特点

瘀血，是在疾病过程中受各种因素影响而形成的，形成之后，即会影响全身或局部的血液循行，产生疼痛、出血，或使经脉淤塞不通而发生癥积，亦可因

"瘀血不去,新血不生"而成为进一步引起其他疾病的原因。因此,瘀血既是病理产物,又是一种继发性的致病因素。

经脉内连脏腑,外络肢节,遍布全身。血行脉中,循环不息,人体各脏腑组织都有瘀血为患的可能,因此决定了瘀血致病具有影响部位广泛,症状复杂多变的特点。其致病特点为:

1. 影响气机

瘀血形成之后,不但失去正常的营养濡润作用,反而阻滞于局部,影响气血运行,出现经络阻滞、气机失调、血运不畅的各种病理变化。

2. 阻塞经脉

指血瘀经脉而致血运不畅或血行停滞而言。经脉阻塞之后,血液不能正常运行,受阻部位得不到血液的濡养,组织失营,出现疼痛,甚则坏死等病变。

3. 易生险证

此指瘀阻脏腑而言。如瘀阻于肺、瘀阻于心、瘀阻于脑、瘀阻于肠等。

瘀血形成之后,因瘀阻部位不同,症状表现极为复杂,但常常具有特征性的表现,其共同特征为:

1. 疼痛

因经脉阻滞和组织失营而致。疼痛的特点为刺痛,痛处固定、拒按、夜间加重,或久痛不愈、反复发作。如胸痹心痛,脱疽疼痛等。

2. 肿块

由血瘀经脉,脏腑及组织之间,或外伤而致。局部可见青紫肿胀,瘀积脏腑可形成癥积,按之有块,固定不移。

3. 出血

因瘀血阻滞,经脉不畅,血溢脉外而见出血,血色多呈紫黯,如因瘀而致的崩漏下血等。

4. 紫绀

面部、爪甲、肌肤、口唇青紫。

5. 舌象

舌质紫黯,或有瘀点瘀斑,或舌下静脉曲张等,是瘀血最常见最敏感的特征。

6. 脉细涩、沉弦或结代

此外,面色黧黑,肌肤甲错,皮肤紫癜,精神神经症状等也较为多见。临床上判断是否有瘀血存在,除掌握上述瘀血特征外,可从以下几点进行分析:①凡有瘀血特征者;②发病有外伤、出血、月经史、胎产史者;③瘀血征象虽不太明显,但屡治无效,或无瘀血之前久治不愈者;④根据"初病在经,久病入络”、“初病在气，久病入血”、“气滞必血瘀”等理论，疾病久治不愈（除活血化瘀疗法外），虽无明显的瘀血也可考虑有瘀血的存在。

（四）常见的瘀血病证

由于瘀血致病的广泛性，决定了症状的复杂性。除上述共同的临床特征外，因致瘀因素和瘀阻部位的不同，其临床表现也是各种各样的病证。

1. 按病因分类，有下列几种

（1）气虚血瘀：常见症状有心悸气短，神疲乏力，或见心胸闷痛，或头痛健忘，或半身不遂，或腹中积块等，脉多沉细而涩。

（2）气滞血瘀：常见症状有心胸胁肋胀痛，憋闷不舒，或腹部胀满疼痛，腹中积块，肢体肿胀，常见舌质紫黯，或有瘀点、瘀斑，脉沉迟或沉涩。

（3）寒凝血瘀：常见症状有心胸憋闷，时有刺痛，痛引肩背，遇寒加重，得温则减，或见肢体关节疼痛麻木，脉多沉迟。

（4）瘀热互结：常见症状有身热、头痛、烦躁、舌红绛、苔黄、脉数，或见神昏谵语、其人如狂，或口渴，但欲漱水不欲咽，或少腹硬满急痛、大便秘结，或肌肤斑疹、衄血、咳血、吐血、尿血，或因血败肉腐而化脓成痈。

（5）津亏血瘀：常见症状有咽干口燥，潮热颧红，两目干涩，胸闷气短，心悸心痛，消瘦，皮肤干燥，口渴喜饮，舌质红，苔黄，脉细数。

（6）湿滞血瘀：因痰湿阻滞而致。可见胸闷胸痛，口黏，恶心，纳差，倦怠，腹满，泄泻，或肢体肿胀，疼痛，重着麻木，屈伸不利，多见舌淡苔腻，脉滑。

2. 按部位分类，常见有以下几种

（1）血瘀于脑：如头部发生血瘀，气血不能充养于脑，则可造成灵机混乱，神志失养，发为癫狂。

（2）血瘀于心：心血瘀阻，可见心悸气短，心胸憋闷，心前区隐痛或绞痛阵作，或引左臂内侧而痛，甚则唇甲青紫，汗出肢冷。

（3）血瘀于肺：见胸痛、胸闷、气喘、咳嗽、咳血，或咳出粉红色泡沫样痰。

（4）血瘀于肝：肝络郁滞日久，瘀血留着，结于胁下，渐成癥块，可见胁肋刺痛，腹胀纳呆。若脉络滞塞，则见朱纹缕丝，面色紫黯。胆汁受阻，还可出现黄疸。

（5）血瘀胃脘：瘀血滞于肠胃，可见胃脘刺痛、拒按、痛处固定，或见呕血、便血，或大便色黑如漆。

（6）瘀阻胞宫：小腹疼痛拒按，或有癥积，月经不调，或痛经、闭经、经色紫黯有块，或崩漏下血。

（7）肢体局部瘀血：因致瘀原因不同，则症状表现各异。因于外伤，可见局部青紫肿胀、疼痛较剧、拒按；因于气虚失摄，可见皮下瘀点、瘀斑，局部多无明显不适；若在肢体末端，可形成指趾坏死，如脱骨疽。

三、结石

（一）结石的概念

结石，是指停滞于脏腑的砂石样物质，属继发性致病因素。结石可发生于身体的多个部位，除常见的胆结石和肾结石外，如在鼻腔或鼻窦的结石称为鼻石；在眼部，位于角膜的称为眼角膜结石，位于前房的称为前房结石，生长在泪腺管的称为泪腺管结石；在耳部的称为耳石；在肺部的称为肺泡微结石。此外，还有因机体代谢异常形成的痛风石；可沉积于除中枢神经系统以外的身体任何部位。

结石，是在多种因素作用下形成的病理产物，形成之后皆有致病性，即在结石的作用下导致新的病证，如砂淋、黄疸等。因此，把结石作为内伤性致病因素，加强对其致病性的认识，对于结石的预防和治疗具有十分重要的意义。

（二）结石的形成

形成结石的原因很多，可以是单一的，但更多的为综合性因素引起。

1. 饮食不当

饮食不当常常与结石的形成有密切关系。嗜食辛辣，过食肥甘炙煿，湿热内生，影响肝胆，使其疏泄失常，胆汁排泄不利，郁积日久，则沉结成石，为胆结石。若湿热下注，影响肾与膀胱之气化功能，也可因膀胱湿热与尿浊积结而成肾结石或膀胱结石。另有因多食柿子，影响胃的受纳通降，形成的柿石症。

2. 情志内伤

由于情志不畅，气机郁滞，或经受大惊卒恐，均能伤及肝肾。肝失调达，胆汁郁滞化热，煎熬日久可形成结石。肾气受伤，为热邪所乘，蕴积日久，煎熬水液，尿液凝结，也可形成结石。

3. 肾精亏虚

禀赋不足，或久病耗损，或年老体弱者，致肾精亏虚，虚热内生，煎结日久，成为砂石。

4. 寄生虫感染

虫体或虫卵往往成为结石的核心，尤其是蛔虫，在我国已被公认为引起胆结石的原因。同时，又由于蛔虫侵入胆道，不可避免地引起感染及不同程度的梗阻，也能促进结石的形成。

5. 服药不当

长期过量服用某些药物，致使脏腑功能失调，或药渣留残存体内，诱发结石形成。

6. 异物积存

异物长期留置于身体某一空腔可形成结石。如留滞于鼻腔,未被发现,矿物质盐类(如磷酸钙、碳酸钙、氯化钙、镁盐等)沉积其上,日久可形成一个以异物为中心的结石,称为鼻石。在肾、胆、膀胱等也常常因此而形成各种结石。

7. 外伤

各种外伤(包括手术),如损伤胆道,引起胆道狭窄或胆道阻塞,胆汁排泄不畅,瘀滞日久,则能发生结石。

另外,结石的发生还与年龄、性别、身体素质、生活习惯有关,也可因受其他疾病的影响而致。

(三)结石的致病特点

结石致病,由于结石形成的部位不同,症状表现差别很大。结石停聚,阻滞气机,影响气血,损伤脏腑,气机壅塞不通为基本病机,疼痛是各种结石的共同症状。

1. 多发于肝、胆、胃、肾、膀胱等脏腑

肝之疏泄,与胆汁的生成、排泄密切相关,尿液的生成与排泄,又直接受肾的气化功能影响,因此,肝肾功能失调易生成结石。肝、胆、肾、膀胱、胃等,为结石易形成之部位。结石为病,多为肝、胆结石,肾、膀胱结石,胃结石。

2. 病程较长,轻重不一

结石多为湿热内蕴,日久煎熬而成,故大多数结石的形成过程缓慢。结石的大小不等,停留部位不一,其临床表现各异。一般来说,结石小,病情较轻,有的甚至无任何症状;结石过大,则病情较重,症状明显,发作频繁。

3. 阻滞气机,损伤脉络

结石为有形实邪,停留体内,势必阻滞气机,影响气血津液运行。可见局部胀闷酸痛等,程度不一,时轻时重。甚则结石损伤脉络而出血。

4. 疼痛

结石引起的疼痛,以阵发性为多,亦呈持续性,或为隐痛、胀痛、钝痛,甚则绞痛。疼痛部位常固定不移,亦可随结石的移动而有所变化。结石性疼痛具有间歇性特点,发作时剧痛难忍,而缓解时一如常人。

(四)常见的结石病证

1. 胆石症

是由胆道系统(包括胆囊及胆管)的任何部位发生结石后所引起的病证。其临床表现取决于结石的大小和是否已经引起了胆道感染、胆道阻塞以及阻塞的部位和程度。

(1)无症状:许多胆囊结石的病人可以无症状。据统计,在单纯胆囊结石的病例中可达50%。

(2)食欲不振:为常见症状,表现为腹胀、嗳气、嘈杂、恶心、厌食油腻、时有呕吐等。

(3)疼痛:常常在饱食以及在过食油腻后发生,疼痛剧烈呈绞窄性,时间长短不一,多数较短暂,很少超过数小时,多固定于右胁下,拒按,可向右肩部放射,常伴有恶心、呕吐、汗出、烦躁等。

(4)黄疸:多因结石阻滞胆道,胆汁外溢所致。表现小便黄赤,大便色白,两目及皮肤发黄,黄色鲜明或黯淡,黄疸可逐渐发生,也可迅速出现。后者常伴有身热,严重者可出现神昏谵语。

2. 尿石症

是指由泌尿系统(包括肾、输尿管、膀胱)的任何部位发生结石后所引起的病证。其症状取决于结石的大小、形状、所在部位和有无感染、阻塞等并发症。

(1)无症状:结石小而且表面光滑,能够随尿排出者,可不引起症状。也有结石长期滞留而不引起症状或偶有轻度腰、腹部不适者。

(2)疼痛:因结石阻滞部位而异,呈持续性或阵发性,可为隐痛、胀痛或绞痛,有时向外阴及大腿内侧放射,常常伴有恶心、呕吐、大汗淋漓、坐立不安、排尿困难等症。

(3)血尿:因结石损伤血络而致,尿色红赤,甚则鲜红,常伴有血块。

(4)排尿困难:任何部位的结石,都可见排尿困难,尤其是伴有感染者,严重者可出现尿闭。结石在膀胱者,可见小腹急胀、疼痛难忍、排尿困难、烦躁不安,常可于变换体位后小便排出,症状缓解,甚则消失。

第四节 其他病因

在中医病因学中,导致疾病发生的原因,除外感病因、内伤病因和病理产物之外,还有跌打损伤、虫兽所伤、冻伤、烧灼以及寄生虫、胎传与遗传、环境、毒等,这些因素皆能损伤肌肤筋骨和脏腑气血,形成各种病证。因其不属外感内伤和病理性致病因素,故称为其他病因。

一、外伤

(一)外伤的概念

外伤是指扑击、跌仆、利器等外力击撞以及虫兽咬伤、烫伤、烧伤、冻伤等而导致皮肤、肌表筋骨脏腑损伤的因素。

(二)外伤的致病特点

1. 枪弹、金刃、跌打损伤、持重努伤

这些损伤,轻者可引起受损部位皮肤、肌肉的损伤,如瘀血、肿胀、出血,甚则筋伤、骨折、关节脱位等。重者,除局部损伤外,往往累及内脏,或因出血过多,进而导致气随血脱、昏迷、抽搐等严重病变。亦可因创伤后感染,毒邪内攻,进而造成阴阳失调的严重局面,甚至死亡。

2. 烧烫伤

烧烫伤又称“火烧伤”、“火疮”、“火伤”等,总称为水火烫伤。主要指高温所引起的灼伤,其中包括高温液体,如沸水(油)、高温蒸气、烈火、电热及其他高温物品作用于人体所造成的损害。

烧烫伤总以火毒为患,机体一旦遭受到烧烫伤害,轻者仅在受伤局部出现外证,如皮肤损伤、创面红肿热痛,伴见烙痕或起水泡;重者,则损伤肌肉筋骨,痛觉消失,创面呈皮革样,或苍白干燥,或蜡黄、焦黄,甚或炭化;最重者,除烧烫伤面积较大较重外,还可因热毒炽盛,火毒内攻,内侵脏腑,伤及心神,而出现躁动不安、发热口渴、尿少尿闭、腹胀便秘以及狂乱谵语等精神症状,更有因亡阴亡阳而致死亡者。

3. 冻伤

是指人体因遭受低温侵袭,而引起的局部或全身性损害。冻伤在我国北方地区冬季较为常见,过度寒冷是造成冻伤的重要条件,一般来说,温度越低,受冻时间越长,冻伤程度越重。全身性冻伤,称为“冻僵”;局部性冻伤,多依据受冻环境而定名,如足部冻伤,称为“战壕足”、“水浸足”等。冻伤发生于暴露部位,如指、耳、鼻等,则易于出现紫斑、水肿,甚或皮肉紫黑、溃破等,此时称之为“冻疮”。

(1)全身性冻伤:寒为阴邪,易伤阳气,寒主凝滞收引。阴寒过盛,阳气受损,失去温煦和推动血行作用,则发寒战,体温逐渐下降,面色苍白,唇舌、指甲青紫,感觉麻木,神疲乏力,或昏睡,呼吸减弱,脉迟细,如不救治,易致死亡。

(2)局部性冻伤:局部冻伤多发生于手、足、耳廓、鼻尖和面颊部。初起,因寒主收引,经脉挛急,气血凝滞不畅,影响受冻局部的温煦和营养,致局部苍白、冻麻,继则肿胀青紫,痒痛灼热,或出现大小不等的水泡等;重则受冻部位皮肤亦呈苍白,冷痛麻木,触觉丧失,甚则黯红漫肿,水疮泡破后创面呈紫色,出现腐烂或溃疡,乃至损伤肌肉筋骨而呈干燥黑色,亦可因毒邪内陷而危及生命。

4. 化学伤

化学伤是指某些化学物质对人体造成的直接损害,其中包括化学药品

(如强酸、强碱)、农药、有毒气体(如工业气体)、军用化学毒剂(如神经性毒剂、糜烂性毒剂、失能性毒剂、刺激性毒剂、窒息性毒剂等)、生活煤气以及其他化学物品等。有的通过口鼻进入人体,亦有的通过皮肤而吸收。人体一旦受化学毒物的伤害,即可在相关部位,乃至全身出现相应病证,如局部皮肤黏膜的烧灼伤,或红肿、水泡,甚或糜烂。全身性症状如头痛头晕、恶心呕吐、嗜睡、神昏谵语、抽搐痉挛等。

5. 电击伤

电击伤指意外的触电事故所造成的人体损害。此种伤害诊断并不困难,首先有触电或遭受雷击史,在触电部位往往有程度不等的烧伤、血肿、暂时或长时间不省人事、甚或呼吸停止、面色青紫或苍白、脉细微,亦有的表现为时有惊厥、痉挛甚则僵直者。电击伤患者身旁常有致害电源。

6. 虫兽伤

虫兽伤,主要指毒蛇、猛兽、狂犬及其他家畜、动物咬伤,此外还包括某些昆虫咬(蜇)伤等。

上述各种伤害,轻者可引起局部损伤,如疼痛、肿胀、出血;重者其毒迅速通过血液波及全身,导致重要脏器中毒,出现全身中毒症状,如高热、神昏、神志恍惚、肢体抽搐等;更有甚者,有迅速致死的危险。临床常见的伤害有:

(1)毒蛇咬伤:毒蛇咬伤后,根据其临床表现不同,分为风毒、火毒和风火毒三类。

风毒(神经毒):常见银环蛇、金环蛇和海蛇咬伤。局部症状轻微,有时可能仅有局部麻木感,齿痕小,无渗液。全身表现主要为横纹肌弛缓性瘫痪,首先是头项部的肌群受影响,表现眼肌麻痹而眼睑下垂、复视、面部肌肉松弛、张口困难及吞咽困难,继之瘫痪向躯体发展,引起呼吸肌麻痹,导致呼吸困难,甚至呼吸运动停止。另外,尚可表现为头昏、嗜睡、流涎、恶心、呕吐、听力障碍、大小便失禁、发热或寒颤、抽搐、昏迷等。

风毒伤:由于局部症状轻,潜伏期长,咬伤后不易引起注意,但发病后神经毒素吸收迅速,故危险性大。

火毒(血液循环毒):常见蝰蛇、尖吻蝮蛇、竹叶青蛇和烙铁头蛇咬伤。局部肿胀严重,且可迅速向肢体近心端扩展,常常累及躯干部,疼痛剧烈,似刀割、火燎、针刺样。局部可发生水泡、血泡和组织坏死。伤口可流血不止。局部可引起淋巴结炎、淋巴管炎。水肿消退慢,伤口不易愈合。全身表现为多处出血,包括皮肤、黏膜出血,鼻衄、呕血、便血、咯血、血尿甚至颅内出血。

火毒伤潜伏期短,局部症状重,故易被早期发现,如能早期治疗则死亡率低。

风火毒(混合毒):如眼镜蛇、眼镜王蛇咬伤,临床表现有风毒和火毒的症状。

(2)昆虫咬(蜇)伤:如蜈蚣咬伤,蜂、蝎蜇伤等。

蜈蚣咬伤,局部灼热、剧痛、红肿,尚可形成水疱及坏死。被咬肢体可形成淋巴管炎及淋巴结炎,也可发生紫癜。严重者可因毒素吸收出现头晕、头痛、恶心、呕吐、发热,甚至发生昏迷及过敏性休克等。

蜂、蝎蜇伤,多见于手、足及面部等裸露部位,局部红肿,灼痛、麻木或出血,极少数可引起瘀血及组织坏死,一般无全身性症状。如被巨大毒蝎蜇伤,或被许多蜜蜂或黄蜂蜇伤后,可引起全身症状。若因蜇伤过重,亦有伴见昏迷甚至死亡者。

(3)狂犬咬伤:狂犬咬伤可发狂犬病(又称恐水病),是由狂犬病毒引起的传染病。初起仅局部疼痛、出血,伤口愈合后,经一段潜伏期,然后出现烦躁、惶恐不安、牙关紧闭、抽搐、恐水、恐风等症状。

虫兽伤害者,多有明显的虫兽伤病史,一般诊断并不困难。至于具体如何判断病变性质,又当综合分析。重要的是抓住某些特殊征象,准确、及时地进行特殊处理,这对虫兽伤的预后,是十分重要的。

二、寄生虫

(一)寄生虫的基本概念

寄生虫是动物性寄生物的统称,如原生动物的疟原虫、痢疾的阿米巴,扁形动物的血吸虫、绦虫,线形动物的蛔虫、丝虫,以及某些节肢动物如虱、蜱等。

寄生虫感染,是通过进食或接触寄生虫,及其虫卵所污染的水、土、食物等而引起寄生虫病的发生,中医学称之为"虫积"。对于寄生虫病,早在汉代张仲景的《伤寒杂病论》中,就有关于蛔虫发病以及治疗的记载。而对于钩虫、蛲虫、绦虫、姜片虫,乃至血吸虫、丝虫等的感染的记载,亦散见于大量中医学古典医籍中。

(二)寄生虫的致病特点

寄生虫寄居人体内,不仅消耗人体的气血津液等营养物质,而且能损伤脏腑的生理功能,导致疾病的发生。以下是几种肠道寄生虫病的致病特点。

1. 蛔虫病

蛔虫寄生在人体小肠内。蛔虫致病后表现为:厌食或多食易饥,恶心呕吐,腹泻;腹痛,其特点为疼痛多不剧烈,多位于脐周,痛无定时,喜按;蛔虫病以5~15岁儿童多见,常表现为机体消瘦、生长发育迟缓、智力发育较差等;精神不安、易怒、睡眠不安、磨牙和易惊。

2. 蛲虫病

蛲虫寄生于人体的大肠，有时也可寄生于其他部位，如胃、鼻孔内。蛲虫致病后表现为：肛门、会阴部瘙痒，影响睡眠；烦躁、夜啼、磨牙；食欲不振、腹痛、腹泻；偶有表现为尿频、尿急、遗尿者。

3. 血吸虫病

由血吸虫寄生在体内（门静脉系统）所引起的寄生虫病。引起人体血吸虫病的有日本血吸虫、埃及血吸虫和曼氏血吸虫三种，在我国只有日本血吸虫。血吸虫致病后表现为：急性期有发热、咳嗽、肝肿大和肝区疼痛；慢性期有腹泻、肝脾肿大；脑型血吸虫病有症状性癫痫等；晚期有肝硬化。儿童得病，可严重影响生长发育，形成“侏儒症”。

中医学虽然早已认识到寄生虫病的发生与饮食不洁等有关，但在中医文献中又有“湿热生虫”之说。所谓“湿热生虫”，是指脾胃湿热为引起肠寄生病的内在因素之一，而某些肠寄生虫往往以“脾胃湿热”的症状为主要临床表现，不可误认为湿热能直接生虫。

三、胎传与遗传

（一）胎传与遗传的基本概念

1. 胎传与遗传

（1）胎传：胎传是指禀赋与疾病由亲代经母体而传及子代，就病因而言，属继发性致病因素。禀赋和疾病经胎传使胎儿出生之后易于发生某些疾病，成为一种由胎传而来的致病因素。

（2）遗传的含义：人类子代与亲代之间，无论在形态结构、生理活动和生化代谢等“性状”，都十分相似的现象，称之为遗传。即亲代的性状，又在子代表现的现象，即为遗传。在遗传学上指遗传物质从上代传统下代的现象。

2. 胎传性疾病与遗传性疾病

遗传，是指亲代与子代之间遗传物质传递的关系，胎传，是指各种因素通过母体作用于胎儿的过程。

（1）胎传性疾病：是指在胚胎发育过程中，各种因素通过母体作用于胎儿，影响或改变了胎儿的生长发育，致使发育成个体罹患的疾病，亦称胎疾。

（2）遗传性疾病：是指由于生殖细胞或受精卵里的遗传物质（染色体或基因）发生了变异，导致胎儿或生后机体结构和功能异常的疾病。

一般说来，大多数遗传性疾病和胎传性疾病，在婴儿出生时就已显示出症状和体征。如由遗传因素决定的唇裂、多指（趾）、并指（趾）、先天愚型，以及胚胎发育期受到某些环境因素的影响，如母体在妊娠早期受到病毒感染，胎儿出生时患先天性心脏病等。但也有不少在出生时并无症状，随着个体不断发育，逐渐显现出来。因此，加强遗传性疾病和胎传性疾病的研究，充分认识遗传与胎传在病因学中的地位，对于先天性疾病的预防和诊断是非常重要的，对优生优育也有着积极的意义。

（二）胎传与遗传的致病特点

1. 胎传性疾病

（1）致病因素：通过母体影响胎儿生长发育而形成胎传性疾病的因素很多，主要有以下几种：

精神刺激：怀孕之后，应性情和悦，心情舒畅，若郁怒忧伤，则影响胎气，致生胎疾。

起居不慎：大惊卒恐，跌仆损伤，感受外邪等，都可致血脉相乱，胎气受伤。

恣情纵欲：多由妊娠期间，嗜欲无度，肾精亏损，胎气被扰。

饮食所伤：受孕之后，一切宜忌不可食之物都能触及胎气。因此，应饮食清淡，饥饱适中，忌食辛辣及煎炒炙煿，禁饮醇酒等。

治疗不当：妊娠有疾，治当谨慎，不可妄投药物，大寒大热，峻猛攻逐，都属忌用之例。

（2）常见病证

胎弱：又称胎怯、胎瘦，为小儿禀赋不足，气血虚弱的泛称。症见生后皮肤脆薄，毛发不生，形寒肢冷，面黄肌瘦，筋骨不利，以及五迟、五软、解颅等。

胎毒：胎毒指婴儿在母腹中时，受母体毒火，因而出生后发生疮疡和遗毒等病的病因。胎毒多由父母恣食肥甘，或多郁怒悲思，或纵情淫欲，或梅疮等毒火蕴藏于精血之中，传于胎儿而成。胎毒为病，一指胎寒、胎热、胎黄、胎搐、疮疹等；二指遗毒，即先天性梅毒，系胎儿染父母梅疮遗毒所致。

2. 遗传性疾病

遗传性疾病临床较为多见，很多病证的发生也多与遗传因素有关。如某些出血性疾病（血友病）、癫狂痫（精神分裂症、癫痫）、消渴（糖尿病）、多指（趾）症、眩晕和中风（高血压病）、色盲、近视以及过敏性疾病等。此外，由于遗传的影响，可以使机体的抵抗力降低，或代谢的调节发生某种缺陷，或体质反应性发生改变，从而使后代易于罹患某些其他疾病。如糖尿病的后代，可能发生痛风或肥胖症，这与物质代谢调节障碍的遗传有关。

胎传因素与遗传因素导致的疾病，除早期诊断外，早期预防显得更加重要。注意孕期卫生和产前检查，保证胎儿的正常发育，避免胎传性疾病与遗传性疾病的发生。

四、环境因素

（一）环境的基本概念

对于人类而言，环境是指人类的外部世界，是人类赖以生存和发展的社会和物质条件的综合体。包括自然环境和社会环境。

1. 自然环境

自然环境是指围绕着人群的空间及其能直接或间接地影响人类生存和发展的各种因素的总和，是一个非常复杂的庞大的系统。自然环境这一复杂的庞大系统是由环境介质和环境因素组成的。环境介质是指容纳和运载各种环境因素的人类赖以生存的物质环境条件，它们以气态、液态和固态三种物质形式而存在，如大气、水、岩、土壤、生物体等。环境因素是指被环境介质容纳和转运的成分或介质中各种无机和有机的组成部分。在现代社会，随着工业的发展，人类过度开发和利用自然环境，环境污染和生态平衡失调，已严重威胁着人类的健康。

2. 社会环境

社会环境是人类在自然环境的基础上，通过长期有意识的社会活动所创造的人工环境。包括人口、城镇、住宅、供水、排水、营养、交通、卫生和文化等方面的条件。

《中华人民共和国宪法》（1982），以人类与环境相互作用的性质和特点，把环境分为生活环境和生态环境。

生活环境是指与人类生活关系密切的各种自然的和人工的环境条件（如居住、工作、娱乐等）和社会活动环境。

生态环境是指与人类生存和发展有关的生态系统所构成的自然环境。生态系统，又称生态系，是指生物群落与地理环境相互作用的自然系统，如森林、草原、湖泊、河流、海洋、农田等。生态系统包括无机环境、生物的生产者（绿色植物）、消费者（草食动物和肉食动物）和分解者（病生微生物），能量流动、物质循环和信息传递是生态系统的基本功能。所谓“生态平衡”，就是生态系统的稳态是相对的，而不平衡是绝对的，生态系统是影响人类健康和疾病发生与流行的重要基础。

（二）环境问题

1. 环境问题的含义

在环境医学中，所谓环境问题是人类与其周围环境之间的矛盾问题，即：

其一，指生态平衡破坏直接或间接地对人类生存和发展的影响。

其二，人类自身的生存、发展和生活活动对生态系统的破坏，从而又影响了人类的生存和发展。

换言之,环境问题实质上是指人类赖以生存的环境与机体之间辩证关系失衡的问题。

2. 环境问题的分类

人类环境问题按其成因分为两大类。

(1)原生环境问题,又称第一类环境问题,是指环境中原来就存在的有害于人类和生物活动和生存的因素。如水灾、旱灾、虫灾、台风、海啸、火灾等引起的环境问题,这类环境问题在短时间内便会给人类造成巨大的危害。

(2)次生环境问题是指人们在经济生产过程中,人为因素引起的环境问题,如环境衰退、资源耗竭、生态失衡、废水、废气、废渣和噪声引起的环境污染问题。

(三)环境因素

1. 环境污染的含义

在病因学中,环境因素又称环境致病因素,实指生态平衡破坏和环境污染,其中尤以环境污染为要。环境因素是指环境中对人体有害,甚至引起疾病的各种异常环境因素的总称,包括所有环境污染物。在人类生产、生活过程中产生的有害物质(如化学及放射性物质、病原体、噪声、废气、废水、废渣等),引起环境质下降,危害人类健康,影响生物正常生存发展的现象,称之为环境污染。

2. 环境污染的分类

(1)按环境要素分:可分为大气污染、水污染、土壤污染等。

(2)按污染物的性质分:可分为生物污染、化学污染、物理污染等。

(3)按污染物的形态分:可分为废气污染、废水污染、废物污染、噪声污染、辐射污染等。

(四)环境与健康、疾病的关系

中医学的整体观念,体现了中国传统文化的"天人合一"思想,主张天地人三才一体,人与环境的和谐统一,提出了"人与天地相参"的理论,形成了一种独具特色的生态观。中医运气学说蕴涵了中医生态学的系统理论和实践经验。

阴阳匀平,命曰平人,阴阳乖戾,疾病乃起。人与环境之间的阴阳和谐是人类赖以生存和发展,维持机体健康的重要基础。否则,人与环境之间的阴阳失调,便会对人类健康构成严重的威胁和巨大的危害。中医学对环境与健康、疾病的问题,历代文献不乏记载,虽无环境污染之名,但关于环境污染的内容有精辟的论述。如"山岚瘴气"、"岭南毒雾"、"地之浊气"、"溪毒"、"水毒"等称谓，涉及到大气污染、水污染和土壤污染。

（五）环境因素的致病特点

1. 环境因素的致病方式

环境污染对人体的影响，主要有以下几个方面：

（1）急性危毒：是由于短时间内大量污染物进入人体所引起的，损害表现快速、剧烈，呈明显中毒症状、疾病暴发甚至死亡。

（2）慢性危害：破坏机体防御功能，抵抗力下降，增加慢性疾病的发病率和死亡率，使过去以传染病为主的疾病谱，被非传染性疾病如心血管疾病、职业病、公害病等所代替。与环境因素有关的非传染性疾病，已占死亡率的96%以上。

（3）致癌、致畸。

（4）影响遗传。

2. 环境因素的致病特点

（1）种类繁多，影响广泛：人类环境中的环境污染物来源广，种类多。多种污染物的联合作用可以增强其毒害效应，有时也可减弱其危害作用。如光活性剂MOP与长波紫外线联合作用可引发皮肤癌（两者单独作用则不引起皮肤癌）；吸烟可与石棉或铀发生协同作用引发肺癌；吸烟与β－萘胺可协同作用而引发膀胱癌等。

环境污染所造成的危害范围可因污染源的位置、大小及环境介质不同而有所不同。

环境因素导致病证也很广泛，既有外感病证，又有内伤病证；既可损害人体脏腑、经络、筋骨、肌肤，又可伤及人体阴阳、气血、津液，病证涉及内外妇儿等各科。

（2）高危人群，首当其害：高危人群是指个体由于一种或几种生物因素，包括生长发育、遗传因素、营养及疾病状况、行为及生活方式等影响，在受到有毒或致癌因素后，其毒性反应明显地早于一般人群。如胎儿和新生儿、幼童易受环境污染的危害，妇女在妊娠期对铅、CO和杀虫剂高度敏感，过量饮酒的人对铅、农药等高度敏感，吸烟可促使某些癌的发病率增加。

（3）剂量效应，隐显不一：剂量是指进入体内有害物质的剂量。剂量一效应反映关系是指随着环境有害物质的增加，机体内所产生的有害生物效应而随之增强的关系。高浓度、短时间、显现性的环境污染，易被社会各界重视，受害者一般能获得良好的救助。而低浓度的慢性的环境污染侵入人体需要一个剂量累积过程，呈现出致病的隐蔽性，故易于被人们所忽视，其危害不易早期发现。长年累月的剂量积累会酿成严重的后果。如某些化学物质可以致癌，引起流产、不孕或畸胎等。吸烟，约经20～25年后，肺癌病死率明显上升。

(4)易感人群，危害性大：对环境有害因素作用的反应更为敏感和强烈的人群称为易感人群，又称敏感人群。易感人群出现的不良反应发生率明显高于普通人群，影响人群易感的因素有两个方面。

其一，年龄、健康、营养和行为(吸烟、饮酒、膳食、运动等习惯)。

其二，遗传因素，如性别、种族、遗传缺陷和环境应答基因的多态性等。如饮酒过多的妇女，其所生子女有呈现Down综合征的；不少污染物(如汞、镉等)含量在胎儿体内可高于母体，在母体尚未出现症状时，胎儿可出现典型症状，如胎儿性水俣病事件(在日本水俣病流行区，有时母亲很少或没有出现水俣病症状，而婴儿却患有先天性麻痹性痴呆或出现了其他畸形怪胎)；氟化物污染可使儿童先天愚型发病率增高等。

(5)综合作用，危害不一：多种途径侵入、多种因素综合作用，致病复杂，表现不一。

不同种类、成分的环境污染，毒性强弱不等，所以其致病各异，并随不同的毒而有不同的致病特点。

①空气污染：主要是指通过鼻吸入，存在于空气中的各种毒性物质，常见的有飘尘、二氧化硫、氮氧化物、一氧化碳及光化学烟雾等。其致病大多在口、咽、喉、肺等部位，也侵及皮肤、五官九窍，主要与外感、咳嗽、哮喘、肺胀、胸痹、积聚等疾病有关。

②水污染：主要是指通过口入，存在于水中的各种环境毒素，它主要来源于工业废水的排放，农药生产与使用不当以及生活污水排放等。水污染致病大多在脾、胃、小肠、大肠等部位，也可累及其他脏腑器官，主要与痢疾、泄泻、胃痛、腹痛、水肿等病有关。

③土污染：主要是指存在于土壤中，间接地通过饮食进入人体的毒物。主要有人畜粪尿、生活污水、垃圾、工业废物、残留农药、化肥等。土污染致病大部分是间接的，即先由土中聚入水谷中，再由口而入，故其致病较隐蔽。各种土污染致病均有一定的特点，总的来讲，主要与泄泻、霍乱、痢疾、腹痛、虫证，甚则瘕聚等的内伤疾病有关。

④声音污染：是指发生在周围环境中对人的生活和工作有不良影响的各种喧闹声音，如交通工具的发声、机器轰响等各种噪声。优美舒缓的声音，能使人愉悦，反之，则成为毒害，使人体不能协调而引起疾病，常常使人焦躁不安、忧虑、纳呆，甚至心悸、失眠、眩晕、耳鸣、耳聋等。

(6)难以治疗，预后较差：环境污染造成的急性中毒能迅速致人死亡，而慢性中毒的潜伏期较长，病情进展不易察觉，待到出现临床症状，又缺乏有效救治方法，甚则干扰遗传基因，会殃及子孙后代。

环境因素对人体健康与疾病的关系问题，已越来越引起人们的关注，从病因学角度进行环境与人体健康和疾病关系的研究，对丰富和发展中医病因学的内容，具有重要的理论意义和科学价值。

中医病因学应当研究的新课题——环境污染问题，已经引起了学术界的普遍关注。环境污染作为一种新的致病因素，在疾病发病中的作用越来越重要，作为医学科学的一门——中医学，更应该对此有所认识，并在自己传统理论的基础上，对新的致病因素的特点、性质、规律及治疗有新的认识，并逐步深化，进一步充实和完善自己的病因学。

五、毒

(一)毒的概念

毒，又称毒气、毒邪，其含义较广，凡恶物皆可称毒。毒的概念在中医学中应用也非常广泛，从病因、病机、病证，到药物治疗等，都与毒有着密切的联系。

1. 毒的病因学含义

毒是指致病酷烈、危害严重或发病突然或相互传染的致病因素，包括毒物、疫毒等。毒，有外来之毒，如大风苛毒、疠毒、疫毒、热毒、霉(梅)毒、煤气毒、瘴毒等，皆为天时不正之“时毒”，或因起居传染之“秽毒”，由外侵入人体，具有外感性的特点。有内生之毒，如丹毒、瘤毒、疹毒、疮毒、疡毒、伏毒(邪伏化郁而成毒)、瘀毒(恶血)(《灵枢·五邪》)，胎毒(包括先天性梅毒)以及脏毒、食毒、药毒等，多因饮食不节，或七情内伤，或治疗不当而致，具有内伤病因或病理产物的特点。

2. 毒的病证学含义

无论外来之毒，还是内生之毒，皆通过病证表现出来。如外来之毒，或因感受天时不正之时毒邪气，或因起居不慎被秽毒之气侵袭，多有不同于外感六淫致病的发病过程和病证特点。而由内生之毒所致之疔疮、痈疡、出疹、发热等，也都具有特殊的病机变化和临床表现。辨识毒邪，更重要的还是毒邪致病的病机、病证特点，通过病证分析病因，认识病因。

(二)毒的形成

外毒为天时不正之气感人，从皮毛、口鼻而入，形成与时令、气候、环境有关，具有外感性的特点。

内毒多因饮食不节、情志内伤、治疗不当，或因脏腑功能失调，毒邪郁积而成，由内而生，具有内伤病邪和病理性产物的特点。

其他毒邪的形成，或因起居不慎，或因感染秽毒之气，或被虫兽所伤，如瘴毒，“此病生于岭南，带山瘴之气。其状发寒热，休作有时，皆由山溪源岭瘴湿毒气故也。”（《诸病源候论·疟病诸候·山瘴疟候》）煤气毒，因吸入煤、木炭及其他含碳物质不完全燃烧而产生的一氧化碳而致。漆毒，又名漆疮、漆咬，因禀性畏漆，感受漆气而发。胎毒，多由于孕妇恣食辛热甘肥，生活调摄失宜，或郁怒悲思等因素，使五脏之火隐于母胞，传于胎儿。

（三）毒的分类

毒或毒气，作为病因学概念，最早见于《黄帝内经》。对于毒的分类认识，始于《中藏经》，从外感、内伤两个方面论述了毒的形成。说：“五疔者，皆由喜怒忧思，冲寒冒热，恣饮醇酒，多嗜甘肥，毒于酢浆，色欲过度之所为也。蓄其毒邪，浸渍脏腑，久不摅散，始变为疔。”（《中藏经·卷中·论五疔状候第四十》）喻昌又从外来之毒与内生之毒两个方面分析了毒邪致病，说：“疮疡之起，莫不有因。外因者，天时不正之时毒也，起居传染之秽毒也；内因者，醇酒厚味之热毒也，郁怒横决之火毒也。”（《寓意草·辨黄鸿轩臂生痈疖之证并治验》）为毒邪分类奠定了理论基础。

1. 外毒

为感受天时不正之气而致，有寒毒、热毒、湿毒、风毒、燥毒、火毒、暑毒、温毒、疫毒、疠毒等。

2. 内毒

因饮食不节、七情内伤、治疗不当而致，有瘀毒、丹毒、瘤毒、疹毒、疮毒、疡毒、伏毒、脏毒、食毒、药毒等。

3. 其他毒邪

多由起居不慎，或感染秽毒而致，有水毒、虫毒、蛊毒、兽毒、漆毒、煤气毒、霉（梅）毒、瘴毒、胎毒等。

（四）毒的性质和致病特点

不同的毒，具有不同的性质，但也有共同的致病特点，概括起来有如下几点：

1. 毒性暴戾，其气秽浊

毒性暴戾，为毒邪致病，多病势凶险，症状酷烈，易成险证危候，病死率高。其气秽浊，指瘴毒、煤气毒、梅毒、漆毒等秽毒浊气而言。

2. 起病急骤，病情危重

毒邪致病，最为猛烈，发病急骤，触之即发。来势凶猛，传变迅速，病情危笃，险象环生。

3. 一毒一病，病状相似

如疠毒、丹毒、疹毒、疮毒、疡毒、食毒、药毒、虫毒、兽毒、漆毒、煤气毒、水毒、梅毒等，多为一毒一病，且感受同一种毒者，患者多具有特殊的病理过程和临床表现。

4. 毒邪深痼，影响脏腑

如瘀毒致病，每多夹痰，痰瘀凝结，深入于里，影响脏腑，阻滞经络。瘤毒致病，结为癥积，形成痼疾。

5. 易化热化火，败血伤阴

感受火热毒邪，或寒毒、湿毒郁而化热，或疫毒疠气，多见高热、汗出、口渴、舌干、便秘等火热伤阴症状。火热邪毒，灼伤脉络，迫血妄行，可致吐血、衄血、咳血。热盛肉腐，则为疮疡痈肿。

6. 病情缠绵，易成遗患

邪气蕴积，迁延日久，郁久化毒，故致病多病情缠绵，治疗如瘤毒（如各种恶性肿瘤）、脏毒（如尿毒症、病毒性肝炎），多病情顽固，终生难愈。疫毒（如脊髓灰质炎、流行性脑髓脊膜炎）、梅毒，常常形成后遗症或胎传性疾病。

7. 季节性和地区性

外毒为天时不正之气，其形成具有明显的季节性和地域性。如风毒、寒毒、湿毒、暑毒、燥毒、热毒、疫毒致病，皆与时令、气候有关；而瘴毒致病，则与地域有关，仅限于岭南。

8. 传染性和流行性

毒邪致病多具有传染性，在气候变化异常或恶劣的环境条件下，还会造成疾病流行。若为疫气致病，常呈暴发，并具有强烈传染性和广泛流行的特点。

（五）临床常见的病证

毒之种类繁多，临床表现非常复杂。以下是临床常见的病证。

1. 温毒

又名时毒、热毒，是感受温邪热毒而引起的急性热病的统称，多发于冬春季节，症见突然寒战高热，头痛恶心，烦躁口渴，苔黄，舌红绛，脉洪数，继而出现头面红肿，或颐肿，或咽喉肿痛白腐，或身发斑疹等。本病可见于流行性腮腺炎、头面丹毒、猩红热、斑疹伤寒等。

2. 湿毒

为湿气郁积成毒而致病。其特点为慢性过程，病灶渗出物多并较难愈合。如湿毒积于肠而下注，可致湿毒便血；湿毒下注于肌肤，则小腿溃烂流水，称湿毒流注。

3. 丹毒

因患部皮肤红如涂丹，热如火灼故名。发无定处者名赤游丹，发于头部名抱头火丹，发于小腿者名流火。初起患部鲜红一片，边缘清楚，灼热，痒痛间作，迅速蔓延扩大，发热恶寒，头痛，口渴；甚者可见壮热烦躁、神昏谵语、恶心呕吐等毒邪内攻之证。

4. 梅(霉)毒

因间接传染或接触传染而得。先患下疳、横痃(亦称便毒，梅毒发于两腿合缝间，左名鱼口，右名便毒)，然后发杨梅疮。在全身性发热、头痛、骨节酸痛、咽痛后，皮肤先起红晕，后发斑片(杨梅斑)，形如风疹(杨梅疹)，状如赤豆，嵌入肉内(杨梅痘)，疹粒破烂，肉反突出于外；后期毒侵骨髓、关节或流窜脏腑，统称杨梅结毒，即梅毒。亦可潜伏多年而无任何征象(隐性梅毒)，也可由孕妇传给胎儿(先天性梅毒)。

5. 脏毒

指脏中积毒所致的痢疾(《三因极一病证方论·辨肠内论》)；内伤积久所致的便血，血色黯(《医学入门·卷四》)；肛门肿硬，疼痛流血(《血证论·便血》)；肛门痈。

6. 疫毒

又名疠气、戾气，指某些具有强烈传染性，可造成大流行的疾病。病证表现多种多样。如疫疔，多见于畜牧业及皮毛加工者，好发于头面，颈项及手臂等部。初起局部痒，出现小红丘疹，迅速增大，化脓，破溃，腐肉色黑或黯红，周围有灰绿色水泡，中间呈黑色凹陷，并有发热。若身热渐退，肿势局限，中间腐肉与正常皮肤分离，则为顺证；若壮热神昏，痰鸣喘急，脉细身冷，则成走黄，相当于皮肤炭疽。疫疟，指在一个地区互相传染，引起流行，病情较重的疟疾。临床表现为寒热往来，壮热汗多，口渴胸闷等。疫咳，又名百日咳，是一种流行于冬春季节的传染病，以五岁以下婴幼儿多见。临床以阵发性、痉挛性咳嗽和痉咳后伴有特殊的吸气性回声为特征。疫疹，指疫症发疹，是传染性强，多兼发热的病证。疫疹以松浮、红活者为邪浅病轻；紧束有根、色紫或黑色为热盛毒重。疫喉，包括白喉和疫喉痧，多见于小儿。症见咽喉暴痛、暴肿、暴腐，其色或红紫，或黄白，其上被有白黄色之膜状物，不易拭去，若强行剥脱则出血，迅即为新的白膜所盖，或遍身热如火燎，皮肤红晕如斑。疫痢，又名时疫痢，指痢疾之传染性强而病情危重者。表现为发病急骤，高热头痛，烦躁口渴，腹痛剧烈，痢下脓血，多为紫红色或血水状，甚至昏迷痉厥，舌质红绛，苔黄燥，脉滑数。严重者并可出现四肢厥冷，呼吸喘促等虚脱危象。

7. 水毒

因山中谷溪源处恶虫毒所致，初起可见恶寒，头微痛，目眶痛，心内烦躁，腰背骨节皆强，两膝疼，或翕翕发热但欲睡，旦醒暮剧，手足指逆冷至肘膝，或可有下部生疮，不痛不痒，脓溃，湿热下注，不食狂语，下血物如烂肝等。

8. 蛊毒

多因感染变惑之气，或中蛊毒所致。症状复杂，变化不一，病情一般较重，蛊毒可见于一些危急病证、恙虫病、急慢性血吸虫病、重症肝炎、肝硬化、重症菌痢、阿米巴痢等病。

9. 疠毒

又名大风、麻风，因体虚感受暴疠风毒，或接触传染，内侵血脉而成。初起患处麻木不仁，次成红斑，继则肿溃无脓，久之可蔓延全身肌肤，出现眉落、目损、鼻崩、唇裂、足底穿等重症。

10. 瘴毒

又名山岚瘴气，指感受湿热杂毒所致疫疠的一种，通常多指恶性疟疾。

11. 漆毒

又名漆疮，因禀赋畏漆，感受漆气而发。多发生在暴露部位，接触的皮肤突然红肿，焮热作痒，起小丘疹及水疱，抓破则糜烂流水；重者可遍及全身，并具恶寒、发热、头痛等全身症状。

12. 煤毒

欲称煤气中毒，因吸入煤、木炭及其他含碳物质不完全燃烧产生的一氧化碳中毒。急性中毒者，症见皮肤、指甲和黏膜，特别是口唇，呈樱红色，头晕头痛，心悸，乏力，甚则昏迷，痉挛，呼吸困难，直至死亡。慢性中毒者，可见面色苍白，四肢无力，消化不良，神经痛，视野缩小及各种神经衰弱症状。

第七章 病 机

概 说

一、病机的概念

(一)病机十九条

“病机”二字，首见于《素问·至真要大论》，该篇数次提到病机，并强调其重要性，如“谨候气宜，无失病机”，“审察病机，无失气宜”，“谨守病机，各司其属”；又从临床常见的病证中，总结归纳为十九条，即后世所称的“病机十九条”。对于“病机”二字的原意，前人释为“病之要机”，“病之机括”，含有疾病之关键的意思。

金元四大家中的刘完素，根据《黄帝内经》的病机十九条，参考王冰的注释，补充了燥邪一条，著《素问玄机原病式》一书，予以系统地分类说明。兹根据《素问·至真要大论》和《素问玄机原病式》归纳如下：

表7-1 病机十九条简表

六气	火	诸热瞀瘛 诸禁鼓栗，如丧神守 诸逆冲上 诸躁狂越 诸病胕肿，疼酸惊骇	皆属于火
	热	诸病有声，鼓之如鼓 诸胀腹大 诸转反戾，水液浑浊 诸呕吐酸，暴注下迫	皆属于热
	风	诸暴强直	皆属于风
	寒	诸病水液，澄澈清冷	皆属于寒
	湿	诸痉项强	皆属于湿
	燥	诸涩枯涸，干劲皴揭	皆属于燥(刘完素补入)

续表

五脏	心	诸痛痒疮	皆属于心
	肝	诸风掉眩	皆属于肝
	脾	诸湿肿满	皆属于脾
	肺	诸气膹郁	皆属于肺
	肾	诸寒收引	皆属于肾
	上	诸痿喘呕	皆属于上

《黄帝内经》病机十九条原文共176字，刘完素补充为277字。病机十九条作为探求病因病机的示范，分析证候的纲要和辨证的基本方法，在临床应用上具有执简驭繁的作用，必须熟记。

（二）病能的含义

病能，出《素问·风论》："愿闻其诊，及其病能。"此外尚有《素问·病能论》，主要论述疾病的临床表现和病理机制。

病能的能字，通态，态为状态、情况之谓，病能是疾病的临床表现及其病因、发病原理的统称。

（三）病机的含义

病机是疾病发生、发展、变化的机理，包括病因、病性、病势、脏腑气血虚实变化的机理。病因为疾病发生的原因，即致病因素。

病性为疾病的性质，一般指病变的寒热虚实、外感、内伤、情志变动，有无传染等属性。病势为疾病的发展趋势，与邪正交争及其盛衰变化、病人的体质、生活状况和治疗护理等因素有关。邪盛正衰则病情加重，正盛邪退则疾病向愈。素体强盛者，一般不易受邪，一旦感邪则多见实证，且传变较少；反之，素体虚者，则易于感邪，且邪易深入，传变较多。生活环境良好，医护得当，则利于驱邪外出而病愈；若生活环境不良，医护失当，则病邪易于内陷，难有外达之势。

疾病的发生、发展和变化，与患病机体的正气强弱和致病邪气的性质及其作用部位等密切相关。病邪作用于人体，人体正气奋起而抗邪，引起了正邪相争。邪正斗争的结果，邪气对人体的损害居于主导地位，破坏了人体阴阳的相对平衡，使脏腑经络气机升降失常，或气血津液气化紊乱，影响了全身脏腑经络组织器官的生理活动，从而产生了复杂的病理变化。

病机揭示了疾病发生、发展、变化与转归的本质特点及其基本规律。

二、病机学说的概念和内容

（一）病机学说的概念

病机学说是研究疾病发生、发展、变化机制的理论，其任务旨在揭示疾病的本质，为对疾病进行正确诊断和有效防治的理论基础。

（二）病机学说的内容

病机学说的内容，包括疾病的发生机制、病理变化的机制和病程演变机制等。

疾病发生的机制：即发病原理。

病理变化的机制：包括基本病机、系统病机和症状发生机制等。

基本病机：即邪正盛衰、阴阳失调、气血津液失常和内生五邪等。

系统病机：即脏腑病机、经络病机、形体病机、官窍病机和外感热病病机等。

症状发生机制：从整体与局部相统一的观点，阐明症状的病理本质。

病程演变机制：包括疾病的传变和转归为一的一般规则和机制。

三、病机学说的特点

病机学说应用整体、系统、辩证的科学方法，把局部病变同机体全身状况联系起来，从机体内部脏腑经络之间及其与外界环境之间的相互联系和制约关系，来探讨疾病的发生、发展和转变，从而形成了注重整体联系的病理观。人体脏腑之间，不仅在生理上而且在病理上，存在着相互联系和相互制约的关系。五脏相通，移皆有次，疾病发生时，各脏腑是按一定规律，互相联系制约的。病机学说用阴阳五行来解释脏腑之间病理上的相互影响，以及疾病的转变规律。当然，疾病的发展传变也有不以次相传的特殊情况，如溺水猝死是不可预测的意外情况，不能机械地按照以次相传的模式制定诊疗计划。在疾病发展和传变上，既看到了五脏相通，移皆有次的一般规律，又指出了疾病传化有传不以次的特殊情况，把矛盾的普遍性和特殊性统一起来，体现了一种辩证的病理观。

总之，病机学说，不仅坚持了唯物主义的病因观，而且还通过阴阳五行学说和脏象经络学说等，把人体同外界环境，及人体内部各脏腑经络之间的相互联系、相互制约的关系结合起来，既强调了正气在发病过程中的决定作用，又重视邪气的重要作用，把疾病看成是人体内外环境失调、邪正斗争的表现，是人体阴阳相对平衡状态受到破坏的结果，既注意到病变局部与整体的联系，又注意疾病的发展和传变；既看到疾病传变的一般规律，又注意疾病传变的特殊性，从整体联系和运动变化的观点，来认识疾病的发生、发展和变化过程。蕴涵着对人体生命活动复杂性和深层规律的深刻认识，为丰富生命科学的理论做出了贡献。

第一节 发病原理

发病是指疾病发生的基本机制和发展、转归的一般规律，发病原理，是研究人体疾病发生发展的一般规律和基本机制的理论。发病学说和病因学说的区别在：病因学说回答的问题是疾病“为何发生”，发病学说则回答疾病“怎样发生发展”的问题。每一具体疾病有各自不同的发生、发展规律的机制，表现相对的特异性。但是，作为疾病，就存在某些共同的发病规律和基本发病机制。发病原理旨在阐明疾病发生的一般规律和基本机制，包括发病的基本原理、影响发病的因素和发病类型等内容。

一、健康、亚健康和疾病

（一）健康的概念

疾病与健康是医学最基本的范畴，人类对健康的认识总是随着社会的发展而不断变化。健康作为一个科学术语，在不同学科领域中，有着不同的定义，这种定义的差异性是由于揭示健康的本质属性和定义方法不同所致，本节所讲的健康是作为医学科学术语来理解的。

1. 中医学关于健康的定义

中医学用“平人”指称健康人，平即健康之谓，平为平和，无过无不及。“阴阳匀平，以充其形，九候若一，命曰平人”，“平人者不病……形肉血气必相称也，是谓平人。”“平人”之平，指“阴阳匀平”，阴阳匀平揭示了“平”的本质属性，即揭示了健康的本质属性。中医学根据阴阳学说，对健康下了一个精辟的科学定义，换言之，健康是阴阳匀平，其内涵包括以下几个方面：

其一，天人合一，即人与自然和社会的和谐统一。

其二，形神合一，即人自身形体与精神的和谐统一。

其三，不病，即人凭借自身正气的作用来调节阴阳的消长，使之阴阳匀平而无阴阳失调之害。

其四，健康是一个动态概念。

这一定义充分地体现了中医学关于“天人合一”、“形神合一”的生命观和健康观，深刻地揭示了人的自然属性、社会属性和意识属性，是何等的精湛与科学。随着现代生命科学和医学的发展，愈来愈显示中医学健康定义的科学性、先进性。

总之，健康是人体与外界环境之间，以及人体内部各脏腑之间的阴阳处于相对的平衡状态,这种阴平阳秘的关系是维持人体正常活动的基础。机体的阴阳平衡标志着健康,包括机体的内部脏腑经络、气血津液、形与神的阴阳平衡,以及机体与外界环境(包括自然环境和社会环境)的阴阳平衡,它意味着形体血肉、精神心理和环境适应的完好状态,而不仅仅是没有疾病和虚弱现象。

2. 世界卫生组织(WHO)关于健康的定义

WHO 于 1948 年对健康的定义:"健康是身体上、精神上和社会适应上的完好状态,而不仅是没有虚弱和疾病。"

这一定义体现了生物—心理—社会医学模式的特征,其内涵包括如下几个方面:

其一,健康与疾病相对立而存在,没有疾病并不等于健康。

其二,健康是身体上、精神心理上和社会适应上的完好状态。

其三,健康是每个人的基本权利。

WHO 根据健康的定义制定了健康的 10 条标准,即:

(1)精力充沛,能从容不迫地担负日常生活和繁重工作而不感到过分紧张和疲劳。

(2)处事乐观,态度积极,乐于承担责任,事无大小,不挑剔。

(3)善于休息,睡眠好。

(4)应变能力强,能适应外界环境的各种变化。

(5)能抵御一般感冒和传染病。

(6)体重适当,身材匀称,站立时头、肩位置协调。

(7)眼睛明亮,反应敏捷,眼睑不发炎。

(8)牙齿清洁,无龋齿,无疼痛,牙龈颜色正常,无出血现象。

(9)头发有光泽,无头屑。

(10)肌肉丰满,皮肤有弹性。

(二)亚健康的概念

亚健康,或称亚健康状态,是介于健康(第一状态)和疾病(第二状态)之间的中间状态,又称为第三状态。

亚健康具有动态性和两重性,它在健康与疾病之间,始终处于运动变化之中,而不是静止不变的。亚健康状态在一定的条件下,或回归于健康或转变为疾病。

亚健康状态与疾病的无症状现象(疾病的亚临床状态,或称亚临床疾病)的根本区别在于后者本质上属于疾病,虽无症状与体征,但存在着病理改变及其临床检测的证据。在某种意义上说,亚健康状态可以认为是疾病无症状现象的早期形式。

根据中医学的生命观、健康观和疾病观，亚健康可作如下定义：

亚健康是机体在病因作用下，虽出现阴阳失调，但尚未发生疾病的异常生命过程。

其内涵是：

(1)机体与外界环境以及机体内部系统之间出现了阴阳失调。

(2)机体内外环境阴阳失调尚未达到疾病的程度。

(3)阴阳失调所表现出来的症状和体征，尚未形成典型的证候和疾病。

(4)处于健康和疾病之间的亚证候状态。

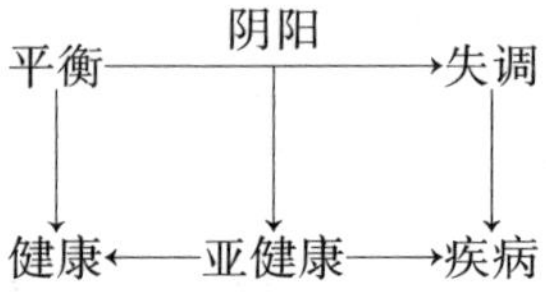

图7－1

(三)疾病的概念

疾病，是指机体在一定条件下，由病因与机体相互作用而产生的一种邪正斗争的有规律的过程，表现为机体脏腑经络功能异常，气血紊乱，阴阳失调，对外界环境适应能力降低，劳动能力明显下降或丧失，并出现一系列的临床症状与体征。换言之，疾病是机体在一定病因的作用下，机体阴阳失调而发生的异常生命活动过程。

其内涵是：

1. 机体与外界环境之间的阴阳失调。
2. 机体内部各系统之间的阴阳失调。
3. 形与神之间的阴阳失调。
4. 表现为一定的症状和体征。
5. 机体自身的调节能力，难以重新恢复其平衡。
6. 休息难以使虚弱消失。
7. 具有导致或促进阴阳失调的因素。

人体的生命活动是一个矛盾运动过程，人体与自然环境，以及人体内在环境之间，存在着整体统一的联系，维持相对的动态平衡，从而保持着人体的正常生理活动，即健康状态，但机体时刻受着内外因素的影响，干扰着这种动态平衡状态。在一般情况下，人体的自身调节能力尚能维持这种平衡状态，从而保持健康，即“阴平阳秘，精神乃治”，如果内外因素的影响超过了人体的适应力，破坏了人体的阴阳动态平衡，而人体的调节功能又不能立即消除这种干扰，以恢复生理上的平衡时，人体就会出现阴阳失调而导致亚健康，甚则发生疾病。若经过适当的治疗等使人体重新建立这种平衡，便恢复了健康。健康、亚健康与疾病共存于机体之中，在同一机体内此消彼长，成为矛盾的统一体。

二、发病的基本原理

在疾病的发生、发展过程中，致病因素所引起的各种病理性损害与人体正气抗损害的矛盾斗争，贯穿于疾病发展过程的始终，而正气与邪气矛盾双方的力量对比，决定着疾病发展的方向和结局。因此，疾病的过程就是邪正斗争的过程，即机体处于被邪气侵害和正气抗侵害的过程。疾病的发生主要关系到邪气和正气两个方面，邪正相争是疾病发生发展的基本原理。

（一）正气与邪气的概念

1. 正气的含义

正气在中医学中有两种不同的含义：

其一，发病学含义。正气是人体生理功能的总称，包括机体对环境的适应能力、抗邪能力和康复能力。正气以人的形体结构和气血精津液为物质基础，它包括的范围十分广泛，如脾胃滋养全身的作用，卫气护卫肌表的作用，肾中精气调节全身阴阳的作用，以及所受于天与谷气并而充养全身的真气等，均属于正气的范畴。

其二，运气学含义。在运气学说中，正气是指四时正常的气候，如春温、夏热、秋凉、冬寒等。

2. 邪气的含义

邪气是各种致病因素的总称，包括存在于外界环境之中和人体内部产生的各种具有致病或损伤正气作用的因素，诸如前述的六淫、疠气、七情、外伤、痰饮、瘀血等外感病因、内伤病因和其他病因等。

（二）正气与邪气的作用方式

1. 正气的作用方式

正气的作用方式有三：

（1）自我调节，以适应内外环境的变化，维持阴阳的协调平衡，保持和促进健康。

（2）抗邪防病，或疾病发生后驱邪外出。

（3）自我康复，病后或虚弱时自我修复，恢复健康。

2. 邪气的作用方式

邪气的作用方式为：

(1)侵入途径:或侵袭肌表,由表入里,或直中于里,累及脏腑。

(2)致病方式:单独为害,或相兼为病,或综合致病。大多数疾病是多种邪气综合作用的结果。辨证求因,即体现了疾病发生的多因素复杂性的病因理论。

(三)发病原理

发病原理是指在发病学中具有普遍意义的基本理论,中医学根据邪气与正气之间的辩证关系,分析邪气与正气在疾病发生发展过程中的作用,阐明疾病发生的原理,并用"邪正相争"这一命题来概括。因此,邪正相争是疾病发生的基本原理。

邪正相争,又称邪正相搏,是指邪气伤正与正气抗邪之间的相互斗争。邪胜正则病,正胜邪则不病。

疾病的发生、发展和变化,是在一定条件下邪正相争的结果。

在疾病发生发展过程中,病邪侵害和正气虚弱都是必不可少的因素。中医学既强调"邪之所凑,其气必虚"(《素问·评热病论》)"风雨寒热不得虚,邪不独伤人"(《灵枢·百病始生》),同时也强调"必有因加而发",告诫人们"避其毒气"。邪气与正气的斗争贯穿于疾病过程的始终,两者互相联系又相互斗争,邪气与正气的斗争以及它们之间的力量的对比常常影响着疾病的发展方向和转归。中医学在重视邪气对疾病发生的重要作用的同时,更重视正气在疾病发生中的主要作用。

1. 正气在发病中的作用

正气不足是疾病发生的内在基础,正气存内,邪不可干,人体的正气,可以决定疾病的发生、发展与转归。从疾病的发生来看,人体脏腑功能正常,正气旺盛,气血充盈,腠理固密,病邪就难于侵入,即使邪气侵入,正气亦能驱邪外出,疾病也就无从发生。从人体受邪之后看,正气不甚衰弱,即使受邪也较轻浅,病情多不深重;正气虚弱,即使轻微受邪,亦可发生疾病或加重病情。从发病的时间来看,正气不很弱者,不一定立即发病,而只有正气不足时,才能立即发病。总之,只有在人体正气相对虚弱,卫外不固,抗邪无力的情况下,邪气方能乘虚侵入,使人体阴阳失调,脏腑经络功能紊乱,而发生疾病。所以说:"邪之所凑,其气必虚。"

邪气侵入人体以后,究竟停留于何处而为病,这取决于人体各部分正气之强弱。一般说来,人体哪一部分正气不足,邪气即易于损伤那一部分而发病。如脏气不足,病在脏;腑气不足,病在腑;经气不足,病在经脉。疾病一旦发生,疾病的表现又和正气强弱有着密切关系。一般地说,正气强盛,邪正斗争剧烈,多表现为实证;正气虚弱,抗邪无力,多表现为虚证或虚实错杂证。如同为感受风寒之邪而引起的感冒，正气强盛者，则多表现为恶寒发热、头身疼痛、无汗、咳嗽、苔薄白、脉浮紧等风寒束表，卫阳被郁，邪气盛实之象，其证属实。而体质素虚，阳气不足之人，感受风寒，除见发热恶寒、无汗、头身疼痛等一般表证外，并有形寒肢冷、面白声微、舌淡苔白、脉沉无力等阳虚现象，此为虚实错杂之候。

正气御邪的作用，主要体现于三个方面：其一，抵御外邪的侵袭；其二，影响发病的证候类型；其三，机体对疾病的自愈能力。

总之，人体正气的强弱，决定疾病的发生与否，并与发病的部位、病变的轻重、发病的缓急及疾病的虚实变化等密切相关。所以，正气不足是疾病发生的主要因素和内在基础。

2. 致病邪气是发病的重要条件

中医重视正气，强调正气在发病中的主导地位，并不排除邪气对疾病发生的重要作用。邪包括存在于外界环境之中和人体内部产生的各种具有致病或损伤正气作用的因素，如六淫、疫疠、七情、外伤及痰饮和瘀血等。致病邪气是发病的重要条件，在一定的条件下，甚至起主导作用。如高温、高压电流、化学毒剂、枪弹杀伤、毒蛇咬伤等，即使正气强盛，机体也难免被伤害而发病。又如，疠气在特殊情况下，常常成为疾病发生的决定性因素，因而导致了疾病的大流行。所以，中医学提出了“避其毒气”的主动预防措施，以防止传染病的发生和传播。

邪气对正气的损害，主要表现在三个方面：其一，导致生理功能异常；其二，造成机体形质损伤；其三，改变个体的体质特征。

邪气与发病的关系至为密切，感邪的性质、轻重，以及邪气作用的部位，直接关系疾病的发生和病理变化。

疾病与病邪性质的关系：一般来说，感受阳邪，易致阳偏盛而出现实热证；感受阴邪，易致阴偏盛而出现实寒证。如火为阳邪，心火炽盛，则现面赤舌疮、心烦失眠、小便短赤等实热之证。而寒为阴邪，寒邪直中，伤及脾胃，则现吐泻清稀、脘腹冷痛、小便清长等阴寒之候。

疾病与感邪轻重的关系：疾病的轻重，除体质因素外，决定于感邪的轻重，邪轻则病轻，邪重则病重。例如，同一风邪袭人，因感邪轻重不一，其病则有伤寒和伤风之异，邪甚而深者为伤寒，邪轻而浅者为伤风。

疾病与病邪所中部位的关系：病邪侵犯人体的部位不同，临床表现也不尽一致。如寒客肌表经脉，则头身四肢疼痛；寒邪犯肺，则咳嗽喘促，痰液稀白等。

（四）邪正胜负与发病

邪正相争是疾病发生的基本原理，邪正相争的结果，表现为邪与正的孰胜孰负，邪正胜负决定疾病的发生与发展。

1. 正能胜邪则不发病

邪气侵袭人体时，正气奋起抗邪，若正气强盛，抗邪有力，则病邪难于侵入，或侵入后即被正气及时消除，不产生病理反应而不发病。如自然界中经常存在着各种各样的致病因素，但并不是所有接触这些因素的人都会发病，此即正能胜邪的结果。

2. 邪胜正负则发病

在正邪斗争过程中，若邪气偏胜，正气相对不足，邪胜正负，从而使脏腑阴阳、气血失调、气机逆乱，便可导致疾病的发生。发病以后，由于正气强弱的差异、病邪性质的不同和感邪的轻重，以及所在部位的浅深，从而产生不同的病证。

中医学坚持“邪正相搏”的发病观点，提出了“正气内虚”和“因加而发”之说。认为人体受邪之后，邪留体内，当时可不出现任何症状，由于某种因素，如饮食起居失调，或情志变动等，造成人体气血运行失常，抗病力衰退，病邪乘机而起与正气相搏而发病。故临床上常见某些疾患，随着正气的时衰时盛，而出现时发时愈，或愈而复发的情况。所以，病邪虽可致病，但多是在正气虚衰的条件下，才能为害成病。

由此可见，正气和邪气是相互对抗、相互矛盾的两个方面，正气与邪气不断地进行斗争，疾病的发生决定于正气和邪气双方斗争的结果。中医学就从这两个方面的辩证关系出发，建立了发病学的基本观点，既强调了人体正气在发病上的决定作用，又不排除邪气的致病条件，这是中医发病学的基本特点。

（五）影响发病的因素

正气和邪气是决定疾病能否发生的基本因素，邪正斗争决定疾病发生发展的过程。正气和邪气以及邪正斗争是受机体内外各种因素影响的，机体的外环境包括自然环境和社会环境，主要与邪气的性质和量有关，机体的内环境包括体质因素、精神状态和遗传因素等，与人体正气相关。

1. 外环境与发病

人是生存在一定的环境之中的，不同的地区、不同的时间、不同的工作条件，环境各不相同，不同的环境能对人体造成不同的影响，因而其发病情况也有差异。一般地说，人长期生活于某一较为稳定的环境中，便会获得对此种环境的适应性，因此不易生病；若环境突然发生了变化，人在短时间内不能适应这种变化，就会感受外邪而发病。

（1）自然环境与发病：自然环境包括季节气候、地理特点及生活工作环境等。人与自然息息相关，自然环境因素对疾病的发生有着一定的影响，既可成为直接引发疾病的条件，又可成为影响疾病发生的因素。

季节气候与发病：自然界气候的变化，不仅是六淫、疫气产生的条件，而且又能影响机体的调节和适应能力，影响着正气的盛衰。天人相应，人随着季节气候的演变而产生相应的生理变化。脏腑、经络之气，在不同的时令又各有旺衰，人对不同气候的适应能力也有所差异。因此，不同的季节，就有不同的易感之邪和易患之病。如春易伤风、夏易中暑、秋易伤燥、冬易病寒等，所谓"四时之气，更伤五脏。"（《素问·生气通天论》）疫疠的暴发或流行，也与自然气候的变化密切相关。反常的气候，一方面使正气的调和能力不及而处于易病状态，另一方面又促成了某些疫疠病邪的孳生与传播，从而易于发生"时行疫气"。

地理特点与发病：地域不同，其气候特点、水土性质、物产及人们生活习俗的差异，对疾病的发生有着重要影响，甚则形成地域性的常见病和多发病。一般说来，西北之域，地势高峻，居处干燥，气候寒凉而多风，水土刚强，人之腠理常闭而少开，故多风寒中伤或燥气为病；东南之方，地势低下，居处卑湿，气候温暖或炎热潮湿，水土薄弱，人之腠理常开而少闭，故多湿邪或湿热为病。

现代流行病学和地质学研究表明，地壳表面元素分布的不均一性（包括水质的差异），在一定程度上影响着世界各地区人类乃至所有生物的生长发育和生理、病理，使得一些疾病带着强烈的地区性和地方性。例如，中国东南沿海及长江流域多血吸虫病和钩端螺旋体病之流行，东北、西北两地则多有克山病及大骨节病的发生。鼻咽癌以广东为高发，食道癌则以华北、西北一些地方及习食酸菜的地区为多发，肝癌的高发地区是江苏省启东县等。瘿病则以水土作物中缺碘之地好发，脚气病则以常食精白米为主粮的地区易发。此外，易地而居，或异域旅行，也可因地域环境骤然变化一时难以适应，而促使疾病发生或加重，此即一般称作的"水土不服"。

工作生活环境与发病：生活居处与劳作环境的不同，亦可成为影响疾病发生或诱发的因素。如生活居处潮湿阴暗或空气秽浊，易感寒湿或秽浊之邪；夏月炎热季节，在野外操作，容易中暑；冬月严寒，在野外工作，容易受风寒或冻伤；渔民水上作业，易感阴湿之气而发病；矿工在石粉迷雾中劳动，易为尘毒伤肺而成肺痨等等。

此外，不良的生活习惯，生活无规律，作息无常，以及个人和环境卫生不佳等，都会影响人体的正气而使人体易患疾病。

（2）社会环境与发病：疾病的发生与社会环境密切相关，一般而言先进的社会组织、社会福利，公共卫生条件较好，能有效地减少疾病的发生。落后的社会组织、福利及卫生条件较差，增加了发病机会。随着工业化社会的发展，环境污染包括噪声污染、空气污染、水源污染及土壤污染等成了严重威胁人类健康的新的致病因素，从而出现了许多前所未有的疾病，如噪音病、水俣病、放射病等。社会生活方式或行为不良，如酗酒、吸毒、赌博、自杀与自残、性变态等也会影响健康而发病。

2. 内环境与发病

人体的内环境是生命存在的依据，它由脏腑经络、形体官窍等组织结构和精气血津液等生命物质及其功能活动共同构成。人体通过阴阳五行调节、脏腑经络调节、气机升降出入调节等调节机制，保持了内环境的相对稳定。在正常情况下，人体通过内环境的自我调节来适应变化着的外环境，使机体内外环境的阴阳平衡，从而维持内环境相对的动态平衡或稳态。但是，由于种种原因，人体内环境有时会失去正常的调节控制能力，不能很好地适应外环境，从而导致内环境阴阳气血失衡。影响内环境的因素有体质、精神状态和遗传因素等。

(1)体质因素：个体的体质特征，往往决定其对某些外邪的易感性及某些疾病的易罹倾向。体质是影响发病的重要因素，感受外邪后，发病与否及发病的证候类型也往往取决于体质。不同体质的人所易感受的致病因素或好发疾病各不相同，而某一特殊体质的人，往往表现为对某种致病因素的易感性或好发某种疾病。如，肥人多痰湿，善病中风；瘦人多火，易得劳嗽；老年人肾气虚衰，故多病痰饮咳喘等。不同体质的人，对相同的致病因素或疾病的耐受性也有所不同。一般地说，体质强壮者对邪气耐受性较好，不易发病；体质虚弱者对邪气耐受性较差，容易发病。也就是说，要使体质强壮者发病，邪气必须较盛，而体质虚弱者只要感受轻微之邪就可发病。强壮者发病多实，虚弱者发病易虚。“有人于此，并行而立，其年之长少等也，衣之厚薄均也，卒然遇烈风暴雨，或病，或不病，或皆病，或皆不病。”(《灵枢·论勇》)具体说来，不同体质类型的人所能耐受的邪气各不相同。例如，体质的偏阴或偏阳，可影响机体对寒热的耐受性。阳偏盛者，其耐寒性高，感受一般寒邪不发病，或稍有不适即可自愈，而遇热邪却易病，甚至直犯阳明。阴虚者稍遇热邪即病，热邪甚则有热中厥阴，出现逆传心包或肢厥风动之变。阴偏盛或阳衰者，其耐热性较高，而感受寒邪却易发病，甚至直中三阴。

外邪入侵，其致病性质随体质而化。外邪侵入人体后，究竟发为何种性质的病证，并不完全取决于邪气的性质，而往往与体质类型有关。人的体质有阴阳之偏，外邪入侵后，邪气致病因人而化，病证的性质和表现也随之发生变化。“人感受邪气虽一，因其形脏不同，或从寒化，或从热化，或从虚化，或从实化，故多端不齐也。”(《医宗金鉴·伤寒心法要诀》)

病情从体质而变化谓之从化，感受外邪之后，由于体质的特殊性，病理性质往往发生不同的变化。如同为感受风寒邪气，阳热体质者多从阳化热，而阴寒体质则易于从阴化寒。故曰："盖以人之形有厚薄，气有盛衰，脏有寒热，所受之邪，每从其人之脏气而化，故生病各异也。是以或从虚化，或从实化，或从寒化，或从热化……物盛从化，理固然也。"（《医宗金鉴·订正伤寒论注》）总之，体质的特殊性，不仅决定对某些病邪或疾病的易感性，而且也决定疾病的发展过程。

（2）精神因素：人的精神状态对正气的盛衰有很大的影响。精神状态受情志因素影响，情志舒畅，精神愉快，气机畅通，气血调和，脏腑功能协调，则正气旺盛，邪气难以入侵；若情志不畅，精神异常，气机逆乱，阴阳气血失调，脏腑功能异常，则正气减弱而易于发病。精神情志因素不仅关系到疾病的发生与否，而且与疾病发展过程有密切关系。精神情志状态不同，其发病的缓急、病变的证候类型也不尽一致。大怒、大喜、大悲、大惊等剧烈的情志波动，易于引起急性发病。如，五志过极，心火暴盛，阳气怫郁，心神昏冒，则突然倒仆；神虚胆怯之人，有所惊骇，则心神慌乱，气血失主，而骤然昏闷等。若所愿不遂，抑郁不已，久悲失志等持续过久，可影响脏腑气血的生理功能而促发疾病，且起病缓慢。一般来说，兴奋性的精神状态多致实证，抑郁性的精神状态易致虚证。但是，因体质有强弱，故兼夹错杂之证亦常发生。如长期处于紧张的精神状态下，可使阴精损耗，以致肝阳偏亢，心火偏旺，出现头痛、眩晕、心悸、失眠等病证。

总之，七情为人之常性，但不良的精神情志，不仅能削弱人的正气，使之易于感受邪气而发病，而且又是内伤疾病的重要因素，通过影响脏腑的生理功能而发病。所谓"动之则先自脏郁而发，外形于肢体。"（《三因极一病证方论》）最终形成"因郁致病"，"因病致郁"，"郁—病—郁"的恶性循环。

（3）遗传因素：中医学把遗传因素看成是胎传因素之一，遗传因素与先天禀赋有关。

遗传因素从两个方面影响疾病的发生。一是由遗传因素而影响体质类型，不同体质类型在后天对外邪的易感性和耐受性不同，因此疾病的发生情况也有差异。二是在人类遗传过程中，亲代所发生的某些疾病也相应地遗传给子代。由遗传因素导致的疾病，称之为"遗传病"。

遗传病有一定的特点和规律，它是从父母接受到致病基因引起的，在胎儿时期就已形成，或处于潜在状态。遗传疾病是终生的，除非经特殊治疗或死亡，患者将痛苦一生。遗传疾病是以垂直方式一代传给一代，疾病常常以一定的比例出现于同一家庭的成员中。

中医学认为，遗传病是由先天禀赋不足所致，其病机为肾的精气阴阳亏虚。肾为先天之本，肾阴肾阳为人体阴阳的根本，肾虚必然导致人体气血阴阳不充，影响脏腑的正常生理活动，从而出现相应的病理变化。

综上所述，中医学认为，疾病的发生关系到正气和邪气两个方面，正气不足是发病的内在因素，邪气是发病的重要条件，内外环境通过影响正气和邪气的盛衰而影响人体的发病。体质、精神状态以及遗传因素等影响着正气的强弱，若先天禀赋不足，体质虚弱，情志不畅，则正气减弱，抗病力衰退，邪气则易于入侵而发病。

三、发病类型

邪气的种类、性质和致病途径及其作用不同，个体的体质和正气强弱不一，所以其发病类型也有区别。发病类型大致有卒发、伏发、徐发、间发、继发、合病与并病、复发等。

(一)卒发

卒(cù)，同猝，急、暴、突然，如“卒心痛”(《素问・刺热论》)。卒发，是急暴而病的发病类型，又称顿发，即感而即发，急暴突然，一般多见以下几种情况：

1. 感邪较甚

六淫之邪侵入，若邪气较盛，则感邪之后随即发病。如新感伤寒或温病，是外感热病中最常见的发病类型。外感风寒、风热、燥热、温热、温毒等病邪为病，多感而即发，随感随发。

2. 情志遽变

急剧的激情波动，如暴怒、悲伤欲绝等情志变化，导致人的气血逆乱，而病变顷刻而发，出现猝然昏仆、半身不遂、胸痹心痛、脉绝不至等危急重证。

3. 疫气致病

发病暴急，来势凶猛，病情危笃，常相“染易”，以致迅速扩散，广为流行。某些疫气，其性毒烈，致病力强，善“染易”流行而暴发，危害尤大，故又称暴发。

4. 毒物所伤

误服毒物，被毒虫毒蛇咬伤，吸入毒秽之气等，均可使人中毒而发病。

5. 急性外伤

如金刃伤、坠落伤、跌打伤、烧烫伤、冻伤、触电伤、枪弹伤等，均可直接而迅速致病。

(二)伏发

1. 伏发的含义

伏发，伏而后发，指感邪之后，邪藏体内，逾时而发。某些病邪传入人体后，不即时发病而潜伏于内，经一段时间后，或在一定诱因作用下才发病。如破伤风、狂犬病等，均经一段潜伏期后才发病。有些外感性疾病，也常需经过一定的潜伏期，如“伏气温病”、“伏暑”等均属此类。

这种发病形式的形成，主要有两个方面的原因。一是感受的邪气不太强，或对疾病治疗不彻底，使余邪留而未尽，或邪所伏部位特殊不易祛除而伏藏体内。二是由于人体正气虽然未能将病邪及时祛除，但是也不很虚弱，邪气不能立即导致人体发病而伏藏于体内。一旦气血失调，正气削弱或遇新感诱因即可发病，称之为伏发。

2. 新感与伏邪

在温病学中，新感指感邪之后，即时而发病。

感受病邪之后，迅即发病的温病，称之为新感或新感温病。新感温病，随感随发，初起即见风热表证。感而不即发病且伏藏于体内的病邪称之伏邪，又称伏气。由伏邪所致之温病名为伏气温病。伏气温病，初起不见表证，而即见里热甚至血分热证。

3. 伏邪的含义

关于伏邪，后世医家在伏气温病的基础之上，进一步丰富了伏邪的内涵，扩大了伏邪的外延。“感六淫而即发病者，轻者谓之伤，重者谓之中。感六淫而不即病，过后方发者，总谓之伏邪。已发者伤不得法，病情隐伏，亦谓之曰伏邪。有初感而治不得法，正气内伤，邪气内陷，暂时假愈，后仍复作者，亦谓之曰伏邪。有已发治愈而未能尽除病根，遗邪内伏，后又复发，亦谓之曰伏邪。伏邪有伏燥、有伏寒、伏风，有伏湿，有伏暑，有伏热。”（刘吉人《伏邪新书》）

（三）徐发

徐缓发病谓之徐发，又称缓发，系与卒发相对而言。徐发亦与致病因素的种类、性质及其致病作用，以及体质因素等密切相关。

以外感病因而言，寒湿邪气，其性属阴，凝滞、黏滞、重着，病多缓起。如，风寒湿痹阻滞肌肉筋脉关节而疼痛、重着、麻木等。某些高年患者，正气已虚，虽感外邪，常可徐缓起病，即与机体反应性低下有关。

内伤因素致病，如思虑过度、忧恚不释、房事不节、嗜酒成癖、嗜食膏粱厚味等，常可引起机体的渐进性病理改变，积以时日，形成疾病，就呈现出各种明显的临床症状与体征。

（四）继发

继发，系指在原发疾病的基础上继续发生新的病证。继发病必然以原发病为前提，二者之间有着密切的病理联系。例如：病毒性肝炎所致的胁痛、黄疸等，若失治或治疗失当，日久可继发致生“癥积”、“臌胀”。亦如：癥瘕、积块、痞块,即是胀病之根,日积月累,腹大如箕,腹大如瓮,是名单腹胀。间日疟反复发作,可继发出现“疟母“(脾脏肿大);小儿久泻或虫积,营养不良,则致生“疳积”;久罹眩晕,由于忧思恼怒,饮食失宜,劳累过度,有的可发为“中风”,出现猝然昏仆、面瘫、半身不遂等症状。

(五)合病与并病

凡两经或三经的病证同时出现者,称之为合病;若一经病证未罢又出现另一经病证者,则称为并病。合病与并病的区别,主要在于发病时间上的差异,即合病为同时并见,并病则依次出现。

合病多见于病邪较盛之时。由于邪盛,可同时侵犯两经,如伤寒之太阳与少阳合病、太阳与阳明合病等,甚则有太阳、阳明与少阳之三阳合病者。

至于并病,则多体现于病位传变之中。病位的传变,是病变过程中病变部位发生了相对转移的现象,并且,原始病位的病变依然存在。在不同类别的疾病中,病位的传变也很复杂,即病有一定之传变,有无定之传变。所谓一定之传变,多表现出传变的规律。如六经、卫气营血、三焦传变规律等;所谓无定之传变,是指在上述一般规律之外的具体疾病的病后增病,即可视为并发病证。如胃脘痛可并发大量出血、腹痛、厥脱、反胃等。

(六)复发

复发,是指疾病已愈,在病因或诱因的作用下,再次发病,又称为“复病”。复病具有如下特点;其临床表现类似初病,但又不仅是原有病理过程的再现,而是因诱发因素作用于旧疾之宿根,机体遭受到再一次的病理性损害而旧病复发。复发的次数愈多,静止期的恢复就愈不完全,预后也就愈差,并常可遗留下后遗症。所谓后遗症,是主病在好转或痊愈过程中未能恢复的机体损害,是与主病有着因果联系的疾病过程。

1. 复发的基本条件

疾病复发的基本条件有三:其一,邪未尽除。就病邪而论,疾病初愈,病邪已去大半,犹未尽除。因为尚有余邪未尽,便为复发提供了必要的条件。若邪已尽除,则不可能再复发。因此,邪未尽除是复发的首要条件。其二,正虚未复。因为疾病导致正气受损,疾病初愈时正气尚未完全恢复。若正气不虚,当能尽除其邪,也不会出现旧病复发。所以,正虚未复也是疾病复发中必不可少的因素。其三,诱因。如新感病邪,过于劳累,均可助邪而伤正,使正气更虚,余邪复炽,引起旧病复发。其他如饮食不慎,用药不当,亦可伤正助邪,导致复发。

2. 复发的主要类型

由于病邪的性质不同,人体正气的盛衰各异,因而复发大体上可以分为疾病少愈即复发、休止与复发交替和急性发作与慢性缓解交替等三种类型。

(1)疾病少愈即复发:这种复杂类型多见于较重的外感热病。多因饮食不慎,用药不当,或过早操劳,使正气受损,余火复燃,引起复发。如湿温恢复期,病人脉静身凉,疲乏无力,胃纳渐开。若安静休息,进食清淡易于消化的半流质饮食,自当逐渐康复。若饮食失宜,进食不易消化的偏硬的或厚味饮食,则食积与余热相搏,每易引起复发,不但身热复炽,且常出现腹痛、便血,甚至危及生命。

(2)休止与复发交替:这种复发类型在初次患病时即有宿根伏于体内,虽经治疗,症状和体征均已消除,但宿根未除,一旦正气不足,或感新邪引动宿邪,即可旧病复发。例如,哮喘病,有痰饮宿根胶着于胸膈,休止时宛若平人。但当气候骤变,新感外邪引起伏邪,或过度疲劳,正气暂虚,无力制邪时,痰饮即泛起,上壅气道,使肺气不畅,呼吸不利,张口抬肩而息,喉中痰鸣如拽锯,哮喘复发。经过适当治疗,痰鸣气喘消除,又与常人无异。但胸膈中宿痰不除,终有复发之虞。欲除尽宿根,确非易事。

(3)急性发作与慢性缓解交替:这种复发类型实际上是慢性疾病症状较轻的缓解期与症状较重的急性发作期的交替。例如胆石症,结石为有形之病理产物,会阻碍气机,而致肝气郁结。在肝疏泄正常,腑气通降适度时,病人仅感右胁下偶有不适,进食后稍觉饱胀,是谓慢性缓解期。若因情志抑郁,引起肝失疏泄,或便秘,腑气失于通降,或因进食膏粱厚味,且生肝胆湿热,使肝胆气机郁滞不通,胆绞痛发作,症见右胁下剧痛,牵引及右侧肩背,甚则因胆道阻塞而见黄疸与高热,是谓急性发作。经过适当治疗,发作渐轻,又进入缓解期。但是,胆石不除,急性发作的反复出现,总是在所难免。

从上述三种情况看,其一是急性病恢复期余邪未尽,正气已虚,适逢诱因而引起复发。若治疗中注意驱邪务尽,避免诱因,复发是可以避免的。第二、三皆因病有宿根而导致复发。宿根之形成,一是正气不足,脏腑功能失调,无力消除病邪;一是病邪之性胶着固涩,难以清除。故治疗时,一方面要扶助正气,令其祛邪有力;另一方面应根据宿邪的性质,逐步消除,持之以恒,以挖出病根。减少复发,避免诱因十分重要。因此,必须认真掌握引起复发的主要诱发因素。

3. 复发的诱因

复发病的诱因,是导致病理静止期趋于重新活跃的因素。诱发因素,归纳起来主要有如下几个方面:

(1)复感新邪:疾病进入静止期,余邪势衰,正亦薄弱,复感新邪势必助邪伤正,使病变再度活跃。这种重感致复多发生于热病新瘥之后,所谓:“瘥后伏热未尽，复感新邪，其病复作。”(《重订通俗伤寒论·伤寒复证》)因而，强调病后调护，慎避风邪，防寒保暖，对防止复发有着重要的意义。

(2)食复：疾病初愈，因饮食因素而致复发者，称为“食复”。在治病过程中，由于病邪的损害或药物的影响，脾胃已伤；“少愈”之际，受纳、腐熟、运化功能犹未复健，若多食强食，或不注意饮食宜忌，或不注意饮食卫生，可致脾胃再伤。余邪得宿食、酒毒，“发物”等之助而复作，以致复发。例如，胃脘痛、痢疾、痔疾、淋证等新瘥之后，每可因过食生冷，或食醇酒辛辣炙煿之物而诱发，鱼虾海鲜等可致瘾疹及哮病的复发等。

(3)劳复：凡病初愈，切忌操劳，宜安卧守静，以养其气。疾病初愈，若形神过劳，或早犯房事而致复病者，称为“劳复”。例如，某些外感热病的初愈阶段，可因起居劳作而复生余热；慢性水肿，以及痰饮、哮病、疝气、子宫脱垂等，均可因劳倦而复发并加重；某些病证的因劳致复，如中风的复中、真心痛的反复发作等，均一次比一次的预后更为凶险。

(4)药复：病后滥施补剂，或药物运用失当，而致复发者，称为“药复”。疾病新瘥，为使精气来复，或继清余邪，可辅之以药物调理。但应遵循扶正宜平补，勿助邪，祛邪宜缓攻，勿伤正的原则。尤其注意勿滥投补剂，若急于求成，迭进大补，反会导致虚不受补，或壅正助邪而引起疾病的复发，或因药害而滋生新病。

(5)情复：病后因情志失调而使疾病复发，可称为“情复”。比如眩晕、失眠、脏躁、癫狂，以及某些月经不调病证的复发与加重，即与情志的刺激有关。还有如梅核气、胃脘痛等常与情志变化有关的病变，也可因情志不遂而复发。

(6)环境变化而复发：指因自然环境变化所导致的旧病复发，即气候因素、地域因素等均可成为复发的因素。例如，某些哮病，或久病咳喘引起的“肺胀”，多在气候转变的季节或寒冬复发；许多皮肤疾患的复发或症状的加剧，与气候变化的联系至为密切。

第二节　基本病机

基本病机，是指在疾病过程中病理变化的一般规律及其根本机制，包括邪正盛衰、阴阳失调、气血失调、津液失常。疾病的发生、发展与变化，与患病机体的体质强弱和致病邪气的性质有密切关系。因此，尽管疾病的种类繁多，临床征象错综复杂，千变万化，各种疾病、各个症状都有其各自的机制。但从总体来说，总不外乎邪正盛衰、阴阳失调、气血失调、津液失常等病机变化的一般规律。

一、邪正盛衰

(一)邪正盛衰的含义

邪正盛衰,又称邪正消长,是指在疾病过程中,邪正斗争所致的彼此盛衰消长的病理变化。邪正斗争,不仅关系着疾病的发生,而且直接影响着疾病的发展和转归,同时也影响着病证的虚实变化。邪正斗争贯穿疾病过程的始终,所以疾病的过程,也就是邪正斗争及其盛衰变化过程。

在疾病的发展变化过程中,正气和邪气的力量对比不是固定不变的,而是在正邪的斗争过程中,不断地发生着消长盛衰的变化。正盛则邪退,邪盛则正衰,随着邪正的消长,疾病反映出两种不同的本质,即虚与实的变化。

(二)邪正盛衰的基本病机

"邪气盛则实,精气夺则虚。"(《素问·通评虚实论》)虚实概括了邪正盛衰的基本病机。但虚与实是相对的,而不是绝对的。

1. 实

(1)实的含义:指邪气亢盛,邪正相搏,形成的各种亢盛性的病理变化。

(2)实的病机特点:"邪气盛则实"。在疾病过程中,邪气亢盛,正气未虚,邪正相争导致以邪气盛为主的实性病理变化,谓之邪气盛则实。邪气亢盛,正气未虚为实的基本机制,其所表现的证候称之为实证。发病之后,邪气亢盛,正气尚足以同邪气抗争,临床表现为亢盛有余的实证。实证必有外感六淫或痰、食、血、水等病邪滞留不解的特殊表现,一般多见于疾病的初期或中期,病程相对较短。

如外感热病进入热盛期阶段,出现大热、大汗、大渴、脉洪大等("四大")症状,或潮热、谵语、狂躁、腹胀满坚硬而拒按、大便秘结、手足微汗出、舌苔黄燥、脉沉数有力等症状(前者称"阳明经证",后者称"阳明腑证")。就邪正关系而言,它们皆属实,就疾病性质来说它们均属热,故称实热证。此时,邪气虽盛,但正气尚未大伤,尚能奋起与邪气斗争,邪正激烈斗争的结果,以实热证的形式表现出来。或因痰、食、水、血等滞留于体内引起的痰涎壅盛、食积不化、水湿泛滥、瘀血内阻等病变,都属于实证。

2. 虚

(1)虚的含义:指正气虚衰,抗病力弱,邪正相搏,形成各种衰退性病理变化。

(2)虚的病机特点:"精气夺则虚"。在疾病过程中,正气过度耗损,邪正相搏,导致以正气虚为主的虚性病理变化。虚所表现的证候,称之为虚证。体质素虚，或疾病后期，或大病久病之后，气血不足，伤阴损阳。导致正气虚弱，正气虽能抗邪，但力量已显严重不足，难以出现较剧烈的病理反应，所以，临床上出现一系列虚损不足的证候。虚证必有正气不足、脏腑功能衰退的特殊表现，一般多见于疾病的后期和慢性疾病过程中，病程相对较长。

若大病、久病，消耗精气，或大汗、吐、利、大出血等耗伤人体气、血、津液、阴阳，均会导致正气虚弱，出现神疲体倦，面无华色，心悸、气短、自汗、盗汗，或五心烦热，或畏寒肢冷、脉虚无力等气血阴阳虚损之证。如崩漏，由于大量出血，其症状除了出血之外，同时伴有面色苍白或萎黄、神疲乏力、心悸、气短、舌淡、脉弱无力或浮大重按无力等，称作"脾不统血"。就邪正关系而言，心脾生理功能低下，既有脾虚之证，又有心血不足之候，属虚证。

3. 虚实错杂

(1)虚实错杂的含义：虚实错杂，又称虚实夹杂，是正虚与邪实交错并存的病理变化。包括虚中夹实和实中夹虚。在疾病过程中，邪正的消长盛衰，不仅可以产生单纯的虚或实的病理变化，而且由于疾病的失治或治疗不当，以致病邪久留，损伤人体的正气；或因正气本虚，无力驱邪外出，而致水湿、痰饮、瘀血等病理产物的凝结阻滞，往往可以形成虚实同时存在的虚中夹实、实中夹虚等虚实错杂的病理变化。

(2)虚实错杂的形式

①虚中夹实：虚中夹实是指正虚为主，兼有实邪结滞的病理变化。如脾阳不振之水肿即属于此。脾阳不振，运化无权，皆为虚候；水湿停聚，发为浮肿为实。上述病理变化以虚为主，实居其次。

②实中夹虚：实中夹虚，是指以实为主，兼见虚候的一种病理变化。如外感热病在发展过程中，常见实热伤津，气阴两伤之象。因邪热炽盛而见高热、汗出、便秘、舌红、脉数之实热证，又兼口干舌燥、口渴引饮、尿短赤及喘促气短、乏力等邪热伤津耗气之征，病本为实为热，气津耗伤源于实热，而属于虚，此为实中夹虚。其病机特点以实为主，虚居其次。

分析虚实错杂的病机，应根据邪正之孰缓孰急，虚实之孰多孰少，来确定虚实之主次。由于病邪所处部位不同，尚有表实里虚、表虚里实、下虚上实、上虚下实之分，临床又当详辨。

4. 虚实转化

(1)虚实转化的含义：虚实转化是指实邪久留而损伤正气或正气不足而实邪积聚，导致虚与实之间的相互转换变化，包括由实转虚和因虚致实。

虚实转化，指疾病过程中，邪正斗争，在一定条件下所发生的由实转虚和因虚致实的病理变化。疾病发生后，邪正双方力量的对比经常发生变化，因而疾病的虚实在一定条件下也常常发生转化。

(2)虚实转化的形式

①由实转虚:由实转虚是指以邪气盛为主的实性病变,向以正气虚损为主的虚性病变的转化。疾病在发展过程中,邪气盛,正气不衰,由于误治、失治,病情迁延,虽然邪气渐去,但是人体的正气、脏腑的生理功能已受到损伤,因而疾病的病理变化由实转虚。例如:外感性疾患,表寒证或表热证等,疾病初期多属于实,由于治疗不及时或治疗不当,护理失宜,或年高体弱,抗病能力较差,从而病情迁延不愈,正气日损,可逐渐形成肌肉消瘦、纳呆食少、面色无华、气短乏力等肺脾功能衰弱之虚象,即为由实转虚。

②因虚致实:因虚致实是指以正气虚为主的虚性病变,向以邪气亢盛为主的实性病变的转化。由于正气本虚,脏腑生理功能低下,无力驱邪外出,或导致气、血、津液等不能正常运行,从而产生气滞、血瘀、痰饮、水湿等实邪停留体内的病理变化。此时,虽邪实明显,但正气亦衰,故谓之因虚致实。如肾阳虚衰,不能主水,而形成的阳虚水停之候,既有肾脏温化功能减退的虚象,又有水液停留于体内的一派邪实之象,这种水湿泛滥,乃由肾阳不足,气化失常所致,故称之为因虚致实。实际上,因虚致实是正气不足,邪气亢盛的一种虚实错杂的病理变化。

5. 虚实真假

(1)虚实真假的含义:病机的或实或虚,在临床上均有一定的征象。但必须指出,临床上的征象,仅仅是疾病的现象,在一般情况下,即现象与本质相一致的情况下,可以反映病机的虚或实。但在特殊情况下,即现象与本质不完全一致的情况下,临床上往往会出现与疾病本质不符的许多假象。虽然假象也是由疾病的病机所决定的,但它并不如真象那样更直接地反映疾病的本质,往往会把疾病掩盖起来,因此,必须详细地占有临床资料,全面地分析疾病的现象,从而揭示疾病的真正本质。

虚实真假是指邪气盛极之实而夹假虚之象或正气虚极之虚而夹假实之征的病理变化,包括真虚假实和真实假虚。

(2)虚实真假的形式

①真虚假实(至虚有盛候):真虚假实是指正气虚极而反见假实之象的病理变化。真虚,为病理变化的本质,而实则是表面现象,是病变的假象。多因正气虚弱,脏腑气血不足,运化无力,有时反出现类似“实”的表现。如脾虚病人,一方面可以见到纳呆食少,疲乏无力,舌胖嫩苔润,脉虚无力等正气虚弱的表现,同时又可见腹满、腹胀、腹痛等一些类似“实”的症状。但其腹虽满,却有时减轻,不似实证之腹满不减,或减不足言;腹虽胀,但有时和缓,不若实证

之常急不缓；腹虽痛，但喜按，与实证之腹痛拒按不同。

概言之，病理变化本质为虚，假象为实，是真虚假实的基本机制。

②真实假虚（大实有羸状）：真实假虚是指邪气盛极而反见假虚之象的病理变化。真实假虚之病机本质为实，而虚则是表现现象，为假象。多因热结肠胃、痰食壅滞、湿热内蕴、大积大聚等，使经络阻滞，气血不能畅达，反而出现一些类似虚的假象。如热结肠胃，里热炽盛之病人，一方面见到大便秘结、腹满硬痛拒按、潮热谵语、舌苔黄燥等实证的表现，有时又可出现精神萎靡、不欲多言，但语声高亢气粗；肢体倦怠，稍动则舒适；大便下利，但得泄而反快之真实假虚证。

- 邪正盛衰
  - 意义——邪正盛衰可以决定“虚实变化”和“疾病转归”
  - 虚实变化
    - 虚实的基本病理
      - 虚——以正气不足为主要矛盾的病理变化：生理功能衰退，病变以精气、阴阳亏虚为主，临床表现多见虚候
      - 实——以邪气充盛为主要矛盾的病理变化：病邪致病力强，正气未衰，病变以痰、湿、水、瘀留滞为主，临床表现多见实象
    - 虚实的病理错杂——虚中夹实，实中夹虚
    - 虚实的病理转化——由实转虚，因虚致实
    - 虚实的病理真假——真虚假实，真实假虚
  - 疾病的转归
    - 正胜邪衰——好转或痊愈
    - 邪胜正衰——恶化或死亡

图7-2　邪正盛衰病机简图

概言之，病理变化的本质为实，假象为虚，是真实假虚的基本机制。

总之，在疾病的发生和发展过程中，病机的虚和实，只是相对的，而不是绝对的。由实转虚、因虚致实和虚实夹杂，常常是疾病发展过程中的必然趋势。因此，在临床上不能以静止的、绝对的观点来对待虚和实的病机变化，而应以运动的、相对的观点来分析虚和实的病机。

二、阴阳失调

（一）阴阳失调的含义

阴阳失调是指阴阳盛衰所导致的各种病理变化的总称，包括阴阳偏盛、阴阳偏衰、阴阳互损、阴阳亡失以及阴阳离决等。指在疾病的发生、发展过程中，由于致病因素的作用，导致机体的阴阳消长失去相对的平衡，形成阴阳的盛

衰、互损、格拒、转化或亡失的一系列病理变化。阴阳失调又是脏腑、经络、气血、营卫等相互关系失调,以及表里出入、上下升降等气机运动失常的概括。由于六淫、七情、饮食、劳倦等各种致病因素作用于人体,也必须通过机体内部的阴阳失调才能形成疾病。所以阴阳失调又是疾病发生、发展、变化的内在根据。

(二)阴阳失调的基本病机

阴盛则阳病,阴盛则寒;阳盛则阴病,阳盛则热;阳虚则寒,阴虚则热。寒与热是阴阳失调的基本病理机制,阴阳失调是邪正盛衰在病变性质上的表现形式。邪正盛衰有虚实之变,故阴阳失调通过疾病性质的寒热虚实而表现出来,但阴阳失调旨在阐明疾病的寒热之性。

1. 阴阳偏盛

阴阳偏盛是阴偏盛和阳偏盛的病理变化。阳盛则热,阴盛则寒,是阳盛和阴盛病机的特点。前者其病属热属实,后者其病属寒属实。阳长则阴消,阴长则阳消,所以"阳胜则阴病,阴胜则阳病"为阳盛或阴盛等病理变化的必然发展趋势。

(1)阳盛:阳盛是阳热偏盛的实热性病理变化。阳盛的病机特点为阳盛而阴未虚,其病变性质为热而且实,所表现的证候为实热证。

阳盛则热,系感受温热阳邪,或感受阴邪而从阳化热,或七情内伤,五志过极而化火,或因气滞、血瘀、痰浊、食积等郁而化热化火所致。这种因阳邪偏盛导致热的病理变化,称之为阳盛则热。

一般而言,阳盛则热的病理变化,多表现为阳盛而阴未虚的实热证。阳以热、动、燥为其特点,故阳气偏盛产生热性病变,以及燥、动之象,出现发热、烦躁、舌红苔黄、脉数等。由于阳的一方偏盛会导致阴的一方相对偏衰,所以除上述临床表现外,同时还会出现口渴、小便短少、大便干燥等阳盛伤阴,阴液不足的症状。但矛盾的主要方面在于阳盛。

但需要指出,"阳胜则阴病",阳邪偏盛导致各种伤津、伤阴的病理变化,称之为阳胜则阴病,阳盛必损阴而虚。在病机上,必须分清阴的相对不足还是绝对亏虚。邪客于阳而致阳盛,阳盛必损阴,但阴虽亏而尚未达到阴虚的程度,阴仅相对不足,其病机为阳盛而阴未虚,从而表现为实热证。若阴由相对的不足转而成为绝对的虚损,阳盛与阴虚并存,或只有阴虚,则病机便从实热转变为实热兼阴亏或阴虚内热,其证便从实热证转变为实热兼阴亏证或阴虚内热证。

(2)阴盛:阴盛是阴寒偏盛的实寒性病理变化。阴盛的病机特点为阴盛而阳未虚,其病变性质为寒而且实,其所表现的证候为实寒证。阴盛多由感受寒湿阴邪，或过食生冷，寒湿中阻，阳不制阴而致阴寒内盛之故。这种因阴邪偏盛导致寒而且实的病理变化，称之为阴盛则寒。

一般地说，阴盛则寒的病理变化，多表现为阴盛而阳未虚的实寒证。阴以寒、静、湿为其特点，故阴偏盛产生寒性病变以及湿、静之象，表现为形寒、肢冷、喜暖、口淡不渴、苔白、脉紧或迟等，所以说阴盛则寒。由于阴的一方偏盛，常常耗伤阳气，导致阳的一方偏衰，从而出现恶寒、腹痛、溲清、便溏等。这种阳气偏衰的表现是由于阴盛所引起，所以又称“阴胜则阳病”。

“阴胜则阳病”，阴寒偏盛导致阳气衰微的病理变化，称之为阴盛则阳病。阴盛必伤阳而阳虚。从病机变化来说，阴盛则阳虚，虽然也可区分为阳的相对不足和绝对的虚损，但是，由于阳主动而易耗散，而且阴寒内盛多因素体阳虚，阳不制阴所致。所以，在阴偏盛时，多同时伴有程度不同的阳气不足，难以明确区分为相对不足和绝对损伤，临证时应综合分析各种信息区分其异同而做出正确的判断。

2. 阴阳偏衰

阴阳偏衰是阴偏衰和阳偏衰的病理变化的统称。阳气亏虚，阳不制阴，使阴相对偏盛，形成阳虚则寒的虚寒证。反之，阴精亏损，阴不制阳，使阳相对偏亢，从而形成阴虚则热的虚热证。

(1)阳衰：阳衰又称阳虚，是指阳气偏衰的虚寒性病理变化。阳衰的病机特点为阳气不足，其病变性质为寒而且虚，其所表现的证候为虚寒证。

阳虚是由于先天禀赋不足，或后天饮食失养，或劳倦内伤，或久病损伤阳气所致。一般地说，其病理变化多表现为机体阳气不足，阳不制阴，阴相对偏盛的虚寒证。阳气虚弱，温煦功能减退，必然导致寒而且虚的病理变化，称之为阳虚则寒。

就五脏而言，阳气不足，五脏皆有，但一般以脾肾之阳虚为主，其中尤以肾阳不足为最，因为肾阳为人身诸阳之本。所以，肾阳虚衰(命门之火不足)在阳偏衰的病机中占有极其重要的地位，由于阳气的虚衰，阳虚则不能制阴，阳气的温煦功能减弱，经络、脏腑等组织器官的某些功能活动也因之而减弱，血和津液的运行迟缓，水液不化而阴寒内盛，这就是阳虚则寒的主要机理。

阳虚则寒与阴盛则寒的区别：阳虚则寒，虽也可见到面色苍白、畏寒肢冷、舌淡、脉迟等寒象，但尚有喜静蜷卧、小便清长、下利清谷等虚象。所以，阳虚则寒与阴盛则寒，不仅在病机上有所区别，而且在临床表现及发病缓急方面也有不同；前者是虚而有寒，后者是以寒为主，虚象不明显；前者发病势缓，无明显受寒原因，后者发病势较急，有明显受寒原因。

(2)阴衰：阴衰又称阴虚，是指机体阴液亏损的虚热性病理变化。阴衰的病机特点为阴液亏损，其病变性质为热而且虚，其所表现的证为虚热证。阴衰多由于阳邪伤阴，或因五志过极，化火伤阴，或因久病耗伤阴液所致。一般地说，阴虚则热的病理变化多表现为阴液不足和滋养、宁静功能减退，以及阳气相对偏盛的虚热证。

机体阴液亏损，阴不敛阳，阳相对偏亢，必然导致热而且虚的病理变化，称之为阴虚则热。

就五脏而言，阴虚亏损，五脏俱有，但一般以肝肾为主，其他三脏之阴虚，久延不愈，最终多累及肝肾，五者之间，亦多夹杂并见。临床上以肺肾阴虚、肝肾阴虚为多见，因为肾阴为诸阴之本，所以，肾阴不足在阴偏衰的病机中占有极其重要的地位。由于阴液不足，不能制约阳气，从而形成阴虚内热、阴虚火旺和阴虚阳亢等多种表现，如五心烦热、骨蒸潮热、面红升火、消瘦、盗汗、咽干口燥、舌红少苔、脉细数无力等，即是阴虚则热的表现。

阴虚则热与阳盛则热的区别：阴虚则热与阳盛则热的病机不同，其临床表现也有所区别：前者是虚而有热，后者是以热为主，虚象并不明显。

3. 阴阳互损

阴阳互损是阴或阳任何一方虚损到一定程度，累及另一方使之亦虚损，所导致的阴阳两虚的病理变化，包括阳损及阴和阴损及阳。

阴阳互根，相反相成，因此，阴与阳两者在病理情况下，无论盛与衰，都会彼此伤害、累及，故“互损”在理论上适用于阴阳的盛与衰。但在中医基础理论中，阴阳互损仅限定在阴阳偏衰的范畴中使用。

肾藏精气，内寓真阴真阳，为全身阳气阴液之根本。所以，无论阴虚或阳虚，多在损及肾脏阴阳及肾本身阴阳失调的情况下，才易于发生阳损及阴或阴损及阳的阴阳互损的病理变化。

(1)阴损及阳：阴损及阳是指阴液亏损继而累及于阳，使阳气虚弱，从而导致以阴虚为主的阴阳两虚的病理变化。阴损及阳的病机特点为阴阳两虚，阴虚为主。其病变性质的虚热虚寒并存，虚热为主，其所表现的证候为阴损及阳证。

阴损及阳，系由阴液亏损，累及阳气，使阳气生化不足或无所依附而耗散，从而在阴虚的基础上又导致了阳虚，形成以阴虚为主的阴阳两虚的病理变化。例如：临床常见的遗精、盗汗、失血等慢性消耗性病证，严重地耗伤了人体阴精，因而化生阳气的物质基础不足，发展到一定阶段，就会出现自汗、畏寒、下利清谷等阳虚之候。此即由阴虚导致阳虚，病理上称为阴损及阳。其主要特点是：虚寒与虚热并存，但以虚热为主，虚寒居次。

(2)阳损及阴：阳损及阴是指阳气虚损，继而累及于阴，使阴液亏损，从而导致以阳虚为主的阴阳两虚的病理变化。阳损及阴的病机特点为阴阳两虚，阳虚为主。其病变性质为虚寒虚热并存、虚寒为主。其所表现的证候为阳损及阴证。

阳损及阴，系由阳气虚损，无阳则阴无以生，累及阴液的生化不足，从而在阳虚的基础上又导致了阴虚，形成以阳虚为主的阴阳两虚的病理变化。例如：水肿一病，其病机主要为阳气不足，气化失司，水液代谢障碍，津液停聚而水湿内生，溢于肌肤所致。但其病变发展，则又可因阴无阳生使阴阳日益亏耗，而见形体消瘦、烦躁升火，甚则瘛疭等阴虚症状，转化为阳损及阴的阴阳两虚证。此即由阳虚导致阴虚，病理上称为阳损及阴。其主要特点是：虚寒与虚热并存，但以虚寒为主，虚热居次。

实际上，由阴或阳的一方不足导致另一方虚损，终究会导致阴阳两虚，只是某一方虚损程度轻重不同而已。因为肾阴为全身阴液之本，肾阳为全身阳气之根，故阳损及阴、阴损及阳，最终又总是以肾阳、肾阴亏虚或肾中精气亏损为主要病变。

4. 阴阳格拒

阴阳格拒是阴或阳的一方偏盛至极而壅踞于内，将另一方阻遏于外，所形成的寒热真假的病理变化，包括阴盛格阳和阳盛格阴。阴阳格拒主要是由于阴或阳的一方偏盛至极或一方极度虚弱，因而使盛者壅遏于内，将另一方排斥于外，迫使阴阳之间不相维系所致。阴阳格拒表现为真寒假热或真热假寒等复杂的病理现象。

(1)阴盛格阳：阴盛格阳，又称阴极似阳，是指阴寒盛极于内，逼阳浮越于外，所形成的(内)真寒(外)假热的病理变化。阴盛格阳的病机特点为阴盛为真，阳盛为假，即本质为阴盛，假象为阳盛，其病变性质为真寒假热。其所表现的证候为阴盛格阳证，又称真寒假热证。

阴盛格阳(真寒假热)：多由素体阳虚，或因久病而致阳气虚损，发展至严重阶段，阴盛太过，格阳于外(或格阳于上)而致。如虚寒性疾病发展到严重阶段，其证除有阴寒过盛之四肢厥逆、下利清谷、脉微细欲绝等症状外，又见身反不恶寒(但欲盖衣被)、面颊泛红等假热之象。身反不恶寒、面颊泛红，似为热盛之证，但与四肢厥逆、下利清谷、脉微欲绝并见，知非真热，而是假热。

阴盛格阳，因假热表现部位不同而有格阳和戴阳之分。格阳是内真寒而外假热，阴盛格阳于体表(身反不恶寒)。戴阳是下真寒而上假热，阴盛格阳于头面(面赤如妆)。格阳和戴阳均属真寒假热证，其病机同为阴阳格拒。实际上，疾病发展到阴阳格拒的严重阶段，格阳证和戴阳证常常同时出现，只是名称不同而已。

（2）阳盛格阴：阳盛格阴，又称阳极似阴，是指阳热盛极于内，阳气闭郁，逼阴浮越于外，所形成的（内）真热（外）假寒的病理变化。阳盛格阴的病机特点为阳盛为真，阴盛为假，即本质为阳盛，假象为阴盛，其病变性质为真热假寒，其所形成的证候为阳盛格阴证，又称真热假寒证。

阳盛格阴（真热假寒）是由于阳热至极，邪气深伏于里，阳气被遏，闭郁于内，不能透达于外所致。其病变的本质属热，而临床症状反有某些假寒之象，故又称真热假寒。如热性病发展到极期（如阳明经证白虎汤证，阳明腑证承气汤证），既有阳热极盛之心胸烦热，胸腹扪之灼热，口干舌燥，舌红等症状，又有阳极似阴的四肢厥冷或微畏寒等。热势愈深，四肢厥冷愈甚，所以有热深厥亦深，热微厥亦微之说，四肢厥冷是假象。

5. 阴阳转化

在病机学中，阴阳转化是指在疾病的发展过程中，阴的病理变化和阳的病理变化，在一定的条件下，所形成的相互转变的病理变化。包括由阳转阴和由阴转阳，这种转化在证候上表现为表证与里证，寒与热证，虚证与实证，阴证与阳证的互相转化。

（1）由阳转阴：由阳转阴是指在疾病过程中，在一定条件下，阳证转化为阴证的病理变化。疾病的本质本为阳气偏盛，但当阳气亢盛到一定程度时，就会向阴的方向转化。如某些急性外感性疾病，初期可以见到高热、口渴、胸痛、咳嗽、舌红、苔黄等一些热邪亢盛的表现，属于阳证。由于治疗不当或邪毒太盛等原因，可突然出现体温下降、四肢厥逆、冷汗淋漓、脉微欲绝等阴寒危象。此时，疾病的本质即由阳转化为阴，疾病的性质由热转化为寒，病理上称之为“重阳必阴”。“重阳必阴”与“阳证似阴”不同，前者的“阳”和“阴”皆为真，后者的“阳”为真，而其“阴”为假。

（2）由阴转阳：由阴转阳，是指在疾病过程中，在一定条件下，阴证转化为阳证的病理变化。疾病的本质为阴气偏盛，但当阴气亢盛到一定程度，就会向阳的方向转化。如感冒初期，可以出现恶寒重发热轻、头身疼痛、骨节疼痛、鼻塞流涕、无汗、咳嗽、苔薄白、脉浮紧等风寒束表之象，属于阴证。如治疗失误，或因体质等因素，可以发展为高热、汗出、心烦、口渴、舌红、苔黄、脉数等阳热亢盛之候。此时，疾病的本质即由阴转化为阳，疾病的性质则由寒转化为热，病理上称之为“重阴必阳”。“重阴必阳”与“阴证似阳”有本质的区别。

6. 阴阳亡失

阴阳亡失是指机体的阴液或阳气大量脱失，而致生命垂危的病理变化，包括亡阴与亡阳。

（1）亡阴：亡阴，又称阴脱，是指机体阴液大量亡失，导致阴液功能突然衰竭，生命垂危的一种病理变化。其亡阴的病机特点为阴液脱失，阴虚之极，其病变的性质为虚而且热。其所形成的证候称之为亡阴证。

在疾病过程中，机体阴液发生突然性的大量消耗或丢失，而致全身功能严重衰竭，便出现亡阴之变。一般地说，亡阴多由于热邪炽盛，或邪热久留，大量煎灼阴液所致，也可由于其他因素大量耗损阴液而致亡阴，其临床表现多见汗出不止、汗热而黏、四肢温和、渴喜冷饮、身体干瘪、皮肤皱折、眼眶深陷、精神烦躁或昏迷谵妄、脉细数疾无力，或洪大按之无力。同样，由于阴液与阳气的依存互根关系，阴液亡失，则阳气所依附而涣散不收，浮越于外，故亡阴可迅速导致亡阳，阴竭则阳脱，而致阴阳俱脱，阴阳不相维系而衰竭，生命也随之告终了。

(2)亡阳：亡阳，又称阳脱，是指机体阳气大量亡失，导致阳气功能突然衰竭，生命垂危的一种病理变化。亡阳的病机特点为阳气脱失，阳虚之极，其病变性质为虚而且寒，其所形成的证候称之为亡阳证。

在疾病过程中，机体的阳气发生突然脱失，而致全身功能突然严重衰竭便会出现亡阳之变病理变化。一般地说，亡阳多由于邪盛，正不敌邪，阳气突然脱失所致，也可由于素体阳虚，正气不足，疲劳过度等多种原因，或过用汗法，汗出过多，阳随阴泄，阳气外脱所致。慢性消耗性疾病的亡阳，多由于阳气的严重耗散，虚阳外越所致，其临床表现多见大汗淋漓、手足逆冷、精神疲惫、神情淡漠，甚则昏迷、脉微欲绝等一派阳气欲脱之象。

由于阳气和阴精具依存互根的关系，亡阳则阴精无以化生而耗竭。所以，亡阳之后，继之往往出现阴竭之变，阳亡阴竭，生命就告终了。

(3)亡阴与亡阳的关系：亡阴和亡阳，在病机和临床征象等方面，虽然有所不同，但由于机体的阴和阳存在着互根互用的关系。阴亡，则阳无所依附而浮越；阳亡，则阴无以化生而耗竭。故亡阴可以迅速导致亡阳，亡阳也可继而出现亡阴，最终导致“阴阳离决，精气乃绝”，生命活动终止而死亡。

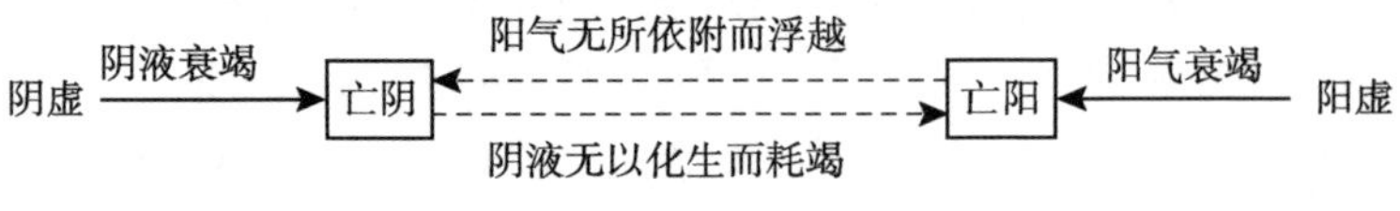

图7-3

邪正盛衰旨在揭示虚与实的病理机制，而阴阳失调旨在揭示寒与热的病理机制。阴阳失调的病机，是以阴阳的属性，阴和阳之间的相互制约、相互消长、互根互用和相互转化关系的理论，来分析、综合阐释机体一切病理现象的机制。因此，在阴阳的偏盛和偏衰之间，亡阴和亡阳之间，都存在着密切的联系。也就是说,阴阳失调的各种病机,并不是固定不变的,而是随着病情的进退和邪正盛衰等情况的变化而变化的。

邪正盛衰和阴阳失调,共同揭示了病理变化寒热虚实的本质,寒热虚实是疾病病理变化的一般规律,或者说是根本规律。因此,严格地说,邪正盛衰和阴阳失调才是疾病的基本病机。

- 阴阳失调
  - 阴阳盛衰
    - 阴阳偏盛
      - 阳盛——阳盛则热,阳盛则阴病,其病理属热属实
      - 阴盛——阴盛则寒,阴盛则阳病,其病理属寒属实
    - 阴阳偏衰
      - 阳衰——阳虚则寒,其病属虚属寒
      - 阴衰——阴虚则热,其病属虚属热
  - 阴阳互损(阴阳两虚)
    - 阴损及阳——阴虚为主,阳虚居次
    - 阳损及阴——阳虚为主,阴虚居次
  - 阴阳格拒
    - 阴盛格阳——阴盛于内,格阳于外(真寒假热)
    - 阳盛格阴——阳盛于内,格阴于外(真热假寒)
  - 阴阳转化
    - 由阳转阴——重阳必阴,热极生寒
    - 由阴转阳——重阴必阳,寒极生热
  - 阴阳亡失(阴阳离决)
    - 亡阳——阳气外脱
    - 亡阴——阴精内竭

图7-4　阴阳失调病机简图

三、气血失调

(一)气血失调的概念

气血失调是气与血及相互关系异常的病理变化。

气血是构成人体和维持人体生命活动的两大物质系统,是人体脏腑、经络等一切组织器官进行生理活动的物质基础,而气血的生成与运行又有赖于脏腑生理功能的正常。因此,在病理上,脏腑发病必然会影响到全身的气血,而气血的病变也必然影响到脏腑。气血的病理变化总是通过脏腑生理功能的异常而反映出来,由于气与血之间有着密切关系,所以在病理情况下,气病必及血,血病亦及气,其中尤以气病及血为多见。

气血失调是从气血的异常气化过程来揭示疾病病理变化的规律和本质,气血失调的病理变化虽以气血称谓,但也必然表现出寒热虚实之性,其具体病理变化又总是以脏腑气血阴阳失调的形式而表现出来。

气血失调同邪正盛衰、阴阳失调一样,不仅是脏腑、经络等各种病变机制的基础,而且也是分析研究各种疾病病机的基础。

（二）气血失调的基本病机

气和血的生成、运行、生理功能，以及气血之间的关系异常为其基本病理变化。包括气失调、血失调和气血关系失调。

1. 气失调

气失调是气的生成、运行和生理功能失常的病理变化的统称，包括：气的生成不足或耗散太过，或气的运行失常，以及气的生理功能减退。具体表现为气虚、气陷、气滞、气逆、气闭、气脱等。

（1）气虚：气虚是真气虚弱而致全身或脏腑功能衰退的病理变化。气虚的病机特点为真气虚弱，功能衰退，其病变的性质是虚而无寒象或虚而寒象不显，以脏腑组织功能衰退或低下，抗病能力下降的具体形式表现出来。

气虚主要表现为元气不足，脏腑功能活动减退，以及机体抗病能力下降等方面，其形成的主要原因多是先天不足，或后天失养，或肺脾肾功能失调，也可因劳伤过度、久病耗伤、年老体弱所致。气虚多见于慢性疾患、老年患者、营养缺乏、疾病恢复期以及体质衰弱等。其临床表现以少气懒言、疲倦乏力、脉细软无力等症为重要特点。

各脏腑气虚的特点，多与其生理功能有关，如肺气虚的特点是“主气”的功能衰退，心气虚的特点是“主血脉”和“藏神”的功能衰退，脾胃气虚的特点是“腐熟水谷”和“运化精微”的功能衰退以及中气下陷等，肾气虚的特点是“藏精”、“生髓”和“气化”、“封藏”以及“纳气”等功能的衰退等。

因肺主一身之气，脾为后天之本、气血生化之源，脾肺气虚直接影响元气的生成，故临床上所谓气虚证，多是指脾气虚和肺气虚以及脾肺气虚。

气虚和阳虚的关系：气虚与阳虚虽然都是脏腑组织功能活动的衰退和抗病能力的减弱，但气虚则是指单纯的功能减退，而阳虚则是在气虚进一步发展的基础上，出现了阳气虚少，所以气虚属于阳虚的范畴，气虚可发展为阳虚，但气虚则不一定阳虚。其区别在于：气虚是虚而无寒象，而阳虚则是虚而有寒象。

气虚与血、津液的关系：由于气与血、津液的关系极为密切，因而在气虚的情况下，必然会影响及血和津液，从而引起血和津液的多种病变。如气虚可导致血虚、血瘀和出血，也可引起津液的代谢障碍，如脾气虚不能运化水湿而形成痰饮、水肿等。

（2）气机失调：气机失调是指气的升降出入失常而导致的病理变化，包括气滞、气逆、气闭、气陷、气脱等。

①气陷：气陷，又习称气虚下陷、中气下陷，是气之升举无力，应升反降的病理变化。气陷的病机特点：气虚而升举无力或应升反降。

气陷多由气虚发展而来，为气虚病机之一。脾宜升则健，脾气虚，易于导致气陷，故气陷多指中气下陷。气陷的病理变化主要表现在两个方面：一是上气不足。由于脾气虚弱，升清之力不足，无力将水谷精微充分地上输头目，使头目失养而见头晕、眼花、耳鸣、疲倦乏力等。二是中气下陷。由于脾气虚弱，升举无力，气机趋下，降多升少，脏腑器官维持无力可致内脏位下移，形成内脏下垂（如胃下垂、肾下垂）、脱肛、阴挺等。多兼见腰腹胀满重坠、便意频频，以及短气乏力、语声低微、脉弱无力等症。

大气下陷（宗气下陷）与气陷：大气下陷，始见《医学衷中参西录》。张锡纯提出“大气下陷”的概念，并创立升陷汤（黄芪、知母、柴胡、桔梗、升麻）以治其证。其临床特征为气短不足以息，或努力呼吸，有似乎喘，或气息将停，危在顷刻，或满闷怔忡，或神昏健忘，脉象沉迟微。大气下陷，本谓胸中大气下陷。“宗气积于胸中，出于喉咙，以贯心脉，而行呼吸。”（《灵枢・邪客》）在中医学中，大气的含义之一为宗气，“肉分之间，溪谷之会，以行营卫，以会大气。”（《素问・气穴论》）故大气下陷，实为宗气下陷，系心肺气虚而下陷。所谓“五脏六腑，大小经络，昼夜循环不息。必赖胸中大气斡旋其间。大气一衰，则出入废，升降息，神气化灭，气立孤危。”（《医门法律・大气论》）宗气下陷，与“宗气泄”之义相近。“胃之大络，名曰虚里，贯膈络肺，出左乳下……其动应衣，宗气泄也。”（《素问・平人气象论》）由此可见，大气下陷病在心肺与本节所讲的气陷不同，后者其病在脾。

②气脱：气脱是气虚之极无以固摄，真气外泄的病理变化。气脱的病机特点为气不内守而外脱。

气脱多由于正不敌邪，正气骤伤；或慢性病长期消耗，正气衰竭；或大汗，大出血，频繁吐下等，气随血脱或气随液脱，以致脏腑生理功能极度衰退，真气外泄而陷于脱绝危亡之境。临床可见面色苍白，汗出不止，目闭口开，全身瘫软，二便失禁，脉微欲绝等。

气脱有虚脱、暴脱之分：精气逐渐消耗，引起脏腑功能极度衰竭者，为虚脱；精气骤然消耗殆尽，引起阴竭阳亡者，为暴脱。如心气虚脱则心神浮越，脉微细欲绝；肝气虚脱则目视昏蒙，四肢微搐；脾气虚脱则肌肉大脱，泻利不止；肺气虚脱则呼吸息高，鼾声如雷；肾气虚脱则诸液滑遗，呼气困难。阴气暴脱则肤皱眶陷，烦躁昏谵；阳气暴脱则冷汗如珠，四肢厥逆等。

③气滞：气滞是指气机运行阻滞所导致的病理变化。气滞的病机特点为气运不畅而停滞。其病变性质为实。

气滞多由情志抑郁不舒，或痰、湿、食、积、瘀血等有形之邪阻碍气机，或脏腑功能障碍所致，亦有气虚运行无力而滞者，以闷胀、疼痛为其临床特点。

人体气机升降多与肝主疏泄、肺主宣降、脾主升清、胃主降浊，以及肠主泌别传导功能有关，故气滞多与这些脏腑功能失调有关。

因肝主疏泄，条畅气机，故气滞以肝气郁滞为最。气滞于不同部位，其临床表现也不尽一致。如气滞于肝，则胁肋胀满疼痛；气滞于胃，则胃脘胀满，嗳气则舒；气滞于肺，则胸闷、咳喘等。

气行则血行，气滞则血瘀；气行水亦行，气滞则水停。所以气滞可以引起血瘀、水停，形成瘀血、痰饮、水肿等病理变化。

气滞与气郁：气郁是情志不舒，气机郁结的病理变化。气郁的病机特点为气郁结而不发散，其病变性质与气滞同属气机不畅范畴。气机不畅是气机郁结或阻滞的病理变化，包括气郁和气滞。气郁重在气之郁而不散，而气滞重在滞而不行，其病理表现，前者重在情志抑郁，后者重在胀满疼痛。

④气逆：气逆是气机升之太过或降之不及而逆于上的病理变化。气逆的病机特点为气机上逆，气机横逆，其病变性有虚实寒热之分。可与病因一章七情内伤的九气为病互参而学习之。

气逆多由情志所伤，或因饮食寒温不适，或因痰浊壅阻等所致，最常见于肺、胃和肝等脏腑。肺以清肃下降为顺，若肺气逆，则肺失肃降，发为咳逆上气；胃气宜降则和，若胃气逆，则胃失和降，发为恶心、呕吐、嗳气、呃逆；肝主升发，若肝气逆，则升发太过，发为头痛胀，面红目赤而易怒。肝为刚脏，主动主升，且又为藏血之脏，因此，在肝气上逆时，甚则可导致血随气逆，或为咯血、吐血，或壅遏清窍而致昏厥。

一般地说，气逆于上，以实为主，但也有因虚而气上逆者。如肺虚而失肃降或肾不纳气，都可导致肺气上逆；胃虚失降也能导致胃气上逆等，均属因虚而气逆。

⑤气闭：气闭是气机闭塞，真气外出受阻，而致脏腑功能异常的病理变化，气闭的病机特点为气不外出而内闭，即“气闭塞而不行”（《兰台轨范·厥门》）。其病变性质有寒热虚实之异。

气闭多是风寒湿热痰浊等邪毒深陷于脏腑或郁闭于经络，以致某一窍隧失其通顺之常所致。如心气内闭则谵语癫狂，神昏痉厥；胸肺气闭，则胸痹结胸，气喘声哑；膀胱气闭则小便不通；大肠气闭则大便秘结；经络气闭则关节疼痛；阳气内闭，不能外达，则可见四肢厥冷，甚则拘挛等。其中以心闭神昏最为严重。

2. 血失调

血失调是指血液生成、运行等生理功能异常的病理变化，包括血虚、血瘀、血热、血寒和出血等。

①血虚：血虚是血液亏虚，功能减退，脏腑经络失养所致的病理变化。血虚的病机特点为血液亏虚，营养失职。其病变性质为虚而无热，或虚而热象不显。

血虚形成的原因：一是失血过多，如吐血、衄血、月经过多、外伤出血等使体内血液大量丧失，而新血又不能及时生成和补充；二是血液生化不足，脾胃为气血生化之源，脾胃虚弱，化源不足，导致生成血液的物质减少，或化生血液的功能减弱；三是久病不愈，慢性消耗等因素而致营血暗耗；四是瘀血阻滞，瘀血不去则新血不生等，最终导致全身血虚。

血是维持人体生命活动的重要物质之一，对人体具有营养作用。因此，血液虚亏不能营养脏腑组织，必然导致全身或局部失于营养，生理功能逐渐减退等病理变化。其临床表现以眩晕，面色不华，唇、舌、爪甲淡白无华为重要特征。

由于心主血，肝藏血，脾为气血生化之源，肾精能化血，所以血虚多与心、肝、脾、肾等脏功能失调关系密切。

血虚与阴虚：血虚与阴虚同属阴血不足，但血虚是虚而无热象，而阴虚是虚而有热象，两者在病机上既有联系又有区别。

②血瘀：血瘀是血瘀运行迟缓、凝聚而停滞的病理变化。血瘀的病机特点为血行不畅而停滞，其病变性质为实，血得温则行，得寒则凝，故血瘀以寒为多。

血瘀指瘀血内阻，血行不畅。或气滞而致血行受阻，或气虚而血运迟缓，或痰浊阻于脉络，或寒邪入血，血寒而凝，或邪热入血，煎熬血液等等，均足以形成血瘀，甚则血液瘀结而成瘀血。所以，瘀血是血瘀的病理产物，而在瘀血形成之后，又可阻于脉络，而成为血瘀的一种原因。

血瘀而血行不畅，甚则形成瘀血。瘀血阻滞在脏腑、经络等某一局部时，则发为疼痛，痛有定处，得寒温而不减，甚则可形成肿块，称之为癥。同时，可伴见面目黧黑、肌肤甲错、唇舌紫黯以及瘀斑、红缕等血行迟缓和血液瘀滞的现象，可与病因一章中的瘀血相关内容互参学习。

血瘀反过来又可加剧气机的郁滞，从而形成气滞导致血瘀、血瘀导致气滞的恶性循环。

由于血瘀与气虚、气滞、血寒、血热等病理上相互影响，所以常常出现它与气虚、气滞、血虚等相兼而病的病理改变。

③血热：血热是热入血分，血液妄行所导致病理变化。

血分，在温病病机演变过程中，是指继卫分、气分、营分之后的最深入的阶段，病及心、肝、肾、血脉等。及至后期或极期，病情危笃，以动血、耗血、瘀热内阻为其主要病理变化，以身热、神昏、出血、斑疹、舌质深绛为其临床特征。

热入血分为邪热侵入血分，迫血妄行，热瘀交结的病理变化，为温热侵袭血分的基本病理机制。血热的病情特点为热瘀交结，血液妄行。血热多由外感热邪侵袭机体，或外感寒邪入里化热，伤及血分以及情志郁结，郁久化火，火热内生，伤及血分所致。

血得温则行，故在血热的情况下，血液运行加速，甚则灼伤脉络，迫血妄行，邪热又可煎熬阴血和津液。所以，血热的病理变化，以既有热象，又有耗血、动血及伤阴为其特征。

3. 血寒

血寒，是血分有寒，血行迟缓或凝滞不通的一种病理变化。血寒的病机特点为血行迟缓或血液凝滞。其病变性为寒，有虚实之分。血寒多因寒邪侵袭或阳虚内寒所致，以肢体手足麻木冷痛，心腹冷痛，得温则减，女子月经不调等为其病变特征。

4. 出血

出血的病机特点为血溢脉外，多由火气上逆，或热邪迫血妄行，或气虚不能摄血，或瘀血停滞，或因外伤损伤脉络等，使血液不能正常循行而溢于脉外所致。出血之候，随处可见，由于出血部位、原因以及出血量之多寡和血的颜色不同，可表现出不同的病理现象。

出血过多，可以导致血虚气弱，发展成为气血两虚，从而加剧脏腑组织功能减退。

出血与血脱：血脱是血海空虚，血液脱失的危重病理变化，突然大量出血可致血脱，血脱气亦脱，气随血脱，甚则发生阴阳离决而死亡。

（三）气血关系失调

气血关系失调是气为血帅，血为气母的关系异常所导致的病理变化。生理上相互依存，相互为用，故病理上也相互影响而致气血同病。气对于血，具有推动、温煦、化生、统摄的作用，故气的盛衰和升降出入异常，必然影响及血。如气虚则血无以生化，血必因之而虚少；气虚则推动、温煦血液的功能减弱，血必因之而凝滞；气虚则统摄功能减弱，则血必因之外溢而出血。气滞则血必因之而瘀阻；气机逆乱血必随气上逆或下陷，甚则上为吐衄，下为便血、崩漏。另一方面，血对于气，则具有濡养和运载作用，在血液虚亏和血行失常时，也必然影响及气。如血虚则气亦随之而衰；血瘀则气亦随之而郁滞；血脱则气无所依而脱逸。气血关系失调，主要有气滞血瘀、气不摄血、气郁血脱、气血两虚等几方面。

1. 气滞血瘀

气滞血瘀是气机运行阻滞，以致血液运行障碍，而气滞血瘀并存的病理变化。气滞血瘀的病机特点为气滞与血瘀并存。气滞血瘀由于气的运行不畅，导致血运的障碍而形成，也可因闪挫外伤等因素，而致气滞和血瘀同时形成。在一般情况下，肝主疏泄而藏血，肝的疏泄在气机条畅中起着关键性的作用，因此，气滞血瘀多与肝的生理功能失常密切相关。其次，由于心主血脉而行血，故在心的生理功能失调时，则多先发生血瘀而后导致气滞。气滞血瘀，在临床上多见胀满疼痛，瘀斑及积聚癥瘕等症。

2. 气虚血瘀

气虚血瘀是指气虚而行血无力，导致血行瘀滞，气虚与血瘀并存的病理变化。气虚血瘀的病机特点为气虚与血瘀并存，其病变的性质为虚实夹杂。

气能行血，气虚则推动无力而致血瘀。轻者，气虚无力，但尚能推动，只不过血行迟缓，运行无力；重者，因气虚较甚，无力将血送至人体各个部分，发挥营养作用，血失濡养，则可见瘫软不用，甚至萎缩，肌肤干燥、瘙痒、欠温，甚则肌肤甲错等瘀血性病证。

3. 气不摄血

气不摄血是气虚固摄无力，统摄血液功能减退，以致血液逸出脉外而出血的病理变化。气不摄血的病机特点为气虚出血。气不摄血，多因气的不足，固摄血液的生理功能减弱，血不循经，溢出脉外，而导致咯血、吐血、衄血、发斑、便血、尿血、崩漏等各种出血的病理变化，其中因中气不足，气虚下陷而导致血从下溢，则可见崩漏、便血、尿血等病证。

4. 气随血脱

气随血脱是指大量出血的同时，气随血液的突然流失而脱散，导致气血并脱的病理变化。

气随血脱，常由外伤失血或妇女崩漏、产后大出血等因素所致。血为气之载体，血脱，则气失去依附，故气亦随之散脱而亡失。

5. 气血两虚

气血两虚，即气虚和血虚同时存在的病理变化，多因久病消耗、气血两伤所致，或先有失血，气随血耗；或先因气虚，血的生化无源而日渐衰少，从而形成肌肤干燥、肢体麻木等气血不足之证。其病变性质为虚，其所形成的证候称之为气血两虚证。

四、津液失常

津液失常是指津液的生成不足，或输布失常、排泄障碍，以致津液在体内的环流缓慢，形成水液潴留、停阻、泛滥等病理变化，主要包括津液不足和水湿停聚两个方面。

（一）津液不足

津液不足是指津液亏少，濡润滋养失职，所导致的干燥失润的病理变化。津液不足的病机特点为津液亏损，其病变性质为虚而多热。

津液不足，多由燥热之邪或五志之火，或高热、多汗、吐泻、多尿、失血，或过用辛燥之剂等引起津液耗伤，进而导致内则脏腑，外而孔窍、皮毛，失其濡润。

津液不足的病理变化，由于津液亏损程度不同，而有伤津和伤阴之分。如炎夏而多汗，或因高热而口渴引饮；气候干燥季节，常见口、鼻、皮肤干燥等，属于伤津为主的临床表现。热病后期的久病伤阴，所见到的舌光红无苔或少苔、唇舌干燥、形瘦毛枯等，属于阴液枯涸以及动风的临床表现。

伤津和脱液：在病机和临床表现方面虽然有所区别，但津和液本为一体，二者之间在生理上互生互用，在病理上也互相影响。一般说来，轻者为伤津，重者为伤阴，伤津并不一定兼有伤阴，但伤阴则必兼有伤津，所以说，伤津乃伤阴之渐，伤阴乃伤津之甚。

（二）水湿停聚

水湿停聚是津液输布和排泄障碍而致湿浊困阻、痰饮凝聚和水液潴留等病理变化的统称。

1. 湿浊困阻

虽为肺脾肾等相关为病，但以脾不运湿为要。湿之为病最多，“其为害最缓，最隐，而难觉察也……在经多见是肿而冷，或腰背强，头重如裹，或肢作困，为疮为疡，湿性缠绵，或全身疼痛、浮肿、痹证、痿躄，种种为病；入里则气机壅塞，为胀为痞，或温湿寒热，湿痰泄泻，为病不一。”（《医原记略》）

2. 痰饮凝聚

痰与饮都是脏腑功能失调，津液代谢障碍，以致水湿停聚而形成的病理产物，又是多种疾患的致病因素，可导致复杂的病理变化。详见第七章病因，在此不再赘述。

3. 水液潴留

多由肺脾肾等脏腑功能失调，水液代谢障碍，从而使水液潴留体内，而发为水肿。水液泛溢肌肤，则头面、眼睑、四肢浮肿，甚则全身水肿。若水邪潴留腹腔，则腹肿胀大，发为腹水。

（三）津液与气血关系失调

津液与气血之间，在病理上相互影响，主要表现为水停气阻、气随液脱、津枯血燥及津亏血瘀等方面。

1. 水停气阻

水停气阻是指水液停潴体内，阻碍气机运行的病理变化。水停气阻的病机特点为水停与气滞并存。津液的生成、输布和排泄，依赖于脏腑气机的升降出入运动，气行则水行。津液的气化失常，则水液停聚而形成水湿痰饮，水湿痰饮阻碍气机运行，水停则气阻，水停与气阻互为因果，形成既有水湿停聚，又有气机失调的病理变化。如水饮阻肺，则肺气壅滞，失于肃降，则可见胸满咳嗽，喘促不能平卧；水饮停滞中焦，阻遏脾胃气机，则可致清气不升，浊气不降，而见头昏、腹胀、恶心呕吐等。

2. 气随液脱

气随液脱是指津液大量丢失，气亦随津液而大量外泄，导致严重气虚，全身衰竭的病理变化，气随液脱的病变特点为气脱与液脱并存。

气随液脱多由大汗伤津，或严重吐泻，耗伤津液所致。由于津液大量丢失，气失其依附而随津液外泄，从而导致阳气暴脱亡失的气阴两脱的危笃之候。

3. 津枯血燥

津枯血燥是指津液匮乏，血失充盈濡润而燥热内生，甚则血燥生风的病理变化。津枯血燥的病理特点为津血匮乏。其病变性质为虚，兼夹热或燥或风。

津枯生燥或因高热伤津，或烧伤，而津液大亏，或阴虚痨热，津液暗耗，甚则枯竭，从而导致血燥虚热内生，或血燥生风，而见心烦，鼻咽干燥，口渴喜饮，肌肉消瘦。

4. 津亏血瘀

津亏血瘀是指津液亏损，血行瘀滞的病理变化，津亏血瘀的病机特点为津亏与血瘀并存。其病变性质为虚实夹杂。

津亏血瘀是因高热、烧伤，或吐泻、大汗出等因素，使津液大量消耗，则津液亏少而血亦亏虚，使血液循行滞涩不畅，即可发生血瘀之病变。临床表现为在原有津液亏损不足基础上，又出现舌质紫绛，或见瘀斑等血瘀之征。

第三节 内生五气(邪)病机

内生五气(邪)病机是指在疾病过程中，机体自身由于脏腑功能异常而导致化风、化火、化寒、化燥、化湿的病理变化。由于病起于内，故分别称为"内风"、"内寒"、"内湿"、"内燥"和"内火"，统称为内生"五邪"。因此，所谓内生"五气"并不是致病因素，而是由于气血津液、脏腑等生理功能失调所引起的病理变化。

人与天地之气生，四时之法成，人与天地相应，天有风、寒、暑、湿、燥、火六气的变化，人亦应之。人的脏腑功能活动，也会在体内产生与天之六气相类似的变化。因其生之于内，故称之为"内生六气"或"内六气"，与天之外六气相对。"夫百病之生也，皆生于风、寒、暑、湿、燥、火，以之化之变也。"(《素问·至真要大论》)气之正者为化，气之邪者为变。失其和则为邪气，天之六气异常，习称"外六淫"、"六淫"；内生六气的异常，习称"内六淫"。"内六淫"也可导致疾病，故曰"人身六气为病，有自生者，有与天之六气感应而生者。"(《医碥·卷一》)在内伤疾病中，由于脏腑功能异常而引起的类似外六淫所致的病理变化，通常归咎于"内六淫"。暑邪纯属外邪，而无"内暑"之说，故"内六淫"实为"内五淫"。六气之偏颇为邪气，所以，一般称"内五淫"为内生"五邪"，内生五邪包括内风、内寒、内湿、内燥和内火。

一、内风(风气内动)

(一)内风的含义

内风，又称肝风内动，是指脏腑气血失调，体内阳气亢逆而致动风之征的病理变化。因风自内生，故有风气内动之称，内风的病机特点为肝风内动。

内风的病理变化似外感六淫中风邪的急骤、动摇和多变之性，故以风名之。由于"内风"与肝的关系较为密切，故又称肝风内动，简称肝风。所谓"诸风掉眩，皆属于肝。"(《素问·至真要大论》)其病理表现以眩晕、肢麻、震颤、抽搐等风动之征为基本特征。内风包括热极生风、肝阳化风、血虚生风、阴虚风动、血燥生风、痰瘀生风等。

(二)内风的病理变化

风气内动有虚实之分，主要有热极生风、肝阳化风、阴虚风动、血虚生风、血燥生风和痰瘀生风等。

1. 热极生风

热极生风是指邪热炽盛，伤及营血，燔灼肝经，筋脉失养而动风的病理变化。热极生风的病机特点为肝经热盛，筋脉挛急。其病变性质为实为热。

热极生风多见于热性病的极期，由于邪热炽盛，火热郁炽于内，煎灼津液，伤及营血，燔灼肝经，使筋脉失其濡养而挛急。临床上以高热、神昏、抽搐、痉厥、颈项强直、角弓反张、目睛上吊等为临床特征。

2. 肝阳化风

肝阳化风是指肝肾阴亏，阴不制阳，肝阳亢逆无制而动风的病理变化。肝阳化风的病机特点为肝肾阴虚，阳亢无制，其病变性质为虚为热。

肝阳化风，多由于情志所伤，操劳过度，耗伤肝肾之阴，以致阴虚阳亢，水不涵木，浮阳不潜，久之则阳愈浮而阴愈亏，终至阴不敛阳，肝之阳气升动而无制，便亢而化风，形成风气内动。临床可见筋惕肉瞤，肢麻震颤，眩晕欲仆，或口眼歪斜，或半身不遂，甚则血随气逆而卒然仆倒，或为闭厥，或为脱厥。肝阳化风以中风病为多见。

3. 阴虚风动

阴虚风动是指阴液枯竭，筋脉失养而动风的病理变化。阴虚风动的病机特点为肝肾阴液枯竭，筋脉失于濡润，其病变性质为虚为热。

阴虚风动，多见于热病后期，或热邪久羁，灼烁真阴；或久病误用汗下，耗伤阴血，使阴液精血枯竭，无以濡养筋脉，筋脉失养，则变生内风，属虚风内动。临床上以手足蠕动或瘛疭等动风之象，兼有五心烦热、神倦形削等阴虚之候为其特征。在温热病三焦病机演变过程中，温热邪气深入下焦，累及肝肾，易现阴虚内动之变。

4. 血虚生风

血虚生风是指血液虚少，筋脉失养而动风的病理变化。血虚生风的病机特点为肝血亏虚，筋脉失养。

血虚生风多见于温热病末期，以及失血、贫血疾患之中，多由生血不足或失血过多，或久病耗伤营血，肝血不足，筋脉失养，或血不荣络，而虚风内动。临床可见肢体麻木不仁、筋肉跳动，甚则手足拘挛不伸等症以及阴血亏虚之候。

5. 血燥生风

血燥生风是血虚津亏，失润化燥，肌肤失于濡养而动风的病理变化。血燥生风的病机特点为津枯血燥，肌肤失养。

血燥生风，多由于久病伤阴耗血，或年老精亏血少，或长期营养缺乏，生血不足，或瘀血内结，新血生化障碍，或温热病邪，耗伤津液阴血，使津枯血少，失润化燥，肌肤失于濡养，经脉气血失于和调，血燥化风而为风。

临床可见皮肤干燥或肌肤甲错，并有皮肤瘙痒或落皮屑等症状，多见于牛皮癣、皮肤瘙痒症等疾患之中。

6. 痰瘀生风

痰瘀生风是指脾失健运，聚湿生痰，痰湿阻络，气血涩滞，筋脉失养而动风的病理变化。痰瘀生风的病机特点是痰瘀阻络，筋脉失养。

痰即水也，瘀即血也，水不利则病血，血不利则病水，水不利而为痰，血不利而为瘀，故痰瘀交相为害，或痰夹瘀血，或瘀血夹痰。“或问向痰夹瘀血，何以验之？于曰：子知有痰夹瘀血，不知瘀血夹痰。如先因伤血，血逆则气滞，气滞则生痰，与血相聚，名曰瘀血夹痰。”（《医述》引罗赤诚论）

痰瘀生风，多因嗜食肥甘，脾失健运，聚湿生痰，或形体肥胖，气虚而多痰多湿，痰湿阻络，瘀血阻滞，气血逆乱，气血涩滞而致肝风内动，常发为偏枯卒中。

(三)外风与内风的关系

外风为六淫之首,四季皆能伤人,经口鼻或肌表而入。经口鼻而入者,多先侵袭肺系;经肌表而入者,多始于经络,且常兼夹其他外邪侵袭人体。正虚邪盛则内传脏腑,此两种途径又可同时兼有,因外风作用部位不同,临床上可有不同的表现。内风系自内而生,多由脏腑功能失调所致,与心肝脾肾有关,尤其是与肝的关系最为密切。其临床表现以眩晕、肢麻、震颤、抽搐等为主要特征。

表7-2　外风与内风的鉴别表

类型	病因病机		临床表现
外风	外感风邪,肺卫失宣		发热恶风,汗出,脉浮数
内风	肝风内动	邪热炽盛,火毒灼肝经,热极生风	高热,抽搐,甚则颈项强直,角弓反张
		肝肾阴亏,阳亢无制,肝阳化风	眩晕,震颤,甚则昏倒,半身不遂
		阴液亏损,筋脉失养,阴虚风动	筋挛肉瞤,手足蠕动,伴阴虚证
		阴血不足,血不养筋,血虚生风	眩晕,震颤,肢麻,伴血虚证
		津枯血少,失润化燥,血燥生风	皮肤干燥,瘙痒,肌肤甲错
		气虚湿盛,聚湿生痰,痰瘀阻络,变生内风	形体肥胖,偏枯,卒中

二、内寒(寒从中生)

(一)内寒的含义

内寒,是脏腑阳气虚衰,温煦气化功能减弱而致虚寒内生或寒邪偏盛所致的病理变化。因寒自内生,故又称寒从中生、里寒。内寒的病机特点为阳虚或阴盛,其病变性质为寒,有虚实之分。

内寒的形成,多因阳气亏虚,阴寒内盛,机体失于温煦而成。内寒五脏皆有,但多责之于心、肺、脾、肾,且与脾肾关系密切。心主血脉,其性属火,肺为气之宗,心肺气虚,胸阳不展,宗气不行,脏腑失温,内寒渐生。脾为后天之本,气血生化之源,脾阳能达于肌肉四肢,肾阳为人身阳气之根,能温煦全身脏腑组织。故脾肾阳气虚衰,则温煦失职,最易表现虚寒之象,而尤以肾阳虚衰为关键。所谓"诸寒收引,皆属于肾。"(《素问·至真要大论》)

(二)内寒的病理变化

气主煦之,阳虚则阴盛,机体阳气不足,阴寒内盛,失于温煦机体的作用,使脏腑组织表现为病理性功能减退。以冷(畏寒、肢冷)、白(面、舌色白)、稀(分泌物和排泄物质地清稀,如痰液稀白,大便稀薄)、润(舌润、口不渴)、静

（精神状态安静、喜卧）为其临床特点，其中以“冷”为最基本的特征。

阳气虚衰，寒从中生的病理变化，主要有两个方面：一是温煦失职，虚寒内生，呈现面色苍白，形寒肢冷等阳热不足之象；或因寒性凝滞，其性收引，使筋脉收缩，血行迟滞，而现筋脉拘挛，肢节痹痛等。二是阳气不足，气化功能减退或失司，水液不得温化，从而导致阴寒性病理产物的积聚或停滞。寒者水之气，“诸病水液，澄澈清冷，皆属于寒。”（《素问·至真要大论》）如水湿痰饮之类，以致尿、痰、涕、涎等排泄物澄澈清冷，或泄泻，或水肿等。

此外，不同脏腑的内寒病变，其临床表现也各不相同。如心阳虚则心胸憋闷或绞痛，面青唇紫等；脾阳虚则便溏泄泻；肾阳虚则腰膝冷痛，下利清谷，小便清长，男子阳痿，女子宫寒不孕等。

（三）内寒与外寒的关系

外寒，指机体外感六淫之寒邪。外寒伤人，首先伤及浅表肌腠，亦可直中于里，伤及脏腑，因此，其发病常有伤寒和中寒之别。寒邪伤于肌表，郁遏卫阳，称为“伤寒”；寒邪直中于里，伤及脏腑阳气，则为“中寒”。外寒侵犯人体，虽然有表里内外，脏腑经络之异，但其病变均以寒胜为主。

内寒，是指机体阳虚阴盛，寒从中生，是机体阳气不足，功能衰退的病理反应，必有虚象，故与外感寒邪或恣食生冷所引起的寒证不同。其区别是“内寒”的临床特点主要是虚而有寒，以虚为主；“外寒”的临床特点则主要是以寒为主，且多与风、湿等邪相兼，或许亦可因寒邪伤阳而兼虚象，但仍以寒为主。另外，阳虚内寒病机发展到一定的阶段，有时还会出现真寒假热的病理表现，如面色反见潮红，但头汗出、脉虚大或沉微等。这是病变本质与临床表现不一致的反常现象，主要是由于元阳衰微，阴寒内盛，格阳于外，孤阳浮越所致，故见外热之假象。

内寒与外寒，两者之间又有所联系，主要是寒邪侵犯人体，必然会损伤机体阳气，最终导致阳虚；而阳气素虚之体，则又因抗御外邪的能力低下，易于外感风寒而致病，或外寒易于直中脏腑，引起内寒而发病。

表7-3　外寒与内寒的鉴别表

类别		病因病机	临床表现
外寒	伤寒	外感寒邪，卫阳被束	恶寒发热，无汗，头身痛，骨节疼痛，脉浮紧
	中寒	寒邪直中，伤及脾胃，升降失常	脘腹冷痛，呕吐少食，肠鸣腹泻（常伴恶寒，头身痛）
内寒		阳气不足，阴寒内生，温煦失职，气化失司	形寒喜暖，四肢不温或逆冷，呕吐清水，下利清谷，小便清长，倦怠嗜卧，病变局部冷痛

三、内湿(湿浊内生)

(一)内湿的含义

内湿,是脏腑功能异常,水液代谢失调而致水湿痰浊停聚的病理变化。内湿的病机特点脾肾阳虚,水湿停聚。其病变性质有寒化、热化之分,或为湿热,或为寒湿,为虚实夹杂。其所形成的病证为痰饮水肿,泄泻带下等。

内湿为水液代谢失调的病理产物,虽与肺、脾、肾等功能失调均有密切关系,但与脾的关系最为密切,故有"诸湿肿满,皆属于脾"(《素问·至真要大论》)之说。

(二)内湿的病理变化

脾不运湿,水液不化,聚而成湿,停而为痰,留而为饮,积而成水。因此,脾的运化失职是湿浊内生的关键。但脾阳根于肾阳,肾主水液,肾阳不足,气化失司,则水停湿聚,使脾阳益虚,脾肾阳虚,则水湿内聚。故曰:"湿从内生者,由水不化气,阴不从阳而然也,悉由脾肾之亏败。"(《景岳全书·杂证谟·湿证》)

湿性重着黏滞,多易阻遏气机,故其临床表现常可随湿邪阻滞部位的不同而异。如湿邪留滞经脉之间,则症见头重如裹、肢体重着,也可出现颈项强急、屈伸不利等。风寒湿邪,侵袭人体,壅阻经络,可以致痉,痉病是以项背强急、四肢抽搐,甚至角弓反张为主要表现的疾病,湿为痉病原因之一。湿犯上焦,则胸闷咳喘;湿阻中焦,则脘腹胀满,食欲不振,口腻或口甜,舌苔厚腻;湿滞下焦,则腹胀便溏,小便不利;水湿泛滥于皮肤肌腠,则发为水肿。湿浊虽可阻滞机体上、中、下三焦的任何部位,但以湿阻中焦脾胃为主,因此脾虚湿困常是必见之证。

(三)内湿与外湿的关系

外湿多由气候潮湿,或涉水冒雨,居住潮湿等外界湿邪所致。内湿则是湿从中生,多由脾失健运,不能运化精微,以致水湿停聚,即所谓"脾虚生湿"。但外湿和内湿又相互影响,外湿发病,必伤及脾,脾失健运,则湿浊内生;而内湿由于脾虚,脾阳虚损,水湿不化,又易于感受外湿。

表7-4 外湿与内湿鉴别表

类 别	病因病机	临床表现
外湿	湿伤肌表	恶风寒,发热,头身困重,四肢酸楚
	湿滞关节	关节重痛,伸屈不利
内湿	脾失健运,水湿停聚	口腻纳呆,胸闷呕恶,脘腹痞满,头身困重,泄泻,小便混浊,带下,水肿等

四、内燥(津伤化燥)

(一)内燥的含义

内燥,是指体液津液耗伤而干燥少津的病理变化。内燥的病机特点为津液耗伤,阴血衰少,其病变性质为热,或虚或实或虚实夹杂。

内燥多由七情不节,神伤血耗,或大病汗吐下克伐太过,或嗜食辛热,或误投温补等,亡其津液,或久病伤阴耗液所致,其病理变化以脏腑组织、形体官窍失其濡润,而干燥枯涩失润为特征。

一般而言,阴津亏损或实热伤津,皆可导致燥热内生。内燥病变,以肺、胃、肾及大肠为多见。因为肺为燥金之脏,主气,司全身精血津液的敷布。肺气虚弱,则水精不能四布而化燥,其病属虚。大肠为燥金之腑,主津,故肠胃燥热,灼伤津液,亦常致燥,多属于实。此外,肾总司一身的气化活动,若肾的气化失常,津液不布,也可以导致内燥。故内燥起于肺、胃、肾,其中,以胃为重,尤以肾为最。

(二)内燥的病理变化

燥胜则干,"有干于外而皮肤皱揭者,有干于内而精血枯涸者,有干于津液而营卫气衰,肉烁而皮着于骨者。有其大经小络,所属上中下前后,各为病所。"(《医门法律·伤燥门》)一般而论,燥在外则皮肤皲揭,疥痒爪枯;燥在上则鼻燥咽干,干咳少痰,燥在中则脾胃干枯,消谷善饥;燥在下则便难,癃闭,甚则痿厥。内燥病变,临床多见津液枯涸和阴虚内热之证,如肌肤干燥不泽,起皮脱屑,甚则破裂、口燥咽干唇焦、舌上无津,甚或光红龟裂、鼻干目涩、爪甲脆折、大便燥结、小便短赤等燥热之象。如以肺燥为主,则兼见干咳无痰,甚则咯血;以胃燥为主时,则胃阴不足,可伴见舌光红无苔;以肾燥为主,则为肾阴精血枯涸,伴见形体消瘦、发脱、齿槁,甚则经闭、痿厥;若系肠燥,则兼见便秘等症。"诸涩枯涸,干劲皴揭,皆属于燥。"(《素问玄机原病式·六气为病》)总之,"干"是内燥的病理特点,在上焦则干咳,咽干口燥;在中焦则烦渴、呕呃;在下焦则便秘、经闭。

所谓"上燥则咳","中燥则渴","下燥则结"(《通俗伤寒论》),其治则有"上燥治气,下燥治血"(《临证指南医案·燥》)之说,燥在中焦,必伤脾胃之阴,当甘寒清补胃阴,即所谓中焦治液。

(三)内燥与外燥的关系

外燥是感受外界燥邪所致,可发生于秋季的外感疾病,故称秋燥。外燥有温燥和凉燥之分,燥而偏寒者为凉燥,燥而偏热者为温燥。外燥偏重于犯肺,内燥多由高热、大汗、剧烈吐泻,或失血过多,或年高体弱,阴血亏损所致,临床上表现出一派津伤阴亏之候，如皮肤干糙、口干咽燥、毛发不荣、肌肉瘦削、尿少、便干等。内燥遍及全身，以肺、胃、肾及大肠多见，伤及血脉，则与肝肾有关。

表7－5　外燥与内燥的鉴别表

<table>
<tr><th>类　型</th><th>病因病机</th><th colspan="2">临床表现</th></tr>
<tr><td>外燥</td><td>外感燥邪，肺卫失宣</td><td colspan="2">恶寒发热，头痛，脉浮，口燥咽干，干咳少痰，痰黏难咯，小便短少</td></tr>
<tr><td>内燥</td><td>津液亏损，精血下夺</td><td>形体消瘦，皮肤干涩</td><td>上燥——干咳
中燥——烦渴，干呕
下燥——便结，经闭，痿厥</td></tr>
</table>

五、内火（火热内生）

（一）内火的含义

内（热）火，是指脏腑阴阳气血功能失调，而致火热内扰的病理变化。内火的病机特点为阳热亢盛，耗伤正气。其病变性质为热极，或为实火或为虚火。

内火或因阳盛有余，或阴虚阳亢，或由于气血的郁滞，或由于病邪的郁结，而致火热内扰之害。

火与热同类，均属于阳，故有“火为热之极，热为火之渐”之说。因此，火与热在病机与临床表现上基本是一致的，唯在程度上有差别。

（二）内火的病理变化

1. 实火

（1）阳气过盛化火：人身之阳气，在正常情况下有养神柔筋，温煦脏腑组织的作用，为生理之火，中医称之为“少火”。但是，在病理情况下，若阳气过亢，功能亢奋，以致伤阴耗液，此种病理性的阳气过亢则称为“壮火”，中医学又称为“气有余便是火”。

（2）邪郁化火：邪郁化火包括两方面的内容，一是外感六淫风、寒、燥、湿等病邪，在病理过程中，皆能郁滞从阳而化热化火。如寒郁化热、湿郁化火等。二是体内的病理性代谢产物，如痰浊、瘀血和食积、虫积等，均能郁而化火。邪郁化火实质上是由于以上因素导致机体阳气郁滞，气郁则生热化火，实热内结所致。

（3）五志过极化火：又称“五志之火”，多指由于精神情志的刺激，影响了机体阴阳、气血和脏腑的生理平衡，造成气机郁结，气郁日久则从阳而化热，因之火热内生，肝郁气滞，气郁化火，发为“肝火”。

2. **虚火**

虚火为阴虚火旺，多由精亏血少，阴液大伤，阴虚阳亢，则虚热虚火内生。一般来说，阴虚内热多见全身性的虚热征象，而阴虚火旺，其病理变化除阴虚内热之征外，又有虚火上炎之象且火热征象则往往较集中于机体的某一部位。如阴虚而引起的牙痛、咽痛、口干唇燥、骨蒸潮热、颧红等，均为虚火上炎所致。

总之，火热内生的病理不外虚实两端，实火者，多源于阳气有余，或因邪郁化火，或因五志化火等。其病势急速，病程较短，多表现为壮热、面赤、口渴喜冷、小便黄赤、大便秘结，甚则狂躁、昏迷、舌红苔黄燥、脉洪数等症。虚火多由于精亏血少，阴虚不能制阳，虚阳上亢所致。病势缓慢，病程较长，其临床主要特征为五心烦热、午后颧红、失眠盗汗、口燥咽干、眩晕、耳鸣、舌红少苔、脉细数等。

火热证的共同特点是：热（发热，恶热，喜冷）、赤（面赤，目赤、舌红）、稠（分泌物和排泄痰、涕、白带黏稠）、燥（口渴，咽干，便燥）、动（神情烦躁，脉数）。

内火除应分清虚火和实火之外，还应分清五脏六腑之火。

其一，五脏之火。气郁火起于肺，大怒火起于肝，醉饮火起于脾，怵惕思虑火起于心，房欲火起于肾。

其二，六腑之火。胃火则牙疼颐肿，胆火则眩晕口苦，大肠火则便秘不通，小肠火则癃闭淋沥，膀胱火则腹痛溺涩，三焦火则肢热体倦。可与脏腑病机互参。

《素问·至真要大论》病机十九条属火者五：

其一，诸热瞀瘈，皆属于火，谓邪热伤神则昏乱，伤血则抽搐。

其二，诸禁鼓栗，如丧神守，皆属于火，谓火极似水，热极生寒，则口噤不开。

其三，诸逆冲上，皆属于火，谓气逆而上冲，则呕、吐、噫、哕、呃。

其四，诸躁狂越，皆属于火，谓火扰心神而癫狂。

其五，诸病胕肿，疼酸惊骇，皆属于火，谓火郁神扰而浮肿、惊骇。

（三）内火与外火的关系

外火多由感受温热之邪或风寒暑湿燥五气化火，临床上有比较明显的外感病演变过程。内火则为脏腑阴阳气血失调或五志化火而致，通过各脏腑的病理变化反映出来。但外火和内火又相互影响，内生之火可招致外火，而外火亦可引起内火。

表7－6　外火与内火的鉴别表

<table>
<tr><th>类型</th><th colspan="2">病因病机</th><th colspan="2">临床表现</th></tr>
<tr><td>外火</td><td colspan="2">外感风热火邪或五气化火</td><td colspan="2">初起常有恶寒，头痛，脉浮，继则壮热，心烦，口渴脉洪数，常生风动血</td></tr>
<tr><td rowspan="3">内火</td><td>实火</td><td>内伤脏腑阳气偏亢</td><td rowspan="2">主要见内热心烦，口渴，尿赤，便结，舌红，脉数</td><td>见心、肺、肝、胆、胃实热证，舌老红，脉数有力（详见脏腑病机）</td></tr>
<tr><td rowspan="2">虚火</td><td>阴虚生内热</td><td>五心烦热，失眠，潮热盗汗，舌嫩红少苔，脉细数</td></tr>
<tr><td>阴盛格阳</td><td colspan="2">身热而欲得衣被，口渴喜热饮，舌淡，尿清</td></tr>
</table>

总之，在疾病的发展过程中，因脏腑功能紊乱可以产生风、寒、湿、燥、火（热）的病理变化。由于这五种病理变化的名称与六淫中的风、寒、湿、燥、火（热）相同，且其部分症状亦与六淫中相应邪气的致病特点相类似，所以将内生病理与外来病邪区别开来，称之为内风、内寒、内湿、内燥、内火（热），统称"内生五气"。

内风与肝有关，虽有虚实之分，除热极生风属实、痰瘀生风则为虚实夹杂外，余者如肝阳化风、阴虚风动、血虚生风等皆属于虚。肝阳化风和阴虚风动的病理基础均为肝肾阴虚，但肝阳化风多见于内伤杂病之中，以水不涵木、阴虚阳亢、上盛下虚为特征。阴虚风动，多见于温热病后期，真阴亏损，肝失所养，精血不足，邪少虚多，虚风内动，故临床上以手足蠕动或瘈疭，伴有神倦、心中澹澹大动、齿黑、舌绛少苔、脉虚等为特征。血虚生风，因血不养筋，故以麻木、肉瞤、筋挛为特征，不若肝阳化风之抽搐、震颤和阴虚风动之手足蠕动或瘈疭。

内寒主要由于脾、肾阳虚所致，尤以肾阳虚衰为关键，其病理表现为阳虚内寒之本虚证，并可导致阳气不足、水湿内停之标实证。

内湿主要是由于脾的运化功能失健所致，即脾虚生湿，其病理表现以水湿内停为主，而内寒虽亦可形成阳虚水停，但以阳虚内寒为主。

内燥多因肺、胃、肾阴液不足，尤其是肾阴不足，其病理表现以"干"为主，可兼有轻微的阴虚燥热之证。

火热内生也是临床上比较常见的病理现象。内火有虚实之分，通过脏腑的阴阳失调而表现出来。虚火和实火的主要区别在于：虚火有明显的阴虚内热之证，热象较实火为缓和，伤津不显著，结合临床其他症状不难区别。

第四节 脏腑病机

脏腑病机是疾病在其发生、发展过程中，脏腑的正常生理功能发生失调的内在机制。任何疾病的发生，无论是外感还是内伤，都势必导致生理功能紊乱而脏腑阴阳气血失调。因此，脏腑失调的病机，在病机理论中占有重要的地位，是辨证论治的主要理论依据。

疾病既已发生，则患病机体势必出现一系列的病理变化及临床表现。一般来说，这些病理变化和临床表现反映出人体发生疾病时的邪正盛衰、阴阳失调、气血失调以及升降失常等变化。但若要确切判明病变的部位、性质及对机体功能活动的影响，则必须将病机分析落实到脏腑上，才能保证其具有较强的针对性。因此，研究脏腑病机，对于进行临床辨证论治具有非常重要的现实意义。

人体是一个有机整体，人体各脏腑之间，在生理上是密切联系的，在病理上也是相互影响的，任何一个脏腑发生病变，都会影响到整体机体，而使其他脏腑发生病理改变，脏病及脏、脏病及腑、腑病及脏、腑病及腑，产生了脏腑组织之间病变的传变。因此，在研究脏腑病机时，不仅要注意脏腑本身的病理变化，而且要重视脏腑之间病理变化的相互影响。

一、五脏病机

五脏病机是指五脏阴阳气血失调的病变机制。五脏的阴阳、气血，是全身阴阳、气血的重要组成部分，各脏的阴阳和气血之间的关系是：气属于阳，血属于阴，气与阳，均有温煦和推动脏腑生理活动的作用，故阳与气合称为“阳气”；血与阴，均有濡养和宁静脏腑组织及精神情志的作用，故阴与血合称为“阴血”。但是，从阴阳、气血和各脏腑生理活动的关系来说，则阳和气、阴和血又不能完全等同。在五脏阴阳气血失调中，各脏之阴阳气血的病变，因各脏的生理功能特点不同，分别有所侧重，而具有不同的病机特点。

各脏之阴阳，皆以肾阴肾阳为根本，因此，各脏的阴阳失调，久必及肾。各脏之气血，又均化生于水谷精微，因此，各脏的气血亏虚，又与脾胃气血生化之源的关系极为密切。由于各脏的生理功能特点不一，故各脏的阴阳失调和气血失调的病理变化也不完全相同。

（一）心系病机

心系病机是指心脏系统阴阳气血失调的病变机制。

1. 心的生理病理特点

心位居上焦，开窍于舌，在体合脉，其华在面，与小肠相表里。心藏神，为五脏六腑之大主，又主血而外合周身之脉。心脏阴阳调和，气血充足，则心神健旺，气血环流周身，洒陈于五脏六腑，灌溉于四肢九窍，使人体各脏腑组织生生不息，藉以维持人体正常的生命活动。心包络为心之外卫，具有保护心脏，防御外邪的作用。心在脏腑中是一个重要的内脏，有“君主之官”之称。

心的主要生理功能是主神志和主血脉。因此，心的任何病变均可出现血脉的运行异常和精神情志的改变。这些病理变化是心之阴阳气血失调的结果，所以，心之阴阳气血失调是心脏病变的内在基础。

2. 心的基本病理变化

由于阴和阳、气和血对于心主血脉和心主神志等生理功能的作用不同，故心的阴阳、气血失调因虚实寒热之不同，可出现不同的病理变化。

(1)心气、心阳失调：心气、心阳失调主要表现为阳气偏衰和阳气偏盛两个方面。

①心的阳气偏衰：主要表现为心气虚和心阳虚。

心气虚：又称心气不足，是指心气虚损，心脏功能减退而血行无力，心神不安，伴有气虚的病理变化。心气虚的病机特点为气虚而心神不安，其病变性质为虚而无寒，或寒象不显。

心气虚多由久病体虚，或年高脏气衰弱，或汗下太过耗气，或禀赋不足等因素所引起。因心气是推动血液循行的动力，心气不足，心主血脉功能减退。由于血液为神志的物质基础，心气虚衰，鼓动力弱，血脉不充，则心神失养，所以既有心神不足之病，又有全身气虚之变。临床上以心悸气短，动辄益甚，神疲乏力等为重要特征。

心阳虚：又称心阳不振，是指阳气不足，虚寒内生，温煦失职，心神失养，血行迟滞的病理变化。心阳虚的病机特点为阳虚阴盛、心神失养、血行迟滞。其病变性质为虚为寒，亦有虚实夹杂之变。

心阳虚多系心气不足，病情严重发展而来；亦可由于寒湿、痰饮之邪阻抑心阳；或素体阳虚，心阳不振；或思虑伤神，心气受损；或久病失养等所致。阳虚则寒自内生，气虚则血运无力，心神失养。故心阳虚的基本病理变化主要表现在心神不足、阳虚阴盛和血运障碍等几个方面。

其一，心神不足。心主神志的生理功能失去阳气的鼓动和振奋，则精神、意识和思维活动减弱，易抑制而不易兴奋。临床可见精神萎靡、神思衰弱、反应迟钝、迷蒙多睡、懒言声低等病理表现。

其二，阳虚阴盛。阳虚则寒，心阳不足，温煦功能减退，故临床可见畏寒喜暖、四肢逆冷等虚寒之象。心气虚与心阳虚相比较,心气虚为虚而无寒象,而心阳虚则是虚而有寒象。

其三,血运障碍。血得温则行,得寒则凝。心阳不足,心主血脉的功能减退,血行不畅而致血瘀,甚则凝聚而阻滞心脉,形成心脉瘀阻之证。可见形寒肢冷,面色苍白或青紫,心胸憋闷、刺痛,脉涩或结代等。

心阳暴脱:心阳暴脱是指阳气突然衰败而欲脱导致心神失守,血行异常,且伴亡阳的病理变化。若心阳虚极,或寒邪暴伤阳气,或瘀痰闭阻心窍,均可导致心阳衰败而暴脱,从而出现大汗淋漓、四肢厥逆、神识模糊、脉微欲绝等宗气大泄,阳气将亡之危候。

②心的阳气偏盛:主要表现为心火亢盛和痰火扰心。

心火亢盛:心火亢盛是指火热炽盛,内炽于心而扰神、上火、伤津、动血的病理变化。心火亢盛的病机特点为火热内炽,扰神动血,其病变性质为实为热。

心火亢盛系火热之邪内侵,或情志之火内发,或过食辛热、温补之品,久而化热生火,或脏腑功能失调而生内火等,其主要病理变化是:

其一,火扰心神。火气通于心,心火内炽,扰于心神,则心神失守,每见心烦失眠,甚则狂躁谵语、神志不清等病理表现。

其二,血运逆常。心主血脉,热迫血升,心火阳盛,气盛动速,则脉流薄疾,可见心悸、面赤、舌红绛、脉洪数等,甚至血热妄行而导致各种出血。

其三,心火上炎与下移。心火上炎是指心经火旺,循经燔灼,躁扰心神,上炎头面口舌的病理变化。火性炎上,心开窍于舌,心火循经上炎,故可见舌尖红赤疼痛、口舌生疮等。心火下移,即心移热于小肠。心与小肠相表里,若心火下移于小肠,可现小便黄赤,或尿血、尿道灼热疼痛等小便赤、灼、痛的病理现象。

其四,热象显著。阳盛则热,心火亢盛,则多见实热征象,如身热、口渴饮冷、溲赤、便结等。

痰火扰心:痰火扰心亦称痰火扰神,是指火热痰浊扰乱心神而神志不宁的病理变化。痰火扰心神的病机特点为痰火内停、神志异常,其病变性质为热(火)为实。

肝气郁结,气郁化火,肝火引动心火,心肝火旺,煎熬津液为痰。痰与火结,上扰心神,则心神失守,清窍闭塞;或外感温热之邪,夹痰内陷心包,而成痰火扰心之候,以神志错乱为主要临床特点。

痰蒙心窍与痰火扰心:痰蒙心窍,又称痰迷心窍、痰蒙心神,是指痰浊内蕴,蒙蔽心神而神志昏蒙的病理变化。痰蒙心窍的病机特点为痰凝气结,神识昏蒙,其病变性质为寒为实。痰蒙心窍与痰火扰心均为痰气交阻,但前者无火,后者火盛。

(2)心血、心阴失调:心血、心阴的失调,主要表现为心血亏损、心阴不足和心血瘀阻等方面。

①心血虚：又称心血不足，是指血液亏虚，血不养心，心神失养，血脉空虚，伴有血虚的病理变化，心血虚的病机特点为血虚而心神失养，其病变性质为虚而无热或热象不显。

心血虚多由于失血，或血液生化不足，或情志内伤，耗损心血等所致，心血虚的基本病理变化为：

其一，血液虚少。心血不足，血脉空虚，血主濡养，故有全身血虚之征，以面、唇、舌等淡白无华，以及脉细无力为特征。

其二，心神失守。血虚心失所养，则心悸怔忡；神不守舍，则神识衰弱而神思难以专一，甚则神思恍惚，或失眠多梦、惊悸不安。

②心阴虚：又称心阴不足，是指阴液亏虚，心阴耗伤，心神失养，虚热内生或阴虚火旺的病理变化。心阴虚的病机特点为阴虚内热、心神失养，其病变性质为虚热甚则为虚火。

心阴不足多由劳心过度，久病失养，耗伤心阴；或情志内伤，心阴暗耗；或心肝火旺，灼伤心阴等所致。心阴不足的基本病理变化有以下几个方面：

其一，虚热内生。阴液亏损，不能制阳，阴虚阳盛，虚热内生。可现阴虚内热甚则阴虚火旺之候，以五心烦热、潮热、盗汗、口渴咽干、面红升火、舌红、脉细数等为特征。

其二，心神不宁。心阴虚则阴不制阳，心阳偏亢，阴虚阳盛，则虚火内扰，影响心神，而见心中烦热、神志不宁，或虚烦不得眠。

其三，血行加速。阴虚内热，热迫血行，脉流薄疾，影响心主血脉之功能，故脉来细而且数。

心阴虚与心血虚：从病机上看，心血虚与心阴虚虽同属阴血不足范畴，但心血虚为单纯血液不足，血不养心，主要表现为心神失常和血脉不充，失于濡养方面；而后者除包括心血虚外，主要表现为阴虚不能制阳，心阳虚亢，虚热内生之候。所以心血虚以血虚不荣之“色淡”为特点，而心阴虚则以阴虚内热之“虚热”为特点。

③心血瘀阻：亦称心脉痹阻，是指血行迟缓，瘀血阻滞心脉的病理变化。心血瘀阻的病机特点为瘀血阻闭，心脉不通。其病变性质为实，多寒少热。

心气不足或心阳不振，心脉寒滞，或痰浊凝聚，血脉郁阻不畅均可导致心血瘀阻。劳倦感寒，或情志刺激常可诱发或加重。

心脉气血运行不畅，甚则可见血凝气滞、瘀血阻闭、心脉不通为基本病理变化，以心悸怔忡，惊恐万状，心胸憋闷、刺痛，甚则暴痛欲绝为特征。

总之，心主血脉而藏神，其华在面，开窍于舌，其经为手少阴经，又与小肠相表里。这种功能上的特定联系构成了心系统，故心的病理变化就是心系统各层次的病理变化，主要表现在血脉和心神两个方面。

在血脉方面，寒则血液凝滞而心胸闷痛、四肢厥冷；热则血液妄行而面肤色赤，出血；虚则运行无力，血流不畅，脉微或涩；瘀则循环不良，血络阻滞，血不流而脉不通，瘀血为害。

在心神方面，寒则心神不足，神情沉静而蜷卧欲寐，甚则阳气暴脱而神识不清；热则心神失守，神情浮躁而烦扰不眠，甚至谵语妄言；虚则神疲懒言，萎靡不振；实则喜笑无常，悲不自胜，或癫狂。汗为心之液，大汗之后而又亡心阳，心火上炎则舌赤烂痛，心火下移于小肠，则尿赤涩痛。

3. 心病与其他脏腑的关系

心病与其他脏腑的关系，主要包括心与肺、脾、肝、肾及小肠等脏腑之间在病理上的相互影响，反映了心系统病理变化的整体性、复杂性。

心与肺—病机
- 肺气虚⟷心气虚
  - 心气虚——心悸气短、动则尤甚
  - 肺气虚——咳喘无力、声低气怯
- 肺气虚弱、肺失宣肃⟶心血瘀阻
  - 气虚——胸闷、气短
  - 血瘀——心悸、唇青、舌紫
- 心阳不振、心气不足⟶肺失宣降
  - 心——心胸憋闷刺痛
  - 肺——咳嗽、气促、喘息
- 心火炽盛⟶灼伤肺阴
  - 心——心悸、心烦、失眠
  - 肺——咳嗽、咯血
- 邪犯肺卫⟶逆传心包
  - 肺——发热微恶寒、咳嗽
  - 心营——高热、神昏、谵语、舌绛

图7-5

（1）心与肺：心肺同居上焦，心气上通于肺，肺主治节而助心行血。因此，心与肺在病理上的相互影响，主要表现在气和血的功能失调方面。

①肺气虚弱，宗气不足，不能助心行血，心气亦弱。心气虚弱，心血不能充养于肺，肺气亦虚。心、肺之气虚相互影响终致心肺气虚，心气与肺气俱虚，血行无力，宣降失常。临床上表现为心悸气短，咳嗽喘促、动则尤甚，声低气怯，胸闷，咳痰清稀等症状。

②肺气虚弱或肺失宣肃，均可影响心主血脉的功能，此为心肺气虚而气虚血瘀之变。导致血液运行迟滞，而出现胸闷、气短，以及心悸、唇青、舌紫等心血瘀阻的病理表现。

③心气不足或心阳不振，血脉运行不畅，由血及气，也会影响肺的宣降功

能，使宣肃功能失常，从而出现心胸憋闷、刺痛，以及咳嗽、气促、喘息等肺气上逆的病理现象。

④心火炽盛，灼伤肺阴，火烁肺金，既可出现心悸、心烦、失眠等心火内扰之症，又可出现咳嗽、咯血等阴虚肺损之状。

⑤在温热病的发展过程中，疾病的传变，可以从肺卫阶段直接进入心营，即所谓“逆传心包”。温热邪气侵犯肺卫之后，不顺传气分而径入心营，称之为逆传心包。临床上，初见发热、微恶寒、咳嗽，继则出现高热、神昏谵语、舌绛等由肺卫直入心营的症状。

（2）心与脾：心主血，脾生血又统血，故在病理上心与脾之间的相互影响，主要表现在血的生成和运行方面。

心阳不振或心血不足会影响脾之运化，使脾之功能失常。反之，脾虚健运无权，不能益气生血，则心失所养，亦能为病。

①脾病及心：脾气虚弱，运化失职，则血的化源不足；或脾不统血，失血过多，都能影响于心，导致心血不足。临床上，既有脾气虚弱之面黄、神疲、食少便溏，以及其统摄失职之出血，又有心悸、失眠、健忘、脉细等心血不足之症。

②心病及脾：心行血以养脾，若思虑过度，耗伤心血，血虚无以滋养于脾，影响脾之健运，又会导致脾虚气弱，健运失司。临床上，既有心血不足之症，又有脾气虚衰之状。

不论是脾气虚而致心血不足，还是心气不足，心血亏损，影响脾之运化和统血之功能，心与脾，两者互相影响，终至心脾两虚。心脾两虚是指心脾气血阴阳亏损，以血不养心，运化失职为主要的病理变化。心脾两虚的病机特点为心脾气血虚弱，其病变性质为虚而无寒或寒象不著。临床上，表现为脾气虚弱而食少、腹胀，心血不足而心悸，心神失养而失眠、多梦，以及全身气血两虚而眩晕、面色不华、体倦等。

另外，心主血液的运行，脾有统血之功，在心脾两脏的作用下，使血液沿着脉道正常运行，不致溢于脉外。当心脾两虚时，脾失统摄，则又会出现出血性病理改变。

心与脾—病机
- 脾虚不运或不能统血—心血不足
- ↑↓
- 心血暗耗，血不养脾—脾气虚弱

→ 心脾两虚
- 脾气虚弱——面黄、肌瘦、倦怠、食少、腹胀、便溏
- 心血不足——心悸、头晕、脉细无力
- 心神失养——失眠、多梦、健忘
- 脾不统血——出血

图7－6

(3)心与肝:心主血,肝藏血;心主神志,肝主疏泄。故心与肝的病理影响,主要表现在血液和神志两个方面。

①血液方面:心肝阴血不足,往往互相影响,心血不足,肝血常因之而虚。肝血不足,心血亦因之而弱。所以,在临床上常常是心悸怔忡、面色不华、舌淡、脉细无力等心血不足的症状和头晕目眩、爪甲不荣、肢麻筋挛、视力减退、妇女月经涩少等肝血亏损的症状同时并见。

因此,血虚证不仅有心脾两虚,而且又有心肝血虚。心肝血虚是血液亏虚,心血虚少,肝血亦亏,头目、筋脉、爪甲、血海失养的病理变化。其病机特点血虚失荣,其病变性为虚,而寒热不显。心肝血虚既有心血不足的表现,又有肝无所藏,不能荣筋养目之候。

②神志方面:心肝两脏有病常表现出精神异常,如心肝血虚,血不养心,肝失濡养,则神无所主,疏泄失职。因此,肝血亏虚的病人,除有肝血不足的症状外,还会出现心悸不安、失眠多梦等神不守舍的症状。若心阴不足,虚火内炽,则出现心悸、心烦、失眠、多梦的同时,往往还会兼见急躁易怒、头晕目眩、面红目赤等肝气上逆,浮而上亢的症状,这是心肝之阴血亏损,而心肝之阳气无所制约的结果。甚则心肝火旺,相互影响,气郁化火生痰,痰与气(火)相结,阻蔽心窍,扰于心神,又可导致癫狂等精神失常之病。

- 心与肝—病机
  - 阴血不足
    - 心血不足——心悸怔忡、面色不华、舌淡脉细
    - ↑↓
    - 肝血亏虚——眩晕、爪甲不荣、肢麻筋挛、视力减退、月经涩少
  - 神志不安
    - 心肝血虚——心悸不安、失眠多梦、眩晕肢麻、视物模糊
    - 心阴不足,肝阳偏亢——心悸、心烦失眠、急躁易怒、头晕目眩
  - 心肝火旺——神志失常,如癫狂、出血、衄血、吐血等

图7-7

总之,在某些精神情志疾病中,心肝两脏相互影响,肝气郁结,气机不调,可出现神志方面的异常变化。反之,情志失调,又可致肝气不舒,甚则肝气火上逆,终致心肝火旺。心肝火旺是心肝邪热炽盛,循经上炎,躁扰神明,灼伤脉络的病理变化。心肝火旺的病机特点为邪热炽盛,扰神伤络,其病变性质为火(热),为实。

(4)心与肾:心与肾之间的关系主要为水火既济的关系。心肾之间阴阳水火精血动态平衡失调,即为心肾不交,其主要病理表现是肾水亏而心火旺,

以及心肾阳虚水泛。

①肾阴不足，心阳独亢：肾水不足，不能上承以济心阴，心阴不能制约心阳，使心阳独亢而致肾阴亏于下，心阳亢于上的病理变化，出现心悸、心烦、失眠、多梦，以及腰膝酸软、男子遗精、女子梦交等。

②心肾阴虚，阴虚火旺：心肾阴虚，不能制约心阳，以致心火上炎，而见五心烦热、消瘦、口干少津、口舌生疮、心悸、失眠、健忘等。

心肾阴虚是心肾阴液亏损，虚热内生，甚则阴虚火旺而致心火上炎的病理变化。心肾阴虚的病机特点为水不济火，虚火上炎。其病变性质为虚为热。

③心阳不振，水气凌心：心阳不振，不能下温于肾，以致寒水不化，上凌于心，阻遏心阳，而心肾阳虚。心肾阳虚是心肾阳气亏虚，虚寒内生，失于温煦，功能减退，气化失常，血行无力的病理变化。心肾阳虚的病机特点为阳虚水泛，水气凌心，其病变性质为寒，为虚或本虚标实。以心悸、水肿、畏寒为其临床特征，甚则水气凌心射肺又见喘咳之候。

此外，心血不足和肾精亏损互为因果，从而导致精亏血少，而见眩晕耳鸣、失眠、多梦、腰膝酸软等，此亦属心肾之间生理功能失调的病变。

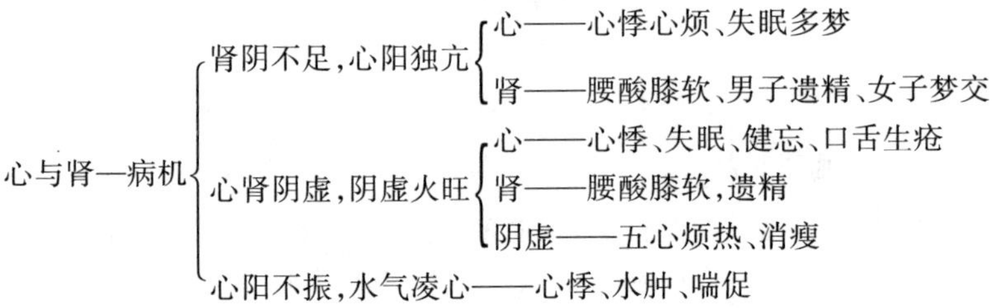

图7－8

(5)心与小肠：心与小肠相表里，故两者在病理上相互传变。心可移热于小肠，小肠实热又可上熏于心。

①心移热于小肠：心火炽盛，会出现心烦、口舌生疮、舌尖红赤疼痛等症状。若心火下移，影响小肠分别清浊的功能，又可引起小便短赤、尿道灼热疼痛，甚则尿血等症状，称“心移热于小肠”，又称“小肠实热”，可用清心利尿的方法导热下行。

②小肠实热上熏于心：小肠有热，亦可循经上熏于心，出现心烦、舌赤、口舌生疮糜烂等心火上炎的病理现象。在治疗上，清心泻火和清利小便的药物并用。

心与小肠—病机
- 心火炽盛——心烦、舌赤、口舌生疮等
- ↑↓
- 小肠实热——小便短赤，尿道灼热疼痛，甚则尿血等

图7－9

(二)肺系病机

肺系病机是指肺脏系统阴阳气血失调的病变机制。

1. 肺的生理病理特点

肺居胸中，为五脏六腑之华盖，上连气道、喉咙，开窍于鼻，合称肺系。肺与大肠相表里，肺主气，司呼吸，是体内外气体交换的场所。肺朝百脉而助心行血，通调水道而为水之上源，外合皮毛而煦泽肌肤。肺为娇脏，不耐寒热，性喜清肃，其气以下降为顺，故外邪袭人常先犯肺。因此，肺的病理变化主要表现为呼吸功能异常、水液代谢失调、体表屏障功能失常，以及气的生成、血液循环障碍和某些皮肤疾患等。

2. 肺的基本病理变化

肺的病变有虚实之分，虚则多为气虚和阴津不足，实则多由风寒、燥热、痰湿袭肺所致。

(1)肺失宣肃：肺的宣发和肃降，是肺气升降出入运动的两个方面，二者虽有区别，又相互影响，有宣有肃方能使肺的生理功能正常。肺气宣发和肃降失常，多由外邪袭表犯肺，或因痰浊内阻肺络，或因肝升太过，气火上逆犯肺等所致，也可由于肺气不足，或肺阴虚亏等因素而成。

①肺气不宣：肺气不宣是指肺气宣发功能失调的病理变化。肺气不宣，可以导致下列病理变化：

呼吸不畅：肺之宣肃正常则呼吸调匀，肺气失宣，气机不利，呼吸不畅，则可出现鼻塞、咳嗽等。

卫气壅滞：肺合皮毛，肺主气，宣发卫气于皮毛。肺失宣发，卫气壅滞，毛窍闭塞而见恶寒、发热、无汗等。

肺气不宣与肺气不利：肺气不宣与肺气不利大致相同，但通常肺气不宣多对外感表证而言，肺气不利多对内伤杂病而言。

②肺失清肃：肺失清肃是指肺气清肃下降功能失调的病理变化。肺气失于清肃下降的功能，使肺气下降和清洁呼吸道的功能减退，临床上表现为胸闷、气促、咳嗽、痰多等。咳嗽日久，肺气损伤，肃降失常，可进一步导致肺气上逆。肺气上逆是肺气清肃失司，气机上逆的病理变化。肺气上逆与肺失清肃

相同，但咳嗽气逆较肺失清肃为甚。

肺气失宣或肺失清肃，均可导致肺气上逆而气喘，通调水道功能失职，而出现尿少、水肿等症。其进一步发展，亦均能损耗肺气和肺阴，导致肺气虚损或肺阴不足。

（2）肺气虚：肺气虚，又称肺气不足，是指肺气虚弱而致呼吸功能减退，卫外失司的病理变化。肺气虚的病机特点为肺气不足，卫表不固，其病变性质为虚，其寒也微。多因肺失宣肃，日久不复，或因久病气虚，或劳伤过度，耗损肺气所致。肺气不足除气虚的一般改变外，主要表现为以下病理变化：

①呼吸功能减退：肺气虚则体内外气体交换出入不足，可出现咳嗽、气短、声低、息微，甚则喘促、呼吸困难等症。

②水液停聚：肺主行水，为水之上源。肺气虚不能通调水道，影响水液的输布代谢而咳痰清稀甚则聚痰成饮，甚至产生水肿。

③卫阳虚弱：肺气虚损，卫气不足，卫外功能低下，腠理不固，而致表虚自汗、畏寒等。

（3）肺阳虚：肺阳虚，又称肺气虚寒，是指阳气亏虚，肺失温煦，虚寒内生而致宣肃功能减退的病理变化。肺阳虚的病机特点为肺失温煦，宣肃失司，其病变性质为虚为寒。

肺阳虚多由内伤久咳、久哮，肺气耗损所致。肺气虚寒，气不布津，水饮不化。其主要病理变化为：

①肺气虚寒，卫阳不足，易致阳虚外感，而现恶寒、身痛、无汗、四肢不温、声低气怯等症。

②肺气虚寒，水津不布，聚而为饮为水，而现咳痰稀薄，状若白沫，甚则浮肿。

所谓“肺痿，吐涎沫而不咳者，其人不咳，必遗尿，小便数……此为肺中冷。”（《金匮要略·肺痿肺痈咳嗽上气病脉证并治》）“肺劳虚冷，痰澼水气，昼夜不得卧，头不得近枕，上气，胸满，喘息气绝。”（《备急千金要方·肺脏脉论》）

③肺气虚寒，通调水道之功失司而现肢体浮肿，小便不利等。

肺气虚与肺阳虚：肺阳虚多由肺气虚发展而来，两者均有肺气虚之病理变化，但肺阳虚尚有阴寒内生之形寒肢冷，咳吐涎沫等阳虚之状。肺气虚，其病轻浅，虚而无寒；肺阳虚，其病深重，虚而且寒。

（4）肺阴虚：肺阴虚，又称肺阴不足，是指阴液亏虚，虚热内生，而致肺失清润，宣肃失职的病理变化。肺阴虚的病机特点为阴津不足，宣肃失职，其病变性质为虚为热。

肺阴虚多因久病亏耗，劳伤过度所致，多见于久病体弱者。其主要病理变化为：

①肺阴不足，久病不愈，正气不足，卫表不固，易感外邪，而致阴虚外感，内有阴虚，外有表邪。

②肺阴不足，阴虚火旺，灼伤肺络，而致咳吐或痰中带血，潮热颧红等。

③肺阴不足，子盗母气，累及脾胃，脾胃纳运失职，化源不足，而致纳呆、便溏、消瘦等。

肺阴亏损：肺阴亏损是指肺的阴津亏损和阴虚火旺的病理变化。多由于燥热之邪灼肺，或痰火内郁伤肺，或五志过极化火灼肺，以及久咳耗伤肺阴所致。阴津亏损，肺燥失润，气机升降失司，或阴虚而内热自生，虚火灼伤肺络而出血，可出现一系列干燥失润及虚热见症。如，干咳无痰或痰少而黏、气短、潮热盗汗、颧红升火、五心烦热，甚则痰中带血等。肺脏阴虚津亏，久延不复，常损及于肾，而致肾阴虚。

肺是气机升降出入的门户，为气之主，职司呼吸，参与调节水液代谢。天气通于肺，肺与外界息息相通，极易感受外邪而发病。一般说来，肺的病理变化有邪实和正虚之分，其邪实者，或为热壅，或为痰阻，或为水积，或为血瘀；其正虚者，或为气虚，或为阴虚，或为气阴两虚。肺之虚证多由实证转变而来，亦有虚实错杂之候。

3. 肺病与其他脏腑的关系

肺与心的病理影响已如前述，这里只讨论肺与脾、肝、肾，以及大肠的病理传变。

（1）肺与脾：肺为主气之主，脾为生气之源；肺主通调水道，脾主运化水湿。肺气不足，脾气虚弱，子母相及，终致肺脾两虚。肺脾两虚又称肺脾气虚，亦称脾肺气虚，是指肺气亏虚，脾气亦衰，肺失宣降，脾不健运的病理变化。肺脾两虚的病机特点：肺失宣降，脾失健运。其病变性质为寒，为虚实夹杂。肺与脾的病理关系主要表现在气和水液代谢功能异常方面。

①生气不足：脾气虚弱，运化失常，水谷精微不得入肺以益气，导致肺气虚弱，出现食少、便溏、腹胀、少气懒言、咳喘痰多，甚则浮肿等脾虚肺弱（土不生金）之征；反之，久病咳喘，肺失宣降，影响及脾，脾因之而不能输布水谷精微，中焦失养，则肺气亦虚，而现咳喘痰多、体倦消瘦、纳呆腹胀等肺虚脾弱之证。所以，肺气久虚，在一般情况下，常用补脾的方法，使脾气健运，肺气便随之逐渐恢复，故有扶脾即所以保肺之说。

②水津不化：脾失健运，水不化津，湿浊内生，聚为痰饮，贮存于肺，使肺失宣降，而出现咳嗽、喘息、痰鸣等症。水液代谢，其标在肺，其本在脾。痰之动主于脾，痰之成贮于肺，故治应健脾燥湿，肃肺化痰。反之，肺气虚弱，失于宣

降，不能通调水道以行水，导致水液代谢不利，水湿停聚，中阳受困，而出现水肿、倦怠、腹胀、便溏等症。

- 肺与脾——病机
  - 气虚
    - 脾虚——食少、腹胀、便溏
    - ↑↓
    - 肺虚——面白、少气、咳喘
    - （脾虚、肺虚）脾虚肺弱
      - 培土生金
      - 益气扶土
  - 湿滞
    - 脾为生痰之源——水不化津，聚为痰浊
    - 肺为贮痰之器——痰浊阻肺，引起咳喘

图7－10

（2）肺与肝：肺主气，其性肃降；肝主疏泄，其性升发。因此，肺肝两脏关系到人体气机升降运动。其病理影响，主要表现在气机升降出入失常方面。

①气机升降失常：肺与肝的气机失调，主要表现为肝火犯肺和肺燥伤肝两个方面。

其一，肝火犯肺是肝火炽盛，上逆犯肺，肺失肃降的病理变化。肝火犯肺的病机特点为木火刑金，肺失清肃，其病变性质为热为实。

肝火犯肺多因肝郁化火，逆乘于肺，灼津为痰，金不制木，肺失清肃所致，以咳嗽或咳血，胸胁灼痛，并伴见实火内炽之象为其临床特征。

其二，肺燥伤肝（金亢制木）是肺肃太过，肝气受制的病理变化。肺燥太过的病机特点为金旺克木，清肃失司，其病变性质为热而燥，以燥咳与胁痛并见为其主要临床表现。肺燥伤肝，一般不以独立证候出现，多见于燥热伤肺之中，佐金平木法即为此而设。

②气血运行不畅：人身气机条畅，则气血运行无阻，若肝肺气机升降的功能失调，使气机阻滞，从而引起气滞血瘀的病理现象。

- 肺与肝—病机
  - 肝火犯肺
    - 肝气逆——胁肋疼痛、急躁易怒
    - 肺气伤——咳逆、咯痰不爽、咯血
  - 肺燥伤肝
    - 肺燥——咳嗽痰少，咽干
    - 肝伤——胁下引痛、胀满、目赤
  - 气血不畅——气滞血瘀

图7－11

（3）肺与肾：肺为气之主，肾为气之根；肺为水之上源，肾为主水之脏；肺属金，肾属水，金水相生。故肺与肾在病理上的关系，主要表现在呼吸异常和水液代谢失调及阴液亏损方面。

①呼吸异常:肾的精气不足,摄纳无权,气浮于上,或肺气虚损,久病伤及肾气,导致下气虚衰,气失摄纳,呼吸之气不能归根,均可出现咳嗽喘促,呼多吸少,动则尤甚,腰酸膝软或汗出肢冷等肾不纳气之候。肺主出气,肾主纳气,出气太多,则呼为之长;纳气不足,则吸为之短,呼吸不调,则喘促自作。

②水液代谢失调:肺失宣肃,通调水道失职,必累及于肾,而肾不主水,水邪泛滥,又可影响于肺,肺肾相互影响,导致水液代谢失调,发为水肿。如风邪袭表犯肺,肺气不得宣降,不能通调水道,下输膀胱,以致风遏水阻,风水相搏,流溢于肌肤,形成风水,风水为感受风邪而见全身浮肿的病证,而表现发热恶寒、小便不利而浮肿等。风水不愈,亦可由肺及肾,继则出现水肿漫延全身、腰痛、小便不利等症状。若肾阳虚衰,气化失司,关门不利,则可导致水湿停聚,则水泛为肿,甚则水寒射肺,使肺失宣降之性,不能行水,不仅水肿加剧,而且还表现出气短咳嗽、喘不得卧等水寒射肺之象。水寒射肺是肾阳亏虚、气化无力、水液泛滥、上逆犯肺,肺失宣降的病理变化。

③阴液亏损:肺肾阴液,金水相生,肺阴受伤,久必下汲肾阴,导致肾阴亏损。反之,肾阴亏虚,阴虚火旺,上灼肺阴,使肺失清润。两者相互影响,最终形成肺肾阴虚,肺肾阴虚是肺肾阴液亏虚,虚热内扰,甚则阴虚火旺,肺络灼伤,清肃失司的病理变化。肺肾阴虚的病机特点为虚热内扰,清肃失司,其病变的性质为虚为热。常出现干咳、音哑、潮热盗汗、两颧发赤、腰膝酸软、男子遗精、女子经闭等肺肾阴虚火旺之症。在治疗上,不论是由肺及肾,还是由肾及肺,都需要肺肾同治,称为金水相生法,有金能生水,水能润金之妙。

肺与肾—病机
- 水液停聚
  - 风水及肾
    - 风邪袭表,肺失宣降——寒热、咳嗽、面浮、肢肿
    - 水湿风邪,由肺及肾——腰痛、尿少、肢体浮肿
  - 水寒射肺
    - 肾阳虚衰,气化不利——水肿、形寒肢冷
    - 水邪上犯,肺失宣降——咳喘不能平卧
- 呼吸异常
  - 肺气久虚,病及于肾——腰酸、喘促、汗出肢冷
  - 肾失摄纳,气浮于上——咳嗽气短、呼多吸少
- 阴虚火旺
  - 肺阴不足,下汲肾阴——潮热盗汗,腰膝酸软,两颧发赤
  - 肾阴亏损,肺阴失养——干咳、音哑、口燥咽干

图7-12

(4)肺与大肠:肺与大肠相表里。肺与大肠在病理上的相互影响,表现为肺失宣降和大肠传导功能失调。

①肺失清肃,传导受阻:肺热壅盛,灼伤津液,腑气不通而大便秘结,称为

实热便秘。肺气虚弱，肃降无权，大肠传导无力，而大便艰涩，名为气虚便秘。若肺失肃降，津液不能下达，肠道失润，传导不利而大便不通，又为津枯便秘。在治疗上可辅以宣肺、补肺、润肺之品，常有助于便秘的解除。

②传导失常，肺失宣降：大肠传导功能失常可导致肺气失于宣降。如大肠实热，腑气壅滞不通，可以导致肺失宣肃，而出现胸闷、咳喘、呼吸不利等。在治疗上，只要通其腑气，使大便通畅，则不治肺而喘自平。

肺与大肠—病机
- 肺失肃降——胸闷、咳嗽、呼吸不利
- ↑↓
- 大肠受阻——大便秘结

图 7－13

(三)脾系病机

脾系病机是脾系统阴阳气血失调的病变机制。

1. 脾的生理病理特点

脾位于中焦，与胃相表里，主肌肉四肢，开窍于口，其华在唇，外应于腹。脾主运化，为后天之本，气血生化之源，并能统摄血液的运行。脾主升清，喜燥恶湿。脾的病理变化主要表现为饮食水谷运化功能减退，血液的生成和运行障碍，以及水液代谢失调等。脾气亏虚为脾的病理变化，但脾运湿而恶湿，脾虚则生湿，湿盛又易困脾，故脾虚湿盛为脾病的病理特点。

2. 脾的基本病理变化

脾为太阴湿土，脾的功能以脾的阳气为之主，故脾的运化功能障碍，主要是由于脾的阳气虚损，失于升清，运化无权所致。脾的统血功能，实际上是脾的阳气固摄作用的体现。故脾的病理变化以脾之阳气失调为主。

(1)脾阳(气)失调：脾的阳气失调主要表现在脾气虚损、脾阳虚衰及水湿中阻等几个方面。

①脾气虚：脾气虚，又称脾气不足，是指脾气亏虚，功能减退，运化失职，化源匮乏，形体失养的病理变化。脾气虚的病机特点为运化无权，化源匮乏，其病变性质为虚而无寒或寒象不显。

凡饮食不节，或过服消导克伐之剂，以及情志失和，思虑太过，或禀赋素虚，或过于劳倦，或久病失养，皆可损伤脾气，使其运化水谷、运化水湿，以及化生气血的功能减退，从而导致脾气虚衰。

脾气虚以脾失健运为主，多表现为消化吸收能力减弱，水谷饮食精微之输布和气血化生能力不足等谷气不足和后天精气匮乏的病理改变。所以，单纯脾气虚弱,一般来说,可视为慢性消化吸收功能减退的综合病理变化。脾气虚可以引起如下病理变化。

其一,脾失健运。脾失健运是脾运化功能失常的病理变化。脾气虚弱,运化无权,消化吸收功能减退,则食欲不振、纳食不化、腹胀便溏,或轻度浮肿。

其二,气血两亏。脾失健运,化源不足,可现面黄肌瘦,少气懒言,四肢倦怠乏力等全身气血不足之候。

其三,脾气下陷。脾气虚弱,升举无力,甚至下陷,又称中气下陷。脾气不升,可见眩晕体倦、内脏下垂、久泄脱肛、便意频数、小便淋漓难尽等。

其四,脾不统血。脾气不能统摄血液,则可出现便血、月经淋漓不断或忽然大下、月经过多、肌衄等各种慢性出血现象,称为脾不统血。脾不统血是脾气统摄血液功能失调而致血溢脉外的病理变化,脾不统血的病理特点为气不摄血、气血两虚。其病变性质为虚,或虚而无寒(脾气虚),或虚而有寒(脾阳虚)。临床上具有脾虚、血虚和出血的病理改变。

②脾阳虚:脾阳虚,又称脾阳不振,是指阳气亏虚,虚寒内生,温煦失职,运化失常的病理变化。脾阳虚的病机特点:温煦失职,运化失常。其病变性质为寒为虚。

脾阳虚多由脾气虚进一步发展而来,或由命门火衰、脾失温煦所致。其病变为中焦阳气衰退,里寒之象较甚。所以,其临床表现除一般脾失健运、食入运迟等变化外,尚有明显的形寒肢冷、脘腹冷痛、饮食喜热、泄泻清谷,或温化水湿的功能减退,水湿停聚于内,或生痰成饮,或水泛肌肤为肿。脾阳不振,久罹不愈,每易累及于肾,终致脾肾阳虚。

③脾虚湿困:脾虚湿困是指脾气虚衰,运化失司而致湿浊内停的病理变化。所谓"诸湿肿满,皆属于脾。"(《素问·至真要大论》)脾虚湿困的病机特点为气虚湿盛,气虚为本,湿盛为标。其病变性质为虚实夹杂,或为寒湿,或为湿热。

脾主运化水湿,脾虚则水湿不运而困于脾,又反而影响脾之运化,故脾虚湿困是由脾虚导致内湿阻滞、升降失常为主要的病理改变。其临床特点是:除具脾气虚征象外,尚有脘腹闷痛、四肢困倦、纳食减少、口淡乏味或口黏不渴,甚或恶心欲吐、大便不实,甚或浮肿,苔白腻。

脾气虚则湿自内生,湿气困则脾不健运。脾为湿困,则更进一步阻碍了脾之转输运化功能,如是湿邪日增而脾气益虚,往往成为虚实错杂的病理改变,且湿邪内蕴,有湿从寒化和湿从热化两种倾向。

其一,寒湿困脾。若素体脾阳不振,每易从阴化寒,形成寒湿困脾。寒湿困脾又称湿困脾阳,是寒湿内盛,困阻脾阳,运化失职的病理变化。寒湿困脾的病机特点为寒湿中阻,升降失常。其病变性质为寒,为虚实夹杂,以脾胃纳运化功能障碍和寒湿内盛之征为主要临床表现。

其二,湿热蕴脾。若素体阳盛,每易从阳化热,或寒湿郁久化热,从而形成湿热蕴脾之证。湿热蕴脾又称脾胃湿热,是脾失健运,水湿停滞,湿蕴生热,湿热郁蒸的病理变化。湿热蕴脾的病机特点为中焦湿热,升降失常,其病变性质为热,为虚实夹杂,以脾胃纳运功能障碍和湿热内蕴之征为主要临床表现。

湿为阴邪,其性黏滞,湿盛则阳微,故以湿从寒化为主要病理发展趋势。临证时,应根据外湿、内湿与脾之间的相互关系,分清脾虚与湿阻的孰轻孰重、主次先后,从而对其病机做出正确判断。

(2)脾阴(液)失调:脾阴(液)失调主要表现为脾阴虚,脾阴虚常兼胃阴虚而为脾胃阴虚。

脾阴虚,又称脾阴不足,是指阴液亏虚,脾失濡养,运化失常的病理变化。脾阴虚的病机特点为阴液亏虚,运化失常。其病变性质为虚、为热,实为脾之气阴两虚。

如恣食辛辣、香燥、酗酒等,导致火气伤中,耗伤脾阴,或积郁忧思,内伤劳倦等,使虚火妄动,消烁阴津,暗伤精血,从而损及脾阴,或因肾水匮乏,不能滋脾而致脾阴不足。此外,湿、火、燥等邪气久羁中州,或长期妄服刚燥辛烈之品等,亦可导致脾阴亏损。脾阴虚以食欲减退、唇干口燥、大便秘结、胃脘灼热、形体消瘦、舌红少苔等为主要临床表现。

脾阴虚与胃阴虚:脾胃同居中焦,以膜相连,职司水谷运化。脾主运化,胃主受纳,一升一降,相互为用,共同配合,完成纳运水谷,化生气血等生理活动。脾脏与胃腑,在五行均属土,一为阴土,一为阳土,两者在生理上关系密切,病理上相互影响。因此,脾阴虚常易于合并胃阴不足,而胃阴虚又常兼见脾阴虚之象。但两者还有一定的区别,脾阴虚多因情志内伤,五志化火,阴精暗耗;胃阴虚多由热病伤津所致。前者多表现为味觉障碍,常感味觉欠佳、食欲减退、口唇干燥、大便秘结,而后者易于出现饥不欲食、消谷善饥、干呕呃逆等。

综上所述,脾气虚为脾的功能失调的最基本也是最常见的病理变化,主要以消化吸收功能减退为主,并伴有全身性气虚表现。脾阳虚常是脾气虚进一步发展的病理结果,亦可因过食生冷,或过服寒凉药物,直接损伤脾阳而成。脾阳虚常累及肾阳而成脾肾阳虚之候,脾阳虚不仅有脾气虚的表现,且常表现为温煦功能减退,寒从中生。脾气下陷或中气下陷、气虚下陷,多由脾气脾阳不足,中气虚损,或久泄久利,或劳倦过度,损伤脾气,因而使脾气虚衰,功能减退,脾气升举无力,反而下陷所致,常为全身气虚的一个方面,主要表现为气虚和气陷两种病理变化。脾不统血,多由脾气虚弱,统摄无权所致,其病机主要在于气不摄血,故临床表现,除见脾气虚或脾阳虚征象外,还有各种出血等,脾阴不足是脾的阴液不足，常与胃阴不足相兼出现。

脾为太阴湿土，内湿或从寒化，或从热化，故脾虚湿困有寒湿与湿热之分，甚则寒热错杂。但湿为阴邪，故其病以寒为多。

3. 脾病与其他脏腑的关系

脾与心的病理影响，临床上常见的为心脾两虚。脾与肺的病理影响，则多表现为肺脾两虚等，前已述及。这里主要介绍脾与肝、肾、胃的病理传变关系。

(1)脾与肝：肝藏血而主疏泄，脾生血统血而司运化，肝与脾之间主要是疏泄与运化的关系，病理上主要表现为消化吸收障碍和血液功能失调。

①消化吸收方面：肝脾关系失调表现在消化吸收方面有木旺乘土和土壅木郁两种不同的病理表现。

木旺乘土：木旺乘土包括肝气犯脾和肝气犯胃。

其一，肝气犯脾。脾胃之消化吸收，赖肝之疏泄条畅。肝失疏泄，横逆犯脾，导致脾气虚弱，运化功能失调，而致肝气犯脾，又称肝脾不调，是脾气郁滞，横逆犯脾，脾失健运的病理变化。肝气犯脾的病机特点为肝旺乘脾，脾虚，运化失常，其病变的性质为虚实夹错，或寒或热，寒多热少。临床上，既有胸胁胀满、精神抑郁或急躁易怒等肝失条达的表现，又有纳呆、腹胀、便溏等脾失健运之症状。

其二，肝气犯胃。肝气犯胃是指肝气郁滞，横逆犯胃，胃失和降的病理变化。肝气犯胃的病机特点为肝旺乘胃，和降失常，其病变性质为热，为虚实夹杂。临床上除肝失疏泄的表现外，又有胃脘胀痛、呃逆嗳气等症状。

土壅木郁：是土气壅滞而致肝失疏泄的病理变化。脾失健运，水湿内停；外湿浸渍，困遏脾阳，湿浊痰饮内停而脾气壅滞，土反侮木，肝失疏泄而肝气郁结，而出现胸胁胀满，腹胀便溏，胁痛、黄疸等。此外，脾气虚弱可致肝失疏泄，甚则动风，称之为脾虚生风。如脾虚久泻的患儿，可发展成“慢脾风”，临床上以四肢抽搐为特征。此为脾虚肝乘，与肝木乘脾的发病机制不同。所以在治疗上，前者当疏肝理脾，土中达木；后者应补脾舒肝，培土抑木。

②血液方面：脾气虚弱，运化无力，化源不足，或脾不统血，失血过多，均可累及于肝，使肝血不足，而出现食少、消瘦、眩晕、视物模糊、肢麻、月经涩少或闭经等。

脾与肝—病机
- 消化吸收
  - 肝脾不和，木旺乘脾——胸胁胀满、精神抑郁、纳呆、腹胀、便溏
  - 肝胃不和，木旺乘胃——胸胁胀满、精神抑郁、胃脘胀痛、呃逆嗳气
  - 脾虚生风，脾虚肝旺，肝风内动——手足徐徐抽搐
  - 土壅木郁，湿热蕴结，肝胆失于疏泄——黄疸
- 血液方面——脾虚化源不足，肝血亦虚——眩晕目涩、视力减退

图7－14

(2)脾与肾:脾为后天之本,肾为先天之本,在病理上相互影响。肾阳不足,不能温煦脾阳,使脾阳不振,或脾阳久虚,进而损及肾阳,引起肾阳亦虚,二者最终均可导致脾肾阳虚。

脾肾阳虚是脾肾阳气虚衰,虚寒内生,健运失职,气化无权,而致水谷不化,水液泛滥的病理变化。脾肾阳虚的病机特点为虚寒内生,健运失职,气化无权。其病变性质为寒为虚,或为虚实夹杂。

脾肾阳虚的主要病变为:

①水谷不化:由于脾肾阳虚,脾失健运,则水反为湿,谷反为滞,水谷不化,而生泄泻。如肾阳不足,命门火衰,不能温煦脾土,阴寒极盛,发为五更泄泻。故曰:“肾泄者,五更泄也。其原为肾阳虚亏,既不能温养于脾,又不能禁固于下,故遇子后阳生之时,其气不振,阴寒反胜,则腹鸣奔响作胀,泻去一二行乃安。此病藏于肾,宜治于下而不宜治中。”(《华佗神医秘传》)

②水液泛滥:脾虚不能制水,水湿壅盛,必损其阳,故脾虚及肾,肾阳亦衰。肾阳不足,不能温煦脾土,脾阳益虚。脾虚则土不制水而反克,肾虚水无所主而妄行,则水液潴留,泛滥为患,出现水肿、小便不利等。

脾与肾—病机{水谷不化——五更泄泻
水液泛滥——水肿}

图7-15

(3)脾与胃:脾与胃相表里,病理上相互影响,表现为纳运失调、升降失常、燥湿不济等。

①纳运失调:胃主纳,脾主运,一纳一运,密切配合,则消化功能正常。胃不能受纳腐熟水谷,则食欲减退,或嘈杂易饥。脾失健运,则现消化不良、食后饱胀、大便溏泄。胃主受纳,脾主消化。食而不化,责在脾;不能食,责在胃。但是,由于脾与胃在病理状态下互相影响,故脾胃纳运失调的症状,往往同时并见,其治亦须调脾理胃,两者兼顾。

②升降失常:脾主升清,若脾气不升,甚至中气下陷,就会出现泄泻、脱肛、内脏下垂等。胃主降浊,胃气不降而反上逆,就会出现恶心、呕吐、呃逆、嗳气,以及大便不通等。因为脾升胃降是相互为用的,所以清气不升,必致浊气不降,浊气不降,也必致清气不升,所谓清浊相干而病作。其治疗虽须健脾和胃、升清降浊,但总以恢复脾胃升降为要。

③燥湿不济:脾喜燥恶湿,胃喜润恶燥,燥湿适度,水谷乃化。若湿邪困脾,脾阳受困,水湿停滞为患;脾失健运,水不化津,也易生湿。故脾病多寒多

湿，药宜温燥。热邪易于伤津，灼伤胃津而化燥；胃气上逆，频繁呕吐，胃津耗损，也会出现燥象。故胃病多热多燥，药宜凉润。

总之，脾与胃，纳运协调，升降相因，燥湿相济，以维持饮食物的消化和水谷精微的吸收、输布的功能活动。如果脾胃纳运失调，升降失常，燥湿不济，相互为害，导致纳运失常，而产生寒热错杂的病理变化。

脾与胃—病机
- 纳运失调
  - 脾失健运——消化不良，腹胀、便溏
  - 胃不受纳——食欲减退，嘈杂易饥
- 升降失常
  - 脾气不升——泄泻、脱肛、内脏下垂等
  - 胃气不降——恶心呕吐、呃逆、嗳气等
- 燥湿不济
  - 脾病多寒多湿——药宜温燥
  - 胃病多热多燥——药宜凉润

→ 寒热错杂

图7－16

(四)肝系病机

肝系病机是指肝脏系统阴阳气血失调的病变机制。

1. 肝的生理病理特点

肝为风木之脏，主疏泄而藏血，其气升发，喜条达而恶抑郁，主筋，开窍于目，与胆相表里。肝以血为体，以气为用，体阴而用阳，集阴阳气血于一身，成为阴阳统一之体。故其病理变化复杂多端，每易形成肝气抑郁，郁久化火，肝阳上亢，肝风内动等肝气、肝火、肝阳、肝风之变，且肝之阴血又易于亏损。因此，肝气、肝阳常有余，肝血、肝阴常不足就成为肝的重要病理特点。肝为五脏之贼，故除本身病变外，且易牵涉和影响其他脏腑，形成比较复杂的病理变化。

2. 肝的基本病理变化

肝病的病理变化有虚实两类，而又以实为多。

(1)肝气、肝阳失调：肝气、肝阳失调，以肝气、肝火、肝阳的亢盛有余为多见。肝阳上亢多为肝阴不足，阴虚阳亢所致，故放在肝阴、肝血失调之中阐述。因此，肝气、肝阳失调的病机，主要表现在肝气郁结和肝火上炎等方面。

①肝气郁结：肝气郁结又称肝郁、肝气郁滞、肝郁气滞，是肝脏病机中最常见的病理变化。

肝气郁结是肝失疏泄，气机郁滞，情志抑郁的病理变化。肝气郁结的病机特点为疏泄不及，情志抑郁，其病变的性质为实，寒热不显。精神刺激，情志抑郁不畅，或病久不愈而因病致郁，或他脏之病理影响于肝等，均可使肝失疏泄，气机不畅，形成肝气郁结之候，其轻者称为肝气不舒或肝气郁滞。肝气郁结之病理特点是肝之疏泄功能受到抑制，气机不得条达舒畅，其滞或在形躯，或在脏腑。因此，临床上以情绪抑郁、悒悒不乐，以及胁肋胀痛等气机郁滞之候为特征，且每当太息、嗳气之后略觉舒缓。肝气郁结的病机演变趋势为：

其一，气滞血瘀。气有一息之不行，则血有一息之不行。肝气郁结，气机阻滞，则血行不畅，必然导致血瘀，表现为胁肋刺痛、癥积肿块、舌青紫或瘀点瘀斑等。影响冲任二脉，则冲任失调，可见妇女月经不调、痛经、闭经或经血有块等。

其二，痰气郁结。气郁生痰，痰与气结，阻于咽喉，则为梅核气；积聚于颈部则为瘿瘤等。

其三，气郁化火。气有余便是火，肝气郁结，久而化火，形成气火逆于上的肝火上炎之候。

其四，犯脾克胃。肝气郁而不达，或气滞转化为横逆，均可影响脾胃之纳运，形成兼有呕吐、嗳气、脘胁胀痛的肝气犯胃和兼有腹胀肠鸣、腹痛泄泻、大便不爽等肝气犯脾之候。

肝气郁结与肝气横逆：肝气横逆是肝失疏泄、气机郁滞、犯脾克胃的病理变化。肝气横逆的病机特点为疏泄太过，其病变性质为实，或寒或热。其所形成的证候或为肝脾不调证或为肝胃不和证。

肝气郁结与肝气横逆，虽同是肝气为病，且皆为实证，但二者的病理性质也并不完全相同。肝气郁结为肝之疏泄不及，肝气抑郁。其基本病理变化主要表现在精神抑郁和气机失调两个方面。而肝气横逆则为疏泄太过，肝气过旺。所以，精神情志失调，前者为情志抑郁、多疑喜愁、闷闷欲哭，后者为性急易怒，并进一步影响他脏。

②肝火上炎：肝火上炎又名肝火、肝经实火，是肝火炽盛，气火上冲，气血壅盛脉络的病理变化。肝火上炎的病机特点为气火上冲。其病变性质为实为热。多因肝郁气滞，郁而化火，而致肝火上冲，或因暴怒伤肝，肝气暴张，引发肝火上升，或因情志所伤，五志过极化火，心火亢盛，引动肝火所致。

肝火上炎，为肝之阳气升发太过，具有气火上冲，头面部热象显著的特点。故可见头胀头痛、面红目赤、急躁易怒、耳暴鸣或暴聋等病理表现。肝的阳气升动太过，郁火内灼，极易耗伤阴血而致阴虚火旺。肝火灼伤肺胃脉络，则易出现咳血、吐血、衄血。气血上逆之极，则血菀于上，发为昏厥。

③肝气虚：肝气虚，又称肝气不足，是肝之精气不足，升发无力，疏泄不及的病理变化。肝气虚的病机特点是精气不足、疏泄不及。其病变性质为气虚而郁滞，为虚或虚实夹杂。

肝气虚或由先天禀赋不足，或情志内伤、劳倦太过以及肝脏病变损伤肝气，或他脏气虚，影响及肝，或年老精气不足所致。以肝之精气不足，功能活动减退，升发无力，疏泄不及，肝脏及其所主形体官窍失养为主要病理变化。其证可见抑郁寡欢，少气懒言，目黯不明，胸胁拘急疼痛，不耐劳作，面青爪枯，胆怯善恐等。“肝气不足，则病目不明，两胁拘急，筋挛不得太息，爪甲枯，面青，善悲恐，如人将捕之，是肝气之虚也。”（《诸病源候论·五脏六腑病诸候·肝病候》）肝气虚进一步发展，可形成肝阳虚，或气虚及血，使肝之藏血功能减退，而致肝血不足，终成肝之气血两虚。

肝气虚与肝气郁结，二者同为肝失疏泄，疏泄不及为害，均有气机郁滞的改变。但肝气虚是气虚而郁，气虚与气郁并存，且重在气虚。而肝气郁结为肝气郁而不伸，但见气郁而无气虚，属实。其情志之变，虽均为抑郁寡欢，但肝气虚尚有胆怯善恐，如人将捕之等神魂不安之状。

④肝阳虚：肝阳虚，又称肝虚寒，亦称肝阳不足，是肝之阳气亏虚，虚寒内生，疏泄和藏血功能低下的病理变化。肝阳虚的病机特点为虚寒内生，疏泄不及，温煦失职，其病变性质为虚为寒。

肝阳虚多由肝气虚发展而来，或禀赋不足，年老体衰，真阳亏损，及于肝阳，或寒邪久羁，损伤肝阳而致。其证可见畏寒肢冷，胁痛悠悠，不欲饮食，少腹冷痛，悒悒不乐，手足颤动，性欲低下，阴湿囊缩，阳痿遗精，月经愆期，经闭不孕等。“肝虚冷则下坚痛，目䀮臂痛，发寒如疟状，不欲食，妇人月水不来。”（《中藏经·论肝脏虚实寒热生死逆从脉证之法》）

肝阳虚与肝气虚：气虚为阳虚之渐，阳虚为气虚之极。故肝气虚为气虚而无寒象，或寒象不显。其病轻浅，而肝阳虚为虚而有寒，其病深重。其临床表现：肝阳虚尚可见形寒肢冷，阴囊冷，阳痿遗精，宫寒不孕等，为肝气虚所鲜见。

（2）肝阴、肝血失调：肝阴、肝血失调的病机，均以肝之阴血不足为特点。阴血虚则阳亢，则为肝阳上亢，阳亢无制而生风，为肝风内动。因此，肝阳上亢、肝风内动，亦多与肝之阴血不足有关。

①肝阴虚：又称肝阴不足，是肝之阴液亏虚，肝失濡润，虚热内生的病理变化。肝阴虚的病机特点阴虚内热，肝失濡润，其病变性质为虚为热。肝为刚脏，赖肾水以滋养。肾阴亏损，水不涵木，或肝郁化火，暗耗肝阴等，均可导致肝阴不足。肝阴不足，以头目眩晕、目睛干涩、两胁隐痛、头目、筋脉、肝络失润和面部烘热、口燥咽干、五心烦热等阴虚内热之征为主要临床表现。因乙癸同源，故肝阴不足往往易与肾阴不足合并出现。

②肝血虚：又称肝血不足，是肝脏藏血失职，血液亏虚，肝失濡养的病理变化。肝血虚的病机特点为血虚失养，其病变性质为虚而无热，或热象不显。以筋脉、眼目、爪甲失养和血虚之征为主要表现。肝血亏虚，多因失血过多，或久

病损耗，或脾胃虚弱，化生气血的功能减退所致。其病理变化除血虚征象外，主要表现在肝血不能荣筋养目等方面，临床上以肢麻不仁、关节屈伸不利、爪甲不荣等筋脉失养和眩晕眼花、两目干涩、视物模糊等血虚不能上荣头目之征为特点。此外，肝血不足常可导致冲任不足和血虚生风。冲任不足，血海空虚，可引起月经量少乃至闭经。血虚生风每致虚风内动，可见皮肤瘙痒、筋挛、肉瞤、瘈疭等病理表现。

③肝阳上亢：肝阳上亢是肝肾阴虚，阳亢于上，本虚标实，上盛下虚的病理变化。肝阳上亢的病机特点为肝肾阴虚，上盛下虚，其病变性质为虚为热。以眩晕耳鸣、头重脚轻为其临床特征。

肝阳上亢，多由肝阴不足，阴不制阳，肝之阳气升浮亢逆所致，或因情志失调，郁怒伤肝，气郁化火，肝火炽盛，耗伤肝阴，发展为阴虚阳亢而成。因肝肾同源，故肾阴不足，水不涵木而致肝肾阴虚，最易引起肝阳上亢。肝阳上亢的病理表现为上盛下虚之候。上盛则为阳气亢逆，属标病，表现为眩晕耳鸣、头重脚轻、面红目赤、烦躁易怒等；下虚为肾阴虚，属本病，表现为腰膝酸软、足痿无力等。

肝气郁结、肝火上炎、肝阳上亢三者，在病理上是相互影响的。肝气郁结、郁而化火，可致肝火上炎，久之肝火内耗肝阴，阴虚阳亢，又可形成肝阳上亢。但肝气郁结系肝失疏泄，气机郁滞，以情志异常和气机失调为主要临床特征；肝火上炎系气郁化火，气火上逆，以头面部热象显著或气火上冲为特征；肝阳上亢则是阴不制阳，肝阳升动太过，阴虚阳亢。肝阳上亢之阳亢与肝火上炎之气火上逆相似，但属虚候，与阴虚并见，而肝火上炎是但实无虚。要之，郁而不舒为肝气，浮而亢逆为肝阳（肝阳上亢），气郁化火为肝火（肝火上炎）。

④肝风内动：肝风内动属于内风范畴，多是肝脏阴阳气血失调，发展至极期的病理变化。临床上以眩晕、震颤、抽搐等动摇不定的症状为主要特征。有热极生风、肝阳化风、血虚生风、阴虚风动之分。可与内生五邪病机之内风互参。

热极生风：热极生风又称热盛动风，多因邪热炽盛所致。其病理特点为：发病急骤，多在里热、实火情况下出现，常见于温热病邪入营血阶段，或某些发热性疾病的极期，以高热、神昏、抽搐、痉厥为其临床特征。

肝阳化风：肝阳化风，系肝阴不足，肝阳失去制约，阳亢无制，妄自升动而致。其病理变化多有肝阴不足，肝阳上亢之候，继之出现眩晕欲仆、肢麻震颤、筋惕肉瞤等，甚则昏仆、偏瘫，发为中风。

血虚生风：血虚生风系阴血不足，筋脉失养所致。一般是在血虚基础上发生的，阴血不足症状比较明显，风胜则动之表现轻微，或仅见于肌表，如皮肤瘙痒、手足发麻等，少有抽搐现象。

阴虚风动：阴虚风动多是在温热病末期，病入下焦肝肾阴血不足所致，以手足蠕动、心中澹澹大动为特征。

总之，肝风内动，以肝肾阴虚，不能制约阳气，肝的阳气升动太过者为多见。

综上所述，可知“气、火、风”为肝脏病理发展过程中的一大特点。肝气郁结是肝失疏泄，气机郁滞的表现；肝郁不舒，郁而化火，可形成肝火；久之肝火内耗肝阴，肝阴不能制约肝阳而致肝阳上亢；肝阳升动无制，风气内动，则为肝风（肝阳化风）。三者之间，常以肝气郁结为先导，亦即肝病的原发因素。再则，气病及血，气滞必血瘀，气郁不达，津液停聚，亦可酿痰。气、火、痰、瘀、风的病理变化过程，可产生各种复杂的病变，其病理根源，则均与肝气郁结有关。

3. 肝病与其他脏腑的关系

肝为五脏之贼，欺强凌弱，故肝病往往不限于本脏，常能影响上下左右。乘土即所谓木旺克土，最为多见；刑金则是肝火犯肺，可致咳嗽阵作、干咳痰少、面红胁痛，甚则咳血，所谓“木火刑金”、“木叩金鸣”；冲心，可致心肝火旺；及肾亦为多见，耗水伤阴，每致肝肾阴虚，肾失闭藏。六腑以疏通畅泄为顺，故肝气郁结，又可使六腑传化失常。

如前所述，在病理上，肝与心多表现为心肝火旺，心肝血虚。肝与肺，多表现为木火刑金，较少见金乘木之证。肝与脾，则以肝木乘脾、土壅木郁为常见。这里，主要讨论肝与肾及胆之间的病理影响。

肝与肾—病机
- 阴阳失调
  - 水不涵木，肝阳上亢，甚则肝阳化风
  - 肝肾阴虚，阴虚火旺
  - 肝火劫阴，肾阴不足
- 精血失调
  - 肝血不足 ↑↓ 肾精亏损 ——→肝肾精血亏损
- 藏泄失司
  - 女子月经异常
    - 月经量多，先期而至
    - 月经量少，经闭不行
  - 男女排精紊乱
    - 遗精、滑精
    - 射精不能

图 7－17

（1）肝与肾：肝与肾之间在病理上的相互影响，主要体现于阴阳失调、精血失调和藏泄失司等方面。

①阴阳失调：肝肾之阴，息息相通，相互制约，协调平衡，故在病理上也相

互影响。肾阴不足可引起肝阴不足,阴不制阳而导致肝阳上亢,出现腰酸膝软、头重脚轻、眩晕耳鸣等上盛下虚之征,甚至阳亢无制而生风,表现出肢麻、震颤等肝风内动之象,这种病理变化称之为“水不涵木”。反之,肝阴不足,下汲肾阴,使肾阴不足,导致肝肾阴虚,临床上表现为眩晕耳鸣、失眠健忘、腰膝酸软、五心烦热、男子遗精、女子月经量少等阴虚阳亢,虚火内扰的现象。肝火太盛,也可劫伤肾阴,形成肾阴不足。

②精血失调:肾精亏损,可致肝血不足,而肝血不足,也可引起肾精亏损,终致肝肾精血亏损,出现形体消瘦、肌肤甲错、颧红少寐、女子经闭等症状。

③藏泄失司:肝之疏泄与肾之闭藏之间的关系失调,会导致女性月经异常,男子排精功能紊乱的病理变化。女子则见月经过多、先期而至,或月经量少,甚至闭经。男子则见遗精、滑精、梦交,或性交不能射精等。

(2)肝与胆:肝与胆相表里,故肝与胆在病理上的相互影响,主要表现在胆汁疏泄失常和精神情志异常。

①胆汁疏泄不利:胆汁来源于肝,肝的疏泄功能失常,就会影响胆汁的正常分泌、贮存和排泄。反之,胆道受阻,又会影响及肝,使之不能发挥疏泄功能。因此,肝胆相互影响,终则肝胆俱病。如,肝胆湿热,疏泄不利,不仅可有目黄、身黄、尿黄、口苦等胆汁外溢的症状,又有胁肋胀满、抑郁不乐等肝气郁结的表现。所以,治疗上宜清热利湿与疏肝利胆并用而肝胆同治。

②精神情志异常:肝主谋虑,胆主决断,谋虑必须决断,决断又来自谋虑。两者功能失调,就会发生情志病变。如,肝病及胆则胆气不宁,可出现虚烦不寐,或恶梦惊恐,触事易惊,或善恐。

(五)肾系病机

肾系病机是肾脏系统阴阳气血失调的病变机制。

1. 肾的生理病理特点

肾为水火之脏,藏真阴而寓真阳,为先天之本、生命之根,主藏精、纳气、主水,开窍于耳及二阴,其华在发,与膀胱相表里。故肾精充足则骨强、齿坚、髓满、脑灵、耳聪、目明;命火充足,则五脏六腑的阳气旺盛而生机勃勃。所以,凡是有关生长发育、生殖功能、水液代谢的异常,脑、髓、骨以及某些呼吸、听觉、大小便的病变,多与肾的生理功能异常有关。

肾为人身元阴元阳秘藏之所,元阴元阳为人体生殖发育之根本,只宜秘藏,不宜泄露。固秘则能维持正常的生理功能,耗伤则根本虚衰,诸病由之而生。所以,肾的病理变化是虚证多而实证少。

肾脏水中有火,阴中有阳,阴平阳秘,功能正常。其病则主要表现为水火阴阳失调,但水火阴阳失调又有虚实之分。因邪实而发病者属实,如外感寒湿,或湿热困于肾,病多为实,实证日久则由实转虚。因正虚而发病者属虚,肾虚有阴阳之别,精亏气虚之分。但肾虚日久,必致由阴及阳,或由阳及阴,而成为阴阳两虚之证。

肾为人身阴阳之根,肾脏病变与其他脏腑的关系甚为密切。五脏之伤,久必及肾,而肾病又必影响其他脏腑。

2. 肾的基本病理变化

肾病多虚证,一般分为阴虚和阳虚两类。

(1)肾阳、肾气失调:肾阳、肾气失调主要表现为肾阳虚损,命火不足和肾气虚衰,封藏不固等病理变化,表现为全身性生理功能衰退、水液气化功能的障碍、脾胃生化水谷精微功能的紊乱、生育功能衰退和肺气出纳升降功能失常等。

①肾气虚:肾气虚,又称肾气不足,为肾的生理功能减退的统称。是肾之精气亏虚、功能减退、气化无权、封藏固摄失职的病理变化。肾气虚的病机特点为封藏失职、阴阳失调。其病变的性质为虚。若封藏失职,或为肾气不固,或为肾不纳气,其病性则虚而无寒,或寒象不显。若阴阳失调,或为肾阳虚,或为肾阴虚,其病性则虚而有寒,或虚而有热。肾气虚以腰酸、耳鸣、性欲衰退、头晕健忘、脉弱等为主要临床表现,为肾脏生理功能衰退的一般特征。如封藏失职,则形成肾气虚证、肾不纳气证;若阴阳失调,则形成肾阳虚证、肾阴虚证。

②肾气不固:肾气不固,又称下元不固,是肾气亏虚,封藏失职,固摄无权的病理变化。肾气不固的病机特点为气失固摄,封藏失职。其病变性质为虚而无寒,或寒象不显。

肾气不固多因年高肾气虚弱,或年幼而肾气不充,或久病而肾气耗伤等,使肾气不能固摄封藏所致。临床上以精关不固而遗精、滑精、早泄,膀胱失约而小便失禁、尿后余沥、遗尿,冲任不固而月经淋漓不断,或崩漏、带下清稀、小产、滑胎,以及肠虚滑脱而久泻不止,大便失禁等精、尿、经、胎、便等固摄失调为特征。

肾气不固与肾气虚:肾气不固为肾气虚病理变化之一,以封藏固摄减弱而精关不固,膀胱失约等下焦病变为主。与肾气虚相比,为特殊与一般的关系。

③肾不纳气:肾不纳气是肾气虚损,摄纳肺气功能减退,肺气上逆的病理变化。肾不纳气的病机特点为:肺肾气虚,气不归元。其病变性质为虚,病久不愈,则可有虚寒或虚热之变。

肾不纳气多因劳伤肾气,或久病气虚,气不归元,肾失摄纳所致。以短气、喘息、呼多吸少、动辄气急而喘甚为其临床特征。肾不纳气,多见于咳嗽喘促历时已久的患者,常以肺气虚为前奏,病久累及于肾而成,是肺肾气虚的一种综合表现，以上盛下虚、呼吸困难、呼多吸少、动则喘促加剧、气不得续，且伴有肾阳虚或肾阴虚的某些表现为其特点。

肾不纳气与肾气虚：肾不纳气属于肾气虚病理变化之一，以肾失摄纳，气不归元，肺气上逆而喘不得卧，呼多吸少为其病变特点。与肾气虚相比，为特殊与一般的关系。

肾不纳气与肾气不固：肾气不固与肾不纳气同为肾失封藏，固摄失权之变。但前者其病偏下，为气机下之太过；而后者其病偏上，为气机降之不及而反升。

④肾阳虚：又称肾阳不足、命门火衰，是阳气虚衰，温煦失职，虚寒内生，气化无权的病理变化。其病机特点为温煦失职，气化无权，其病变性质为虚为寒。

肾阳不足多因素体阳虚、久病不愈，或年老体弱，下元亏损所致。肾阳虚损对肾的生理功能影响，主要表现在：一是生殖功能减退而男子阳痿、早泄、精冷，女子宫寒不孕；二是水液代谢障碍，肾阳虚衰，气化无权，开合失度，则发为水肿，或尿频、尿闭；三是水谷精微化生减弱，因命门火衰，不能温煦脾阳，脾肾阳虚，则运化功能失职，可见下利清谷、五更泄泻等。

（2）肾阴、肾精失调：主要反映在肾精不足、肾阴亏虚、相火妄动等方面。

①肾精不足：肾精不足是阴精亏虚，肾失所藏，功能减退而生长发育迟缓，生殖功能减退，血液亏虚的病理变化。其病变性质为虚而无热，或热象不显。

肾精不足多由禀赋不足，或久病失养，或房劳过度，损耗肾精所致。肾精关系到人体的生殖和生长发育能力以及血液的生成。故肾精不足的病理变化为：一是生殖功能减退，如男子精少不育，女子经闭不孕；二是生长发育障碍，如小儿发育不良或迟缓（如五迟，即立、行、发、齿、语等发育迟缓）、五软头、项、四肢、肌肉、口等痿软）、囟门迟闭，以及“鸡胸”、“龟背”等。成人则可见早衰，如发脱齿摇、耳鸣健忘、足痿无力、精神呆钝等；三是影响血液的生成，肾精不足，精不化血，则可致血液不足等。

②肾阴虚：又称肾阴不足，是阴液亏损，肾失滋养，虚热内扰，甚则阴虚火旺的病理变化。肾阴虚的病机特点为阴液亏损、虚热内生，其病变性质为虚为热。

肾阴不足为肾脏本身的阴液亏损，多由伤精、失血、耗液，或过服温燥劫阴之品，或情志内伤，暗耗精血，或房事不节，以及久病伤肾，真阴耗伤而成。肾阴亏虚则形体脏腑失其濡养，精髓阴血日益不足，肾阳无制则亢而为害。故肾阴亏虚的病理变化，一为阴液精血亏少，如腰膝酸软、形体消瘦、眩晕耳鸣、少寐健忘，或女子经少、经闭等。一为阴虚内热或阴虚火旺，如五心烦热或骨蒸潮热、口干咽燥、颧红、盗汗、舌红少苔，或相火妄动，扰于精室，而阳兴梦遗，迫血妄行，则崩漏等。

肾阴虚与肾精不足:肾阴虚的特点是既有肾虚之象,又有虚热特征;而肾精不足但见虚象而无明显的虚热征象。

③相火妄动:相火妄动是肝肾阴虚,相火偏亢,火性冲逆的病理变化。相火妄动的病机特点为阴虚火旺,火迫精泄,其病变性质为虚为热。

相火妄动多由于肾水亏损或肝肾阴虚,阴虚火旺,相火不能潜藏而妄动。其临床表现除阴虚火旺之象外,以性欲亢进、遗精早泄为特征,常具有火逆于上的特点。

综观上述,肾之病理变化,虚多实少。其寒为阳虚之病,其热为阴亏之变,故肾虚之害,分为阴虚和阳虚两类。阴虚或阳虚之极,又可出现阴损及阳,阳损及阴之害,终致阴阳两虚,精气俱伤。

3. 肾病与其他脏腑的关系

肾为先天之本,肾阴肾阳为人身阴阳之根本,故五脏有病,久病必伤肾;而肾病亦易于影响全身各个脏腑。

(1)肾与心、肺、脾、肝的关系:如前所述,肾阳不足与心、肺、脾的关系较为密切,表现为心肾阳虚、肺肾气虚、脾肾阳虚等。而肾阴不足则与心、肺、肝的关系较为密切,表现为心肾阴虚、肺肾阴虚和肝肾阴虚等。

(2)肾与膀胱:肾与膀胱经脉相连。肾阳虚气化功能减弱,则膀胱排尿不利;若肾虚固摄作用不足,膀胱失约,则可见小便失禁或遗尿。尿液的贮存和排泄异常,主要为膀胱的病变,如膀胱湿热,气化不利,而现小便赤涩,甚至尿血、癃闭等。膀胱气虚,失于约束,每见小便频数,淋漓不尽,小便失禁或遗尿等。但是,膀胱的贮尿和排尿功能,依赖于肾的气化,小便异常除与膀胱有关外,还与肾的气化功能有关。临床上,一般以实证多责之于膀胱,虚证多责之于肾。如,老年人常见的小便失禁、多尿等,多为肾气衰弱所致。

二、六腑病机

(一)胆的病机

1. 胆的生理病理特点

胆附于肝,与肝相表里,为中清之腑,禀春木之气,其性刚直,豪壮果断。故胆在病理上多与肝相兼为害,表现为阳亢火旺之证,以实者居多。因火热可煎灼津液而为痰,故胆病又多兼痰,痰火郁遏,易扰心神。

2. 胆的基本病理变化

主要反映在胆汁贮藏和排泄障碍,以及心神不安等方面。

(1)胆汁分泌、排泄障碍:情志所伤,肝失疏泄,或中焦湿热,阻遏肝胆气机,胆失疏泄,则胆汁分泌、排泄异常。胆汁排泄障碍,可以使肝气郁滞加剧,阻碍脾胃运化功能正常进行，甚至可以导致黄疸的发生。

(2)胆经郁热、夹痰上扰：胆郁痰扰，上扰心神，则可出现心烦、失眠、多梦易惊等病理表现。

(二)胃的病机

1. 胃的生理病理特点

胃为水谷之海，喜润恶燥，以降为顺，主受纳饮食和腐熟水谷。因此，胃的功能失调，主要表现为受纳和腐熟功能异常，以及胃失和降而胃气上逆等。

2. 胃的基本病理变化

胃的功能失调，主要表现为寒热虚实几个方面。

(1)胃气虚：又称胃气不足，是胃之真气虚弱，胃失濡(煦)养，受纳腐熟功能减退，胃失和降的病理变化。胃气虚的病机特点为受纳腐熟失职，胃失和降。胃气虚常与脾气虚兼见而为脾胃气虚，其病变性质为虚，或无寒或寒象不显。

胃气虚多因饮食不节，损伤胃气所致。素体虚弱，久病胃气不复等，也可导致胃气虚。其病理变化：一是受纳功能减退而胃脘满闷、胃纳不佳、饮食乏味，甚则不思饮食等。一是胃气上逆，胃失和降，气机上逆，而现嗳气、呃逆、恶心、呕吐等。

(2)胃阳虚：又称胃虚寒，是阳虚气弱，虚而有寒，受纳腐熟功能减退，胃失和降的病理变化。其病机特点为阳气不足，受纳腐熟失司，胃失和降。胃阳虚常与脾阳虚兼见，形成脾胃阳虚之变。以胃脘隐痛，喜热喜按，脘痞食少，畏冷肢冷，口淡不渴，呕吐清水等为主要临床表现。其病变性质为虚而有寒。

(3)胃阴虚：又称胃阴不足，是阴液亏虚，胃失濡润，虚而有热，受纳腐熟失司，胃失和降的病理变化。胃阴虚的病机特点为阴虚内热，受纳腐熟失司，胃失和降。其病变性质为虚为热。

胃阴虚多由火热之邪损伤胃中津液，或由胃火(热)证转化而来，或久病不复，消烁阴液所致。

其病理变化是：其一，受纳、腐熟功能减退，如不思饮食，或食后饱胀。其二，胃失和降，胃气上逆，则脘痞不舒、泛恶干呕。其三，阴津亏损，如口舌干燥、小便短少、大便秘结、舌光红少苔、脉细数。

(4)胃寒：胃寒是胃腑阳气衰虚损或阴寒内盛的病理变化。胃寒的病机特点为寒滞胃腑，和降失常。其病变性质为寒，有虚实之分，其虚者为胃阳虚，已如前述，其实者为胃实寒。

胃实寒多由过食生冷，或过用寒凉克伐药物，伤损胃阴，或禀赋胃阳素虚所致。其病理变化是：其一，寒邪伤阳，消化能力减退，常表现为腐熟能力不足，不能正常消化水谷，多见呕吐清水等饮食不化的病理变化。其二，寒性凝滞，侵袭中焦，气机阻滞，则见胃脘冷痛，拘急作痛。

(5)胃热：胃热是胃脘阳热偏盛的病理变化。其甚者，热极为火，而致胃火炽盛。胃火炽盛是胃中火热炽盛，循经上炎，耗伤津液，胃失和降的病理变化，其病变性质为实为热。

胃热(火)多因胃阳素盛与情志郁火相并，或因热邪入里，嗜食辛辣炙煿之品，化热伤胃所致，以阳盛阴虚，胃腑功能亢进，火热蕴盛为其病理特点。主要病理变化为：一是腐熟功能亢进，热能消谷，胃火亢盛，故消谷善饥；二是胃失和降，可见口苦、恶心、呕吐；三是胃火上炎，或为齿龈肿痛，或为衄血，火热蕴盛，灼伤胃络，则可呕血等。

(三)小肠的病机

1. 小肠的生理病理特点

小肠受盛胃中之水谷，泌别清浊，清者输于全身，浊者渗入膀胱，下注大肠，小肠与心互为表里。故小肠的病理变化主要反映为二便异常。

2. 小肠的基本病理变化

主要表现为清浊不化，转输障碍，以小便不利、大便泄泻为主要临床表现。

失于受盛：失于受盛则见呕吐、食入腹痛等。

失于化物：失于化物则见食入腹胀、完谷不化等。

清浊不化：清浊不化则上吐下泻、腹痛肠鸣。

小肠实热：小肠实热多由湿热下注，或心移热于小肠所致，表现为小便频数，或尿液浑浊不清，或淋浊，或赤涩，或茎中痛。

小肠虚寒：小肠虚寒多因饮食不节，损伤脾胃所致，表现为肠鸣泄泻、腹痛喜按等。

(四)大肠的病机

1. 大肠的生理病理特点

大肠为传导之官，主津，其经脉络肺。因此，大肠的病机，主要表现为传化功能失常而出现大便异常。

2. 大肠的基本病理变化

大肠有传导糟粕和吸收水分的功能，故大肠有病则传化失常，表现为大便异常，如泄泻、痢疾和大便秘结等。

大肠热结：大肠热结多因燥热内结，或因肺移热于大肠，或湿热积滞等，使大肠津液缺乏而便秘，或热结旁流。

大肠湿热：湿热积于大肠或寒湿化热，湿热下注，则生泄泻；若湿热与气血相搏，则痢下赤白、里急后重；若湿热阻滞经络，气滞血瘀，又可产生痔瘘等。

大肠虚寒：大肠虚寒，脾阳不振，运化失常，或肾阳虚衰，阴寒内盛，则泄泻便溏、完谷不化，乃至滑脱不禁，或阳虚不运，或肺气虚衰，大肠传导无力而便秘。

大肠液涸：大肠液涸，大肠主津，津液枯涸，传导不畅，则津亏便秘。

（五）膀胱的病机

1. 膀胱的生理病理特点

膀胱有贮存尿液，化水行气的功能。膀胱的气化功能全赖于肾的气化作用，其病理变化主要在于膀胱气化失常，而出现排尿异常及尿液外观的改变。

2. 膀胱的基本病理变化

主要是膀胱气化失常，或气化不利，或气化无权。

气化不利：或因邪实，或因肾阳不足，则气化不利，而尿少、癃闭。

气化无权：肾失封藏，气失固摄，则气化无权，而遗尿、小便失禁等。

湿热下注：或心火下移，或湿热下注膀胱，则可致尿频、尿急、尿道涩痛、尿血等。

膀胱虚寒：膀胱虚寒多由肾气亏虚，固摄无权，膀胱失约所致，表现为小便频数、清长或不禁，尿有余沥，遗尿或小便点滴不爽，排尿无力等。

（六）三焦的病机

1. 三焦的生理病理特点

三焦的功能，实际概括了全身的气化作用，故三焦的病理变化反映了上、中、下三焦所包括脏腑的病理变化。

2. 三焦的基本病理变化

一方面表现为心、肺、脾、胃、肾、肝等病理变化，另一方面又表现为水液代谢功能障碍。

三焦的气化功能失司，主要有两个方面：一是表现为心和肺、脾和胃肠、肝和胆、肾和膀胱的气机不利，气的升降出入异常，从而导致有关脏腑的生理功能异常。如心的行血，肺的呼吸和宣发肃降，脾和胃、肠的运化、升降，肝和胆的疏泄，肾和膀胱的蒸腾气化、排浊等等生理功能，无一不有赖于气的升降出入运动的协调平衡，所以，上述脏腑功能的异常，可归结为三焦的气化功能失司。另一方面，由于三焦是气和津液运行的通道，又是气化活动的场所，因而三焦的气化功能，概括了肺、脾、肾等脏腑调节津液代谢的生理功能。所以，将肺失通调，归结为上焦的气化功能失司；将脾胃的运化水液、输布精微、升清降浊等功能失常，归结为中焦的气化失司；将肾和膀胱的蒸腾气化、升清泄浊，肠的传化糟粕等功能失常，归结为下焦的气化功能失司。故三焦的气化功能失司，概括了全身水液代谢障碍的病理机制。

三、奇恒之腑病机

(一)脑的病机

脑是人体极为重要的器官,人的精神、意识和思维活动,眼、耳、鼻、舌的视、听、嗅、味,言语应答,肢体活动等,均是脑的生理功能。因此,脑的病变,即可出现上述各种生理功能的障碍或失调。但是,脑是由髓汇集而成,所以,肾中精气亏虚,精不能生髓,脑髓空虚,即可导致脑的功能失调,而见智力减退,视、听和言语应答迟钝,肢体活动不便,痿弱不用等病理表现。脑的生理活动,全赖于气、血、津液和水谷精微的充养,因此,心、肺、脾、肝、肾等的生理功能失调,均可引起脑的功能失调,而出现精神情志活动异常的病理表现。由于脑位于人之首,全赖阳气的升腾,所以阳气不升,可见头目眩晕、耳目失聪等病理现象。

(二)髓和骨的病机

髓居骨中,包括骨髓、脊髓和脑髓。骨为人体之支架,髓由精生,髓充于骨而养骨。髓和骨的功能失调,主要表现为生长发育迟缓、骨质软弱和松脆易折。因先天禀赋不足,后天饮食失养,或因邪热内留,消烁阴液,或因下焦虚寒、精血不足,均可导致骨髓空虚和骨的软弱、松脆等病变。

(三)脉的病机

脉为血之府,是气血运行的通道。脉道以通利为顺,若因津液枯涸、脉失濡养、痰浊内阻、气机不畅和寒凝瘀阻等等,均可引起脉道不利,而致气滞血瘀。反之,气滞或血瘀,又可影响脉道的通利。若血不循经而溢于脉外,又可见各种出血的病理改变。

(四)胞宫的病机

胞宫的主要生理功能是主持月经和孕育胎儿。胞宫的生理功能失调,主要表现为经、带、胎、产的异常。

胞宫生理功能失调的原因很多,其中主要的有以下三个方面:

1. 气血不和,胞宫功能失调

女子的月经来潮、胎孕、产育和授乳,均以血为用,故有“女子以血为本”之说。但血之为用,全赖于气。气血和调,血才能充分发挥其生理效应;气血不和,必然影响胞宫的生理功能,而引起种种病理变化。

血热、肝不藏血或疏泄太过、脾不统血或气不摄血,均可导致胞宫行血过多,而出现月经先期、月经的血量过多、行经期延长,甚至崩漏等病理表现。血随气火上逆,则可见经行吐衄,即是“倒经”。

如因于气滞、血瘀,或因于气血不足,或因于阳气不足、下元虚寒,而胞宫虚冷,均可导致胞宫行血涩滞,而见月经后期、经行血量过少,或为痛经,或为闭经，或为癥瘕等病理表现。

如因寒湿或湿热下注胞宫而引起的胞宫生理功能失调，实际上也是破坏了气血的和调所致。

2. 心、肝、脾、肾的功能障碍致胞宫功能失调

心、肝、脾、肾的功能失调，不仅可引起气血的功能失调，还可导致胞宫的功能失调。常因情志失常、劳倦过度、房事不节等因素使胞宫功能失常。如思虑伤心，心血暗耗；思虑伤脾，气血生化无权；郁怒伤肝，肝失疏泄；房劳伤肾，肾精亏损，“天癸”衰少等等，均可导致胞宫功能失常，而出现月经、胎孕、产育失常等病理变化。

3. 冲任气血不足，胞宫功能失常

冲脉和任脉，均起于胞宫，冲为血海，任主胞胎。冲任二脉的气血充盈，是胞宫生理功能活动的物质基础。因冲、任隶属于肝、肾，所以肝或肾的生理功能失调，可导致冲、任二脉的气血不足，使胞宫的生理功能失常。冲脉又隶属于阳明，阳明为多气多血之经，所以脾胃的运化功能失调，影响冲、任二脉的气血充盈，阳明脉气血衰少，胞宫的生理功能可失常。

总之，胞宫的生理功能，是全身生理功能的一个组成部分，胞宫的功能失调与全身生理功能的状况密切相关。

综上所述，脏腑是气血阴阳的统一体，气血阴阳在脏腑生理活动中，各自发挥特殊的作用，因此脏腑病变的基本机制，就是脏腑气血阴阳失调。因各脏腑中气血阴阳不尽一致，故脏腑功能失常的病变特点也各不相同。人体是一个有机的、统一的整体，故在病理上又相互影响亦是非常复杂的。

第五节 经络病机

经络病机是致病因素直接或间接作用于经络系统而引起的病理变化，主要表现为联系功能、气血运行及信息传导的异常。由于经络内属脏腑，外络肢节，当人体感受外邪或由于其他原因而导致气血失调时，经络及其所络属的脏腑必然会产生相应的病理变化。因此，学习经络病机，应与脏腑气血病机相互参照。

经络所反映出来的病理变化，一方面与各经脉所络属的脏腑的病理变化有关；另一方面与各经络的循行路径和经脉气血运行通达与否也有关。

一、十二经脉病机

经脉各有不同的循行路径，当致病因子侵袭机体后，机体的生理功能发生异常变化，经络就会通过它所循行的有关部位，反映出各种症状和体征来。例如，手阳明大肠经起于食指末端桡侧，沿食指桡侧上行，循臂入肘，上肩，其分支从缺盆（锁骨窝）向上到颈，贯颊，入下齿中，还出夹口，交人中。所以当手阳明大肠经有了病变，就可能出现齿痛、颈肿、肩胛及上臂痛、食指活动不灵活等，甚至出现红肿灼热或寒冷感等。因此，在学习中应当熟悉各经脉的循行路线及其所属的主要病证。

十二经脉与五脏六腑皆有一定的络属关系，因此，十二经脉有病就会影响到相应的脏腑，从而出现脏腑的病理变化。如足太阴脾经入腹属脾络胃，并与心、肺及肠有直接联系，故足太阴脾经有病，则会引起脾胃升降失常，纳运失职之候，如胃脘痛、呕恶、纳食减少、腹胀便溏，或完谷不化，或黄疸、肿胀等。足少阴肾经属肾络膀胱，并与肝、肺、心等脏有直接联系，所以足少阴经有病，就可出现水肿、泄泻、腹胀、阳痿，以及眩晕、目视模糊、气短、心烦等症。所以分析经络的病理变化，必须与它相络属的脏腑联系起来。

（一）经气虚实病机

经络气血的虚实是经络病理变化的一种反映，经络的气血偏盛，可引起与其络属的脏腑、组织、器官的功能过亢，破坏各经络、脏腑生理功能的协调平衡而发病。经络的气血偏衰，则能引起与其络属的脏腑组织器官的生理功能减退而发病。如足阳明胃经的病变，其经气盛则身热、消谷善饥、小便黄赤、癫狂等；其经气虚，则现寒栗、肠鸣胀满及足痿、胫枯等。因此，经络的气血盛衰，可直接影响着与其相络属脏腑的气血衰盛。

（二）经气郁滞病机

在正常情况下，经气通达则经脉气血的运行畅达。经络的气血运行不畅，是由于经气不利，影响及气血的运行，常可累及所络属之脏腑以及经络循行部位的生理功能。例如，表证常有遍身肌肉酸痛的症状，就是由于外邪束表，机体浅表经络的经气不畅所致；足厥阴肝经的经气不利，常是形成胁痛、瘿瘤、梅核气、乳房结块等的主要原因。

五官九窍，乃五脏之外窍，故经气不畅也常影响到孔窍，出现相应的症状。如肝开窍于目，肝郁化火，经气郁滞，则现目赤肿痛等；肾之经气不能上充于耳，则出现耳聋等。

此外，情志的变化，也常常影响到经脉气血的运行，出现不同的病理变化。如抑郁伤肝，肝失疏泄，常可出现胁痛；思虑伤脾，脾之经气失畅，则不思饮食等。经气不利，经络的气血运行不畅，又是某一经络气滞、血瘀的主要成因。以经络病变中，最早出现的是经气不利，气血运行不畅，然后才会导致血瘀等病变。

（三）经气逆乱病机

经络的气血逆乱，主要是由于经气的升降逆乱，从而影响气血的正常运行，导致气血的上逆或下陷而致病；反之，气血的运行失常，亦必然导致经气的逆乱，二者常互为因果。

经络的气血逆乱，多引起人体阴阳之气不相顺接，而发为厥逆。如足太阳膀胱经脉起于目内眦，上额交巅入络脑，故足太阳经的经气逆乱，则气血循经上涌而致头重而胀，甚则发为眩晕欲仆，昏不知人。

经络的气血逆乱，又可导致与其络属的脏腑生理功能紊乱。例如，足太阴脾经的经气逆乱，可以导致脾胃功能紊乱，以致清气不升，为泄泻；浊气不降，上逆为呕；清浊混淆，发为霍乱吐泻。

另外，经气的逆乱，又是导致出血的原因之一。如气火上逆所致的咯血、吐血、衄血，实质上也与经气上逆有关。如肝火犯肺所致的咯血，实际上就是通过肝经的火热，引发经气逆乱，上犯于肺所致。

（四）经气衰竭病机

经络的气血衰竭，是指由于经气的衰败至终绝，气血也随之衰竭而出现生命垂危的一种病理变化。由于各经循行部位不同，所属脏腑的功能各异，故各经的气血衰竭时所出现的证候各有特点。如，足太阳膀胱经，起于目，行于背，其气外营一身之表，故太阳经气衰竭则目失其系而戴眼（眼睛上视，不能转动），筋失其养而拘挛抽搐，卫外无能而绝汗出。由于十二经脉之经气是相互衔接的，所以，一经气绝，十二经气亦随之而绝。临床上通过观察经络气血衰竭的表现，即可判断病变的发展和预后。

二、奇经八脉病机

奇经八脉联系于十二经脉之间，起着调节十二正经气血的作用。所以，奇经八脉的病理亦关系到全身。

（一）督脉病机

督脉上络于脑，下络于肾，总督一身之阳，所以，阳经的病证多关系于督脉。另外它与冲脉同起于胞中，所以其病理又常与妇科疾患有关。故曰："督脉为病，脊强反折……其女子不孕。"（《素问·骨空论》）他如背寒伛偻、椎尻气坠、脊强癫痫等，亦责之督脉。

（二）冲任病机

任脉与冲脉，同起胞中，上络于唇口，隶属于肝肾。冲任二脉的病理，主要反映在性功能及生殖功能方面。如男子先天性性器官功能异常，责之冲任。故曰："其有天宦者……其任冲不盛，宗筋不成，有气无血，唇口不荣，故须不生。"（《灵枢·五音五味》）冲任病理在妇科方面尤为重要。冲任为病，临床可见月经不调、崩漏、带下、不孕、流产、恶露不尽、乳汁减少、天阉、须不生、疝瘕、

奔豚、虚劳失精等。故曰:"任脉为病,男子内结七疝,女子带下瘕聚。冲脉为病,逆气里急。"(《素问·骨空论》)

(三)带脉病机

带脉为病和妇科有关,如胎漏、滑胎、带下等。带脉为约束胞胎之系,带脉无力,则难以提系,必然胞胎不固,故带弱则胎易堕,带伤则胎不牢,带下为湿证,因带脉不能约束,而有此病,故以此为名。他如肾著、㿗疝等均与带脉有关。如"带之为病,腹满,腰溶溶若坐水中。"(《难经·二十九难》)

(四)维脉病机

阳维为阳脉的维系,阴维为阴脉的维系,所以阳维表现为三阳经的病变,阴维表现为三阴经的病变。如"阳维为病苦寒热,阴维为病苦心痛。"(《难经·二十九难》)"阳维寒热,目眩僵仆;阴维心痛,胸胁刺筑。"(《四言举要》)

(五)跷脉病机

阴跷和阳跷二经所表现的病变,一是筋肉屈伸运动的异常,一是眼睑开阖的失常。故曰:"阴跷为病,阳缓而阴急;阳跷为病,阴缓而阳急。"(《难经·二十九难》)"气并相还则为濡目,气不荣则目不合。"(《灵枢·脉度》)这是因为阴跷为足少阴之别,阳跷为足太阳之别。阳入于阴,阴出于阳,营卫之气通过少阴、太阳二经,合于阴跷、阳跷,其脉气能濡目养筋以司其运动的缘故。

第六节 外感热病病机

外感热病是指感受六淫、疠气之邪而致,以发热为特征的病证。研究外感热病的理论,主要有伤寒学说和温病学说,详见于《伤寒论》和《温病学》。外感热病病机是指外感热病的病变机制,包括"伤寒"的六经病机和"温病"的卫气营血病机、三焦病机,本节只概要介绍其一般规律,学习时应与《伤寒论》和《温病学》互参。

一、六经病机

(一)六经病机的概念

1. 六经的含义

在伤寒学说中,六经为太阳经、阳明经、少阳经(三者统称为三阳经)、太阴经、少阴经、厥阴经(三者统称为三阴经)的总称,它是外感热病过程中所出现的六种病证的称谓,是疾病的部位、性质、机体反应能力以及治疗原则等多种含义的高度综合,故又称"六经病证",或"六经病"。因此,六经病机中的六经与经络学说中的六经，名同而实异。

2. 六经病机的含义

六经病机是指太阳、阳明、少阳、太阴、少阴、厥阴六经病的病变机制。

(二)六经病机的一般规律

1. 太阳病机

(1)太阳病机的含义：太阳病机是指风寒外袭，邪凑太阳，邪正交争于肌表的病变机制。

(2)太阳病机的一般规律：太阳病为六经病初期阶段，以恶寒或恶风、发热、头痛、苔白、脉浮为临床特征。其病机特点为风寒外束，邪正交争，其病变性质为表为寒。太阳病机因感受邪气和机体抗病能力强弱不同，而有太阳伤寒和太阳中风之分。

①太阳中风：太阳中风是指风寒外袭，腠理疏松，卫气不固，营卫失和的病理变化。其病机特点为营卫不和，即营失内守，卫外失固，营卫失于和谐。其病变性质为寒、为实，病位在表。以发热，微恶风寒，汗出，脉浮缓为主要临床表现。因外感风寒，以风为主，风性开泄，腠理疏松而汗出，故又称之为太阳表虚证。

②太阳伤寒：太阳伤寒是指风寒外束，邪正交争，卫阳被遏的病理变化。其病机特点为卫阳被遏，营阴郁滞，其病变性质为寒为实，病位在表。以恶寒发热、无汗、脉浮紧为主要临床表现。因外感风寒以寒为主，寒则气收，腠理闭密而无汗，故又称之为太阳表实证。

太阳中风证和太阳伤寒证统称为太阳经证，经证属于八纲之表证。

若太阳经病不愈，病邪内侵入腑(膀胱、胞宫)则发生太阳腑证，即太阳蓄水证和太阳蓄血证。太阳腑证属八纲之里证。

太阳蓄水证系外邪未解，随经入于膀胱，气化不利，水饮内停，即邪与水结所致，以渴欲饮水，水入即出，小便不利为主要临床表现。

太阳蓄血证系表邪未解，随经入于腑或瘀血结于胞宫、膀胱，即邪与血结所致，以少腹疼痛、如狂发狂、小便自利等为主要临床表现。

2. 阳明病机

(1)阳明病机的含义：阳明病机是邪入阳明，阳热亢盛，胃肠结热的病变机制。

(2)阳明病机的一般规律：阳明病是六经病的极期阶段，以身热，汗自出，不恶寒，反恶热为临床特征。其基本病机特点为胃肠实热，其病变性质属于里、实、热。根据邪热入里与积滞互结与否，而有经证和腑证之别。

①阳明燥热(阳明经证病机)：阳明燥热是邪热亢盛，充斥阳明，弥漫全

身,消烁津液而无实滞的病理变化。其病机特点为里热炽盛,充斥内外,其病变性质为热为实。以身大热、大汗、大烦渴、脉洪大为主要临床表现。

②阳明腑实(阳明腑证病机):阳明腑实是指邪热内盛,与肠中积滞搏结,劫伤津液,燥结成实而致的病理变化。阳明腑实的病机特点为热(邪热)实(积滞)互结,其病变性质为热、实,以痞、满、燥、实为其临床特征。痞,指脘腹痞满,有闭塞压重感;满,指脘腹胀满,按之有抵抗感;燥,指肠中粪便,既燥且硬,按之坚硬;实,指腑实,即肠胃燥屎与邪热互结,或大便秘结或热结旁流而腹痛。痞、满为无形的气滞,燥、实为有形的热结,两者互为因果。

3. 少阳病机

(1)少阳病机的含义:少阳病机是指邪犯少阳,枢机不运,经气不利,殃及半表半里的病变机制。

半表半里:在六经之中,太阳主表,阳明主里,少阳居于太阳与阳明两经之间,故称半表半里。

枢机:枢,本指门户的转轴,引申为事物的中心部分或重要部分。枢机,谓事物运动的关键。在经络学中,三阴三阳各经气机活动的特点是:"太阳为开,阳明为阖,少阳为枢";"太阴为开,厥阴为阖,少阴为枢。"(《灵枢·根结》)即所谓"开阖枢"说。少阳为枢,谓少阳位于表里之间,其气,可出可入,出则外出太阳,入则内入阳明,犹如枢机。

(2)少阳病机的一般规律:少阳病是六经病的亚热盛阶段,既非太阳之表,又非阳明之里,而是介于表里之间的阶段。以寒热往来,胸胁苦满,口苦咽干,心烦喜呕,脉弦为临床特征。其病机特点为邪郁少阳,枢机不利,正邪分争。其病变性质为热,为实,但正气又略有不足,故其本质为虚实夹杂之热。

少阳主枢,故其病理变化有向表向里两种演变趋势,每多外兼太阳表证,或内兼阳明里证。

4. 太阴病机

(1)太阴病机的含义:太阴病机是指邪入太阴,脾阳虚衰,寒湿内生的病变机制。

(2)太阴病机的一般规律:在六经病中,太阴病为三阴病的初始阶段,以腹满隐痛,纳呆,呕吐,下利,脉弱为其临床特征。太阴病的病机特点为脾胃阳虚,寒湿中阻,即所谓太阴寒湿,其病变性质为寒为虚,病位在里。在脏腑病机中属脾胃阳虚之变,其证为脾胃阳虚证。

太阴属脾,阳明属胃,同居中焦,故其病变可在一定条件下互相转化,故有"实则阳明,虚则太阴"之说。

5. 少阴病机

(1)少阴病机的含义:少阴病机是邪入少阴,病入心肾,心肾阳虚或心肾阴虚的病变机制。

(2)少阴病机的一般规律:少阴病为六经病变过程中的危重阶段,以无热恶寒或虚热,精神萎靡或心烦失眠,或四肢厥冷,或下利清谷,脉微细或细数为主要临床表现。少阴病的病机特点为心肾阳虚或心肾阴虚,其病变性质或为虚寒或为虚热,病位在里。其所形成的证候,有从阴化寒的少阴寒化证和从阳化热的少阴热化证。

①少阴寒化(少阴寒化证的病机):少阴寒化是指邪入少阴,从阴化寒,心肾阳虚而阴寒内盛的病理变化。少阴寒化的病机特点为心肾阳虚,阴寒内盛,其病变性质为虚为寒。以精神萎靡,恶寒蜷卧,四肢逆冷,下利清谷,脉沉微欲绝为主要临床表现。少阴寒化证是少阴病的主要证候,故称之为少阴本病。少阴病虽有虚寒与虚热之分,但以虚寒为主,病情危笃,阳气式微,故谓"少阴之为病,脉微细,但欲寐也。"(《伤寒论·辨少阴病脉证并治》)

②少阴热化(少阴热化证病机):少阴热化是邪犯少阴,从阳化热,肾水亏于下,心火亢于上,心肾不交的病理变化。少阴热化的病机特点为阴虚阳亢,心肾不交,其病变性质为热为虚。以心中烦,不得卧,身热,口燥,舌红,脉细数为主要临床表现。

6. 厥阴病机

(1)厥阴病机的含义:厥阴病机是邪入厥阴,阴阳对峙,厥热胜复,寒热夹杂的病理变化。

(2)厥阴病机的一般规律:厥阴为三阴之终尽,厥阴病为六经病发展的最后阶段,以四肢厥逆,或厥与热交替,或寒热夹杂,脉无定体为主要临床表现。厥阴病的病机特点为寒热夹杂,厥热胜复,其病变性质为寒热虚实错杂。其所形成的证候或为寒热错杂,或为厥阴胜复。

①寒热错杂:寒热错杂是指寒热交错,同时并见的病理变化,包括上热下寒,上寒下热,表热里实,表寒里热等。厥阴病的寒热错杂为上热下寒,所形成的证候为上热下寒证,以气上撞心,心中疼热,消渴(渴多饮而渴不止),饥不欲食,下利,肢厥,脉沉弦细为主要临床表现。

②厥热胜复:厥阴胜复是邪入厥阴,邪正消长,寒热交替出现的病理变化。阳盛则热,阴盛则厥,一般以厥多热少为病进,厥少热多为病退。若阳热极盛,阳气郁遏,格阴于外,则致厥阴热厥之证,所谓热深厥深,热微厥微,以热、厥、利并见为其临床特点。若阴寒内盛,格阳于外,而致厥阴寒厥之证,以寒、厥、利并见,脉微欲绝为其临床特点。

二、卫气营血病机

(一)卫气营血病机的概念

1. 卫气营血的含义

在温病学中,卫气营血是卫分、气分、营分、血分的概称,是指温病病机演变从卫分开始,而传入气分,渐次深入营分、血分,由表入里,由浅入深的四个病理阶段。

2. 卫气营血病机的含义

卫气营血病机是温病卫气营血病变的机制。

(二)卫气营血病机的一般规律

1. 卫分病机

(1)卫分病机的含义:卫分病机是温病初起,温邪侵入人体肌表,肺卫功能失常的病理变化,属卫气营血病理演变过程的表浅阶段。

(2)卫分病机的一般规律:卫分病机的特点为邪郁卫表,邪正相争。其病变性质为热,属表,其病在肺。以发热,微恶风寒,口微渴,舌边尖红,苔薄白,脉浮数为主要临床表现。

卫分病机的演变有两种趋势:

其一,感邪轻微,正气未衰,病情轻浅,易于治愈。

其二,感邪较重,正气已衰,温邪从卫分入于气分,或由卫分径直入于营分甚或血分。

2. 气分病机

气分病机的含义:气分病机是温邪由卫入里,正邪相争,里热亢盛,耗伤津液的病理变化。气分病机的特点为里热炽盛,津液耗伤,其病变性质为热为实,其病在里,涉及肺、胃、脾、肝、胆、大肠、胸膈、膜原等。气分证的病变较为广泛,凡温邪不在卫分,而又未传入营分、血分,均属气分证范围,以但发热,不恶寒,口渴,汗出,舌红苔黄,脉洪大或数而有力等为其共同临床特征。

气分病机的发展趋势为:

其一,邪盛正亦盛,治疗及时正确,使邪祛而病在气分而愈。

其二,正不敌邪,温邪可从气分而深入营分、血分。

其三,邪气渐衰,阴液大伤,而致正虚邪少,俟正气得复而病向愈。

3. 营分病机

营分病机的含义:营分病机是指温热邪气侵入气分与血分之间,营热阴伤,扰于心神,热窜血络的病理变化。营分病机的特点为营热阴液,扰神窜络,其病变性质为热,或为温热或为湿热;为实或虚实夹杂。以身热夜甚,心烦不寐或神昏谵语，斑疹隐隐，舌质红绛，脉细数为主要临床表现。

营分病机的发展趋势为：

其一，营分邪热转出气分，表现为气分的病理变化，其病转轻。

其二，邪热深入血分，而现动血之征。

其三，邪热内陷心包或引动肝风。

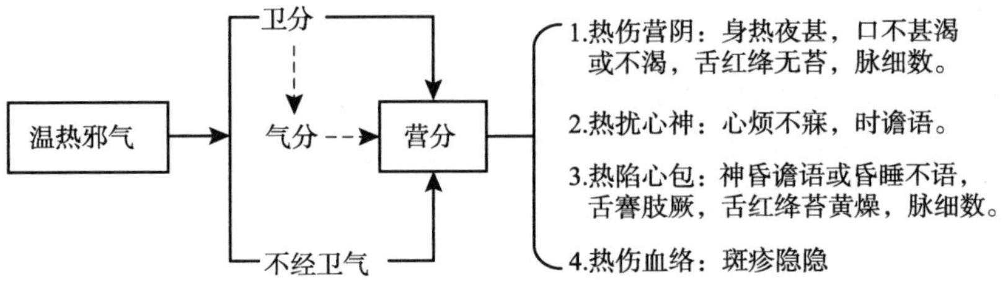

图7－18　营分病机示意图

4. 血分病机

血分病机的含义：血分病机是指温热邪气侵入血分，动血耗血，瘀热内阻的病理变化。血分病机的特点为：动血耗血，瘀热内阻。其病变性质为热，为实或虚实夹杂。其病累及心、肝、肾之脏，为卫气营血病理演变的最后阶段，病情危重。以身热，躁扰神昏，斑疹密布，四肢抽搐，吐血，衄血，便血，尿血，舌质红绛为主要临床表现。并有血热动血，血热动风，血热伤阴等之异。

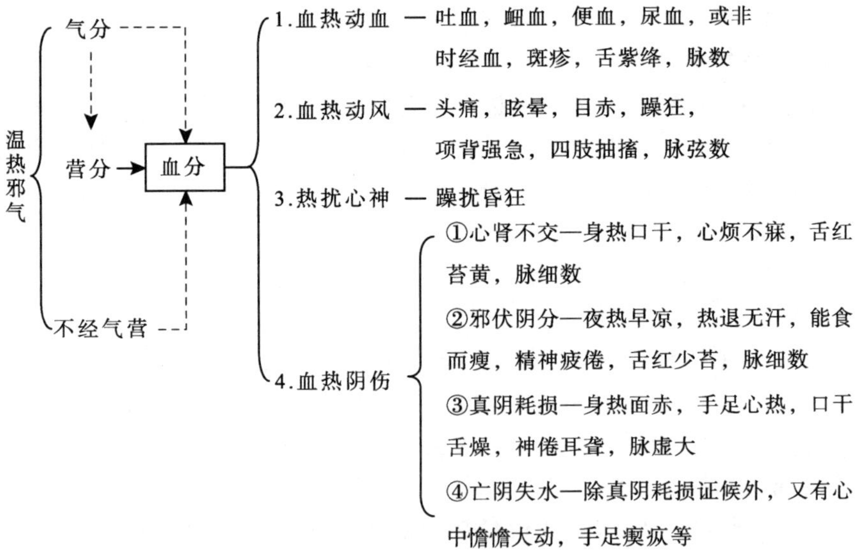

图7－19　血分病机示意图

血分病机的演变趋势为：

其一，病虽危笃凶险，但救治及时正确，可转危为安，正气渐复，其病向愈。

其二，热毒极盛，正不敌邪，或瘀阻或出血而亡。

其三，邪气虽减，阴液大伤，而致肝肾阴液耗伤。阴液未竭，犹可向愈；阴液已竭，阴竭阳脱而亡。

三、三焦病机

（一）三焦病机的概念

1. 三焦病机的含义

三焦病机是温病上、中、下三焦病变的机制，也是温热病病机理论之一，为吴鞠通所倡导。吴氏在叶天士《温热论》卫气营血病机的基础之上，结合温热病的传变规律，把温病的发生发展过程的一般规律，概括为上、中、下三焦病机，以此说明疾病的传变，指导辨证论治。三焦病机揭示了温病发展过程中，三焦所属脏腑的病机及其传变规律，标志着温病发展过程的不同阶段，即上焦为初期，中焦为中期，下焦为末期。

上焦主要包括手太阴肺和手厥阴心包经的病变，其中手太阴肺的病变，多为温热病的初期阶段。中焦主要包括手、足阳明和足太阴经的病理变化。脾胃同居中焦，阳明主燥，太阴主湿，邪入阳明而从燥化，则多呈里热燥实证，邪入太阴而从湿化，多为湿温病证，其中足阳明胃的病变，多为极期阶段。下焦主要包括足少阴肾和足厥阴肝的病变，多属肝肾阴虚之候，为温病的末期阶段。所以说："始于上焦，终于下焦"，但是，这是仅就一般病发于表的温病而言，由于病邪的性质不一，其发病初起，不一定皆始于手太阴肺经，如湿温初起，病变重在足太阴脾而兼邪郁肌表，也有的一开始就表现为肝和心包病变，所以三焦的病程阶段，应视每一具体疾病分别对待。

2. 三焦病机的演变规律

三焦病变的传变规律，一般多由上焦手太阴肺开始，由此而传入中焦为顺传，如由肺而传入心包则为逆传，中焦病不愈，多传入下焦肝肾，故曰："温病由口鼻而入，鼻气通于肺，口气通于鼻。肺病逆传，则为心包；上焦病不治则传中焦，胃与脾也；中焦病不治，即传下焦，肝与肾也。如上焦，终下焦。"（《温病条辨》）这是一般的规律。但并不是固定不变的，在传变过程中，有上焦病变未罢而又见中焦病变的，亦有中焦病变未除又出现下焦病变的。

（二）三焦病机与卫气营血病机

卫气营血病机和三焦病机的关系，两者分别从不同角度揭示了温病的发展规律。三焦病机又将卫气营血病机贯穿其中，即作为温热病的病机纲领，又作为湿热病的病机纲领。因此，两者在很大程度上有相同之处，但其间亦确有区别。如手太阴肺的病变，相当于卫分；热壅于肺而无表证者，则属气分范围；热入心包的病变，虽可属营分病，但其病理变化和症状又不尽一致。前者为神志改变较甚且有痰热之征，而后者为热伤营阴。中焦足太阴脾和足阳明胃的病变，虽均属气分病，但邪在气分，不仅限于中焦病变，凡邪不在表而又未入营血者，皆属气分范畴。下焦肝肾的病变和邪在血分，其证候又判然有别。前者是热伤肝肾之阴，其证属虚；后者为热迫血溢，其证属实。由此可见，两种辨证纲领既有联系又有区别，临床运用时，必须有机结合，才能全面地指导温热病的辨证施治。

（三）三焦湿热病机的一般规律

关于温热病的三焦病机内容，多与卫气营血辨证重复，故不予赘述。本节仅就湿热病的三焦病机做一概要介绍。

1. 上焦湿热

（1）上焦湿热的含义：上焦湿热是指湿热侵袭上焦，困遏卫阳，肺失宣降的病理变化。

（2）上焦湿热病变的一般规律：

上焦湿热，是湿热邪气侵袭人体的初期阶段，是湿热邪气自口鼻而入，侵袭于肺，而出现肺失宣肃，卫外功能失常和水液代谢障碍的病变。

上焦湿热的病机特点为湿困肺卫，宣降失常。其病变的性质为热、为实或虚实夹杂。

以恶寒发热，身热不扬，头身重痛，脉濡为主要特点。同时由于湿困脾胃，又可兼见胸闷脘痞，纳呆不饥等症状。此外，还可因湿热郁蒸，酿成痰浊，导致湿热痰浊，蒙蔽心包，而出现表情淡漠，神识痴呆，时昏时醒等。因此，上焦湿热证，除了肺的病变外，还有脾胃和心包的病变。

湿热在上焦肺，治宜辛温宣透，芳香化湿之法，选用辛温芳香药物，轻扬透泄，宣化湿浊，使腠理通达，微有汗出，湿从汗解，湿去则热散。故曰："治上焦如羽，非轻不举"。若湿热酿痰，蒙蔽心包，又宜用化湿清热，芳香开窍之法。

2. 中焦湿热

（1）中焦湿热的含义：中焦湿热是湿热病邪传入中焦，困阻脾阳，脾失健运的病理变化。

（2）中焦湿热病变的一般规律：中焦湿热，为湿热病中期阶段，以脾胃为病变中心，以消化道病变及四肢肌肉酸困沉重为基本特征。中焦湿热的病机特点为湿热蕴结，脾失健运。其病变性质为热、为实或虚实夹杂。由于体质的差异，临床上有湿重于热、热重于湿、湿热并重三大类型。湿重于热以身热不甚，身体重楚，脘痞不饥，口淡不渴，大便溏泄，舌苔白腻，脉濡为主要特点；热重于湿者以高热，心烦，口渴等里热为主，又兼脘腹胀满等湿象；湿热并重者多以胸闷腹胀，渴不多饮，汗出热解，继而复热，舌苔淡黄而润为特点。

中焦湿热，治应燥湿之法，以祛除湿邪，调理脾胃，复其升降。故曰："治中焦如衡，非平不安。"根据湿与热的孰轻孰重来选用苦寒、苦温、辛温之剂。

3. 下焦湿热

（1）下焦湿热的含义：下焦湿热是湿热流注下焦大肠、膀胱，气机阻滞，气化失司的病理变化。

（2）下焦湿热病变的一般规律：下焦湿热多因中焦湿热不解而传入下焦，也可由湿热邪气直犯下焦而成。以膀胱和大小肠病变为中心，以水液代谢障碍和饮食传化失常为主要表现。下焦湿热的病机特点为湿热下注，气化失司，其病变的性质为热，为实或虚实夹杂，以大小便不通或排出不畅为主要临床特征。下焦湿热可分为湿重于热、热重于湿、湿热并重三大类型，此外，下焦湿热也可出现上、中焦的病变，即湿热弥漫累及上、下、中三焦，称之为三焦湿热。

下焦湿热的治疗，表现为小便不利者，治宜淡渗利湿，通利小便，选用淡渗和苦寒清利之药。表现为大便异常者，治宜导滞通腑，选用辛温宣化，苦温燥湿和苦寒通下以及行气导滞之品。总之，下焦湿热证，当重在利湿，使重浊之湿邪沉于下而渗于外，故曰："治下焦如权，非重不沉"。因湿邪易于弥漫中、上焦，故又应适当配伍燥湿和化湿之剂。总之，治湿应兼顾三焦，以分消走泄，通利三焦为宜。

表7-7　温病病机与脏腑病机的关系

病变性质	表、实、热	里、实、热	里、实、热	里、虚、热
三焦病机	上焦	上焦、中焦	上焦、中焦	下焦
卫气营血病机	卫	气	营	血
脏腑病机	肺	肺、胃、肠	胃、心包	肝、肾
主要症状	寒热咳嗽	发热、便秘、伤津	神昏、斑疹、出血	伤阴、痉厥
治疗原则	"在卫汗之可也"	"到气方可清气"	"入营犹可透营转气"	"入血犹恐耗血动血，直须凉血散血"
主要治法	解表宣肺	清气泻下生津	清营开窍化斑止血	滋阴熄风
主要方剂	银翘散 桑菊饮	白虎汤 凉膈散 增液承气汤 益胃汤	清营汤 牛黄丸 紫雪丹 至宝丹 化斑汤 犀角地黄汤	青蒿鳖甲汤 加减复脉汤 三甲复脉汤 大定风珠

第七节 疾病的传变

健康与疾病，阴阳平衡与阴阳失调，二者共处于同一机体内，始终处于动态变化之中。健康与疾病，均是一个动态的概念，疾病的过程就是一个动态变化过程，邪正交争是疾病过程的基本矛盾，它决定着疾病的发生、发展和转归。

中医学在长期发展过程中，逐步形成了系统的完整的对疾病发展规律的认识，即疾病的传变理论，这种理论最早见于《内经》，经历代医家的发展，逐步系统完备起来，成为病机学的重要组成部分。

一、疾病传变的概念

疾病传变，简称病传。所谓“传变”，一般认为“传”是指病情循着一定的趋向发展，“变”是指病情在某些特殊条件下起着性质的转变。传变是疾病本身发展过程中固有的某阶段性的表现，也是人体脏腑经络相互关系紊乱依次递传的表现，疾病传变是指疾病的传变规律和过程。转化和传变不同，转化是指两种性质截然相反的病理变化之间的互相转变，如阴证和阳证、表证和里证、寒证和热证、虚证和实证之间的互相转化。而传变，则是指脏腑组织病变的传变转化。疾病的传变和转化称之为传化，人是一个有机整体，机体的表里上下、脏腑组织之间，有经络气血相互沟通联络，因而某一部位或某一脏腑的病变，可以向其他部位或其他脏腑传变，引起疾病的发展变化。这种疾病传变的理论，不仅关系到临床辨证论治，而且对疾病的早期治疗，控制疾病的发展，推测疾病的预后等，都有重要的指导意义。

二、疾病传变的形式

疾病传变包括病位传变和病性转化，病位传变的形式多种多样，但不外经络传变和脏腑传变两种。如就外感和内伤而言，一般来说，外感疾病的传变是六经传变、卫气营血传变和三焦传变；内伤杂病的传变则为经络之间传变、经络脏腑之间传变，以及脏腑之间生克制化传变等。当然，这不是绝对的，无论哪种传变，都是以脏腑经络功能失常为其基本病理变化。病性的转化，则有寒热转化和虚实转化两种。

（一）病位传变

病位，指病变的部位。人是一个有机的整体，机体的表里之间、脏腑之间，均有经络相互沟通联络。因此，某一部位的病变，可以向其他部位波及扩展，引起该部位发生病变，称之为病位的传变。常见的病位传变包括表里之间与脏腑之间传变两个方面。

一般地说，外感病发于表，发展变化过程是自表入里、由浅而深的传变，所以外感病的基本传变形式是表里之间的传变。内伤病起于脏腑，发展变化过程是由患病脏腑波及影响其他脏腑，所以内伤病的基本传变形式是脏腑之间的传变。

掌握病位的传变规律，对临床有着重要的指导意义。临证时运用动态的观点对待疾病，在病已发而未深，微而未甚之时，便能见微知著，掌握病势发展趋向，从而抓紧时机进行治疗，可以防止疾病的发展与传变，将疾病治愈在初期阶段。

1. 表里出入

表里出入，又称表里传变、内外传变。它代表病变部位的深浅，标志着病理变化的趋势。表里传变可分为表邪入里（或由表入里）和里病出表（或由里出表）两种形式。

表与里，具有相对的含义。以整体而言，则肌肤为表，内在的脏腑组织器官为里。以经络与脏腑相对而言，经络为表，脏腑为里；以脏腑相对而言，腑为表，脏为里；以经络而言，三阳为表，三阴为里。在三阳之中，太阳为表，阳明为里，少阳为半表半里。但作为辨证纲领的表证和里证，一般是指肌肤和脏腑而言的。

六淫之邪，首先犯表；七情过激，饮食劳倦，则病起于内。即所谓："故犯贼风虚邪者，阳受之；食饮不节起居不时者，阴受之。阳受之则入六腑，阴受之则入五脏。"（《素问·太阴阳明论》）病在表，多见邪在经络肌腠的症状；病在里，多见脏腑的症状。一般而言，病在表者多较轻浅，病在里者多较为深重。

人体的脏腑经络，原是表里相通的，疾病也在不断变化和发展之中，所以病在表的可以入里，病在里的也可以出表。病邪由表入里，一般都是按皮毛→络脉→经脉→脏腑的规律而依次相传的。如"五脏皆有合，病久而不去者，内舍于其合也。故骨痹不已，复感于邪，内舍于肾。筋痹不已，复感于邪，内舍于肝……诸痹不已，亦益内也。"（《素问·痹论》）反之，病在里，也可出表。如温热病变，内热炽盛，而汗出热解或疹病透发于外，即为里病出表。

表里互传的机制，主要取决于邪正双方势力的对比。正不胜邪，则表邪可以入里内陷；反之，正胜邪却，则里证可以出表。因此，以外感疾病而言，病邪由表入里者，多为病进之象；由里出表者，多为向愈之兆。故曰："伏温由阴而出于阳，于病机为顺，若病发于阴而溃于阴，不达于阳，此病机为逆。"（《温热逢原》）

此外,在伤寒病机传变中,其病邪之出入,尚须经过半表半里阶段,即外邪由表内传而尚未入里,或里邪透表又尚未至表的病理阶段。少阳居于太阳、阳明之间,邪传少阳,则病邪既不在太阳之表,又未达于阳明之里,故少阳病变亦称半表半里之病变,其病机即为邪入少阳,正邪分争,少阳枢机不利,胆火内郁,进而影响及胃。故临床常以往来寒热、胸胁苦满、口苦咽干、目眩、默默不欲饮食、心烦喜呕等症为特点。

2. 外感疾病的传变

(1)六经传变:关于六经传变规律,《素问·热论》仅指出:"伤寒一日,巨阳受之","二日,阳明受之","三日,少阳受之","四日,太阴受之","五日,少阴受之","六日,厥阴受之",以示为之次第。故曰:"一日、二日、三四五六日者,犹言第一、第二、第三四五六之次序也。大要譬如计程,如此立个前程的期式约摸耳,非计日以限病之谓。"(《伤寒论条辨》)汉·张仲景在《伤寒论》中系统地论述了外感疾病的发生发展规律,创立了完整的六经传变理论。本节所说的六经传变就是指此而言。

六经传变的一般规律:六经之中,三阳主表,三阴主里。三阳之中,太阳为一身之藩篱,主表,阳明主里,少阳主半表半里;三阴之中,太阴居表,以次为少阴、厥阴。外邪循六经传变,由表入里,渐次深入。即太阳→阳明→少阳→太阴→少阴→厥阴。如风寒初客于表,出现发热恶寒、头项强痛、脉浮等为太阳病。若邪气入里,出现但热不寒,不恶寒、反恶热,口渴,汗出,甚而腹满硬痛拒按、大便秘结或结旁流,神昏谵语等则为阳明病。若邪正交争于半表半里,出现寒热往来、胸胁苦满、心烦喜呕、嘿嘿不欲饮食、口苦咽干、目眩、脉弦等则为少阳病。三阳经病以热证实证为主,邪气虽盛,正气未衰。若正气已衰,抗邪无力,则病入三阴。如脾虚湿胜而现腹满而吐、食不下、自利、时腹自痛、脉缓弱者,称之为太阴病。如病及心肾而现"脉微细,但欲寐"者,称之为少阴病。由于患者体质不同,少阴病又有寒化和热化之分。寒化证为少阴虚寒本证,除上述主证外,尚有四肢厥逆、下利清谷、恶寒蜷卧等;热化证则尚有心烦不得卧等。病入厥阴,及于肝、胆、心包、三焦,以寒热错杂为其病机特点,出现消渴、气上撞心、心中疼热、饥而不欲食、食则吐蛔、下之利不止等。这种传变规律反映了疾病由表入里,由阳入阴,由轻而重的发展趋势。

六经传变的特殊规律:六经传变不完全按着六经次序循经相传,还有一些特殊的传变形式。

①越经传:越经传是不按六经次序而传变,如由太阳而传至太阴。

②表里传:表里传是表里两经相传,如由太阴而传至阳明。

③直中:凡病邪不经三阳经传入,而直接出现三阴经证候者,称直中。如

直中太阴或少阴,其中以直中太阴为多。因素体脾胃阳虚,所以发病即现太阴症状,称之为直中太阴。

④合病:两经或三经同时发病,因而两经或三经证候同时出现,而无先后次第之分者,称为合病。如太阳阳明合病、太阳少阳合病、三阳合病等。

⑤并病:一经证候未罢又出现另一经证候者,称为并病。与合病不同之处在于前一经证候还在,而后经证候又具备的条件下,两经交并为病,而有先后次第之分。

(2)卫气营血传变:温病学中关于卫气营血的传变规律有顺逆之分。

①顺传:在卫气营血传变中,顺传是指病邪由卫传气,由气传营,由营传血。这种传变规律,反映了温热病由表入里,由外而内,由浅入深,由轻而重的疾病演变过程,揭示了病变的不同程度和阶段。一般来说,病在卫分为病势较轻浅,病位在皮毛和肺,以发热恶寒为其临床特点。病在气分为邪已传里,病势较重,病位在肺、胸膈、胆、胃肠、脾,以但热不恶寒为其临床特点。病在营分为邪已深入,病势更重,病位在心和心包,以舌质红绛、心烦不寐为其临床特点。病在血分为邪更深入一层,最为严重,病位在心、肝、肾,以舌质红绛及耗血、动血、阴伤、动风为其临床特点。

由于病邪性质、感邪轻重和体质不同,温病在传变过程中,亦有不出现卫气营血全程传变者:在初起邪在卫分,治后即愈,不复传里的;有起病不从卫分而直中气分或营血的;还有卫气同病、营卫合邪、气血两燔的;更有病邪先入营血,后传出气分,但未得清解,又复入营血等。如春温、暑温、伏暑等,卫气营血传变过程的阶段性表现很不明显,至于湿温,湿多热多,化热化燥,传变无定。

②逆传:在卫气营血传变中,肺卫病邪,邪不外解,不传气分,由肺而径自内陷心包,称为"逆传"。其病剧变,病势凶险。

(3)三焦传变:在温病学中,三焦病变的传变规律,一般多由上焦手太阴肺开始,由此而传入中焦为顺传,如由肺而传入心包则为逆传。中焦病不愈,多传入下焦肝肾。故温病由口鼻而入,鼻气通于肺,口气通于胃,肺病逆传则为心包。上焦病不治,则传中焦脾胃;中焦病不治,即传下焦肝肾。始于上焦,终于下焦,这是一般的规律,但并不是固定不变的,在传变过程中,有上焦证未罢而又见中焦证的,亦有中焦证未除又出现下焦证的等等。

3. 内伤杂病的传变

(1)经络之间的传变:经脉之间阴阳相贯,如环无端,是一个有机整体。所以,一经有病必然传至他经,或影响相联的其他各经,如足厥阴肝之经脉,布胁肋,注肺中,故肝气郁结,郁而化火,肝火循经上犯,灼伤手太阴肺经,即所谓木火刑金,而出现胸胁灼痛、咳嗽痰血、咳引胸痛等肝肺两经之证。或直接影响表里相合之经，如手少阴心经与手太阳小肠经互为表里，心火炽盛，可移热于小肠而致小肠实热，出现小便黄赤或尿血、尿道灼热疼痛等。

(2)经络脏腑之间的传变：一为由经脉传至脏腑。“邪之客于形也，必先舍于皮毛，留而不去，入舍于孙脉，留而不去，入舍于络脉，留而不去，入舍于经脉，内连五脏，散于肠胃，阴阳俱感，五脏乃伤，此邪之从皮毛而入，极于五脏之次也。”(《素问·缪刺论》)这是邪气由浅入深，由经脉而脏腑传变的一般规律。如风寒之邪客于手太阴肺经等，必内舍于肺而致肺失宣肃，发生咳嗽、喘促等。故曰：“皮毛者，肺之合也，皮毛先受邪气，邪气以从其合也。其寒饮食入胃，从肺脉上至于肺则肺寒，肺寒则内外合邪，因而客之，则为肺咳。”(《素问·咳论》)一为由脏腑传至经脉。如“肺心有邪，其气留于两肘。”(《灵枢·邪客》)故心肺有病会通过其所属经络的循行部位而反映出来，出现胸痛、臂痛等。

(3)脏腑之间的生克制化传变：脏与腑互为表里，二者之间的传变，或由脏及腑，或由腑及脏。一般说来，由腑及脏，其病较重，脏病难治；由脏及腑，其病较轻，腑病易医。关于脏与腑之间的病理关系前已述及，不再重复，这里只就五脏之间的病理传变规律概述如下：

五脏疾病的传变与五行生克制化规律有密切联系，其传变的一般规律不外相乘、反侮、母病及子、子病及母四个方面，再加上本脏自病，则为五种不同情况。故曰：“病有虚邪，有实邪，有贼邪，有微邪，有正邪……从后来者为虚邪，从前来者为实邪，从所不胜来者为贼邪，从所胜来者为微邪，自病者为正邪。”(《难经·五十难》)所谓“后来”、“前来”，就是生我、我生的母子传变关系：后来为生我之母，即母病及子；前来为我生之子，即子病及母。“所不胜来”，“所胜来”是克我、我克的关系：所不胜为克我者，“所不胜来”即相乘传变；所胜为我克者，“所胜来”即相侮传变。“自病”则为病邪直中本脏，并非由于他脏传变而来。

五脏之间的这种病理传变形式又可分为顺传和逆传两种情况。

顺传：一般地说，母病及子和相乘传变谓之顺传。如水能生木，若肾阴不足，导致肝阴不足而肝阳上亢，出现眩晕、眼花、腰膝酸软、头重脚轻之候，即属母病及子，称之为水不涵木。因肾水能滋养肝木，病情虽有发展，但邪气夹生气而来，所以其病虽进而易退。木能克土，若肝气郁结，横逆犯脾，则肝脾不调，而现胸闷胁痛、纳呆腹胀等症。木来乘土，属相乘传变，所谓“见肝之病，知肝传脾。”(《金匮要略·脏腑经络先后病脉证》)脏气本已受制，邪气又夹其相制之力而来，贼害必甚，但其病虽甚而易却。

逆传：一般地说，子盗母气和反侮传变谓之逆传。如土能生金，在虚损劳瘵中，其自上而来者，一损于肺，过于中则不治，故曰："久咳，损及中州，脾失输化，食减神倦，肺无所资。"(《临证指南医案·咳嗽》)"久咳便溏，脉虚而数，为肺脾俱病，培补中气为要。"(《静香楼医案》)此为肺病及脾，子盗母气。肺主一身之气，脾乃生气之源，脾虚则生化之机日惫，使虚劳趋于难复之境。故曰："脾胃一虚，肺气先绝。"(《医旨绪余》)所以说子病及母为逆。土本克水，土虚则水反侮土，则土益虚。五更泄泻谓之"脾肾泄"，系肾阳不足，不能温煦脾土，水寒侮土，故下利不已。故曰："肾之脾，谓之辟阴，死不治。"(《素问·阴阳别论》)辟，反克之义，可见反侮相传亦为逆。

总之，五脏相通，移皆有次，脏腑之间，亢则害，承乃制。所以说："五脏受气于其所生，传之于其所胜，气舍于其所生，死于其所不胜。病之且死，必先传行至其所不胜，病乃死。此言气之逆行也，故死……故病有五，五五二十五变，乃其传化。"(《素问·玉机真脏论》)这是五脏疾病按生克制化规律传变的一般规律。但是体质有强弱，受邪有轻重，病情有万变，治疗有正误，所以疾病的传变也有不以次相传者，因此不能把这种传变规律当作刻板的公式，按图索骥，必须全面观察、灵活运用。

(二)病性转化

1. 病性的概念

病性，即病变的性质，它决定着病证的性质。一切疾病及其各阶段的证候，其主要性质，不外寒、热、虚、实四种。这四种病证的性质，是由其相应的病机性质所决定的，即寒的病机反映出寒的病证，虚的病机反映出虚的病证等。虚实寒热的病机是由邪正盛衰和阴阳失调所导致的。

疾病在发展过程中，可以出现两种情况：一是病变始终保持发病时原有的性质，只是发生程度的改变；二是改变了发病时原有的性质，转化为相反的性质。病性的转化，就是指第二种情况，其内容包括虚实转化与寒热转化。

2. 病性转化的形式

(1)寒热转化：寒与热，是对病变性质的概括，在病理性质上各具不同的特征。一般来说，寒多属于病理性衰退，热多属于病理性亢奋，故曰："气实者，热也；气虚者，寒也。"(《素问·刺志论》)

寒与热，是性质截然相反的两种病理变化，是阴阳失调的体现。"寒热者，阴阳之化也。"(《景岳全书·传忠录·寒热篇》)"阳盛则热，阴盛则寒。"(《素问·阴阳应象大论》)"阳虚则外寒，阴虚则内热。"(《素问·调经论》)由于阴阳之间是相互联系、相互制约的，阴阳的偏盛偏衰是可以互相影响的。所以，在一般情况下，热可以由于阳盛，也可以由于阴虚；寒可以由于阴盛，也可以由于阳虚。一实一虚，一寒一热，最当分辨。

病变寒热属性的一般规律是，感受阴邪，或阳虚阴盛，病势沉静所表现的证候，多属于寒；感受阳邪，或阴虚阳亢，病势亢奋所表现的病变，多属于热。寒热在疾病发展过程中，不是一成不变的，在一定条件下，是可以互相转化的。“寒极生热，热极生寒”。一般而言，由热转寒者，多由于正气损伤，病多难愈，由寒转热者，多是正气来复，病较易治。故曰：“人之病，或同时而伤，或易已，或难已，其故何如？……同时而伤，其身多热者易已，多寒者难已。”(《灵枢·论痛》)在疾病过程中，阴阳的消长盛衰是不断变化的，随着阴阳的盛衰，疾病或病证的病理变化也可以改变原来的性质，转化成与原来性质相反的属性，或由寒化热，或由热转寒。

由寒化热：由寒化热是指疾病或病证病变的性质本来属寒，继而又转变成为热性的病理变化。如太阳表寒证，疾病初起恶寒重、发热轻、脉浮紧，以后继则出现阳明里热证，而见壮热、不恶寒反恶热、心烦口渴、脉数。又如哮喘病开始不发热、咳嗽、痰稀而白，继则转化为咳嗽、胸痛、痰黄而黏稠，即表示病情已由寒而化热。

由热转寒：由热转寒是指疾病或病证病变的性质本来属热，继而转变成为寒性的病理变化。如便血病人，初起则便血鲜红、肛门灼热、口干舌燥、大便秘结或不爽。若日久不愈，血去正伤，阳气虚衰，继则转见血色紫黯或黑，脘腹隐痛，痛时喜按喜暖，并见畏寒肢冷，大便溏薄，则表明当此之时其病性已由热而转寒。

(2)虚实转化：虚与实，是由邪正盛衰所导致的两种性质相反的病机。在疾病发展过程中，邪正双方的力量对比经常在发生着变化，当邪正双方力量的消长变化达到主要与次要矛盾方面互易其位的程度时，虚与实的病机也就随之发生转化，出现由实转虚或因虚致实的情况。

由实转虚：由实转虚是指本为实性病理变化，由于病情发展至后期，或失治、误治等因素，使病程迁延，虽邪气已去，但正气耗伤，因而逐渐转化为虚性病理变化。如外感病初、中期的病机属实，主要表现出邪气亢盛的一些症状和体征，若至病的后期，或因治疗不当，迁延日久，而出现气血阴阳亏虚的症状和体征，说明病机已由实转虚。

因虚致实：因虚致实是指本为虚性病理变化，由于脏腑功能减退，气血阴阳亏虚，而产生气滞、痰饮、内湿、瘀血、食积等病理变化或病理性产物，或因正虚抗邪无力而复感外邪，邪盛则实，形成虚实并存的病理变化。实际上，因虚致实是虚性病机仍然存在，因其虚而复增邪实的虚实错杂的病理变化。

三、影响疾病传变的因素

疾病传变虽有一定规律，但由于影响疾病传变的因素很多，所以疾病的传变也是错综复杂的。它主要与体质因素、病邪的性质、地域、气候、生活状况、治疗当否等有密切关系。

（一）体质因素

体质对疾病的传变作用，其一是影响正气之强弱，从而影响疾病的发生与传变的速度。素体盛者，一般不易感受病邪，一旦感邪则发病急速，但传变较少，病程亦较短暂；素体虚者，则易于感邪，且易深入，病势较缓，病程缠绵而多传变。其二是影响病邪的“从化”。素体阳盛者，则邪多从火化，疾病多向实热或虚热演变；素体阴盛者，则邪多从寒化，疾病多向寒实或虚寒演变。

体质不同，对病邪的反应不一，可表现为不同的疾病过程，所谓邪气因人而化，疾病因人而异。“身之中于风也，不必动脏，故邪入于阴经，则其脏气实，邪气入而不能客，故还之府。”（《灵枢·邪气脏腑病形》）由于机体正气有个体差异，脏腑组织，虚者受邪，实者不受邪，因而可以改变疾病的传变过程。

（二）病邪性质

病邪的种类和受邪的轻重也影响疾病的传变，如伤寒和温病同为外感热病，因病邪性质有寒温之别，故其传变规律也不尽相同。伤寒按六经传变而温病则按卫气营血和三焦传变，即使同一病邪，因机体感邪轻重不一，其传变也不一致。

（三）地域气候

地理环境和时令气候对疾病的传变也有一定影响，一般来说，居处地势高而干燥，或久晴少雨季节，病变多呈热重于湿，且易化热、化燥，伤阴耗津。居处卑湿，或阴雨连绵季节，则病变多呈湿盛热微，湿重于热，且易于伤气伤阳。而且，某些阳微湿盛患者还可转化为寒湿病变。

（四）生活状况

生活状况主要包括情志、饮食、劳逸、房事等，其对疾病的传变亦有一定的影响。生活状况主要是通过对正气发生作用而影响疾病的进程，情志内伤，可通过干扰气机而对疾病传变发生作用；过劳则耗伤人体气血，而致正虚不足；过逸则气机不利、气化衰弱而致正气虚损；过饥则正气匮乏，气血不足，正不胜邪而病情转重；过饱则内伤脾胃，积滞内停，而致病邪兼夹宿食积滞为患；过食辛辣炙煿则可助长热邪；过食寒凉，则损伤阳气，导致阴寒内生，影响传变而加重病情；房事过度则可致精气亏损，下元虚衰，易致正虚邪实，引邪深入，并易酿成水亏火浮，虚阳上亢，以及水不涵木，虚风内动等病变。

此外，治疗护理当否和意外因素等亦直接影响疾病的传变。正确的治疗，可及时阻断、终止疾病的发展和传变，或使疾病转危为安，以至痊愈。反之，若用药不当，或失治、误治，损伤了人体正气，则可致变证迭起，坏证丛生，预后不良。如风寒表证当用汗法，若误下则伤肠胃，病邪即会迅速入里而现协热下利等；风温邪在肺卫，误用辛温发汗，则热邪极迫，窜入血络或内陷心包，发生斑疹、神昏。若护理不当，患者饮食失宜，情绪波动过大，劳倦房事等，都可造成新的气血失调，影响病变发展。突然而来的意外因素，能使正气暴虚，其病可不按规律传变，或改变疾病的传变次序，乃至难以预测其传变之序。故曰："急虚身中卒至，五脏闭绝，脉道不通，气不往来，譬于堕溺，不可为期。"（《素问·玉机真脏论》）

第八节 疾病的转归

一、转归的概念

疾病有一个发生发展的过程，大多数疾病发生发展到一定阶段后终将结束，这就是疾病的转归。疾病的转归，是指疾病发展的最后阶段，即疾病的结局。一般而言，疾病的转归，可分为痊愈、死亡、缠绵、后遗等。

正胜邪退，疾病向愈：正胜邪退是在邪正消长盛衰发展过程中，疾病向好转和痊愈方面转归的一种结局，也是在许多疾病中最常见的一种转归。由于患者的正气比较充盛，抗御邪气的能力较强，或因及时地得到正确的治疗，邪气难以进一步发展，进而使病邪对机体的作用减轻或消失，人体的脏腑、经络等组织的病理性损害逐渐得到修复，精、气、血、津液等的耗伤也逐渐得到恢复，机体的阴阳在新的基础上获得了新的相对平衡，疾病即告痊愈。例如，由六淫所致的外感疾病，邪气从皮毛或口鼻侵入人体。若机体正气不虚，抗御病邪的能力较强，则不仅能延缓病情的进一步发展，使病变局限在肌表和经络，而且可在机体正气抗御病邪的作用下，驱邪外出，一经发汗解表，则邪去而营卫和调，疾病痊愈。

邪胜正衰，疾病恶化：邪胜正衰，是在邪正消长盛衰的发展过程中，疾病向恶化甚至死亡方面转归的一种结局。由于机体的正气虚弱，或由于邪气炽盛，机体抗御病邪的能力日趋低下，邪气的致病作用进一步发展，机体受到的病理性损害日趋严重，则病情因而趋向恶化。若正气衰竭，邪气独盛，气血、脏腑、经络等生理功能衰惫，阴阳离决，则机体的生命活动亦告终止而死亡。例如，在外感疾病过程中，"亡阴"、"亡阳"等证候的出现，即是正不敌邪，邪胜正衰的典型表现。

此外，在邪正消长盛衰的过程中，若邪正双方的力量对比势均力敌，出现邪正相持或正虚邪恋，邪去正气不复等情况，则常常是许多疾病由急性转为慢性，或留下某些后遗症，或成为慢性病持久不愈的主要原因之一。

二、转归的形式

疾病的转归是邪正交争趋势及其盛衰的表现，在疾病过程中，正气与邪气不断地进行着斗争，产生邪正盛衰的病理变化。这种病理变化不仅关系到虚实证候，而且直接影响到疾病的转归。在一般情况下，正胜邪退，则疾病趋向于好转而痊愈；邪胜正衰，则疾病趋向恶化甚至死亡。疾病的转归除痊愈和死亡外，尚有缠绵、后遗、复发等形式。

(一)痊愈

痊愈，痊谓病除，愈谓病瘳，痊愈即病愈，是指疾病状态时的机体脏腑经络的阴阳气血紊乱消失，生理功能恢复正常，阴阳气血重新处于平衡状态，是疾病转归中的最佳结局。疾病能否痊愈与痊愈的快慢，除依赖于病人的一般健康情况、抗病能力外，及时、正确、积极的治疗是十分重要的。例如外感风寒，邪气从皮毛或口鼻侵入人体，若机体正气比较充盛，抗御病邪的能力较强，则不仅能防止病情的进一步发展，使病变局限在肌表，而且正气可以驱邪外出，使疾病痊愈。若用发汗解表法治疗，使邪去而正气恢复，可对疾病的痊愈过程起促进作用。

在疾病痊愈过程中，包括病邪对人体作用的消除或终止，人体脏腑经络的病理变化完全消失，阴阳气血重新归于相对平衡状态，虽然暂时可能出现邪退正虚的局面，但最后终归恢复健康。

(二)死亡

生尽谓之死，“人身与志不相有曰死。”（《素问·逆调论》）死亡，是生命活动的断绝，是机体阴阳离决，整体生理功能永久终止的病理过程或结局。死亡，可分为生理性死亡和病理性死亡两类。生理性死亡，指享尽天年，无病而终，为自然衰老的结果。病理性死亡又分因病而亡和意外死亡。因病而亡，是各种疾病损伤，使机体气血竭绝，阴阳衰极而离决。意外死亡是指跌打、外伤、中毒、车祸等各种意外损伤所造成的死亡。病理性死亡是在邪正斗争及其盛衰变化的过程中，形成邪胜正衰，使疾病逐渐恶化而导致的一种不良的结局。

中医学根据形神合一的生命观，认为形存则神存，形盛则神明，形衰则神衰，形谢则神灭，神明则形安。得神者昌，失神则亡。死亡意味着形神分离，“五脏皆虚，神气皆去，形骸独居而终矣。”（《素问·移精变气论》）死亡，不仅是机体生命活动和物质生化的永久性终止，而且还要神气皆去。换言之，形谢而神灭，神去则机息，生命告终而亡，故中医学把亡神作为判断死亡的重要标志。

传统认为,死亡是一个过程,包括濒死期、临床死亡期和生物学死亡期。目前,一般认为,死亡是指机体作为一个整体的功能永久停止,但并不意味着各组织器官同时死亡。因此,根据脑死亡的概念,把脑死亡作为判断死亡的一个重要标志,一旦出现脑死亡,就意味着机体作为一个整体的功能永久停止。

(三)缠绵

缠绵,是指久病不愈的一种病理状态,邪正双方势均力敌,处于邪正相持或正虚邪恋的状态,是病理过程演变为慢性迁延性的表现。

缠绵状态的基本病机为正虚邪恋,由于在邪正斗争过程中,正气虽未至溃败,但已因邪气的损伤而削弱;而邪气由于经过正气的奋力抗争,也趋于衰微。因此,邪正双方势均力敌,处于非激烈性抗争的一种相持不下的病理状态。

缠绵状态下,正气不能完全驱邪外出,邪气也不能深入传变,从而使病变局限并处于相对稳定状态,具有病变表现不甚强烈,疾病持久不愈的特点。

在缠绵状态下,病势有相对稳定和不稳定的病理过程。其一,虽有缠绵,但病势稳定,经正确治疗和调护,可向治愈方向演变。其二,疾病缠绵而病势又不稳定,且有反复发作,或持续加重,或治疗和护理不当,则病势日趋恶化,乃至死亡。所以应积极进行治疗,设法打破缠绵状态的病理僵局,争取疾病的痊愈或好转。

(四)后遗

后遗,又称后遗症,是指疾病的病理过程结束,或在恢复期后症状体征消失,病因的致病作用基本终止,只遗留原有疾病所造成的形态或功能的异常。后遗与缠绵不同,后遗症是病因、病理演变的终结,是疾病的一种转归,而缠绵则是疾病的迁延或慢性过程,为疾病的自然延续。

后遗症所表现出来的形态或功能异常,如肢体震颤、身体畸形、失语、痴呆、偏瘫等。其功能异常,包括脏腑经络功能障碍和精神情志障碍。

此外,还有一种伤残,主要指外伤所致的人体某种组织结构难以恢复的损伤或残缺。如枪弹、金刃、跌仆、虫兽等给形体、脏腑造成的变形、缺失等,就属伤残范围。

总之,后遗和伤残都是涉及疾病半永久性结局的概念。

(五)复发

复发,又名复病、再发,是指即将痊愈或已经痊愈的疾病再度发作。

复发是疾病过程连续性的特殊表现形式,其特点是原有病变经过一段“静止期”后再度活跃,即机体内原有的病因尚未完全消除,在一定条件下重新发作。复发的病机是正气渐复但尚薄弱,邪气虽除而余邪未尽,邪正相争近乎停止，机体气血阴阳趋向正常。此时一旦出现损伤正气或助长邪气的条件，便易于打破邪正相安之势，于是邪势复盛而旧病复发。因此，积极彻底地治疗疾病和注意病后调养以培补正气，可以减少和防止疾病的复发。

引起疾病复发的常见诱因主要有以下四种：

1. 食复

食复，又名食劳复，指疾病愈后，脾胃尚虚，因饮食失节而导致疾病复发者。"热病热退之后，胃气尚虚，余邪未尽。先进清粥汤，次进浓粥汤，次进糜粥，亦须少少与之，切勿过食也。若纳谷太骤，则运化不及，余邪假食滞而复作也，名曰食复。"（《重订通俗伤寒论》）

疾病初愈之际，既要注意增进饮食营养以培补正气，但又不可恣意进食，当视疾病过程中脾胃受损的程度，选择相宜之品，既要营养丰富，又要易于消化吸收，并掌握适当的进食量，方能受益而杜弊。"凡病新瘥，自宜先用陈仓米少许，煎汤少饮，俟其无恙，渐次增浓，胃气渐旺，谷食渐增，至胃气复旧，然后少进肉味，撙节爱养，自无复证。"（《伤寒溯源集》）食复，轻者损谷自愈，重者消导方瘥。

2. 劳复

劳复，指疾病初愈，余邪未清，因过度劳累而致疾病复发者。劳复一般分为劳力复、劳神复和房劳复三种。

劳力与劳神是指体力和脑力的过度操劳。有时在正常人看来是微不足道的劳动，但对疾病初愈者来说，却不堪忍受，这也属过度操劳。如伤寒瘥后，元气未复，余邪未清，稍加劳动，其热复作，即多语、梳头、洗面、更衣之类，皆能致复。所以疾病初愈之际，应当充分休息，以促进正气早日恢复，虽需辅以合理活动，以促进气血畅行，但须量力而为。

房劳复是指在病后余邪未尽，正气亏虚，又行房事，甚至房事过度，徒伤正气，使邪无所制而疾病复发。此又称为"房复"、"色复"、"交接劳复"、"男（女）劳复"等。因房劳伤精，精亏则气血更虚，正气不支，可导致病势更为重，因而是劳复中之重证。所以中医学把节欲惜精，保养精气，作为病后调摄的一个重要原则。

3. 情志复

情志复，指疾病初愈，由于情志过激而致旧病复发。精神情志活动对疾病的发展与转归有很大影响。精神恬静而愉快，有利于气机的条畅和精气血津液的正常代谢，使正气旺盛，则能促进康复和预防、减少疾病复发。如过度精神刺激，强烈或持久的情绪波动，则可引起气机紊乱和气血津液失常，脏腑功能失调使余邪再度致病，疾病易于复发。如伤寒瘥后，因事触怒，相火暴发，因而余热复作者,称“怒复”。

4. 重感复

重感复,是指疾病初愈,余邪未尽,又复感新邪,而致旧病复发。

病后正虚,易被邪侵,重感新邪,易于引起旧病复发。

此外,还有一种叫“自复”的复发形式,是指疾病初愈后,不因饮食、操劳、情志、感邪所诱发,而是无明确的诱因而自行复发者。多由余邪未尽,正气尚虚,无力抑邪,致使邪气暗长,而导致旧病复发。

第八章
养生与防治

概　　说

一、养生

养生是研究增强体质、预防疾病以及延缓衰老、延年益寿的理论。养生一词，在中医学文献中，出自《黄帝内经》。“故智者之养生也，必顺四时而适寒温，和喜怒而安居处，节阴阳而调刚柔，如是则僻邪不至，长生久视。”（《灵枢·本神》）“凡此十二官，不得相失也。故主明则下安，以此养生则寿，殁世不殆。”（《素问·灵兰秘典论》）养生，即保养生命，保养身体之谓。“文惠君曰：善哉，吾闻庖丁之言，得养生焉。”（《庄子·养生主》）养生的内容和方法十分广泛，“凡养生者，欲令多闻而体要，博见而善择，修偏一事，不足赖矣。”（《抱朴子内篇·微旨》）养生，又称摄生。“盖闻善摄生者，陆行不遇兕虎。”（《老子·五十章》）河上公注：“摄，养也。”摄生亦保养生，保养身体之意。

生、老、病、死是人体生命过程的必然规律，健康与长寿是有史以来人类普遍渴求的愿望。

中医学养生的基本原则为保养正气和防御病邪。它体现了中医学的医学目标或医学目的，即以人的健康为核心，在中医理论指导下，增强本质，预防疾病，治疗疾病，延长寿命，提高生命质量，增进心身健康。

中医养生学说历史悠久，源远流长，不仅具有系统的理论，形成了多种学术流派，而且还具有丰富多彩的养生方法，为中华民族的繁衍昌盛和中国人民的保健事业做出了杰出的贡献，对于实现“健康是每个人的基本权利”，“人人享有健康”的伟大目标，无论在理论上还是在实践上，都具有重要的现实意义。

二、预防

预防是研究防止疾病发生和发展的理论。

预，事先，事先有准备之谓。“时禁于其未发曰预，因其可之曰时。”（刘向

《说苑·建本》)预防,事先防备。"身不能以道匡衡,思患预防,愧叹之深,言何能喻。"(《世说新语·言语》)"预防"一词,早出自《易·既济·象》:"水在火上,既济。君子以思患而豫(预)防之"。其意为事成之后,思虑可能出现祸患而应预先防备。《黄帝内经》基于这种居安思危的忧患意识,提出"治未病"的思想,包括无病防病,未病先防和既病防变。

三、治则

治则是治疗疾病必须遵循的基本原则,中医治疗疾病的理论包括治则与治法两个方面。中医治疗疾病是在辨证的基础上,确定治疗原则,根据治疗原则制定具体治疗方法,而后处方遣药,属于辨证论治的论治过程。

养生,预防与治疗,包含着与疾病作斗争,增进人类健康臻于长寿的理论和方法,是中医学理论体系中不可分割的重要组成部分,三者之间有着十分密切的关系。养生反映了预防医学的鲜明特点,要防病必先强身,欲强身必重养生,养生是最积极的预防措施。治则治法的确立和治疗手段的实施,又可促进疾病的痊愈和机体的康复,从而有利于养生目标的实现。在预防与治疗的辩证关系中,未病之前,防是矛盾的主要方面,故倡导"不治已病,治未病"(《素问·四气调神大论》),防患于未然。患病之后,则强调早期治疗,防止疾病的发展。在具体治疗中又要分清疾病矛盾的主次,注意先后缓急。总之,未病先防,既病防变,防治结合是中医防治学的重要特色。

中医学在长期的发展过程中,形成了比较完整的养生及防治理论和方法,有效地指导着中医临床实践。

第一节 养 生

中医养生学说有着独特的理论和行之有效的方法,其学术流派有静神、动形、固精、调气、食养及药饵之分,其基本观点则不外畅情志、慎起居、适寒温、节饮食、勤运动等。养生的目的并不是长生不老,返老还童,而是却病延年,即以良好的健康状态和最佳的生活质量而尽享天年。

一、养生的学术流派

(一)静神学派

静神学派认为,神是生命的主宰,宜于清静内守,而不宜躁动妄耗。"静则神藏,躁则消亡。"(《素问·痹论》)"神躁于中,而形伤于外。"(《养生论》)

故"神太用则劳，其藏在心，静以养之。"(《素问病机气宜保命集》)主张少私寡欲、抑目静耳、调摄情志、顺应四时、常练静功等以调整精神状态，从而保持神气的清静，促进人体的健康。

(二)动形学派

动形学派认为，"形与神俱，形神合一，形为神之宅。人的生命赖形体而存在，形体不蔽，精神不散，亦可以百岁。"(《素问·上古天真论》)形体动则脾胃健运、精气周流，生命力旺盛而不衰。主张用劳动、舞蹈、散步、导引、按跷等方法，以动形防病，健身延年。

(三)固精学派

固精学派认为精气神为人身"三宝"，精为生命的基础。"精能生气，气能生神，营卫一身，莫大乎此。故善养生者，必宝其精，精盛则气血，气盛则神全，神全则身健，身健则病少，神气坚强，老而益壮，皆本乎精也。"(《类经·摄生类》)肾精难成易亏，阴精宜充盈秘藏，而不宜耗伤。精易亏而难成，宜收心神，节情欲，调七情，省操劳，保养阴精，延年益寿。

(四)调气学派

调气学派认为，气是人体生命活动的根本及寿夭的关键。气贵运行不息，升降有常，宜慎起居，顺四时，戒过劳，防过逸，调饮食，和五味，和七情，省言语，习吐纳，行导引，慎热药，忌金石等以调养其气，从而促进人体的健康和长寿。

(五)食养学派

食养学派认为"饮食，活人之本也。是以一生之中，阴阳并用，五行相生，莫不由于饮食，故饮食进则谷气充，谷气充则血气盛，血气盛则筋骨"，"人于日用养生，务尚淡薄，勿令生我者害我，俾五味得为五内赋，是得养生之道矣。"(《遵生八笺·饮馔服食笺》)宜谨和五味，平和温润，饮食有节。食宜早、缓、淡、暖、软。食养有调和阴阳，滋养脏腑，补益气血，调节情志之功，故食养实属安身立命，健康长寿之本。

(六)药饵学派

药饵学派主张利用药物，调理阴阳，补益脏腑，滋养气血，达到抗衰养老，延年益寿的目的。"药饵养生，重在健脾益气和温肾气，用药宜温不热，清而不寒，久服则坎离既济，阴阳劫合，火不炎而神自清，水不滋而精自固，平补之圣药也。"(《寿世保元》)慎勿劫伐壅涩，贵在平调中和，更忌乱施补剂。

二、养生的基本原则

(一)顺应自然

"人若能执天道生杀之理，法四时运用而行，自然疾病不生，长年可保。"

(《寿亲养老新书》)自然界是人类生命的源泉,人以天地之气生,四时之法成,人依赖于自然而生存,同时也受到自然规律的支配和制约,即人与天地相参,与日月相应。人类在长期进化过程中,生理上形成了与天地自然变化几近同步的节律性和适应外界变化的自我调适能力,这是维系健康的重要环节。因此,人若能顺应自然而摄生,各种生理活动遂节律稳定而有序,机体阴阳协调而健康。若有违自然,不循规律,肆意妄为,则各种生理活动的节律长期紊乱无序,全身功能易处于失调而不健康状态,适应外界变化和抵御外邪能力减弱,则易患内伤外感。所以顺应自然,是中医养生学的重要原则。中医学倡导春夏养阳,秋冬养阴,起居有常,动静和宜,衣着适当,调配饮食,以适应四时气候昼夜晨昏,地区方域等外界环境变化的思想和方法,均是顺应自然养生的体现。

外界环境除了自然环境,还有社会环境,人不能脱离社会而生存,故人不仅有自然属性,也有社会属性。社会环境一方面供给人们所需要的物质生活资料,满足人的生理需要,另一方面又形成和制约着人的心理活动。随着医学模式的变化,社会医学、心身医学均取得了长足的进步,日益显示出重视社会因素和心理保健对人类健康长寿的重要性。社会因素可以通过对人精神状态和身体素质的影响而影响人的健康。所以人必须适应自然和社会因素的变化而采取相应的摄生措施,才能健康长寿。故曰:“智者之养生也,必顺四时而适寒暑,和喜怒而安居处,节阴阳而调刚柔,如是则僻邪不至,长生久视。”(《灵枢·本神》)

(二)形神兼养

“全生之术,形气贵乎安,安则有乱而不乱。精神贵乎保,保则有养而不耗。故保而养之,初不离形气精神。”(《素问病机气宜保命集》)人的形体与精神活动具有相互依存、不可分离的密切关系。形者神之质,神者形之用;形为神之基,神为形之主;无形则神无以生,无神则形不可活。这种“形神合一”或称“形神相因”、“形与神俱”的生命观,是“形神兼养”养生原则的理论依据。所谓形神共养,是指不仅要注意形体的保养,而且要注意精神的调摄,使形体强健,精神充沛,身体和精神得到协调发展,才能保持生命的健康长寿。中医养生的方法很多,但从本质上看,统而言之,不外“养神”与“养形”两端,即所谓“守神全形”和“养形全神”。形神共养,神为首务,神明则形安,神为生命的主宰,宜于清静内守,而不宜躁动妄耗。故中医养生观以调神为第一要义,守神以全形,通过清静养神,四气调神,积精养神,修性怡神,气功练神等,以保持精神的清静,加强精神修养,使寿命得以延长。

形体是生命的基础,神依存于形,有了形体,才有生命,有了生命方能产生精神活动和具有生理功能。形盛则神旺，形衰则神衰，形谢则神灭。形体的动静盛衰，关系着精、气、神的兴衰存亡。中医养生学主张动以养形，以形劳而不倦为度，用劳动、舞蹈、散步、导引、按摩等，以运动形体，调和气血，疏通经络，通利九窍，健身延年。动以养形，静以养神，只有形神共养，动静有度，刚柔相济，达到调神和强身的统一，才符合生命活动的客观规律，有益于健康和长寿。

（三）保精护肾

"欲多则损精，人可宝者命，可惜者身，最重精。"（《遵生八笺》）"聚精之道，一曰寡欲，二曰节劳，三曰息怒，四曰戒酒，五曰慎味。"（《摄生三要》）保精护肾是指利用各种手段和方法来调养肾精，使精气充足，体健神旺，从而达到延年益寿的目的。肾精不仅是繁衍人类的生命之源，亦是生命活动最重要的基本物质。精化气，气生神，神御形，精是气形神的基础。肾为先天之本，主封藏，内涵元阴元阳，以维持全身阴阳平衡。精和肾的充坚与否，是决定人体是否健康长寿的关键因素。肾易虚而难实，精易泄而难秘，因此，保精护肾实为养生健体，延缓衰老的中心环节。中医养生重在节欲保精，使精气充盛，有利于心身健康。若恣情纵欲，施泄过多，则精液枯竭，真气耗散而未老先衰。节欲并非禁欲，乃房事有节之谓。保精护肾之法甚多，除节制房事外，尚有运动保健，导引固肾，按摩益肾，食疗补肾和药物调治等。

（四）调养脾胃

脾胃为后天之本，气血生化之源，人体脏腑器官，营卫经络，形体官窍，无不仰仗于脾胃，元气之滋养全在脾胃。五脏六腑皆受气于胃，方能发挥其正常作用。故脾胃之强弱与人体之盛衰，生命之寿夭关系至为密切。"土气为万物之源，胃气为养生之主。胃强则强，胃弱则弱，有胃则生，无胃则死，是以养生家当以脾胃为先。"（《景岳全书·脾胃》）脾胃健旺，水谷精微化源充足，精气充盛，脏腑功能强盛，形健神旺。脾胃为气机升降之枢纽，脾胃协调，可促进和调节机体新陈代谢，保证生命活动的正常进行。调养脾胃之法，总的精神是益脾气，养胃阴，用药首当注意升降，次则当防过偏，寒勿过凉，热勿过燥，以免伤胃。此外，节饮食以和胃健脾，调精神以疏肝理脾，常运动以和胃化食，防劳累以养脾气，均为健运脾胃，调养后天的重要方法。

先天之本在肾，后天之本在脾，先天生后天，后在养先天，二者相辅相成，相得益彰。

综上所述，衰老不是立即形成的，而是长期的阴阳失调，脏腑精气虚衰的结果。在养生时应当掌握这些规律，顺应自然，形神兼养，固护精气，调补脾肾之原则，采取适当措施，以达到健身延年之目的。

第二节 预 防

中医预防医学的思想源远流长，《黄帝内经》称之为“治未病”，并明确提出“预防为主”的观点。指出：“圣人不治已病治未病，不治已乱治未乱……夫病已成而后药之，乱已成而后治之，譬犹渴而穿井，斗而铸锥，不亦晚乎。”（《素问·四气调神大论》）

一、治未病的概念

（一）未病的含义

未病是健康或健康与疾病之间的生命过程。治未病是指预防疾病，早期治疗，防止传变。

（二）治未病的含义

预防疾病是未病先防，无病防病，“与其救疗于有疾之后，不若摄养于无疾之先。盖疾成而后药者，徒劳而已。是故已病而不治，所以医家之法；未病而先治，所以明摄生之理。夫如是则思患而预防之者，何患之有哉？”（《丹溪心法·不治已病治未病》）早期治疗为“上工救其萌芽”。防止传变为见微知著，防微杜渐，截断疾病的传变途径。孙思邈在《黄帝内经》的基础之上提出“上医医未病之病，中医医欲病之病，下医医已病之病”。将疾病分为未病、欲病、已病三类，这是中医学最早的三级预防概念，体现出现代预防医学的三级预防思想。

所谓治未病，包括未病先防和既病防变两个方面。

二、治未病的基本内容

（一）未病先防

未病先防的概念

未病先防是指在未病之前，采取各种措施，做好预防工作，以防止疾病的发生。这是中医学预防疾病，防重于治思想的突出体现。未病先防旨在培养人体正气，提高抗病能力，防止病邪侵害。

（1）条畅情志：人的精神情志活动与机体的生理、病理有着密切关系。突然、强烈或持续的精神刺激，不仅可以直接伤及脏腑，引起气机紊乱，气血阴阳失调而发病，而且可使正气内虚，抗病能力下降，容易感受病邪而诱发疾病。在疾病过程中，情志失调，又能使病情恶化。因此，要求人们重视精神调养，做到“恬淡虚无”,“恬”是安静,“淡”是愉快,“虚”是虚怀若谷,虚己以待物,“无”是没有贪欲妄想。即胸怀开朗乐观,心情舒畅,精神愉快,则人体气机条畅,气血和平,正气旺盛,对于预防疾病发生和发展,促进病情好转,具有重要意义。

(2)饮食有节:主张饮食要有节制,养成良好的饮食习惯,提倡定时适量,不可过饥过饱,以免损伤胃肠尤其不可过食肥甘厚味,否则易于化生内热,甚至引起痈疽疮毒等。其次,要克服饮食偏嗜,一是要做到食物性质的寒温适中,对辛温燥热,生冷寒凉皆不可过食。二是注意饮食种类搭配和膳食结构的合理,克服五味偏嗜。反映了平衡膳食,提倡全面合理营养的食养思想。此外,要注意饮食卫生,防止“病从口入”。

(3)起居有常:起居有常是指生活起居要有一定的规律。中医非常重视起居作息的规律性,并要求人们要顺应四时和昼夜的变化,安排适宜的作息时间,以达到增进健康和预防疾病的目的。此外,还要注意劳逸适度,弛张结合。人需要一定的体力劳动,使气血流畅,促进身体健康,若劳逸失度则有损健康,过劳则耗伤气血,过逸又可致气血阻滞,均可引起疾病的发生。

(4)顺应自然:自然界四时气候和昼夜晨昏的变化,必然影响人体,使之发生相应的生理和病理反应。只有顺应其变化而摄生,才能保障健康,避免邪气侵害,减少疾病发生。据此中医学提出了“法于阴阳”、“和于术数”的顺时摄生原则。这里“法”,即效法、顺应之意,“阴阳”,指自然界变化规律,“和”为调和,协调之意,“术数,修身养性之法。”(《类经·摄生类》)即要求人们根据季节、气候的变化规律,能动地调节衣食起居,适应自然摄生防病。

(5)锻炼身体:“生命在于运动”。经常锻炼身体,可使人体气机条畅,血脉流通,关节活利,筋骨肌肉壮实,体魄强健。自能增强体质,提高抗病力,减少疾病的发生,促进健康长寿,而且对某些慢性病也有一定的治疗作用。

(6)药物预防:事先服用某些药物,以预防疾病的发生,亦是防病于未然的一项重要措施。《素问·刺法论》中就有“小金丹……服十粒,无疫干也”的记载。我国16世纪就发明了人痘接种法预防天花,是人工免疫的先驱,为后世预防接种免疫学的发展开辟了道路。近年来,运用中草药预防多种疾病,常获良效。如板蓝根、大青叶预防流感、腮腺炎,马齿苋预防菌痢等,都是简便易行,用之有效的方法。

(7)避其毒气:邪气是导致疾病发生的重要条件,故未病先防除了调养身体,培养正气,提高抗病能力外,还要注意防止病邪的侵害。应讲究卫生,防止环境、水源和食物污染,对六淫、疫疠等应避其毒气。至于外伤和虫兽伤,则要在日常生活和劳动中,留心防范。

(二)既病防变

1. 既病防变的概念

既病防变是指在疾病发生以后,应力求做到早期诊断,早期治疗,以防止疾病的发展和传变。

2. 既病防变的方法

(1)早期诊治:疾病过程中,由于邪正斗争和消长,多会出现由浅入深,由轻到重,由较单纯到复杂的发展变化。外感病初期,邪未深入,脏腑气血未伤,正气未衰,病情轻浅,自然治之较易,故诊治越早,疗效越好。即使内伤杂病,包括许多棘手重病难病,也越早诊治效果越好。否则容易延误病情,甚至丧失治疗良机,酿成大患。另外,某些疾病处于亚健康阶段,常有一些细微征兆,医者必须善于发现疾病苗头,做到早期正确的诊断,进行及时有效和彻底的治疗。正所谓"见微知著,弥患于未萌,是为上工。"(《医学心悟》)

(2)防止传变:防止传变,是指在认识和掌握疾病发生发展规律及其传变途径的基础上,早期诊断,并采取及时而有效的防治措施,从而制止疾病的发展或恶化。防止传变主要包括截断病传途径和先安未受邪之地两个方面。

①截断病传途径:各种疾病的传变是有一定规律和途径的,如外感热病的六经传变,卫气营血传变、三焦传变,内伤杂病中五脏之间五行相生相克规律传变,表里传变,经络传变等,根据疾病各自的传变规律,及时采取适当的防治措施,截断其传变途径,是阻断发展或恶化的有效方法。例如麻疹初起,疹毒未透,易内传于脏腑,转为重证。因此及时采取宣透之药发表透疹,促使邪毒随汗由表而泄,以防其内犯脏腑。若疹毒已侵及于肺,则应速清肺热,透其疹毒,以阻止其传入心包或中焦。

②先安未病之处:由于人体"五脏相通,移皆有次,五脏有病,则多传其所胜。"(《素问·玉机真脏论》)因而,在临床诊治疾病中,不但要对病位之所进行诊治,而且应该根据疾病发展传变规律,对尚未受邪而可能即将被传及之处,给予调养、充实以安扶之,则可以阻止病变传及该处,达到防止其传变,中断其发展的目的。这种根据疾病传变规律,实施预见性治疗,以控制其传变的防治原则,清代医家叶天士称之为"务必先安未受邪之地"。如《金匮要略》中所说"见肝之病,知肝传脾,当先实脾。"即主张在治疗肝病时常配合健脾和胃之法,使脾气旺盛而不受邪,以防肝病传脾。五脏之伤,穷及必肾,在温热病发展过程中,由于热邪伤阴,胃阴受损病人,病势进一步发展,则易耗及肾阴。据此清代医学家叶天士主张在甘寒以养胃阴的方药中,加入某些咸寒滋肾之品,从而防止肾阴耗伤。这些都是既病防变法则具体应用的范例。

第三节 治 则

辨证论治的过程就是认识疾病和治疗疾病的过程。治疗疾病就是以辨证的结果为前提和根据,确定相应的治疗原则和治疗方法,通过方药和针灸等具体措施而实现的,是理、法、方、药(针)在临床上的具体应用。

一、治则的概念

(一)治则的含义

治则,是治疗疾病所必须遵循的基本原则,习惯上称为法则,又称“治之大则”。它是在整体观念和辨证论治精神指导下而制定的正确反映治疗疾病客观规律的准绳,对临床立法、处方、遣药具有普遍的指导意义。

(二)治则与治法的关系

治则和治法是中医治疗学说中不可分割的组成部分,二者既有区别,又有联系。治则是治疗疾病的准则,是确立治疗方法的理论依据,具有原则性和普遍性意义。治法则是在治则指导下制定的治疗疾病的具体方法,治法比较具体,灵活多样,但它总是从属于一定的治则。例如,各种疾病从邪正关系来说,总不离邪正斗争、消长和盛衰的变化。因此扶正祛邪就成为治疗的基本原则。而在扶正原则指导下,根据具体病情所采取的益气、养血、滋阴、补阳等,就是治疗方法;同样在祛邪原则指导下的发汗、涌吐、泻下等也是治疗方法。

二、治病求本

(一)治病求本的概念

1. 治病求本的含义

治病求本是指治疗疾病必须探求疾病的病机而确定治则与治法。

治病求本,是中医治疗疾病的根本观点。求,有探求、追究及针对之意;本,本质、本原、根本之谓。治病求本,是指在治疗疾病时,必须寻找出疾病的根本原因,抓住疾病的本质,并针对疾病的本质进行治疗。治病求本的本,实质上就是病机。“故凡治病者,在必求于本,或本于阴,或本于阳,知病所由生而直取之,乃为善治。若不知求本,则茫如望洋,无可问津矣。”(《医门法律·中治病不明标本之律》)

阴平阳秘,精神乃治,阴阳乘戾,疾病乃起。阴阳失调是人体失去生理状态而发生病理变化的内在根据,治疗疾病就是要解决阴阳失调这个基本矛盾,使之重归于新的动态平衡。所以，治病求本，本者本于阴阳之谓，即治病必须抓住阴阳变化这个纲领。追究疾病阴阳失调这个根本原因，审察疾病阴阳逆从，求得其根本性的实质，从而确定相应的治疗方法。

2. 治病求本的根据

治病求本的根据是辨证求本。任何疾病在其发展过程中都会出现许多症状和体征，这些都属于疾病中的现象，是其病理本质的外在反映。探求病本，就是要应用四诊和各种辨证方法，将疾病的症状、体征以及患者的体质、天时、地理等与疾病相关的各种内外因素加以综合分析，辨清病因、病位、病性、邪正关系的阴阳属性，确立疾病的阴阳盛衰，才能透过现象找出疾病的本质。由于临床实际探求病“本”，往往和临床辨证、辨析病机的过程紧密关联，而阴阳失调又是各种疾病病变的根本机制，因此，在治疗疾病时只有仔细诊断，准确辨证，抓住病变的根本机制，才能做到治病求本。

任何疾病都有其“本”，但“本”之所在却各有不同，有显而易见者，有幽而难明者，更有被假象掩盖者，因而，探求病本就显显极为重要。治病求本原则的核心就是要求人们在复杂的疾病的病理变化中，善于透过现象看到本质，抓住疾病的主要矛盾，进行有效的治疗，解决疾病的主要矛盾，而其他矛盾就会随之而解。亦如张介宾所言：“治病之法，尤唯求本为首务……直取其本，则所生诸病，无不随本皆退。”(《景岳全书·传忠录·求本论》)

(二)治病求本的内容

治病求本的具体内容很多，兹从正治与反治，治标与治本，因时、因地、因人制宜三方面来分述这一治则的具体运用。

1. 正治反治

(1)正治

①正治概念：正治是与证候性质相反的治疗原则，包括寒者热之，热者寒之，虚者补之，实者泻之。正治，就是逆其证候性质而治一种治疗法则，故正治又称“逆治”，是临床最常用的一种治疗法则。

②正治的应用：适用于疾病的本质和现象相一致的病证，由于疾病的性质有寒热虚实之别，所以正治就有寒者热之、热者寒之、虚者补之、实者泻之之分。

寒者热之：寒者热之是用温热方药或具有温热功效的措施而治疗寒性病证的原则。是指寒性病变出现寒象，用温热药或措施治疗，即以热治寒。如表寒证用辛温解表法，里寒证用辛热温里法等。

热者寒之：热者寒之是用寒凉方药或具有寒凉功效的措施而治疗热性病证的原则。是指热证现热象，要用寒凉的药物或措施治疗，即以寒治热。如表热证用辛凉解表法，里热证用苦寒清热法。

虚者补之：又称虚则补之，是用补益方药或具有补益功效的措施而治疗虚性病证的原则。是指虚证见虚象，用补益的药物或措施补其虚。如阳虚证用壮阳法，阴虚证用滋阴法。

实者泻之：实者泻之是用攻伐方药或具有攻伐功效的措施而治疗实性病证的原则。是指实证见实象，则用泻法，攻泻其邪。如食积之证用消导法，水饮停聚证用逐水法，血瘀证用活血化瘀法，虫积证用驱虫法等。

(2)反治

①反治的概念：反治，是从疾病假象而治的一种治疗原则。从，顺从，即采用方药或措施的性质顺从疾病的假象，与疾病的假象相一致，故反治又称“从治”。究其实质，仍然是在治病求本法则指导下，针对疾病的本质而进行治疗。包括寒因寒用，热因热用，塞因塞用，通因通用。

②反治的应用：适用于疾病的征象与本质不完全一致的病证，用于临床，一般有以下几种。

热因热用：热因热用是用温热方药或具有温热功效的措施而治疗真寒假热证的原则，适用于真寒假热证，即阴寒内盛，格阳于外，形成里真寒外假热的病证。治疗时针对疾病的本质用热性药物治其真寒，真寒一去，假热也就随之消失了。这种方法对其假象来说就是以热治热的“热因热用”。如阴盛格阳证，由于阴寒内盛，阳气被格拒于外，临床既有下利清谷、四肢厥逆、脉微欲绝等真寒之征，又反见身热、面赤等假热之象。因其本质是寒，热象是假，所以就不能用“热者寒之”的方法，而应用温热药治其真寒，里寒一散，阳气得复，而表现于外的假热，亦随之消失，这就是“以热治热”的具体运用。

寒因寒用：寒因寒用是用寒凉方药或具有寒凉功效的措施而治疗真热假寒证的原则，适用于里热炽盛，阳盛格阴的真热假寒证。如热厥证，因阳盛于内，格阴于外，虽现四肢厥冷的外假寒症状，但壮热、口渴、便燥、尿赤等热证是疾病的本质，故用寒凉药治其真热，假寒自然就消失了。这种治法，对其假寒的症状来说，就是“以寒治寒”的反治法。

塞因塞用：塞因塞用是用补益、固涩方药或具有补益、固涩功效的措施而治疗真虚假实证的原则，适用于因虚而致闭塞不通的真虚假实证。如脾胃虚弱，气机升降失司所致的脘腹胀满病证，治疗时应采取补脾益胃的方法，恢复脾升胃降之职，气机升降正常，脘腹胀满自除。这种以补开塞之法，就是塞因塞用。

通因通用：通因通用是用通利方药或具有通利功效的措施而治疗真实假虚证的原则，适用于真实假虚之候，如食积腹泻，治以消导泻下；瘀血所致的崩漏，治以活血化瘀等，这种以通治通的方法，就是通因通用。

正治与反治，都是针对疾病的本质而治的，同属于治病求本的范畴（见图8－1）。逆治与从治，“逆者正治，从者反治。”（《素问·至真要大论》）逆证候性质而治为逆，从证候性质（假象）而治为从。“逆从者，以寒治热，以热治寒，是逆其病而治之；以寒治寒，以热治热，是从其病而治之。”（《医门法律·中治病不审逆从之律》）但是，正治与反治的概念有别，并且，就各自采用的方药或措施的性质、效用与疾病的本质、现象间的关系而言，方法上有逆从之分。此外，它们的适应病证有别：病变本质与临床表现相符者，采用正治；病变本质与临床表现的属性不完全一致者，则适于用反治。由于在临床上，大多数疾病的本质与其征象的属性是相一致的，因而，正治是最常用的一种治疗法则。

- 正治与反治
  - 正治法
    - 含义——逆其病象而治，又称“逆治”
    - 运用
      - 寒病寒象——温热法（寒者热之）
      - 热病热象——寒凉法（热者寒之）
      - 虚病虚象——补法（虚则补之）
      - 实病实象——泻法（实则泻之）
  - 反治法
    - 含义——从其病象而治，又称“从治”
    - 运用
      - 真热假寒——以寒治寒（寒因寒用）
      - 真寒假热——以热治热（热因热用）
      - 真虚假实——以补开塞（塞因塞用）
      - 真实假虚——以通治通（通因通用）
  - 正反异同
    - 相同——均治其本质属“治病求本”范围
    - 不相同
      - 方法上　逆其病象而治为正治，从其病象而治为反治
      - 运用上
        - 病情顺常、单纯、本质与现象相符者用正治法
        - 病情异常、复杂、本质与现象不完全相符者用反治法

图8－1

此外，还有一种“反佐法”，在前人著作中亦常把它列为“反治”范围，其实反佐法属于《方剂学》中药物配伍和服药的具体方法之一，它不同于反治法，详见《方剂学》。

2. 标本缓急

应用标本关系分析病证的主次先后、轻重缓急而确定治疗步骤的原则，称之为标本缓急。

（1）标本的概念

标即枝末、树梢，非根本之谓；本即草木之根本，根基。标本是一个相对的

概念，是一对多义的概念，常用来概括说明事物的本质与现象，因果关系以及病变过程中矛盾的主次关系等。一般而言：从医患关系来说，病人为本，医生为标；从邪正关系来说，人体的正气为本，致病的邪气为标；从病因与症状的关系来说，病因为本，症状为标；从疾病先后来说，旧病为本，新病为标，先病为本，后病为标；从疾病的部位说，病在内在下为本，病在外在上为标；从现象与本质来说，本质为本，现象为标。可见标本不是绝对的，而是相对的，有条件的。在临床上，应用标本关系分析病证的主次先后和轻重缓急，对于从复杂的疾病矛盾中找出和处理其主要矛盾和矛盾的主要方面，可起到提纲挈领的作用。针对临床病证中标本主次的不同，而采取“急则治标，缓则治本”的法则，以达到治病求本的目的。标本先后的基本治则，对临床具有重要的指导意义。

(2)标本理论在治疗上的应用

缓则治本：是指病势缓和，病情缓慢时，先治其本，本病愈而标病自除。缓则治本的原则，一般适用于慢性疾病，病势迁延，暂无急重病状或病势向愈，正气已虚，邪尚未尽之际。如内伤病其来也渐，且脏腑之气血已衰，必待脏腑精气充足，人体正气才能逐渐恢复。因此，治宜缓图，不可速胜，故“治主以缓，治客以急。”（《素问·标本病传论》）

急则治标：是指标病危急时，先治其标，标病愈后再治本病。急则治标的原则，一般适用于以下情况：其一，是卒病且病情非常严重，治暴病不宜缓，初病邪未深入，当急治以去其邪，邪去则正气不伤，病人易于恢复。其二，是在疾病过程中，出现危及生命的某些症状时，如大失血病变，出血为标，出血之因为本，但其势危急，故必以止血治标为首务，待血止后再治出血之因以图本。其三，是疾病过程中出现某些急重症状，或症状不除，无法进行治疗时，则当权变而先治其标。如原因比较明确的剧烈疼痛，频繁呕吐，不能服药或二便不通，憋闭难忍或水臌中满，呼吸困难等，可分别采用缓急止痛，降逆止呕，通利二便、逐水除满等，以缓解危急，使其他治疗得以进行。其四，是某些慢性病患者，原有宿疾复感外邪，当旧病缓和，新病较急时，每应先治外感以治标，等新病愈后，再治其宿疾而本。

必须指出，所谓“急则治其标，缓则治其本”，不能绝对化。急的时候也未尝不须治本，如亡阳虚脱时，急用回阳救逆的方法，就是治本；大出血之后，气随血脱时，急用独参汤益气固脱也是治本。不论标本，急者先治是一条根本原则，同时，缓的时候也不是不可治标，脾虚气滞病人，用理气药兼治其标更有别于单纯补脾。总之，治病求本是治疗的根本原则，急则治标只是一时权益之计，是为了更好地治本，一但标病缓解后，仍当治疗其本，以获恒久之疗效。

标本同治:标本同治是标病与本病并重,应治标与治本兼顾,即标本兼顾。标本同治适用于标病和本病俱急之时。如痢疾患者,饮食不进是正气虚(本),下痢不止是邪气盛(标)。此时标本俱急,须以扶正药与清化湿热药同时并用,这就是标本同治。又如脾虚气滞病人,脾虚为本,气滞为标,既用人参、白术、茯苓、甘草等健脾益气以治本,又配伍木香、砂仁、陈皮等理气行滞以治标。标本兼治的原则,运用非常广泛,诸如补散并用之参苏饮,消补兼行之枳术丸,攻补兼施之增液承气汤等等。根据病情的需要,标本同治,不但并行不悖,更可相得益彰。

综上所述,一般来说,凡病势发展缓慢的,当从本治;发病急剧的,首先治标;标本俱急的,又当标本同治。总之,临床上必须以"动"的观点来处理疾病,善于抓住主要矛盾,借以确定治疗的先后缓急。故曰:"谨察间甚,以意调之。间者并行,甚则独行。"(《素问·标本病传论》)可以看出,标本先后的治疗法则,是高度原则性和灵活性的统一,其具体运用,可视病情变化而适当掌握,但最终目的,仍在于抓住疾病的主要矛盾,做到治病求本。

3. 三因制宜

三因制宜即因时、因地、因人制宜。人是自然界的产物,禀天地之气生,依四时之法成,自然界天地阴阳之气的运动变化与人体在生理和病理上息息相通,密切相关。人的体质等个体差异对疾病的发生发展和变化,也有明显的影响。故中医学认为,从某种程度上讲,疾病的发生、发展,就是天、地、人等诸多因素共同作用的结果。因此,要做到治病求本,不仅在探求病本时要审察天地之阴阳,环境之变化,人的个体差异外,而且在确定治法时必须把这些因素考虑进去,根据具体的情况具体分析,区别对待,以采取适宜的治疗方法。

(1)因时制宜

①因时制宜的概念:因时制宜是根据四时气候的阴阳消长变化而采取适宜的治疗方法。四时气候的变化,对人体的生理功能、病理变化均产生一定的影响,根据不同季节气候的特点,来制定适宜的治法和方药或措施,就是因时制宜。

②因时制宜的应用:一年四季,有寒热温凉的变迁,所以治病时,要考虑当时的气候条件。例如:春夏季节,气候由温渐热,阳气升发,人体腠理疏松开泄,即使外感风寒,也应注意慎用麻黄、桂枝等发汗力强的辛温发散之品,以免开泄太过,耗伤气阴;而秋冬季节,气候由凉寒,阴盛阳衰,人体腠理致密,阳气潜藏于内,此时若病热证,也当慎用石膏、薄荷等寒凉之品以防苦寒伤阳。故曰:"用温远温,用热远热,用凉远凉,用寒远寒。"(《素问·六元正纪大论》)

所谓“用温远温”，“远”，避之谓；前者之“温”，指药物之温，后者之“温”，指气候之温，就是说用温性药时，当避其气候之温，余者与此同义。

(2)因地制宜

①因地制宜的概念：根据不同地理环境特点，来制定适宜的治疗方法和方药或措施，就叫因地制宜。

②因地制宜的应用：不同的地理环境，由于气候条件及生活习惯不同，人的生理活动的病变特点也有区别，所以治疗用药亦应有所差异。如我国西北地区，地势高而寒冷，其病多寒，治宜辛温；东南地区，地势低而温热，其病多热，治宜苦寒。说明地区不同，患病亦异，而治法亦当有别。即使相同的病证，治疗用药亦当考虑不同地区的地点，例如，用麻黄、桂枝治疗外感风寒证，在西北严寒地区，药量可以稍重，而在东南温热地区，药量就应稍轻。此外，某些地区还有地方病，治疗时也应加以注意。

(3)因人制宜

①因人制宜的概念：因人制宜是根据病人的个体差异而采取适宜的治疗方法。根据病人年龄、性别、体质、生活习惯等不同特点，来制定适宜的治法和方药或措施，叫做因人制宜。

②因人制宜的应用：在治疗时不能孤立地看待疾病，而要看到病人的整体情况，如：

年龄：年龄不同，生理功能及病变特点亦不同，老年人气血衰少，生机减退，患病多虚证或正虚邪实，治疗时，虚证宜补，而邪实须攻者亦应注意配方用药，以免损伤正气。小儿生机旺盛，但气血未充，脏腑娇嫩，且婴幼儿生活不能自理，多病饥饱不匀，寒温失调，故治疗小儿，当慎用峻剂和补剂。一般用药剂量，亦必须根据年龄加以区别。

性别：男女性别不同，各有其生理特点，特别是对妇女有经期、怀孕、产后等情况，治疗用药尤须加以考虑。如妊娠期，禁用或慎用峻下、破血、滑利、走窜伤胎或有毒药物，产后又应考虑气血亏虚及恶露情况等。

体质：在体质方面，由于每个人的先天禀赋和后天调养不同，个体素质不仅有强弱之分而且还有偏寒偏热以及素有某种慢性疾病等不同情况，所以虽患同一疾病，治疗用药亦当有所区别。如：阳旺之躯慎用温热，阴盛之体慎用寒凉。其他如患者的职业、工作条件等也与某些疾病的发生有关，在诊治时也应该注意。

因时、因地、因人制宜的治疗原则，是中医治疗的一大特色，充分体现了中医治疗疾病的整体观念和辨证论治的实际应用上的原则性和灵活性。说明治病必须全面地看问题，具体情况具体分析，具体对待。（见图8－2）

- 因时制宜
  - 含义——根据不同季节气候的特点，制订治疗用药的原则
  - 运用
    - 春夏——人体肌肤疏松而多汗，慎用辛温发散药
    - 秋冬——人体的肌肤致密而会失阳，少用苦寒伤阳药
- 因地制宜
  - 含义——根据不同地区的环境特点，制订治疗用药的原则
  - 运用
    - 西北地区——地势高而寒冷，病多风寒，治宜辛温
    - 东南地区——地势低而温热，病多湿热，治宜苦寒
- 因人制宜
  - 含义——根据病人年龄、性别、体质等特点，制订治疗用药原则
  - 运用
    - 年龄——老人多虚，治宜补法，实邪须攻，应兼顾扶正
      小儿多伤食或寒温不调，慎用补法，勿投峻剂，药量宜轻
    - 性别——妇女宜注意经带胎产等疾患
    - 体质——有强弱、偏寒偏热之别，当分别用药

图8－2

三、基本治则

治病求本，是中医治疗疾病的根本原则，它是治则中具有全局意义的指导原则，从宏观上，整体上指导着对疾病的治疗。基本治则，是贯彻治病求本等中医治疗观念的精神，对于具体治疗方法或措施的选择确定，起到提纲挈领指导作用的治疗原则。基本原则主要有以下五项：

(一)扶正祛邪

邪与正是一对矛盾，是一切疾病过程中自始至终存在着的一对基本矛盾。疾病的发生发展及其表现形式，都是由邪正斗争的消长盛衰所决定的。故扶助正气、祛除邪气是解决邪正矛盾，指导临床治疗的重要治则。

1. 扶正祛邪的概念

扶正祛邪为扶正与祛邪的总称。

(1)扶正：扶正，又称扶正固本，是用扶持助长机体正气的措施，使正气充足以消除病邪，恢复健康。扶正是指扶持助长正气的原则，即使用扶助正气的药物，或其他疗法，并配合适当的营养、调摄精神和功能锻炼等辅助方法，以增强体质，提高机体的抗病能力，达到战胜疾病，恢复健康的目的。

祛邪是用驱除病邪的措施，使邪去正复，恢复健康。

(2)祛邪：祛邪是消除病邪以愈病的治疗原则，就是利用驱除邪气的药物，或其他疗法，以祛除病邪，达到邪去正复，恢复健康的目的。所谓“实则泻之”就是这一原则的具体应用。

2. 扶正祛邪的应用

扶正与祛邪，虽然是治疗疾病的两种不同法则，但二者相互为用，相辅相成。扶正，增强了正气，有助于机体抗御和祛除病邪，即所谓“正盛邪自祛”；

祛邪能排除病邪对机体的侵害与干扰，达到保护正气，恢复健康的目的，即所谓“邪去正自安”。在运用扶正祛邪治则时，要认真仔细分析正邪力量的对比情况，分清主次，决定扶正祛邪的单用或兼施，或决定扶正祛邪的先后。一般情况下，扶正用于正虚；祛邪用于邪实；若属虚实错杂，则应扶正祛邪并施，但这种兼顾并不是扶正祛邪各半，而是要分清虚实的主次缓急，以决定扶正祛邪的主次和先后。总之，应以“扶正不致留邪，祛邪不致伤正”为原则。具体情况如下：

（1）扶正：扶正适用于以正虚为主，而邪不盛实的虚证。如气虚、阳虚证，宜采取补气、壮阳法治疗；阴虚、血虚证，宜采取滋阴、养血法治疗。

（2）祛邪：祛邪适用于邪实为主，而正未虚衰的实证。临床上常用的汗法、吐法、下法、清热、利湿、行气、活血等法，都是在这一原则指导下，根据邪气的不同情况制定的。

（3）先攻后补：邪盛而正虚，正气尚耐攻伐，应先祛邪而后扶正，称之为先攻后补。适用于虽然邪盛、正虚，但正气尚可耐攻，以邪气盛为主要矛盾，若兼顾扶正反会助邪的病证。如瘀血所致的崩漏证，因瘀血不去，崩漏难止，虽补血而血虚难复，故应先活血化瘀，然后再进行补血。

（4）先补后攻：正虚而邪实，正气虚衰难以耐受攻伐，应先扶正后祛邪，称之为先补后攻。适用于正虚邪实，邪虽盛尚不甚急，而机体过于虚弱，正气虚衰不耐攻伐的情况。若同时兼以祛邪非但邪气难除，反而更伤正气，必须先用补法扶正，使正气渐渐恢复到能承受攻伐时再攻其邪。如某些虫积病人，因病久正气大虚，不宜即行驱虫，应先用健脾和胃以扶正，使正气得到一定恢复时，再给予驱虫消积治疗。

（5）攻补兼施：虚实错杂且正虚邪实相当，应扶正与祛邪兼顾，称之为攻补兼施。适用于正虚邪实虚实错杂，但二者均不甚重的病证。具体运用时必须区别正虚与邪实的主次关系，灵活运用。如以正虚为主要矛盾，单纯用补法又易恋邪，单纯攻邪又易伤正，此时则应以扶正为主兼以祛邪。如气虚感冒，则应以补气为主兼以解表。若以邪实为主要矛盾，单攻邪又易伤正，单补正又易恋邪，此时治当以祛邪为主，兼以扶正。如温热病过程中，邪势亢盛，阴液被耗，表现为壮热汗多，心烦口渴，咽干舌燥，可用清热为主，兼养阴液之法治疗。

（二）调整阴阳

1. 调整阴阳的概念

调整阴阳是根据阴阳盛衰的变化而损其有余或补其不足，使之重归于和谐平衡。针对机体阴阳偏盛偏衰的变化，采取损其有余，补其不足的原则，使阴阳恢复于相对的平衡状态,这种治疗则称之为调整阴阳。从根本上讲,人体患病是阴阳间协调平衡遭到破坏,出现了偏盛偏衰的结果,故调整阴阳,“以平为期”是中医治疗疾病的根本法则。

治病必求其本,或本于阴,或本于阳,必求其故而施治。临证之时,但以审阴阳盛衰虚实消长之理,治以补偏救弊之法,使之重归于权衡,以平为期。

2. 调整阴阳的应用

(1)损其有余:损其有余,又称损其偏盛,是指阴或阳的一方偏盛有余的病证,应当用“实则泻之”的方法来治疗。

但“病在于阴,勿犯其阳;病在于阳,勿犯其阴。犯之者,是谓诛伐无过。”(《本草经疏·治法提纲》)

①抑其阳盛:“阳盛则热”所致的实热证,应用清泻阳热,“治热以寒”的法则治疗。

②损其阴盛:对“阴盛则寒”所致的实寒证,应当温散阴寒,“治寒以热”,用“寒者热之”的法则治疗。

阳盛则阴病,阴盛则阳病。阴之盛而阳必不足,阳之盛而阴必不盈。故在阴阳偏盛的病变中,如其相对一方有偏衰时,则当兼顾其不足,配以扶阳或滋阴之法。

在损其有余而治疗阴阳偏盛之时,必须遵循阴阳互根之理,而勿顾此失彼。临证时,其处理方法为:

其一,治之先后。“病先起于阴者,先治其阴而后治其阳。病先起于阳者,先治其阳而后治其阴。”(《灵枢·终始》)

其二,同时兼顾。“阴阳气虽偏盛,而尚未至于偏极者,阳药方中,必少加阴药以存津,阴药方中必少加阳药以化气,虽有时寒热互损,补泻兼进,似乎处方之甚杂,其实原乎阴阳互根之理,剂其偏盛以协其中。”(《伤寒寻源·病由阴阳之偏,治则济其偏而病自已》)

(2)补其不足:补其不足,是指对于阴阳偏衰的病证,采用“虚则补之”的方法予以治疗的原则。病有阴虚、阳虚、阴阳两虚之分,其治则有滋阴、补阳、阴阳双补之别。

①阳病治阴,阴病治阳:

阳病治阴:阴虚而致内热之证,治宜滋阴以抑阳或阳分病可从阴论治,称之为阳病治阴。阳病治阴适于“阴虚则热”所出现的虚热证,采用“阳病治阴”的原则,滋阴以制阳亢。所谓“壮水之主,以制阳光”。

如针灸治疗中,以右治左,上病下取等即为阳分病而从阴论治。

阴病治阳:阳虚而致虚寒之证,治宜扶阳以制阴或阴分病可从阳论治,称之为阴病治阳。"阳虚则寒"所出现的虚寒证,采用"阴病治阳"的原则,所谓"益火之源,以消阴翳"。

如针灸治疗中,以左治右,下病上取等即为阴分病可从阳论治。

②阳中求阴,阴中求阳:

阳中求阴:根据阴阳互根理论,治疗阴虚之证宜滋阴之中佐以扶阳,称之为阳中求阴。所谓"善补阴者,必于阳中求阴,则阴得阳升而泉源不竭。"(《景岳全书·新方八略》)如左归丸在熟地、山药、山茱萸、枸杞子、川牛膝、龟板等大队补阴药中,配以鹿角胶、菟丝子温润养阳,助阳以生阴。

阴中求阳:根据阴阳互根理论,治疗阳虚之证宜扶阳之中佐以滋阴,称之为阴中求阳。所谓"善补阳者,必于阴中求阳,则阳得阴助而生化无穷。"(《景岳全书·新方八略》)如右归丸在附子、肉桂、鹿角胶、菟丝子、杜仲、枸杞、山茱萸等大队补阳药中,用熟地为君以滋阴养血,补肾填精,既补精血之不足,又有补阴以生阳,即为阴中求阳之义。

除此之外,根据阴阳互根的理论,临床上治疗血虚证时,在补血剂中也常佐以补气药;治疗气虚证时,在补气剂中也常佐以补血药。

③阴阳双补:由于阴阳是互根的,所以阴虚可累及阳,阳虚可累及阴,从而出现阴阳两虚的病证,治疗时当阴阳双补。由于阴阳是辨证的总纲,疾病的各种病理变化都可用阴阳失调加以概括。因此从广义来讲,解表攻里,升清降浊,补虚泻实,调理气血等治疗方法,都属于调整阴阳的范围。

(三)调和气血

1. 调和气血的概念

根据气血及其相互关系的失调而补虚泻实,使之气血冲和,称之为调和气血。即根据气和血的不足及其各自功能失常,以及气血关系失常等病理变化,采取"有余泻之,不足补之"的原则,使气机条畅,气血和调。它是中医治疗疾病的重要原则,适于气血失调之候。

2. 调和气血的应用

气属阳,血属阴。气血的生成与运行,又依赖于脏腑经络的正常生理活动,所以调和气血又须与燮理阴阳、调整脏腑密切结合起来。

(1)气病治则:气病之治则,概而言之,即:气虚则补,气滞则疏,气陷则升,气逆则降,气脱则固,气闭则开。行医不识气,治病从何据。"善医者,调其气而已。有余者泻之,不足者补之,又岂有虚虚实实之患乎。"(《丹台玉案·诸气门》)

①气虚则补:虚者补之,气虚宜补。肺主一身之气,脾为后天之本,气血生化之源,故补气主要是补脾肺之气,而尤以培补中气为重。先天之精气,依赖

于肾藏精气的生理功能，才能充分发挥先天之精气的生理效应，故气虚之极，又要从补肾入手。

气为血之帅，血为气之母，二者互根互用，故补气又常与补血相结合。气虚为阳虚之渐，阳虚为气虚之极，故在极度气虚时又当与补阳同用。

补气药易于壅滞，若中焦有痰湿者勿用，必时可补气与化痰理湿并用。若气虚不运而胀满者，则用塞因塞用之法，亦稍佐理气，勿使塞之益塞。

②气滞则疏：一切郁滞，总以化滞为先，滞则宜疏。因为人体的气机升降出入多与肝主疏泄、肺主宣降、脾主升清、胃主降浊，以及小肠大肠主泌别传导功能有关，故气滞多与肺、肝、脾、胃等脏腑功能失调有关。肝主疏泄，条畅气机，若肝失条达，气机郁结，郁则气滞。所以，气滞之病又以肝气郁滞为先。

治疗气滞，定当理气行气。所谓调气、舒气、理气、利气、行气，虽名称不同，轻重不一，旨在疏通气机，总以“疏气令调”为期。

疏气药大多辛温香燥，重用久用易耗气伤血，对血虚、阴虚甚或阴虚火旺者慎用。疏肝理气，尤应注意肝体阴用阳之性。

③气陷则升：气陷宜升，陷者举之，故气陷当用升气之法。升气之法主要用于中气下陷而见囟陷、胞睑下垂、脱肛、滑泄不止，以及冲任不固所至崩中漏下、带下、阴挺、胎动不安等。

升气之法多在补益中气的基础上加入升提药，一般很少单使用。升气之法不宜用于虚火上炎和实火上逆之候，否则，用之易助火邪上炎。

升气之品又常与降气之药同用，以升降气机，尤以调理脾胃时多用。

④气逆则降：气逆宜降，降气又称顺气，平气，气逆多见于肺、胃、肝等脏腑。气逆则降气，所谓“气逆于脏……当以顺气为先。”（《景岳全书·杂证谟·血证》）气逆于上，以实为主，亦有虚者。降气法，适于实证，且宜暂用，不可久图。若因虚而逆者，补其虚而气自降，不得用降气之品。

气逆之证易兼痰浊结聚或阳气郁遏，故降气又常与温中化痰结合，而为降气化痰之法。

降气以下行为顺，但肾不纳气之气机上逆，而喘不得卧，为气不归元，应当纳气归元，而不宜用降气之法。

⑤气脱则固：生命以阴阳为枢，气血为纽，阴阳互根，气血相系，相抱不脱。脱为病情突变，阴阳相离，气血相脱，生命垂危之险候。甚则阴阳气血离绝而亡。脱证一般有阴脱、阳脱、气脱、血脱之分；亦有上脱、下脱、上下俱脱，以及内闭外脱之分。其“治法在未脱之先，审其元阳欲绝者，于回阳剂中兼引阴”，“真阴欲绝者，于摄阴剂中兼固阳”（《类证治裁·脱症论治》）。

气脱为气不内守而外脱，临床可见面色苍白，汗出不止，目闭口开，全身瘫软，二便失禁，脉微欲绝等。当补气固脱，所谓虚者补之，涩可固脱。于补气固本之中，加入收涩之品，以补而涩之。因气属阳，故气脱之治，多温而涩之。

⑥气闭则开：闭，或指中风之闭证，或指二便闭而不通，属危极之候。气闭由于浊邪外阻，或因气郁之极，甚至气的外出亦为所阻，从而出现突然闭厥的病理变化。闭则宜开，因多有清窍闭塞而昏厥，故又称开窍通闭，开窍有温开、凉开之分。气闭有虚实之分，实则邪未减而正未衰，治当开其闭。而虚则为内闭外脱之候，当予以补气养血，回阳固脱之品。

总之，“凡寒之、热之、温之、清之、升之、降之、抑之、举之、发之、达之、劫之、夺之、坚之、削之、泄之、利之、润之、燥之、收之、涩之、缓之、峻之、和之、安之，正者正之，假者反之，必清必静，各安其气，则无病不除，是皆调气之大法也。”（《景岳全书·诸气》）

（2）血病治则：血之为病，证有血虚、血瘀、出血、血寒、血热之分。其治疗则有补、行、止、温、凉之异。

①血虚则补：血虚为血液亏虚、虚则补之，心主血，肝藏血，脾生血统血，肾精可化而为血，所以血虚多与心肝脾肾有密切关系。补血以心肝为主，心为肝之子，肝为肾之子，故补心多兼补肝，补肝又兼补肾，所谓虚则补其母，精血同源。血虚治脾为健脾益气补血之法。气为阳，血为阴，气能生血，血能载气，根据阳生阴长的理论，血虚之重证，于补血方内常配入补气药物，可收补气生血之效。血虚与阴虚常常互为因果，故对血虚而兼有阴虚者常配伍补阴之品，以加强其作用。

补血之品多滋腻，有碍脾害胃之虞，故脾胃虚弱者慎用，或于补血方中加健脾和胃之剂。

性偏辛温的补血之药，血虚又阴虚、阴虚阳亢者忌之。

②血脱则固：下血不止，崩中漏下，诸大出血，皆属血脱，用涩以固脱。凡脱则散而不收，故用酸涩温平之品，以敛其耗伤。气能行血，血能载气，所以血脱必然导致气脱即气随血脱，甚则阴竭阳脱，出现亡阳亡阴之危候。

血脱先益气，“失血过多，有形之血不能速生，几微之气所当急固，故用甘温之参以固元气，所以权轻重于缓急之治也。故曰血脱益气。”（《不居集·血症例方》）

③血瘀则行：血瘀是指血液运行迟缓和不流畅的病理变化。瘀者行之，总以祛瘀为要。血瘀有寒热虚实之分，其治当寒者热之，热者寒之，虚者补之，实者泻之。

血瘀之害，又有轻重之别，故其治又依其病变之轻重，而施以活血、化瘀、逐瘀、破瘀之法而治之。

④血寒则温：血寒是指寒邪侵袭经络，气血流行不畅，或素体阳虚，虚寒内生，而致气血凝滞而言，以寒痛为其临床特征。常以温经散寒通经活络，和血行血之品治疗配伍。

⑤血热则凉：血热是脏腑火热炽盛，热迫血分，故血热多选用清热凉血和凉血止血之品治之。血得寒则凝，得温则行。所以应用凉血止血和清热凉血等寒凉药物，要中病即止，不可过剂。出血而有明显瘀滞者，不宜一味大剂寒凉止血，必要时配合活血行血药。

⑥出血则止：凡血液不循常道，上溢于口鼻，下出于二阴，或溢于肌肤者，统称为出血。出血宜止血，正确地运用止血法，必须注意以下几点：

其一，分清出血的原因、性质和部位而辨证施治，切勿一味止血，即“见血休治血”之谓。

其二，止血、消瘀、宁血、补虚为治血之总纲。出血“惟以止血为第一要法，血止之后，其离经而未吐出者，是为瘀血……故以消瘀为第二法，止血消瘀之后，又恐血再潮动，则须用药安之，故以宁血为第三法……去血既多，阴无不虚者矣……故又以补虚为收功之法，四者乃通治血证之大纲。”（《血证论·吐血》）

其三，忌用大剂寒凉或固涩。出血虽以属于热者为多，但出血之初，应禁用大剂寒凉止血，寒凉药亦不可久用，以防止瘀血内停，损伤脾阳。更忌单纯收涩止血，对出血兼瘀者尤须如此，切勿“闭门留寇”。

其四，关于炭剂止血。炭剂止血是中医治疗出血的重要措施，素有“红遇黑则止”之说。但不能凡见出血，不分病之虚实，药之寒热，皆以炭剂投之。

（3）气血同病治则：气非血不和，血非气不运，气属阳，血属阴，一阴一阳，互相维系。由于气血之间的关系非常密切，生理上相互依存，病理上常相互影响，终致气血同病。故其治疗应调整两者之间的关系，从而使气血关系恢复正常状态。

①气病治血：气血互相维附，气虚则血弱，气滞则血瘀，气陷则血下，气逆则血乱，气温而血滑，气寒而血凝。气病则血随之亦病。故曰：“气为血之帅，血为气之母。气即病矣，则血不得独行，故亦从而病焉。是以治气药中必兼理血之药。”（《医家四要》）这就是气病治血的理论依据。总之，治气不治血，非其治也。气虚宜顾其血弱，气郁宜顾其血滞，气逆宜顾其血乱，而求于气血冲和，这是治疗气病的重要原则。

②血病治气：气病血必病，血病气必伤，气血两者，和则俱和，病则同病，但“气为主，血为辅，气为重，血为轻。”（《医学真传·气血》）所以“气血俱要，而补气在补血之先，阴阳并需，而养阳在滋阴之上。”（《医宗必读·水火阴阳论》）此虽指治疗虚证而言，实为治血之准则。一言以蔽之，治血必调气，气和

则血宁。

血虚者，补其气而血自生。血虚补气之法，以健脾益气、温养心气、补益肾气为主。因为脾能健运，化源充足，血脉充盈。心生血，水谷精气赖心阳之温煦，才能变化而赤为血。肾阳为一身诸阳之本，肾精赖真火之蒸化方能化而为血。

血滞者，行其气而血自调。所谓调气又有疏肝理气，宣畅肺气，温通心气，和补益元气之分，其中尤以调理肝气为最。所以理气行血必用疏肝理气之药物，疏通气机，气行则血亦行，瘀自化。

血溢者，调其气而血自止。血随气行，气和则血循经，气逆则血乱溢，调其气则血自宁。

综上所述，气之与血，两相维附，气为橐龠，血如波澜，故“有因气病而及血者，先治其气；因血病而及气者，先治其血。”（《医宗必读·辨治大法论》）临证时，应综观全局，燮理阴阳，俾阴平阳秘，气调血和，则其病自愈。

（四）调整脏腑

1. 调整脏腑的概念

人与天地相应，人体是一个有机的整体。在五脏系统之中，脏与脏、脏与腑、腑与腑之间，生理上相互协调，相互为用，在病理上也相互影响。一脏有病可影响他脏，他脏有病也可影响本脏。因此，调整脏腑就是在治疗脏腑病变时，既要注意五脏系统与外部环境之间的关系，又要注意五脏系统内部之间的关系。既要考虑一脏一腑之阴阳气血失调，更要注意调整各脏腑之间的关系，使之重新恢复平衡状态，这是调整脏腑的基本原则。

2. 调整脏腑的应用

（1）调整脏腑的阴阳气血：脏腑是人体生命的中心，脏腑阴阳气血是人体生命活动的根本，脏腑的阴阳气血失调是脏腑病理改变的基础。因此，调整脏腑阴阳气血是调整脏腑的基本原则。

脏腑的生理功能不一，其阴阳气血失调的病理变化也不尽一致。因此，应根据脏腑病理变化，或虚或实，或寒或热，予以虚则补之，实则泻之，寒者热之，热者寒之。如，肝主疏泄，主藏血，以血为体，以气为用，性主升发，宜条达舒畅，其病理特点为肝气肝阳常有余，肝阴肝血常不足，肝用太强，气郁化火。血虚生热生风等，其病变主要有气和血两个方面，气有气郁、气逆，血有血虚、血瘀等。故治疗肝病重在调气、补血、和血，并结合病因予以疏肝、清肝、滋肝、镇肝等。

（2）顺应脏腑的生理特性：五脏藏精气而不泻，六腑传化物而不藏。脏腑的阴阳五行属性、气机升降出入规律、四时通应，以及喜恶在志等生理特性不同，故调整脏腑须顺应脏腑之特性而治。

如脾胃属土，脾为阴土，阳气乃损；胃为阳土，阴气乃伤；脾喜燥恶湿，胃喜润恶燥；脾气主升，以升为顺，胃气主降，以降为和。故治脾常宜甘温之剂以助其升运，而慎用阴寒之品以免助湿伤阳；治胃常用甘寒之剂以生津润燥，降气和胃之剂以助其通降，而慎用温燥之品以免伤其阴。

(3)协调脏腑之间的关系

①根据五行生克制化规律调节：

根据五行相生规律调节："补母"与"泻子"为基本治疗原则。滋水涵木、培土生金、益火补土、金水相生等属于"虚则补其母"，若肝火偏盛，有升无降，可用泻心方法治之，则属于"实则泻其子"。

根据五行相克规律调节：抑强扶弱，分清主次，为其基本治疗原则。如木火刑金者，采用佐金平木法来泻肝清肺，此属抑强；肝虚影响脾胃，此为木不疏土，治以和肝健脾，以加强双方之功能，此为扶弱。至于抑木扶土、泻南补北等，属于二者兼施，而有主次之别。

根据五行制化规律调节：五行之间生中有克，克中有生，相互生化，相互制约，循环不息。因此，根据五行调节机制对脏腑功能进行调整，不仅要补母泻子，抑强扶弱，调整相关两脏的关系，而且更要将两者结合起来，调整相关三脏之间的关系，如木克土，土生金，金克木，既要抑木扶土，又要培土生金，佐金平木，使之亦制亦化，协调平衡。

②根据五脏互藏理论调节：五行配五脏，而五脏互藏。一脏统五脏，五脏统一脏。人体任何生理功能既受五脏共同调节，又有主从之分。就呼吸功能而言，肺主呼吸，但肺主出气，肾主纳气，肝条畅气机，使之升降相宜，脾主运化水谷精微，参与生成宗气；心主血脉而藏神，血为气母，心血给气以营养，心神又为呼吸调节之主宰。故五脏均参与呼吸的调节，其中尤以肺脾肾为要。所以，呼吸功能失调，常重在调治肺脾肾三脏。

③根据脏腑相合关系调节：人体脏与腑的配合，体现了阴阳、表里相应的关系。脏行气于腑，腑输精于脏。生理上彼此协调，病理上又相互影响，互相传变。因此，治疗脏腑病变，除了直接治疗本脏本腑之外，还可以根据脏腑相合理论，或脏病治腑，或腑病治脏，脏腑同治。

脏病治腑：脏腑相合，脏病可治其相合之腑，称之为脏病治腑。如心合小肠，心火上炎之证，可以直泻心火，而通利小肠，导心经之热从下而出，而心火自降。它如肝实泻胆、脾实泻胃等，此即治脏先治腑之谓。

腑病治脏：脏腑相合，腑病可治其相合五脏，称之为腑病治脏。如肾合膀胱，膀胱气化功能失常，水液代谢障碍，治肾即所以治膀胱。大便秘结，腑气不通，则肺气壅塞。而宣降肺气，亦可使腑气得顺，大便自通。

脏腑同治：脏腑病变，虽可脏病治腑，腑病治脏，但临床上多脏腑同治。如脾与胃，纳运相得，燥湿相济，升降相因，故脾病必及胃，胃病必累脾，所以，临床上常脾胃同治。

实则泻腑，虚则补脏：六腑传化物而不藏，以通为用，以降为和，五脏藏精气而不泻，以藏为贵，以守为补。五脏六腑皆可表现为实证，实则泻之。不仅六腑之实泻腑以逐邪，如阳明腑实证之胃肠热结，用承气以荡涤胃肠之实热。而五脏之实亦借泻腑以祛邪，如肝经湿热，可借清泄肠道，渗利小便，使湿热从二便而出。五脏之虚自当虚则补之，六腑之虚亦可借补脏以扶正。

如膀胱气化无权而小便频多，甚则遗溺，多从补肾固摄而治。小肠泌别清浊功能低下，多从健补脾肾治之等等。

（五）调摄精神

人的精神情志活动与机体的生理、病理有着十分密切的关系。精神情志因素不仅关系到疾病的发生与否，而且影响疾病的发展和转归。良好的精神状态常可促进疾病的好转和痊愈，而异常情志又往往是病情加重或恶化的重要原因。此时，调摄精神不仅是养生和防病的重要原则，也是治疗疾病的基本原则。可与《中医心理学》互参。

1. 调摄精神的概念

调摄精神，是指医者以语言疏导，精神安慰，以情制情及药物、针灸等各种手段帮助患者调整精神状态，舒畅情志，达到治愈疾病，恢复身心健康之目的。

2. 调摄精神的应用

（1）调整患者治疗心态：治疗疾病，需要医患双方的配合。从医患关系说，患者为本，医者为标。患者对疾病的治疗心态往往对疗效产生很大影响。临床上，由于病人的文化修养、性格气质各异，或对所患疾病的认知程度不一，因而治疗心态也有所不同。有忽视病变危害，而麻痹大意，我行我素者；有过分注意疾病而疑虑重重，忧愁恐惧者；也有自感治疗无望而悲观消极，神情低落者，不一而足。因此，治疗疾病，必须重视对患者治疗心态的审察和调整，有效地发挥病人的主观能动作用来配合治疗，才能达到事半功倍的目的。“人之情，莫不恶死而乐生，告之以其败，语之以其善，导之以其所便，开之以其所苦，虽有无道之人，岂有不听者乎？”（《灵枢·师传》）意即首先要让病人对自己所患疾病有一个正确认识，利用其恶死乐生之情，用不同方式来调整其治疗心态。所谓“告之以其败”，就是指出疾病的危害性，引起病人重视，以严肃认真的态度对待疾病；所谓“语之以其善”就是要向病人说明只要积极配合，治疗及时，方法得当，疾病是可以治愈的，借以增强患者战胜疾病的信心；所谓

"导之以其所便",就是告诉病人治疗与调养的方法,以便使患者积极主动地配合治疗;所谓"开之以其苦",即使通过耐心的说理解释,消除其对疾病的忧虑和恐惧,舒畅其情怀,以利于疾病的治疗。

(2)情志之病重在情治:临床诊治疾病,除平时注意诊察病人的精神情志变化而加以调摄外,对情志损伤之心病尤当注意以心药医治。"情欲之感,非药能愈;七情之病,当以情治。"(《理瀹骈文》)对此,首先应以十分诚挚、同情、尊重的态度取得病人的信任与寄托。仔细询问起病之缘由,使其倾吐胸中隐讳之情,针对病因,分别采用宽慰开导,或解惑释疑,或诱导暗示等方法,消除其心中矛盾与苦楚,解除其精神重压,使之情志舒畅,心神安宁,情绪稳定,心境愉悦,恢复身心健康。

(3)以情制情改易心志:以情制情,是指医者以言行,事物为手段,激起患者某种情志变化,以克制病态情志的方法。适用于情志波动太过,或某种病态情志顽固持久者。此法内容颇广,以五行学说中介绍的五志相胜法为主。金·张从正对此曾有精辟阐述:"悲可以治怒,以怆恻苦楚之言感之;喜可以治悲,以谑浪亵狎之言娱之;恐可以治喜,以迫遽死亡之言怖之;怒可以治思,以侮辱欺罔之言触之;思可以治恐,以虑彼忘此之言夺之。"(《儒门事亲·九气成疾更相为治衍》)他不仅总结了前人这方面的丰富经验,并为临床具体应用情志相胜法树立了典范。但是,临床应用时,当相机而定,不可孟浪从事。

调摄精神,舒畅情志,除上述外,尚可根据病情选用移情易性,幽默娱乐,气功静养,改变环境等各种方法。若情志之伤,导致气机紊乱,气血不足,脏腑失调,痰瘀阻滞等形质损伤者,则须辅以药物、针灸等手段治疗。

(六)病治异同

所谓病治异同,包括"同病异治"与"异病同治"两个方面。

1. 同病异治

疾病相同,证候各异,采取不同的方法治疗,称之为同病异治。即指同一病,由于发病的时间、地区、患者的体质或疾病所处的阶段不同,所表现的证候各异,因此治法也不一样。如感冒,由于感受邪气的性质有风寒、风热之别,所以临床表现的证候也不同,治法也就有辛温解表、辛凉解表的不同治法。又如麻疹,因病变发展的阶段不同,所表现的证候不一,因而治法也不一样。初期麻疹未透有表证,宜发表透疹;中期肺热壅盛,而用清热之法;后期余热未尽,阴液不足,故用养阴清热之法治疗。

2. 异病同治

疾病不同,证候相同,采取相同的方法治疗,称之为异病同治,即不同的疾病,在出现相同证候时,应采取同样的方法治疗。如脱肛、子宫脱垂、胃下垂等病，因其病因相同，都是由于气虚下陷所致，故都有中气不足之证候表现，治疗都可用“补中益气汤”以升提中气。

其实，异病同治与同病异治也可以说是证同治亦同，证异治亦异，关键在于辨证。表面上看似乎矛盾，其实质仍在于治病求本，充分体现了在辨证论治过程中，正确处理普遍与特殊、一般与个别辩证关系的艺术性。

第九章 五运六气学说

概　　说

一、运气学说的含义

运气是五运六气的简称。运气学说是在中医整体观念指导下，以阴阳五行为基础，运用天干地支符号作为演绎工具，来研究气候变化及其与人体健康和疾病关系的学说。

二、运气学说的内容

在现存中医文献中，最先论述运气学说的见于《黄帝内经》的"天元纪大论"、"五运行大论"、"六微旨大论"、"气交变大论"、"五常政大论"、"六元正纪大论"、"至真要大论"等所谓"七篇大论"。他如六节脏象论、《黄帝内经素问遗篇》的刺法论、本病论等亦有所论述。历代医家在《黄帝内经》运气学说的基础上，又多有补充、完善和发展，构成了一个完整的知识体系，成为中医基础理论体系中的一个重要组成部分。

运气学说按着天道—气化—气候—物候—病候的思维路线，着重阐述五运、六气、运气相合、标本中气的变化规律及其与人体健康、疾病的关系，涉及中国古代天文、地理、历法、医学等各方面的知识。就现代科学而言，运气学说蕴含着天文学、大气科学、气象学、气候学、物候学、人类生态学、环境健康科学等的基本科学问题。

三、运气学说的意义

运气学说以气一元论和阴阳五行学说为自然观和方法论，以气化为立论的主要依据，基于天人相应的整体观念，论述了环境变化，特别是气候变化，与生命、健康、疾病、预防、治疗和摄生的关系，对于深刻理解中医学的医学观具有重要的意义。

但是，运气学说是在中国古代自然条件下，对自然环境与生命、健康和疾病关系的理性认识。而今,人类所处的自然环境与古代的自然环境大不相同,科学理论赖以建立的科学认识对象和科学事实发生了变化,那么科学理论也将随之发生变化。因此,学习和掌握运气学说,不应把运气的变化规律当作绝对的刻板的公式,按图索骥,以古验今,而应在继承的基础上去创新。简单地肯定或否定,都是不符合科学发展规律的。

本章仅就运气学说的基本知识,及其在应用做一概要介绍,为进一步研究运气学说打下初步的基础。

第一节 运气学说的基本内容

一、运气的概念

五运六气,主要是由“五运”和“六气”两部分组成的。什么是五运呢?五运,是木运、火运、土运、金运、水运的合称,即木、火、土、金、水五行之气在天地间的运行变化。什么是六气呢?六气,是指自然界风、寒、暑(热)、湿、燥、火六种正常气候,因为暑和火性质相同,所以运气学说中的六气是指风、君火、相火、湿、燥、寒。五行临御五方,合应五时,就产生了寒、暑、燥、湿、风五时气候更迭的主气,反映出一年中气候寒、热、温、凉的变化。故曰:“天有五行御五位,以生寒暑燥湿风。”(《素问·天元纪大论》)五气和五行,分之则二,合之则一。化气为风、寒、湿、燥、火,成形为木、火、土、金、水。形气相感,形化气,气成形,形为阴,气为阳,阴阳的对立统一运动,推动着事物的发展。故曰:“神在天为风,在地为木,在天为热,在地为火,在天为湿,在地为土,在天为燥,在地为金,在天为寒,在地为水。故在天为气,在地成形,形气相感而化生万物矣。”(《素问·天元纪大论》)

五行与十天干相合而能运,六气与十二地支相合而能化。故曰:“运气者,以十干合,而为木火土金水之五运;以十二支对,而为风寒暑湿燥火之六气。”(《运气易览》)由此可见,欲研究五运六气,必须首先弄清楚天干地支的道理。

二、干支甲子

十天干、十二地支以及干和支相配的六十甲子,称之为干支甲子。干支为十天干和十二地支的简称。甲居十干首位,子居十二支首位,干支依次相配,如甲子、乙丑、丙寅之类,统称甲子。干支甲子,是中国古代计算年、月、日、时的次序和方位以及推算五运六气变化的代表符号。运气说的主要推算法则均离不开天干地支，所以说："天气始于甲干，地气始于子支者，乃圣人究乎阴阳重轻之用也。著名以彰其德，立号以表其事。由是甲子相合，然后成其纪。远可步于岁，而统六十年；近可推于日，而明十二时。岁运之盈虚，气令之早晏，万物生死，将今验古，咸得而知之。"（《运气论奥谚解》）

（一）天干地支

天干地支，又称干支，是天干与地支的合称。作为用以纪年、月、日和方位的符号，并在运气学说中说明五运与六气的盛衰。

1. 天干

天干是甲、乙、丙、丁、戊、己、庚、辛、壬、癸的总称，又称"十干"、"十天干"。"干"有个之意，如颜师古注《汉书·食货志》云："干，犹个也。"古人用十干来纪天日的次第，故称"天干"。天干的次第先后，不仅仅是指一个数字符号，而是包含着万物由发生而少壮，而繁盛，而衰老，而死亡，而更始的含义在内。兹将《史记·律书》和《汉书·律历志》的解释录之如下：

十干	《史记·律书》	《汉书·律历志》
甲	万物剖符甲而出生	出甲于甲
乙	万物生轧轧	奋轧于乙
丙	阳道著明	明炳于丙
丁	万物丁壮	大盛于丁
戊		丰楙于戊
己		理纪于己
庚	阴气庚万物	敛更于庚
辛	万物之辛生	悉新于辛
壬	阳气任养于下也	怀妊于壬
癸	万物可揆度	陈揆于癸

2. 地支

地支是子、丑、寅、卯、辰、巳、午、未、申、酉、戌、亥的总称，又称十二支、十二地支。古人将十二支分别以纪月，一岁十二个月，每月各支，即正月建寅，二月建卯，三月建辰，四月建巳，五月建午，六月建未，七月建申，八月建酉，九月建戌，十月建亥，十一月建子，十二月建丑。从阴阳属性上看，日为阳，月为阴，阳为天，阴为地，十二支以纪月成岁，故称十二地支。十二支的次第先后，与十干具有同一意义，主要仍在说明事物的发展由微而盛，由盛而衰，反复变化的进展过程。兹将《史记·律书》和《汉书·律历志》的解释录之如下：

十二地支的顺序，子居首位，而分建于各月，却从寅始，这是因为“建子之月，阳气虽始于黄钟，然犹潜伏地下，未见发生之功，及其历丑转寅，三阳始备，于是和风至而万物生，萌芽动而蛰藏振，遍满寰区，无非生意，故阳虽始于子，而春必起于寅。是以寅卯辰为春，巳午未为夏，申酉戌为秋，亥子丑为冬，而各分其孟仲季焉。”(《类经图翼·运气》)

十二支	《史记·律书》	《汉书·律历志》
寅	万物始生螾然也	引达于寅
卯	言万物茂也	冒茆于卯
辰	万物之蜄也	振美于辰
巳	阳气之已尽	已盛于巳
午	有阳交日午	萼布于午
未	万物皆成有滋味也	味菱于未
申	阴用事申贼万物	申坚于申
酉	万物之老也	留执于酉
戌	万物尽灭	毕入于戌
亥	该也阳气藏于下也	该阂于亥
子	万物滋于下	孳萌于子
丑	纽也，阳气在上未降，万物厄纽未敢出	纽牙于丑

3. 干支的阴阳属性

天干、地支各有阴阳属性。从干与支来看，则天干为阳，地支为阴。但从干支本身来说，则天干和地支都可再分阴阳。一般说来，天干中的甲、丙、戊、庚、壬为阳干，乙、丁、己、辛、癸为阴干。地支中的子、寅、辰、午、申、戌为阳支，丑、卯、巳、未、酉、亥为阴支。其划分方法是按干支的排列顺序，单数为阳，双数为阴。

表9－1　天干地支阴阳配合表

天干	阳干	甲丙戊庚壬
	阴干	乙丁己辛癸
地支	阳支	子寅辰午申戌
	阴支	丑卯巳未酉亥

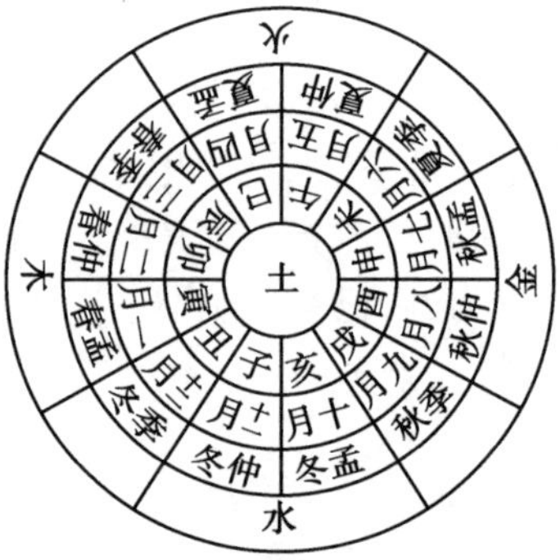

图9－1　十二支月建五行所属图

4. 干支配五行

十天干分成甲乙、丙丁、戊己、庚辛、壬癸五对，然后分别配五行以测定每年的岁运。地支也可以分别配五行，用以纪月。天干地支各有两种五行配属方法：

(1)干支配属五行和方位：天干相配的结果是甲乙属木，应东方；丙丁属火，应南方；戊己属土，应中央；庚辛属金，应西方；壬癸属水，应北方。地支相配的结果是寅卯属木，巳午属火，辰未戌丑属土，申酉属金，亥子属水。

表9－2　天干五方五行配属表

五方	东		南		中				西		北	
五时	春		夏		长夏				秋		冬	
五行	木		火		土				金		水	
十二月	一	二	四	五	三	六	九	十二	七	八	十	十一
天干	甲	乙	丙	丁	戊		己		庚	辛	壬	癸
地支	寅	卯	巳	午	辰	未	戌	丑	申	酉	亥	子

(2)干支化运与化气配属：天干化五运的结果是：甲己化土，乙庚化金，丙辛化水，丁壬化木，戊癸化火。十二支化气的结果是：丑未主土，卯酉主金，辰戌主水，巳亥主木，子午寅申主火。

表9－3　干支化运化气配属表

五行	土	金	水	木	火
天干	甲己	乙庚	丙辛	丁壬	戊癸
地支	丑未	卯酉	辰戌	巳亥	子午寅申

5. 地支配三阴三阳六气

所谓三阴是一阴(厥阴)、二阴(少阴)、三阴(太阴);所谓三阳是一阳(少阳)、二阳(阳明)、三阳(太阳)。所谓六气就是风、寒、暑、湿、燥、火。六气之中火与暑基本属于一类,所以便不列火与暑,而只把火分为君火和相火两种。地支配三阴三阳六气的规律是:子午少阴君火,寅申少阳相火,丑未太阴湿土,卯酉阳明燥金,巳亥厥阴风木,辰戌太阳寒水。

表9-4 地支配三阴三阳六气表

地支	子午	丑未	寅申	卯酉	辰戌	巳亥
三阴三阳	少阴	太阴	少阳	阳明	太阳	厥阴
六气	君火	湿土	相火	燥金	寒水	风木

(二)甲子

天干和地支配合可以用来纪年、纪月、纪日。在医学上,主要是用干支来纪年,十天干和十二地支相配合,谓之甲子。故曰:“天气始于甲,地气始于子。子甲相合,命曰岁立,谨候其时,气可与期。”(《素问·六微旨大论》)天干与地支的配合是天干在上,地支在下,按干支的顺序向下排列。天干的第一位是甲,地支的第一位是子,两者配合起来便是甲子。从甲子始依次推算到癸亥,共得六十次,便称为一周或叫一个甲子。六十年后(癸亥止)又复从甲子纪年起,如此交替轮转。在六十年中,天干往复轮周六次(10干×6次=60年),地支往复轮周五次(12支×5次=60年)。用以纪年,六十年就是一个周期。故曰:“天以六为节,地以五为制,周天气者,六期为一备,终地纪者,五岁为一周……五六相合而七百二十气,为一纪,凡三十岁,千四百四十气,凡六十岁,而为一周,不及太过,斯皆见矣。”(《素问·天元纪大论》)用以纪日,用纪天的十干反复六次,和纪月的十二支反复五次,排成甲子,再乘以六,便为一年三百六十五日的大概日数。“天有十日,日六竟而周甲,甲六复而终岁,三百六十五日法也。”(《素问·六节脏象论》)

天干地支,五六相合,构成六十年一个气候变化的大周期。前三十年,包括七百二十节气(以一年二十四节气计算),是为一纪,后三十年,亦七百二十节气,凡一千四在四十节气,共计六十年(也称六十甲子)。甲子中的天干,主要是主五运的盛衰,甲子中的地支主要是司六气的变化,所以讲述五运六气,不能离开干支甲子。

表9-5　六十年干支结合纪年表

天干 地支	甲　乙　丙　丁　戊　己　庚　辛　壬　癸 子　丑　寅　卯　辰　巳　午　未　申　酉
天干 地支	甲　乙　丙　丁　戊　己　庚　辛　壬　癸 戌　亥　子　丑　寅　卯　辰　巳　午　未
天干 地支	甲　乙　丙　丁　戊　己　庚　辛　壬　癸 申　酉　戌　亥　子　丑　寅　卯　辰　巳
天干 地支	甲　乙　丙　丁　戊　己　庚　辛　壬　癸 午　未　申　酉　戌　亥　子　丑　寅　卯
天干 地支	甲　乙　丙　丁　戊　己　庚　辛　壬　癸 辰　巳　午　未　申　酉　戌　亥　子　丑
天干 地支	甲　乙　丙　丁　戊　己　庚　辛　壬　癸 寅　卯　辰　巳　午　未　申　酉　戌　亥

三、五运

五运，即木运、火运、土运、金运、水运的统称。运者，轮转运动，循环不已之谓。故曰："五运阴阳者，天地之道也。"（《素问·天元纪大论》）五运又有大运（中运）、主运、客运之分，它们的变化都是以当年纪年的天干及其阴阳属性为准则的。

（一）岁运

岁运又称大运、"中运"，是统管每年全年的五运之气。大运可以用来说明全年的气候变化，同时它又是推算客运的基础。

1. 岁运推算法

天干化五运，每两干统一运。"土主甲己，金主乙庚，水主丙辛，木主丁壬，火主戊癸。"（《素问·五运行大论》）凡逢甲己之年为土运，乙庚之年为金运，丙辛之年为水运，丁壬之年为木运，戊癸之年为火运。故曰："甲己之岁，土运统之；乙庚之岁，金运统之；丙辛之岁，水运统之；丁壬之岁，木运统之；戊癸之岁，火运统之。"（《素问·天元纪大论》）这种推算方法是以五年为一循环的。在五年中，每运值一年，按五行相生次序排列，即土→金→水→木→火→土。三十年为一纪，每纪每运共值六年。六十年为一周，每运共值十二年。

前已述及，十干配五行是：甲乙为木，丙丁为火，戊己为土，庚辛为金，壬癸为水。为什么十天干在化五运上和配五行上其属性上不同呢？这是因为天干配五行是以五方、五季等关系而确定的，而天干化五运则是根据天象变化来确定的，对于十干所以化五运，历代有不同的解释。

其一,《内经》提出"五气经天化五运"之说。谓:"臣览《太史天元册》文,丹天之气,经于牛女戊分;黅天之气,经于心尾己分;苍天之气,经于危室柳鬼;素天之气,经于亢氐昴毕;玄天之气,经于张翼娄胃。所谓戊己分者,奎壁角轸,则天地之门户也。"(《素问·五运行大论》)丹天之气就是五行火气化见于天的赤色,黅天之气就是五行土气化见于天的黄色,苍天之气就是五行木气化见于天的青色,素天之气就是五行金气化见于天的白色,玄天之气就是五行水气化见于天的黑色。牛、女、心、尾、危、室、柳、鬼、亢、氐、昴、毕、张、翼、娄、胃、奎、壁、角、轸等,是天体上二十八宿的名称。二十八宿在天体上分布的位置是:东方苍龙七宿:角、亢、氐、房、心、尾、箕。角十二度,亢九度,氐十五度,房五度,心五度,尾十八度,箕十一度,计七十五度。北方玄武七宿:斗、牛、女、虚、危、室、壁。斗二十六度,牛八度,女十二度,虚十度,危十七度,室十六度,壁九度,计九十八度。西方白虎七宿:奎、娄、胃、昴、毕、觜、参。奎十六度,娄十二度,胃十四度,昴十一度,毕十六度,觜二度,参九度,凡八十度。南方朱雀七宿:井、鬼、柳、星、张、翼、轸。井三十三度,鬼四度,柳十五度,星七度,张十八度,翼十八度,轸十七度,凡一百一十二度。共周天三百六十五度。

所谓"丹天之气,经于牛女戊分",即五行火气在天体上经于牛、女、奎、壁四宿时,在十干则适当戊癸的方位,因而逢戊癸年,则是火气的运化主事,是为戊癸化火。故曰:"丹天之气,经于牛、女、奎、壁四宿之上,下临戊、癸之位,立为火运。"(《运气论奥谚解》)

所谓"黅天之气,经于心尾己分",即五行土气在天体上经于心、尾、角、轸四宿时,在十干则适当甲己的方位,因而逢甲己年,便是土气的运化主事,是为甲己化土。故曰:"黅天之气,经于心、尾、角、轸四宿之上,下临甲、己之位,立为土运。"(《运气论奥谚解》)

所谓"苍天之气,经于危、室、柳、鬼",即五行木气在天体上经于危、室、柳、鬼四宿时,在十干则适当丁壬的立位,因而逢丁壬年,便是木气的运化主事,是为丁壬化木。故曰:"苍天之气,经于危、室、柳、鬼四宿之上,下临丁、壬之位,立为木运。"(《运气论奥谚解》)

所谓"素天之气,经于亢、氐、昴、毕",即五行金气在天体上经于亢、氐、昴、毕四宿时,在十干则适当乙庚的方位,因而逢乙庚年,便是金气的运化主事,是为乙庚化金。故曰:"素天之气,经于亢、氐、昴、毕四宿之上,下临乙、庚之位,立为金运。"(《运气论奥谚解》)

所谓"玄天之气,经于张、翼、娄、胃",即五行水气在天体上经于张、翼、娄、胃四宿时,在十干则适当丙辛的方位,因而逢丙辛年,便是水气的运化主事,是为丙辛化水。故曰:"玄天之气,经于张、翼、娄、胃四宿之上,下临丙、辛

之位，立为水运。”（《运气论奥谚解》）

“所谓戊己分者，奎壁角轸，则天地之门户也。”为什么奎、壁、角、轸四宿称为戊分、己分，又称天门、地户呢？因为“奎壁临乾，当戊土之位；角轸临巽，当己土之位。”“周天七政躔度，则春分二月中，日躔壁初，以次而南，三月入奎娄，四月入胃昴毕，五月入觜参，六月入井鬼，七月入柳星张；秋分八月中，日躔翼末，以交于轸，循次而北，九月入角亢，十月入氐房心，十一月入尾箕，十二月入斗牛，正月入女虚危，至二月复交于春分而入奎壁矣。是日之长也，时之暖也，万物之发生也，皆从奎壁始；日之短也，时之寒也，万物之收藏也，皆从角轸始。故曰：春分司启，秋分司闭。夫既司启闭，要非门户而何？然自奎壁而南，日就阳道，故曰天门；角轸而北，日就阴道，故曰地户。”（《类经图翼·运气》）

其二，张景岳提出“正月建干，五行相生而化”之说。“月建者，单举正月为法。如甲己之岁，正月首建丙寅，丙者火之阳，火生土，故甲己为土运。乙庚之岁，正月首建戊寅，戊者土之阳，土生金，故乙庚为金运。丙辛之岁，正月首建庚寅，庚者金之阳，金生水，故丙辛为水运。丁壬之岁，正月首建壬寅，壬者水之阴，水生木，故丁壬为木运。戊癸之岁，正月首建甲寅，甲者木之阳，木生火，故戊癸为火运。此五运生于正月之建者也。”（《类经图翼·运气》）

2. 年运的太过不及

太过为主岁的运气旺盛而有余，不及为主岁的运气衰少而不足。其规律是阳干为太过，阴干为不及。阳年（太过）为本气流行，阴年（不及）为克己之气流行。如戊年为火运太过，此年一般是热气偏胜；癸年为火运不及，火不及则水来克之，故此年气候反而偏寒。余可类推。

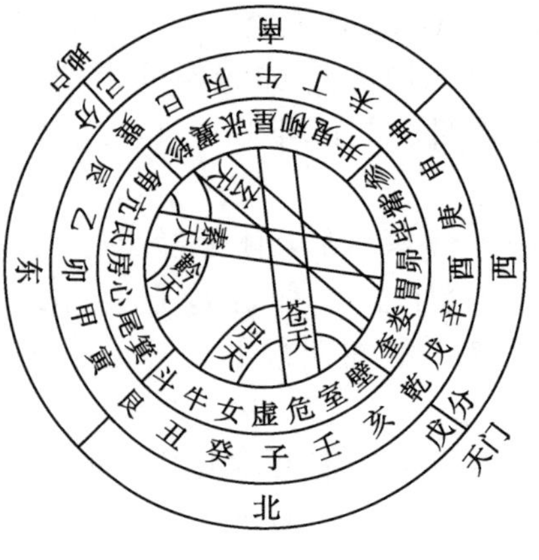

图9-2 五气经天化五运图

五行之气，既非太过，又非不及，谓之平气。它和太过、不及，合称为“五行三纪”。五运十干，不属于阳，便属于阴。阳为太过，阴为不及，为什么又产生平气呢？因“因太过而被抑，运不及而得助也。”（《类经图翼·运气》）如戊辰阳年，火运太过，但辰年为太阳寒水司天，太过的火运被司天的寒水所抑，因而火太过的戊辰年，又一变而为平气年。余可类推。

(二)主运

主运就是指五运之气分主于一年春、夏、长夏、秋、冬一个运季的岁气。因为各运季的时间每年固定不变，在各运季中的气候变化，基本上年年相同，所以称为主运。

1. 主运推算法

主运分五步，分司一年当中的五个运季。每步所主的时间，亦即每年运季的时间为七十三日零五刻。主运的推算，从每年大寒日始，按五行相生的次序推移，即：木为初运，火为二运，土为三运，金为四运，水为终运。年年如此，固定不变。

主运五步交司时间，从日而言也基本相同，即木运起于大寒日，火运起于春分后十三日，土运起于芒种后十日，金运起于处暑后七日，水运起于立冬后四日。

主运的交司时刻，就时而言，各年稍有出入。兹将各年主运交司时刻简介如下：

申、子、辰年

初运（木）：大寒日寅初初刻*起。

二运（火）：春分后第十三日寅正一刻起。

三运（土）：芒种后第十日卯初二刻起。

四运（金）：处暑后第七日卯正三刻起。

五运（水）：立冬后第四日辰初四刻起。

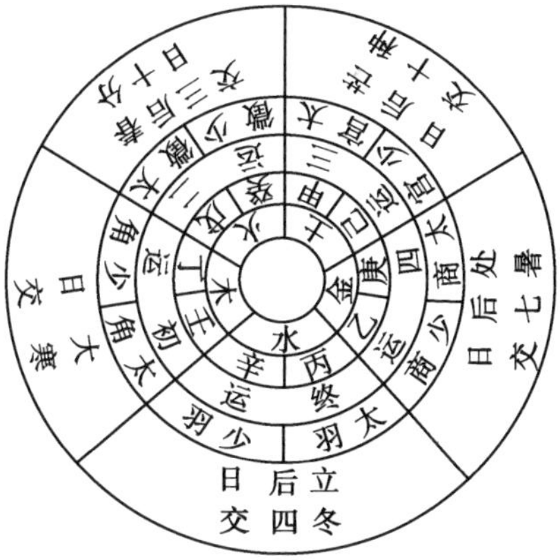

图9-3 五运主运图

丑、巳、酉年

初运（木）：大寒日巳初初刻起。

二运（火）：春分后第十三日巳正一刻起。

三运（土）：芒种后第十日午初二刻起。

四运（金）：处暑后第七日午正三刻起。

五运（水）：立冬后第四日未初四刻起。

寅、午、戌年

初运（木）：大寒日申初初刻起。

二运（火）：春分后第十三日申正一刻起。

三运（土）：芒种后第十日酉初二刻起。

* 刻为古代漏壶计时单位。寅初相当于凌晨三点钟。寅初初刻，实为零刻，即凌晨三点零分。

四运(金):处暑后第七日酉正三刻起。

五运(水):立冬后第四日戌初四刻起。

卯、未、亥年

初运(木):大寒日亥初初刻起。

二运(火):春分后第十三日亥正一刻起。

三运(土):芒种后第十日子初二刻起。

四运(金):处暑后第七日子正三刻起。

五运(水):立冬后第四日丑初四刻起。

十二支中,子、辰、申、寅、午、戌为六阳年。在五行上,子为阳水,申为阳金,辰、戌为阳土,午为阳火,寅为阳木。丑、巳、酉、卯、未、亥为六阴年。在五行上,巳为阴火,酉为阴金,丑、未为阴土,亥为阴水,卯为阴木。凡阳年的初运,均起于阳时,所以申、子、辰三阳年都起于寅,寅、午、戌三阳年都起于申。阴年的初运,均起于阴时,所以,巳、酉、丑三阴年都起于巳,亥、卯、未三阴年都起于亥。

主运的演绎,还须应用五音建运、太少相生、五步推运等法。

①五音建运:五音,即宫、商、角、徵、羽。五音分属于五行,则宫为土音,商为金音,角为木音,徵为火音,羽为水音。故曰:“在地为木……在音为角……在地为火……在音为徵……在地为土……在音为宫……在地为金……在音为商……在地为水……在音为羽。”(《素问·阴阳应象大论》)五运演绎法把角、徵、宫、商、羽五音,分别建于五运之中,以角音属木,建于木运,徵音属火,建于火运,宫音属土,建于土运,商音属金,建于金运,羽音属水,建于水运,称之为五音建运,用以代表五运,来推求各运的太过和不及。

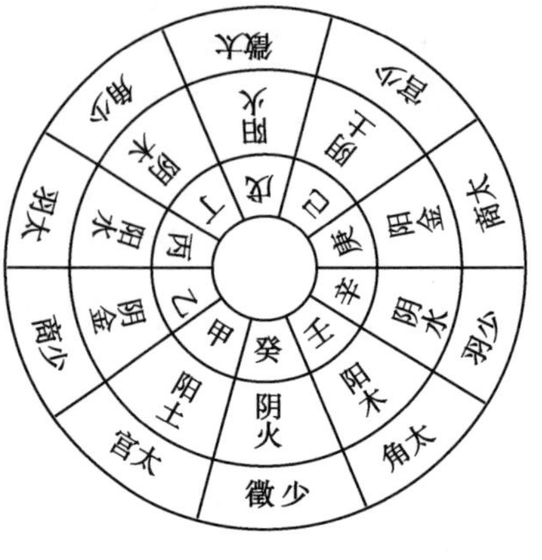

图9-4 五音建运及太少相生图

②太少相生:五运十干各具阴阳,则阳干为太,阴干为少。如:甲己土宫音,阳土甲为太宫,阴土己为少宫;乙庚金商音,阳金庚为太商,阴金乙为少商;丙辛水羽音,阳水丙为太羽,阴水辛为少羽;丁壬木角音,阳木壬为太角,阴木下为少角;戊癸火徵音,阳火戊为太徵,阴火癸为少徵。太为有余,少为不足。

十干分阴阳,五音分太少。太少相生,亦即阴阳相生之意。如以甲己年为例;甲为阳土,阳土生阴金乙,即太宫生少商;阴金生阳水丙,即少商生太羽;阳水生阴丁木，即太羽生少角；阴木生阳火戊，即少角生太徵；阳火生阴土己，即太徵生少宫。己为阴土，阴土生阳金庚，即少宫生太商；阳金生阴水辛，即太商生少羽；阴水生阳木，即少羽生太角；阳木生阴火癸，即太角生少徵；阴火生阳土甲，即少徵生太宫。如此，太少反复相生，则阴生于阳，阳生于阴，而不断地发展变化。故曰："太者属阳，少者属阴，阴以生阳，阳以生阴，一动一静，乃成易道。故曰以阳土，生乙之少商；乙以阴金，生丙之太羽；丙以阳水，生丁之少角；丁以阴木，生戊之太徵；戊以阳火，生己之少宫；己以阴土，生庚之太商；庚以阳金，生辛之少羽；辛以阴水，生壬之太角；壬以阳木，生癸之少徵；癸以阴火，复生甲之太宫。"（《类经图翼·运气》）

③五步推运：推算每年主运、客运五步是太（太过）或是少（不及）的方法，称之为五步推运。年干只能代表本年的岁运，而不能代表本年的主运。主运虽始于木角音，终于水羽音，有一定的程序可循，但在五步推移之中，究竟是太生少，还是少生太？则应用五步推运法。

五步推运法：无论何年，总是从年干的属太属少，逐步上推至初运木角，便可得出。例如：

甲年属阳土，运属太宫用事，即从太宫本身依次上推，生太宫的是少徵，生少徵的是太角，因而甲年的主运便起于太角，太少相生而终止于太羽。

己年为阴土，运属少宫用事，则从少宫本身向上推，生少宫的是太徵，生太徵的是少角，则己年的主运便起于少角，太少相生而终于少羽。

乙年为阴金，运属少商用事，即从少商本身上推，生少商的是太宫，生太宫的是少徵，生少徵的是太角，则乙年的主运便起于太角，太少相生而终于太羽。

庚年为阳金，运属太商用事，即从太商本身向上推，生太商的是少宫，生少宫的是太徵，生太徵的是少角，则庚年的主运起于少角，少太相生而终于少羽。

其他各年，均依北类推。惟丁壬两年是角运，便从本身起运，不必上推了。

如此逐步推算，本年的主运究竟在哪一步，便了如指掌。而主运必始于角，终于羽，则为一定不易之理。

2. 主运的气候常规

主运说明一年之中五个运季的气候常规，是以六气的五行属性为基本规律，即初运属木主风，二运属火主暑热，三运属土主湿，四运属金主燥，终运属水主寒。各个运季所主的气候，每年是一样的。

（三）客运

客运是指以岁运为初运而分别主管一年五季的五运之气。是每年五个运季中的特殊岁气变化。因其每岁有变更，各季有不同，如客之来去，故称为客运。

1. 客运的推算方法

客运的推算是在每年值年大运的基础上进行的，即每年值年大运就是当年客运的初运。客运的初运按照当年大运确定后，便循着五行太少相生的次序，分作五步推运，每步约为七十三日零五刻，行于主气之上，与主运相对，逐岁变迁，十年一周。客运主管一年之内各个运季的气候异常变化。

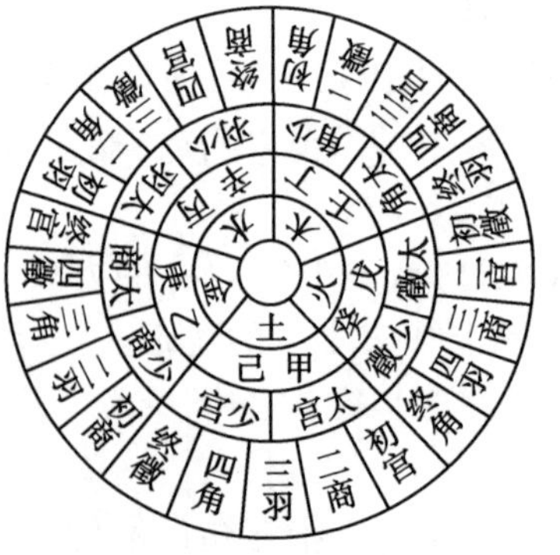

图9－5　五运客运图

例如：甲己年属土运，甲年为阳土，为太宫；己年为阴土，为少宫。逢甲年便以太宫阳土为初运；太生少，土生金，则少商为二运；少生太，金生水，则太羽为三运；太生少，水生木，则少角为四运；少生太，木生火，即太徵为终运。逢己年便以少宫阴土为初运；少生太，土生金，则太商为二运；太生少，金生水，则少羽为三运；少生太，水生本，则太角为四运；太生少，木生火，则少徵为终运。他如乙、庚、丙、辛、丁、壬、戊、癸诸年，均依此类推。

十年一司令，轮周十干，周而复始。由此可以看出主运和客运的异同：两者阴阳互干为起运，太少相生、五行顺序、五步推移等是相同的。但是，主运年年始于角，而终于羽，居恒不变，而客运则必以本年的大运为初运，循五行次序，太少相生，十年之内，年年不同，十年一周，轮遍十干，终而复始。这是客运与主运不同之处。

2. 客运的太过不及

客运的太过不及，以及与气候的关系，和大运的规律相一致。

综上所述，大运、主运、客运，都是利用天干配合五行进行推算的。其推算顺序均按五行相生规律进行，都是用以说明自然界气候变化的情况。但大运说明全年的气候变化，主运则是说明一年之中五个运季的正常气候变化，而客运则是推算每年五个运季中的异常气候变化。

四、六气

六气，在运气学说中，是指风、寒、湿、燥、君火、相火配主气六步之气的总称，又称六元。即初之气配厥阴风木，二之气配少阴君火，三之气配少阳相火，四之气配太阴湿土，五之气配阳明燥金，六（终）之气配太阳寒水。风、热（暑）、火、湿、燥、寒，这六种气候变化要素，也就是在天的阴阳之气。故曰："寒暑燥湿风火，天之阴阳也，三阴三阳上奉之。"（《素问·天元纪大论》）三阴三阳是阴阳之气多少的不同称谓。"阴阳之气各有多少，故曰三阴三阳也。”(《素问·天元纪大论》)三阴为厥阴、少阴、太阴;三阳为少阳、阳明、太阳。六气中热(暑)与火同气,故在运气学说中不言风、热(暑)、火、湿、燥、寒,而称风、寒、湿、燥、君火、相火等六气。六气是气候变化的本元,三阴三阳是六气的标象。标本相合,就是风化厥阴,热化少阴(君火),湿化太阴,火化少阳(相火),燥化阳明,寒化太阳。故曰:“厥阴之上,风气主之;少阴之上,热气主之;太阴之上,湿气主之;少阳之上,相火主之;阳明之上,燥气主之;太阳之上,寒气主之。所谓本也,是谓六元。”(《素问·天元纪大论》)六气,时至而至,便是天地间的六元正气,如非其时而至,就成为邪气了。所以说:“五气更立,各有所先,非其位则邪,当其位则正。”(《素问·五运行大论》)

六气以三阴三阳为主,结合地支,用以说明和推算每年气候的一般变化和特殊变化。每年的六气,一般分为主气、客气、客主加临三种情况。主气用以述其常,客气用以测其变。主气和客气相合,称为客主加临,可以用来进一步分析气候的复杂变化。

(一)十二支化气

十二支配六气是:“子午之上,少阴主之;丑未之上,太阴主之;寅申之上,少阳主之;卯酉之上,阳明主之;辰戌之上,太阳主之;巳亥之上,厥阴主之。”(《素问·五运行大论》)即逢子午年为少阴君火之气所主,逢丑未年为太阴湿土之气所主,逢寅申年为少阳相火之气所主,逢卯酉年为阳明燥金之气所主,逢辰戌年为太阳寒水之气所主,逢巳亥年为厥阴风木之气所主。

表9-6　十二支配六气表

地支	子午	丑未	寅申	卯酉	辰戌	巳亥
三阴三阳	少阴	太阴	少阳	阳明	太阳	厥阴
六气	君火	湿土	相火	燥金	寒水	风木

十二支之所以这样配六气,是因为三阴三阳六气有正化和对化不同。正化、对化之说出自王冰的《玄珠密语》。所谓正化就是指生六气本气的一方,所谓对化就是指其对面受作用或相互影响的一方。换言之,“本位”是正化,与“本位”相对的就是对化。十二地支中的寅卯辰位于东方,巳午未在南方,申酉戌在西方,亥子丑在北方。午与子均为少阴君火,但午为南方火位,所以说午为君火的正化。子为北方的水位,虽然不是火位,但在南方午主君火的时候,则北方的子便与午相对,也成了君火之主,所以说子是君火的对化。未与丑均为太阴湿土,但未在西南方,未为六月月建,六月为长夏,土旺于长夏,所以说未为太阴湿土的正化。丑位东北方,在西南方未主太阴湿土的时候,则东北方的丑便与未相对,也成了太阴湿土之主,因此丑为太阴湿土的对化。寅与

申均为少阳相火，火虽得南方的午位，但午已取君火之位，寅位东方，东方属木，木能生火，火生于寅，所以寅为少阳相火的正化。申与寅相对，故申为少阳相火的对化。酉与卯均为阳明燥金，但酉位正西方，西方属金，所以酉为阳明燥金的正化。卯与酉相对，故卯为阳明燥金的对化。戌与辰均为太阳寒水，但戌位西北方，西方属金，北方属水，因金能生水，为水之母，所以戌为太阳寒水的正化。辰与戌相对，故辰为太阳寒水的对化。亥与巳均为厥阴风木，但亥位北方，北方属水，水能生木，为木之母，所以亥为厥阴风木的正化。巳与亥相对，故巳为厥阴风木的对化。

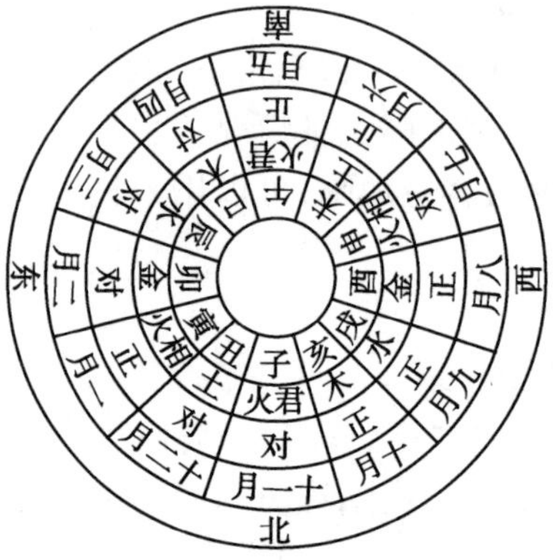

图9-6　六气正对化图

这种六气正化对化之说为王冰所首倡，并为后世刘温舒、李梴、张景岳等医家所从。其中刘温舒对此有精辟的论述，谓："六气分上下左右而行天令，十二支分节令时日而司地化。上下相召，而寒、暑(热)、燥、湿、风、火与四时之气不同者，盖相临不一而使然也。六气司于十二支者，有正对之化也。然厥阴所以司于巳亥者，何也？谓厥阴木也，木生于亥，故正化于亥，对化于巳也。虽有卯为正木之分，乃阳明金对化也，所以从生而顺于巳也。少阴所以司于子午者，何也？谓少阴为君火尊位，所以正得南方离位，故正化于午，对化于子也。太阴所以司于丑未者，何也？谓太阴为土，土属中宫，寄于坤位西南，居未分也，故正化于未，对化于丑也。少阳所以司于寅申者，何也？谓少阳相火，位卑于君火也，虽有午位，君火居之，火生于寅，故正化于寅，对化于申也。阳明所以司于卯酉者，何也？谓阳明为金，酉为西方，西方属金，故正化于酉，对化于卯也。太阳所以司辰戌者，何也？谓太阳为水，虽有子位，以居君火对化，水乃伏土中，即六戊天门戌是也，六己地户辰是也。故水虽土用，正化于戌，对化于辰也……此天之阴阳合地气十二支，动而不息者也。"(《运气论奥谚解》)

六气以三阴三阳为主，结合地支，用以说明和推算每年气候的一般变化和特殊变化。每年的六气，一般分为主气和客气两种，主气用以述常，客气用以测变。客气和主气相合，称为客主加临，可以用来进一步分析气候的复杂变化。

(二)主气

主气，又称主时之气，是风、寒、湿、燥、君火、相火等主时之气的统称，用以说明一年的正常季节性气候变化，因六气主时固定不变，年年如此，所以叫做主气。主气分为风木、君火、相火、湿土、燥金、寒水六气。

1. 主气的推算方法

主气主时，分为六步，二十四节气分属于六步之中，六气六步主时的次序是与五行相生的顺序相一致的。即初之气为厥阴风木，二之气为少阴君火，三之气为少阳相火，四之气为太阴湿土，五之气为阳明燥金，终之气为太阳寒水。其六步推移顺序可概括为“厥少少，太阳太”六字。主气推算规律与主运基本相同，但主气中火分为二，君火属少阴，相火属少阳，这是因为气有六而运只在五之故。

主气的推算方法是：把一年二十四节气（即立春、雨水、惊蛰、春分、清明、谷雨、立夏、小满、芒种、夏至、小暑、大暑、立秋、处暑、白露、秋分、寒露、霜降、立冬、小雪、大雪、冬至、小寒、大寒）分属于六气六步之中。从每年大寒日开始计算，十五天多一点为一个节气，四个节气为一步，每一步为六十日又八十七刻半，始于厥阴风木，终于太阳寒水，六步为一年。厥阴风木为初之气，主由大寒后至春分前，相当于十二月中到二月中。少阴君火为二之气，主由春分后至小满前，相当于二月中到四月中。少阳相火为三之气，主由小满后至大暑前，相当于四月中到六月中。太阴湿土为四之气，主由大暑后至秋分前，相当于六月中到八月中。阳明燥金为五之气，主由秋分后至小雪前，相当于八月中到十月中。太阳寒水为终之气，主由小雪后至大寒前，相当于十月中到十二月中。一年的主气，至此而一周。

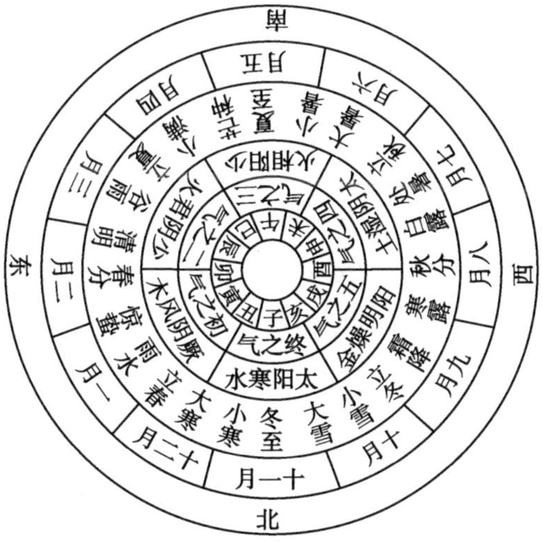

图 9－7　六气主时节气图

凡此六气之气，计三百六十五日又二十五刻，一岁周遍，年年无异。故曰："显明之右，君火之位也。君火之右，退行一步，相火治之；复行一步，土气治之；复行一步，金气治之；复行一步，水气治之；复行一步，木气治之；复行一步，君火治之。"(《素问·六微旨大论》)"日出谓之显明。"(《素问·六微旨大论》王冰注)在此，显明是指正东方卯位，自东而南迤，即为右行。

2. 主气的气候常规

用主气说明一年之中气候的正常变化，与四时、主运的意义相同，但六气推步则更为细致。如四季气候一般是春温、夏热、长夏湿、秋凉、冬寒。而六气的风、暑、湿、火、燥、寒，分属于六步，则更较具体。

(三)客气

客气与主气对称，是各年气候上的异常变化，因其年年有转移，与主气之固定者不同，亦犹"客"之往来无常，故称客气。

客气也分为六步，即司天之气，在泉之气，左右四间气。推算客气必须了解三阴三阳和司天在泉四间气的含义。

1. 三阴三阳

客气推移是以阴阳气之多少为先后次序的。即厥阴(一阴)→少阴(二阴)→太阴(三阴)→少阳(一阳)→阳明(二阳)→太阳(三阳)。按着三阴三阳顺序再配以十二地支、六气和五行，来推算客气。推算各年的司令客气(司天之气)，是以值年地支为基础的，"子午之岁，上见少阴；丑未之岁，上见太阴；寅申之岁，上见少阳；卯酉之岁，上见阳明；辰戌之岁，上见太阳；巳亥之岁，上见厥阴。"(《素问·天元纪大论》)可见，每年的年支，凡逢子和午，不论天干是什么，客气均属少阴司天，丑和未年属太阴司天，其余类推。相配以后是子午少阴君火，丑未太阴湿土，寅申少阳相火，卯酉阳明燥金，辰戌太阳寒水，巳亥厥阴风木。依此次序逐年推移，六气六年一循环，地支十二年一循环，周而复始，六十年中地支轮用五周，六气循环十周。总之，客气六步的次第，是以阴阳为序，三阴在前，三阳在后。其推移顺序是：一阴厥阴风木，二阴少阴君火，三阴太阴湿土；一阳少阳相火，二阳阳明燥金，三阳太阳寒水。可以概括为"厥少太，少阳太"六个字。

2. 司天在泉，左右间气

司天在泉是值年客气在这一年中主事的统称，包括司天之气和在泉之气。主管每年上半年的客气称为司天之气，主管每年下半年的客气为在泉之气。

左右间气，为间气的又称，是客气中在司天之气和在泉之气左右的气。六气分作六步来推移，司天之气占一步，司天之气的左边一步是司天左间，司天之气右边一步是司天右间；在泉之气占一步，在泉之气的左边一步是在泉左间，在泉之气的右边一步是在泉右间。司天之气的左间右间和在泉之气的左间右间加在一起，就是四间气。司天在泉加上左右间气，共为六气，是客气六步运动的方式。值年客气逐步推移，因此，司天在泉四间气也每年不同。

司天在泉左右间的推算方法：根据前述地支配三阴三阳的规律进行推算。即凡子逢午之年就是少阴君火司天，凡逢丑逢未之年就是太阴湿土司天，凡逢寅逢申之年就是少阳相火司天，凡逢卯逢酉之年就是阳明燥金司天，凡逢辰逢戌之年就是太阳寒水司天，凡逢巳逢亥之年就是厥阴风木司天。在六步中，每年司天之气总是在六步中的第三步上，即固定在主气的三之气上。司天之气确定了，在泉之气以及左右间也就知道了。因为司天之气的对面就是在泉之气，而司天和在泉的左右方，便是司天的左间右间和在泉的左间右间。如此每年有一次转换，六年中就有六个不同的司天在泉之气。

表9－7　年支和司天在泉规律

年　支	司　天	在　泉
子午	少阴　君火	阳明　燥金
丑未	太阴　湿土	太阳　寒水
寅申	少阳　相火	厥阴　风木
卯酉	阳明　燥金	少阴　君火
辰戌	太阳　寒水	太阴　湿土
巳亥	厥阴　风木	少阳　相火

司天之气和在泉之气，总是阴阳相对上下相交的。其规律是：如阳司天则阴在泉，阴司天则阳在泉。其中少阴与阳明、太阴与太阳、厥阴与少阳，又是相合而轮转的。如一阴（厥阴）司天，必定是一阳（少阳）在泉；二阴（少阴）司天，必定是二阳（阳明）在泉；三阴（太阴）司天，必定是三阳（太阳）在泉。一阳（少阳）司天，便是一阴（厥阴）在泉；二阳（阳明）司天，便是二阴（少阴）在泉；三阳（太阳）司天，便是三阴（太阴）在泉。

司天在泉之气确定了，左右四间气自然也就确定了。如，以戊戌年为例，戌为太阳寒水司天，太阳是三阳。因此，本年在泉之气便是三阴（太阴），即太阴湿土在泉。司天太阳的左间是厥阴，右间是阳明；在泉太阴的左间是少阳，右间是少阴。其余各年依此类推。故曰："厥阴在上，则少阳在下，左阳明，右太阴；少阴在上，则阳明在下，左太阳，右少阳；太阴在上，则太阳在下，左厥阴，右阳明；少阳在上，则厥阴在下，左少阴，右太阳；阳明在上，则少阴在下，左太阴，右厥阴；太阳在上，则太阴在下，左少阳，右少阴，所谓面南而命其位，言其见也。"（《素问·五运行大论》）

总之，司天之气既定，则在泉之气及左右间气亦随之而定。四间气是随着司天在泉之气的转移而转移的，并包含着阴阳升降之理。即阳升则阴降，阴升则阳降。司天之气在上，不断地右转，自上而右，以降于地；在泉之气在下，不断地左转，自下而左，以升于天。如辰戌年太阳司天，太阴在泉，转太阳于上方，则太阴必在下方。巳亥年厥阴司天，少阳在泉，转厥阴于上方，则少阳必在下方。由太阳司天转换为厥阴司天，则原来在泉右间少阴到司天左间，而原来司天的右间阳明则下降到有泉左间，这就成为阴升阳降。余可类推。六气互为司天，互为在泉，互为间气，按十二支顺序迭为迁转，所谓“上下有位，左右有纪”（《素问·六微旨大论》），“上者右行，下者左行，左右周天，余而复会也。”（《素问·五运行大论》）

3. 客气的气化规律

客气气化，就是指气候变化。司天、在泉、左右四间气既定，则风、热、火、湿、燥、寒六气之化便随之而定。“厥阴司天，其化以风；少阴司天，其化以热；太阴司天，其化以湿；少阳司天，其化以火；阳明司天，其化以燥；太阳司天，其化为寒。”（《素问·至真要大论》）这是客气司天的气化规律。由于各年三阴三阳司天不同，因而化生了各种不同的气候，在泉之气和四步间气的气化规律与司天之气是一致的。故曰：“地化奈何？司天同候，间气皆然。”（《素问·至

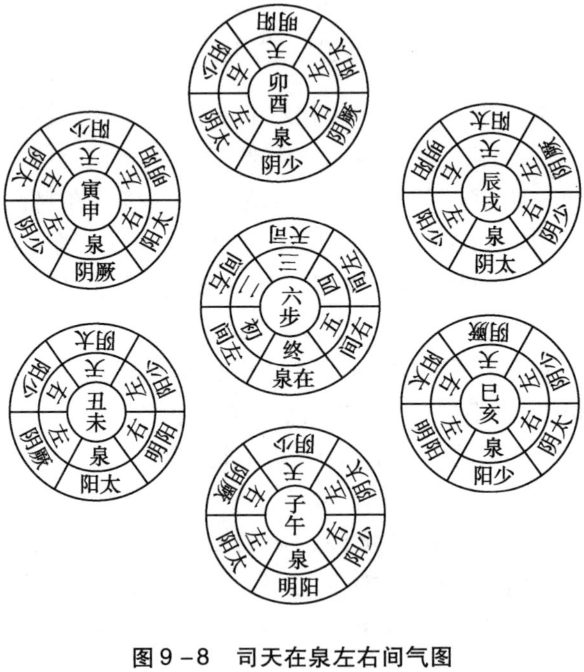

图9-8　司天在泉左右间气图

真要大论》)虽然司天在泉和左右间的气化规律是一致的。但这六步所主气化在时间上有所不同。司天在泉主管一年(一岁)的气化,而一间气只管六十日又八十七刻半(一步)的气化。故曰:"主岁者纪岁,间气者纪步也。"(《素问·至真要大论》)司天和在泉虽各主半年气化,但司天通主上半年,在泉通主下半年。故曰:"岁半之前,天气主之,岁半之后,地气主之。"(《素问·六元正纪大论》)"初气终三气,天气主之,胜之常也,四气尽终气,地气主之,复之常也。"(《素问·至真要大论》)

4. 客气的异常变化

上述客气的气化规律是客气司天的一般规律,但在特殊情况下,也可出现异常的变化。客气司天气化的异常变化有如下两种:

(1)客气的胜复:胜是主动的,作强胜解;复是被动的,作报复解。"胜复之气"即上半年有超常胜气,下半年随之而发生相反的复气。如上半年热气偏胜,则下半年寒气来复等。

胜复之气在时序上具有一定的规律:初气到三气是上半年司天之气主政,发生了超常的气候叫胜气;四气到终气为下半年在泉之气主政,发生与上半年相反的气候叫复气。

胜复之气每年的有无,没有一定的规律,有胜气,才有复气,如无胜气,则无复气。若有胜气而无复气,便要产生灾害。

复后又胜,并不等于循环不变,因胜气非只一种,它是随气候变化的具体情况而定的。

正如《内经》所说:"胜复之动,时有常乎?气有必乎?……时有常位,而气无必也……初气终三气,天气主之,胜之常也;四气尽终气,地气主之,复之常也。有胜则复,无胜则否……胜至则复,无常数也,衰乃止耳;复已而胜,不复则害,此伤也。"(《素问·至真要大论》)

(2)客气的不迁正、不退位:客气的司天在泉左右间气六年一循环,年年有转移,这是客气的一般规律。但亦有气候反常,不按一定规律转移的,即所谓"不迁正","不退位","升之不前","降之不下"(《素问·刺法论》)的问题。

所谓"不迁正",就是应该转到的值年司天之气而没有转到,即应值司天之气不足,不能按时主值,也可以说是岁气司天或在泉的"至而不至"。所谓"不退位",就是应该转位的司天之气仍然停留,即旧的司天之气太过,应让位而仍然在原位的意思,也可以说是岁气司天或在泉的"至而不去"。如去年是己亥年,己亥厥阴风木司天。今年应是庚子年,庚子少阴君火司天。若己亥年风木之气有余,复作布政,留而不去。到了庚子年,在气候变化及其他方面,仍然表现出去年己亥年所有的风木之气的特点，对己亥年的厥阴风木司天而言，这就是“不退位”。由于己亥年厥阴风木司天之气“不退位”，必然使庚子年少阴君火司天之气不能应时而至，对庚子年的少阴君火司天而言，这就是“不迁正”。司天在泉之气“不退位”，“不迁正”，也必然影响左右间气的升降，使其应升不升，应降不降，即“升之不前”，“降之不下”，导致整个客气的规律失常。

（四）客主加临

所谓客主加临，就是将每年轮转的客气六步，分加在年年不变的主气六步之上。换句话说，就是把主气和客气结合起来加以比较分析和推算，借以了解气候的常和变，即“以客加主，而推其变”（《普济方·五运六气图》）之意。

1. 客主加临的推算方法

把值年司天的客气加临于主气的三之气之上。主气的初之气为厥阴风木，二之气为少阴君火，三之气为少阳相火，四之气为太阴湿土，五之气为阳明燥金，终之气为太阳寒水。值年司天客气固定地加临于主气三气之上，实际上就是固定地加临于少阳相火之上，相加之后，主气六步年年固定不变，而客气六步则每年按次推移，六年一循环。

如：子午年少阴君火司天，阳明燥金在泉。初气的主气为厥阴风木，客气则为太阳寒水。二气的主气为少阴君火，客气则为厥阴风木。三气的主气为少阳相火，客气则为少阴君火。四气的主气为太阴湿土，客气亦为太阴湿土。五气的主气为阳明燥金，客气则为少阳相火。六气的主气为太阳寒水，客气则为阳明燥金。其他丑未、寅申、卯酉、辰戌、巳亥诸年，亦可按此相加，其客主之气，便秩然可见。

2. 主客相得与顺逆

客气主气六步分别加临以后，还要观察客主之气是否相得。“气相得则和，不相得则病。”（《素问·五运行大论》）根据五行生克原理，如客主之气相生，或客主同气，或客气克主气为相得。若主气克客气则为不相得。故曰：“主胜逆，客胜从。”（《素问·至真要大论》）除了相得与不相得之外，又有顺逆之别。客气生主气者为顺。如客气是少阴君火，而主气是少阳相火者为顺，反之为逆。故曰：“君位臣则顺，臣位君则逆。”（《素问·六微旨大论》）

总之，主客的顺逆总以客气为主，客气胜过主气为顺，如客克主、客生主、君位臣三者为顺。相反，如主气胜过客气为逆，如主克客、主生客、臣位君三者为逆。此外，还有“同气”，如客气少阳相火，加在主气少阳相火之上，或厥阴风木加在厥阴风木之上等，既无生克之分，又无君臣之异，两者性质相同，即称为同气，仍为相得之例。

3. 主客顺逆与气候变化的关系

一般说来，“顺”代表本步（四年节气）所主气候异常而变化不太大，对人体来说,发病轻而缓。“逆”则代表本步所主气候异常而变化较大,对人体来说,发病重而急。“同气”则代表气候和平,对人体来说,多不为病。

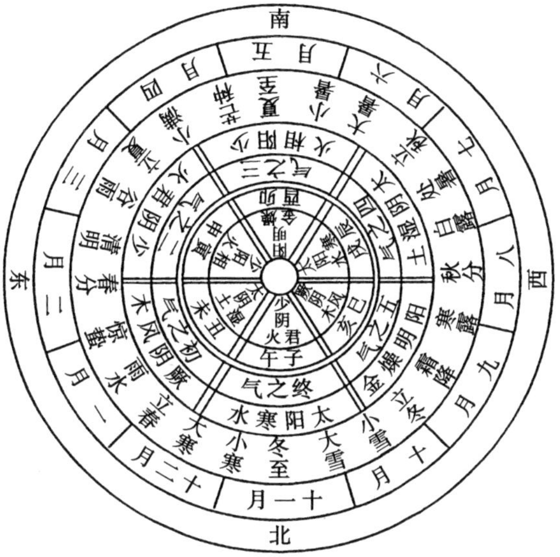

图9－9　客主加临图

五、运气相合

五运和六气在运用时是相互结合,称之为五运相合。“天干取运,地支取气”,故天干与地支的配合,实际上是代表着运和气的结合。每年的年号,都是由一个天干和一个地支组成的,要推测某年的运气情况,必须把两者结合起来,进行全面的综合分析。

(一)运气盛衰

运和气的盛衰,要根据运和气的五行生克关系来测定。

1. 运盛气衰

在运气盛衰中,运生气或者运克气叫做运盛气衰。如,辛亥年的年干是辛,丙辛化水,故辛亥年的大运是水运。辛亥年的年支是亥,巳亥厥阴风木,故辛亥年的值年司天之气便是风木。因水能生木,运是水运,司天之气是风木,故为运生气。因此,辛亥年这一年便是运盛气衰。

2. 气盛运衰

在运气盛衰中,气生运或者气克运谓之气盛运衰。如,己亥年的年干是己,甲己化土,所以己亥年的大运是土运。年支是亥,己亥厥阴风木,故己亥年值年司天之气便是风木。木克土,在这里就是气克运。因此,己亥年这一年便是气盛运衰。

分析各年运和气的盛衰，其目的是：一、根据运气的盛衰可以推算出各年运气变化的主次。运盛气衰的年份，在分析当年变化时，便以运为主，以气为次。反之，气盛运衰的年份，在分析当年变化时，便以气为主，以运为次。二、根据运气盛衰可以进一步推算各年气候的复杂变化。根据五运六气、五行属性的生克关系，在六十年中可以分为五种不同类型的年份。即：气生运为“顺化”，气克运为“天刑”，运生气为“小逆”，运克气为“不和”，运气相同则为“天符”。顺化之年，变化较为和平；小逆及不和之年，变化较大；天刑之年，变化特别剧烈；天符之年，变化较一般年份为甚。顺化和天刑之年，属气盛运衰，故推算该年的气候变化时，以六气为主，五运作为参考。而小逆和不和之年，属运盛气衰，故以五运为主，六气作为参考。如逢天符年，是属运气相同，则两者结合使用。

（二）天符岁会

主运和客运，主气和客气，在六十年变化中，除互为生克，互有消长外，还有同化关系。五运和六气同类化合，称之为运气同化。运气同化，就是运与气属于同类而化合之意。如木同风化，火同暑化，土同湿化，金同燥化，水同寒化。由于运有太过不及，气有司天在泉的不同，因而便有天符、岁会、同天符、同岁会、太乙天符的分别。兹分述如下：

1. 天符

天符是指岁运之气与司天之气的五行属性相符合。即每年值年岁运之气与同年司天之气在五行属性上相同者，便称作天符。如，以己丑年为例，己丑年的年干是己，甲己化土，己为土运，故己丑年的大运是土运。己丑年的年支为丑，丑未值太阴湿土司天，所以己丑年司天之气是太阴湿土。大运是土，值年司天之气也是土，土湿同化，大运与司天之气的五行属性相同，所以己丑年便是天符之年。在甲子一周的六十年中逢天符者，计有己丑、己未、戊寅、戊申、戊子、戊午、乙卯、乙酉、丁巳、丁亥、丙辰、丙戌十二年。故曰：“土运之岁，上见太阴；火运之岁，上见少阳、少阴；金运之岁，上见阳明；木运之岁，上见厥阴；水运之岁，上见太阳……天之与会也。故天元册曰天符。”（《素问·六微旨大论》）

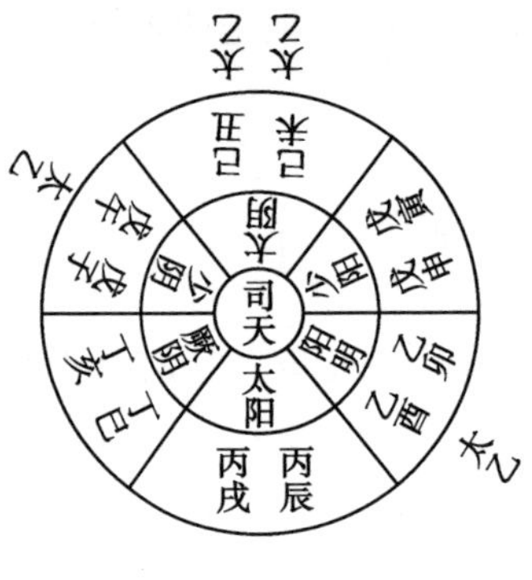

图 9－10　天符图

2. 岁会

岁运之气与年支之气的五行属性相同的运气同化，即每年值年岁运之气与同年年支之气的五行属性相同，便叫岁会。如，以丁卯年为例，丁卯年的年干是丁，丁壬化木，故丁卯年的大运是木运。其年支是卯，卯在五行属木。大运是木，年支五行属性也是木，所以丁卯年便是岁会之年。在甲子一周六十年中，逢岁会者，计有甲辰、甲戌、己丑、己未、乙酉、丁卯、戊午、丙子八年。其中，己丑、己未、乙酉、戊午四年既属岁会，又属天符，所以单纯岁会的年份，实际上只有四年。故曰："木运临卯，火运临午，土运临四季，金运临酉，水运临子，所谓岁会，气之平也。"（《素问·六微旨大论》）

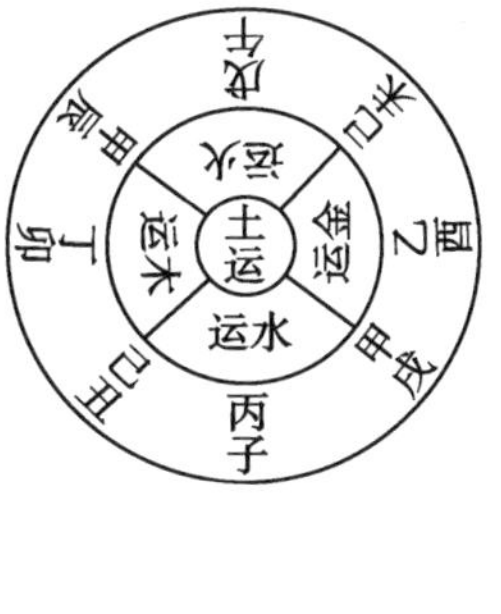

图9－11　岁会图

3. 太乙天符

既逢天符，又为岁会的年份，便叫太乙天符。"天符岁会何如？曰：太乙天符之会也。"（《素问·六微旨大论》）如，以己丑年为例，己为土运，丑为太阴湿土司天，此为天符，同时年支丑的五行属性亦为土，与运的属性相同。因其三者（大运、司天之气、年支）同属土，即"三合而治"（《素问·天元纪大论》），故称太乙天符年。在六十年甲子中，逢太乙天符者，计有己丑、己未、乙酉、戊午四年。这四年，天符十二年中有之，岁会八年中亦有之，都是大运、年支、司天之气三者相同，所以叫太乙天符。

4. 同天符

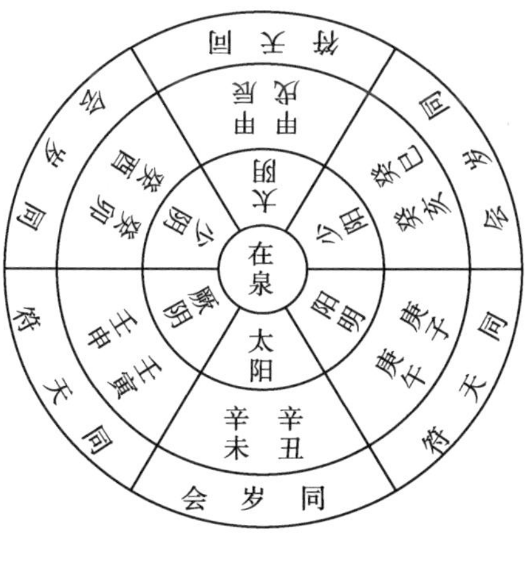

图9－12　同天符同岁会图

凡年干与年支均属阳（阳年），同时值年大运又与同年在泉之气的五行属性相同，便叫做同天符。如，以庚子年为例，庚子年的年干是庚，庚属阳干，其年支是子，子为阳支，年支年干皆属阳，所以庚子年为阳年。庚子年的年干是庚，乙庚化金，故庚子年的大运是金运。其年支是子，子午少阴君火司天，阳明燥金在泉，所以庚子年的在泉之气是阳明燥金。年干和年支均属阳，大运属金，在泉之气也属金，故庚子年便是同天符之年。在六十年甲子中，逢同天符者，计有甲辰、甲戌、庚子、庚午、壬寅、壬申六年。

其中甲辰、甲戌两年，既属同天符，又属岁会。因此，单属同天符者，实际上只有四年。所以说："太过而地化者三……加者何谓？岐伯曰：太过而加，同天符。"（《素问·六元正纪大论》）

5. 同岁会

凡是年干与年支都属阴（阴年），同时值年大运又与同年在泉之气的五行属性相同，称为同岁会。如，以辛丑年为例，辛丑年的年干是辛，辛为阴干，年支是丑，丑为阴支，年干年支皆属阴，所以辛丑年属阴年。辛丑年的年干是辛，丙辛化水，所以辛丑年的大运是水运。其年支是丑，丑未太阴湿土司天，太阳寒水在泉，所以辛丑年的在泉之气为太阳寒水。年干和年支均属阴，大运和在泉之气同属水，所以辛丑年便是同岁会之年。在六十年甲子中，逢同岁会者，计有辛未、辛丑、癸卯、癸酉、癸巳、癸亥六年。故曰："不及而同地化者亦三……不及而加，同岁会也。"（《素问·六元正纪大论》）

（三）太过不及与平气

1. 太过不及

太过，即运气盛而有余；不及，即运气衰而不足。凡阳干之年，均属运气有余，为太过；凡阴干之年，均属运气不足，为不及。

如，甲己同为土运，凡逢六甲年，即甲子、甲戌、甲申、甲午、甲辰、甲寅均为土运太过；凡逢六己年，即己巳、己卯、己丑、己亥、己酉、己未，均为土运不及，其他四运亦依此类推。

太过为本运气胜，则本气流行；不及为本运气衰，则克气大行。故曰："岁木太过，风气流行"，"岁木不及，燥乃大行"，"岁火太过，炎暑流行"，"岁火不及，寒乃大行"，"岁土太过，雨湿流行"，"岁土不及，风乃大行"，"岁金太过，燥气流行"，"岁金不及，炎火乃行"，"岁水太过，寒气流行"，"岁水不及，湿乃大行"（《素问·气交变大论》）

五行的太过和不及，除了表现在气候的变化外，还表现在交运日期的早晚。凡属太过之运，约从大寒节前十三日交接；不及之运，约在大寒节后十三日交接。故曰："运有余，其至先；运不及，其至后。"（《素问·六元正纪大论》）

2. 平气

五运之气，既非太过，又非不及，叫作平气，它和太过、不及，称为"五运三气"。在五行之中，木的平气称为"敷和"，太过称为"发生"，不及称为"委和"。火的平气称为"升明"，太过称为"赫曦"，不及为"伏明"。土的平气称为"备化"，太过称为"敦阜"，不及称为"卑监"。金的平气称为"审平"，太过称为"坚成"，不及称为"从革"。水的平气称为"静顺"，太过称为"流衍"，不及称为“涸流”。故曰：“太虚寥廓，五运回薄，衰盛不同，损益相从，愿闻平气何如而名？何如而纪也？岐伯对曰：昭乎哉问也！木曰敷和，火曰升明，土曰备化，金曰审平，水曰静顺。帝曰：其不及奈何？岐伯曰：木曰委和，火曰伏明，土曰卑监，金曰从革，水曰涸流。帝曰：太过何谓？岐伯曰：木曰发生，火曰赫曦，土曰敦阜，金曰坚成，水曰流衍。”（《素问·五常政大论》）

表9-8　五运三气表

运 纪 气	木	火	土	金	水
平　气	敷和	升明	备化	审平	静顺
太　过	发生	赫曦	敦阜	坚成	流衍
不　及	委和	伏明	卑监	从革	涸流

平气的推算方法，是在五行生克的基础上进行推算的。具体推算方法有二：

（1）根据运气之间的关系来推算：一般都是根据岁运的太过不及与同年司天之气及干支的五行属性之间的相互关系来确定的。凡“运太过而被抑，运不及而得助”，均属平气之年。

运太过而被抑：凡属岁运太过之年，如果同年的司天之气在五行上与它是一种相克关系时，这一年的岁运便可以因受司天之气的克制而不致太过，从而构成平气。如，以戊辰年为例，戊为阳干，戊癸化火，故戊辰年是火运太过。辰为年支，辰戌主水，辰戌太阳寒水司天，故戊辰年的司天之气是水。水克火，太过的戊火被司天寒水之气所抑，则火便不会太过，所以戊辰年为平气之年。在甲子一周六十年中，逢运太过而被抑，得平气之年者，计有戊辰、戊戌、庚子、庚午、庚寅、庚申六年。

运不及而得助：凡属岁运不及之年，如果同年司天之气在五行属性上与之相同，或它的年支五行属性与之相同，这一年的岁运也可以成为平气。以辛亥年为例，辛为阴干，丙辛化水，故辛亥年为水运不及；亥为年支，亥子属水。水运不及得年支之水的佐助，故得平气，因此，辛亥年为平气之年。又如，乙酉年的年干是乙，乙为阴干，乙庚化金，故乙酉年为金不及；其年支为酉，卯酉阳明燥金司天，故乙酉年的司天之气为金。金运不及得司天燥金之气的帮助，故亦得平气，因此，乙酉年为平气之年。在六十年甲子中，逢运不及得司天燥金之气的帮助，故亦得平气，因此，乙酉年为平气之年。在六十年甲子中，逢运不及而得助，成平气之年者，计有丁卯、乙酉、丁亥、己丑、癸巳、辛亥、丁巳、乙卯、己未九年。

(2)根据每年交运时年干与日干时干的关系来推算:每年交运的时间总是在大寒节交接,交运的第一天,如果日干或时干与年干相合,也可产生平气。如,丁亥年,本属木运不及,如交运的第一天的日干为壬,壬亦属木(丁壬统木),是年干木运与日干木运相合,是为平气之年。若交运的时刻甲子为壬,则年干与时干相合,亦为平气之年。这种年干与日干时干属性相合的情况,称之为“干德符”。张景岳说:“新运初交之月日时,与运相合者,亦得其平。如丁亥年初交之月日时得壬者,则壬与丁合之类是也,非初交之时日则不相济。所谓合者,甲与己合,乙与庚合,丙与辛合,丁与壬合,戊与癸合也。”(《类经图翼·运气》)其他甲与己合、乙与庚合、丙与辛合、戊与癸合,与丁与壬合同理,均属平气,无庸赘述。平气之年,年候平和,疫疠较少。

第二节 标本中气

标本中气理论是运气学说的重要内容之一。它以阴阳六气的理论,研究天之六气与人体六经的关系,说明运气与人体发病的规律,通过分析六淫变化之所在而提示临证治疗的大法。

一、标本中气的概念

在运气学说中,标本中气是标气、本气与中气的合称,标是从本所出的“标”,本是由标所出的“本”,风、热、湿、燥、寒、火,天之六气为本气;人体少阳、太阳、阳明、少阴、太阴、厥阴,三阴三阳六经为标气;在本气之下,标气之上,而界于标本之间者为中气。故曰:“所谓本也,本之下,中之见也;见之下,气之标也。”(《素问·六微旨大论》)风寒暑湿燥火为天之六气,三阴三阳六气所化,而风化厥阴,热化少阴,湿化太阴,火化少阳,燥化阳明,寒化太阳。所以说:“风寒暑湿热火,在天之六气也。三阴三阳合于地之十二支,而上奉天之六气,是以天气为本,而三阴三阳为标。”(《黄帝内经素问集注》)“六经之气,以风寒热湿火为本,三阴三阳为标,本标之中为中气。”(《类经图翼·经络》)

二、标本中气的分配规律

六气标本中气的分配规律是:少阳以火为本,以少阳为标,以厥阴为中见之气;阳明以燥为本,以阳明为标,以太阴为中见之气;太阳以寒为本,以太阳为标，以少阴为中见之气；厥阴以风为本，以厥阴为标，以少阳为中见之气；少阴以热为本，以少阴为标，以太阳为中见之气；太阴以湿为本，以太阴为标，以阳明为中见之气。故曰："少阳之上，火气治之，中见厥阴；阳明之上，燥气治之，中见太阴；太阳之上，寒气治之，中见少阴；厥阴之上，风气治之，中见少阳；少阴之上，热气治之，中见太阴；太阴之上，湿气治之，中见阳明。"（《素问·六微旨大论》）总之，上之六气为三阴三阳之本，下之三阴三阳为六气之标。而兼见于标本之间者，因阴阳表里相通，如少阳厥阴为表里，阳明太阴为表里，太阳少阴为表里，故彼此互为中见之气。

表9－9　标本中气表

	少阳	阳明	太阳	厥阴	少阴	太阴
本	火	燥	寒	风	热	湿
中气	厥阴	太阴	少阴	少阳	太阳	阳明
标	少阳	阳明	太阳	厥阴	少阴	太阴

人生存在气交之中，六气的标本中气，其于人之应者亦然。人体经络脏腑与天之六气标本中气的相应关系是：脏腑经络的标本，脏腑为本居里，十二经脉为标居表，表里相络者为中气居中。所谓相络，是指表里互相维络，如肾与膀胱之脉互相络，脾与胃之脉互相络，心与小肠之脉互相络，心包络与三焦之脉互相络，肝与胆之脉互相络，肺与大肠之脉互相络。故曰："脏腑经络之标本，脏腑为本居里，十二经为标居表，表里相络者为中气居中。所谓相络者，乃表里互相维络，如足太阳膀胱经络于肾，足少阴肾亦络于膀胱也。余仿此。"（《类经图翼·经络》）

表9－10　脏腑经络标本中气表

本	心	肾	心包	肝	小肠	膀胱	大肠	胃	三焦	胆	肺	脾	脏腑
中气	络小肠	络膀胱	络三焦	络胆	络心	络肾	络肺	络脾	络心包	络肝	络大肠	络胃	相络
标	手少阴经	足少阴经	手厥阴经	足厥阴经	手太阳经	足太阳经	手阳明经	足阳明经	手少阳经	足少阳经	手太阴经	足太阴经	经络

三、标本中气的从化规律

在标本中气理论中，风、寒、湿、火、燥、热六气的正常化生与标本中气之间的相应关系，称之为标本从化。标本中气的从化规律，是说明六气的正常化生在标本中气之间的相应关系的规律。风、热、湿、火、燥、寒六气之间，标本不同，所以从化关系也不一致。其从化规律是：

（一）标本同气，皆从本化

在标本中气中，本气与标气的阴阳属性相同，称之为标本同气。少阳、太阴从乎本，因为少阳本火而标阳，太阴本湿而标阴，二者的本气和标气的阴阳属性一致，均属标本同气，故少阳、太阴皆从本化。少阳之中，厥阴风木，木火同气，木从火化；太阴之中，阳明燥金，土金相生，燥从湿化。故少阳、太阴之中气，也就从本气之化。

（二）标本异气，从本从标

在标本中气中，本气与标气的阴阳属性各异，称之为标本异气。少阴、太阳从本从标，因为少阴本热而标阴，太阳本寒而标阳，二者均为标本异气，故或从本化，或从标化。少阴君火，从本化则热，从标化则寒；太阳寒水，从本化则寒，从标化则热。少阴之中，太阳寒水；太阳之中，少阴君火。同于本则异于标，同于标则异于本，中气和标之气有水火阴阳之殊，故本标中气都不同化，所以少阴、太阳或从本或从标。

（三）阳明厥阴，从乎中气

阳明、厥阴不从标本，而从乎中气。因为阳明之中，太阴湿土，燥从湿化；厥阴之中，少阳相火，木从火化。故阳明、厥阴不从标本，而从乎中气。所谓"五行之气，以木遇火，则从火化，以金遇土，则从湿化，总不离于水流湿，火就燥，同气相求之义耳。"(《类经图翼·经络》)

总之，六气标本中气的从化规律为"少阳太阴从本，少阴太阳从本从标，阳明厥阴，不从标本从乎中也。故从本者，化生于本，从标本者有标本之化，从中者以中气为化也。"(《素问·至真要大论》)

四、标本中气与生理

"天之六气为本而上，人身三阴三阳为标而上奉之，所谓天有此六气，人亦有此六气也。"(《伤寒集注》)天时有六气之变，人体与自然密切相关，脏腑外应六气，六气内应脏腑，有机地互相联系为统一的整体。标本中气理论，在阴阳五行学说指导下，把人体脏腑经络分为三阴三阳，并联系六气胜复，取象于天地，得出在天为本，在人为标，在标本之间为中见之气的基本概念，把六气六经及经气的表里确立了标本中气，建立起脏腑经络应于本标中气的相应关系。故曰："内经所言，某经之上，某气治之，之上云者，盖脏腑为本，经脉为末，是脏腑居经脉之上，故称上焉。由脏腑本气，循经下行，其中经络者，中之见也。中见之下,其经脉外走手足以成六经。又各有太少阳明三阴之不同,则系六气之末,故曰气之标也。"(《伤寒浅注补正》)天之六气能影响人体的三阴三阳,使之发生相应的变化,所以人体脏腑的功能活动在四季不同的气候中,又有着不同的差异,这就是标本中气的生理机制。六气标本中气的从化规律,在人体正常气化活动中占有重要的地位。故曰:"从其化者化之常,得其常者化生不息;逆其化者化之变,值其变则强弱为灾。"(《类经图翼·经络》)

五、标本中气与病理

人生活在自然界中,既受六气之益,又受六气之害,天之六气变化相移,如化非其时,不能与节气相应,就会有胜复太过不及之变。这种变化如果超过了人体调节功能的一定限度,或由于人体的调节功能失常,不能对外界变化做出适应性调节,便形成了六淫邪气,人感之则病。由于六淫有太过不及之异,人体脏腑经络阴阳又有偏实偏虚之别,所以疾病的发生是变化多端的。其基本规律是:"百病之起,有生于本者,有生于标者,有生于中气者,有取本而得者,有取标而得者。"(《素问·至真要大论》)

六经气化论者,在天人相应的整体观念指导下,运用标本中气理论分析了六经病的阴阳、表里、寒热、虚实的病理机制,论述了六经病的证治规律,形成了中国古代研究《伤寒论》的一个重要学派——六经气化学派。这一学派认为六经之为病,即六经气化之病。如:太阴本湿而标阴,中气为阳明燥金。其标本同气,故邪伤太阴则病从本化而出现腹满而吐、食不下、自利、时腹自痛、脉缓弱等脾虚湿盛之征。其中见之阳明燥金亦被其所化,就出现吐泻等症的湿化之候,此为病生于本者。

少阴本火"热"而标阴,中气为太阳寒水。其标本异气,故邪入少阴则病有从本化热和从标化寒之别。从标化寒则形成少阴寒化证,出现四肢厥逆、下利清谷、无热恶寒、渴喜热饮、心烦、吐利、脉微细等一派阳虚之象;从本化热则形成少阴热化证,出现下利、口渴、心烦不得卧、舌红、脉细数等一派阴虚之象。此为病生于本生于标者。

阳明本燥(阴)而标阳,中气为太阴湿土,其标本异气。因金遇土则从湿化,故其病不从标本而从乎中,出现胃中虚冷、水谷不别、食谷欲呕、大便初硬后溏等中见阴湿之候。但是,阳明病并不一定完全按标本中气的从化规律发展,因为太阴脾与阳明胃同居中州,脾喜燥恶湿,胃喜润恶燥;脾宜升则健,胃宜降则和。脾胃之间燥湿相济,升降相因,以维持水谷消化吸收和输布的正常生理功能。胃喜润恶燥,胃气以下行为顺的生理特性决定了阳明病的病理特点：阳明病易从燥化，临床上以从本化燥的燥化证为主。故曰："阳明之为病，胃家实也。"（《伤寒论》）此为病本应生于中气又非完全生于中气者。

上面我们以太阴、少阴、阳明为例，用标本中气的理论分析了它们的病理变化。其他各经的气化为病，率皆如此，不一一赘述。总之，标本中气理论提示了六经为病的病理特性及其阴阳、表里、寒热、虚实的变化。一般说来，三阳中以在太阳为表，阳明为里，少阳为半表半里。其病多属于热证、实证，概为阳证。病在三阳表示人体正气亢盛，抗病力强，邪气实，病情一般呈亢奋状态。三阴中以太阴入里尚浅，少阴入里已深，厥阴入里尤深。其病多属于寒证、虚证，概为阴证。病在三阴表示人体正气衰减，抗病力弱，病邪未除，病情一般呈虚衰状态。受邪相同而病证属性判然有别，这也是标本中气变化不同使然。

必须指出，脏腑经络是气化的物质基础，气化是脏腑经络生理功能的表现。因此，脏腑、经络、气化三者息息相关，密不可分。明乎此，方得六经气化学说之真谛，才不至于把标本中气理论当成刻板的公式，方能正确地运用标本中气理论去阐明生理病理现象。

六、标本中气与治疗

六气（淫）之邪感人虽同，但是由于人之禀赋各异，气有盛衰，脏有寒热，故所受之邪每从其人之脏气而化，或从虚化，或从实化，或从寒化，或从热化，而生病各异。所以，在临床上就要依据不同的情况而辨证施治。

（一）生于本者，求之于本

太阴湿土，本湿而标阴，标本同气，所以病入太阴，邪从本化，则出现中阳不振，寒湿内阻之候，故用理中丸（汤）温中散寒、健脾燥湿而治其本。如是脾阳得运，寒湿既除，中土有权，升降复常，诸症自愈。即病生于本，就求之于本。

（二）生于标者，求之于标

少阴君火，本热而标阴，病入少阴，其标本有水火阴阳之别。若病邪从本化热而为少阴热化证，属少阴阴虚火旺者，用黄连阿胶汤滋阴降火，交通心肾，属少阴阴虚水热互结者，用猪苓汤育阴清热利水，病从本化，故治之于本。如病邪从标化寒而为少阴寒化证，则治宜扶阳抑阴，以四逆汤回阳救逆，附子汤温经扶阳、除湿止痛，真武汤温阳化气行水等，病生于标，就求之于标。

（三）生于中气者，求之于中气

太阳中见之气为少阴，太阳病外邪久羁，或汗下失宜，均可导致病从中化之候。如下后复汗，阳气大伤，阴寒内盛，而致昼日烦躁不得卧，夜而安静，不呕，不渴，无表证，身无大热，脉沉微之阳虚烦躁证，是阳虚阴盛，阳为阴格，病势重急，阳气将脱之象。病在少阴，性属阳虚，故急用干姜附子汤急救回阳，姜、附辛热，急复其阳，附子生用，其力更锐。其方类似四逆，然而不用甘草，其势尤猛，浓煎顿服，则药力集中，较之四逆收效更速，单捷小剂，其力精专，有单刀直入之势。病生于中气，就求之于中气。

（四）生于标本，标本兼施

太阳本寒而标阳，其病从本化寒，从标化热，若病既生于本，又生于标，则标本同治。如太阳伤寒，兼有里热之候的大青龙汤证，太阳表寒证是病生于本，发热烦躁为病生于标，是标与本俱病，故大青龙汤用麻黄汤加石膏、姜、枣，发汗解表，清热除烦，而标本兼顾，表里双解。

总之，标本中气的治法，无论取标本或取中气，只要是病之所在，就是治之所施。不论是治标、治本还是治中气，不论是从治、反治、逆治、正治，都是针对着疾病的主要矛盾而采取的不同方法而已。要之，“知标与本，用之不殆”，“夫标本之道，要而博，小而大，可以言一而知百病之害，言标与本，易而勿损，察本与标，气可令调。”（《素问·至真要大论》）

第三节 运气学说在医学上的应用

在中医学上，运气学说主要是用来推测气候的变化对人体生理病理可能产生的影响，以作为临床诊断和防治疾病时的参考。

一、运气与生理

人与自然界是一个动态变化着的整体，中医学认为，一年四季的气候变化经历着春温、夏热、秋凉、冬寒的规律，它对人体的脏腑、经络、气血、阴阳均有一定的影响。运气运行所形成的正常气候是人类赖以生存的必备条件，人体各组织器官的生命活动，一刻也不能脱离自然条件。人们只有顺从自然的变化，及时地做出适应性的调节，才能保持健康。故曰：“阴阳四时者，万物之终始也，死生之本也，逆之则灾害生，从之则苛疾不起。”（《素问·四气调神大论》）“苍天之气……顺之则阳气固，虽有贼邪，弗能害也，此四时之序。”（《素问·生气通天论》）

人类长期生活在自然之中，形成了自身的生理节律，春夏阳气升发，秋冬阳气潜藏，顺应自然的变化，调节脏腑功能，保持机体内外的阴阳平衡，从而达到防病保健的目的。如人体的气血运行可因四时气候的不同而发生节律性的变化。“天温日明,则人血淖液而卫气浮,故血易泻,气易行;天寒日阴,则人血凝泣而卫气沉。月始生,则血气始精,卫气始行;月郭满,则血气实,肌肉坚;月郭空,则肌肉減,经络虚,卫气去,形独居。是以因天时而调气血也。”(《素问·八正神明论》)从人体水液代谢和调节上,可以看出运气与生理活动的密切关系,“天暑衣厚则腠理开,故汗出……天寒则腠理闭,气湿不行,水下留于膀胱,则为溺与气。”(《灵枢·五癃津液别》)这是人体为适应气候寒热变化而做出的生理反应。

自然界的气候变化,对生物的生长化收藏是必需的条件。但是,如果这些规律反常或变化超越常度,又必然不利于生物的生存。故曰:“风气虽能生万物,亦能害万物,如水能浮舟,亦能覆舟。”(《金匮要略·脏腑经络先后病脉证》)六气合于四时,在正常情况下,能促进万物的生长,若六气太过或不及,就成为六淫,则为致病因素了。当气候顺逆失常时,人们如果不注意摄生,就会引起疾病。所以说:“应则顺,否则逆,逆则变生,变则病。”(《素问·六微旨大论》)所以,人们必须经常保养精神,锻炼身体,增强体质,才能适应气候的变化,保持身体健康而尽终其天年。

二、运气与发病

运气对人体疾病发生的影响,主要包括六气的病因作用、疾病的季节倾向、不同地区气候及天气变化对疾病的影响等。从发病的规律看,由于五运变化,六气变化,运气相合的变化,各有不同的气候,所以对人体发病的影响也不尽相同。

每年气候变化的一般规律是:春风、夏热、长夏湿、秋燥、冬寒。这种变化与发病的关系是:春季肝病较多,夏季心病较多,长夏脾病较多,秋季肺病较多,冬季肾病较多。

从五运来说,木为初运,相当于每年的春季,由于木在天为风,在脏为肝,故每年春季气候变化以风气变化较大,在人体以肝气变化为著,肝病较多为其特点。火为二运,相当于每年的夏季,由于火在天为热,在脏为心,故每年夏季在气候变化以火热变化为主,在人体以心气变化为著,心病较多为其特点。土为三运,相当于每年夏秋之季,由于土在天为湿,在脏为脾,故每年夏秋之间,在气候变化上雨水较多,湿气较重,在人体以脾气变化为著,脾病较多为其特点。金为四运,相当于每年的秋季,由于金在天为燥,在脏为肺,故每年秋季气候变化以燥气变化较大,在人体以肺气变化为著,肺病较多为其特点。水为五运,相当于每年的冬季,由于水在天为寒,在脏为肾,故每年冬季气候比较寒冷，在人体以肾气变化为著，肾病、关节疾病较多为其特点。

从六气来说，与五运基本相似。主气的初之气为厥阴风木，相当于每年的初春，气候变化多风，疾病流行以肝病、风病居多。二之气为少阴君火，相当于每年的暮春初夏，气候逐渐转热，疾病流行以心病、火病居多。三之气为少阳相火，相当于每年的夏季，气候炎热，疾病流行以心病、暑病居多。四之气为太阴湿土，相当于每年的暮夏初秋，气候变化以湿气为重，疾病流行以脾病、湿病居多。五之气为阳明燥金，相当于每年秋冬之间，气候变化以燥气较重，疾病发生以肺病、燥病居多。终之气为太阳寒水，相当于每年的严冬，气候严寒，疾病发生以肾病、寒病居多。

总之，我们可以根据运气中五运六气的变化规律来推测疾病发生的大致情况。

（一）五运与发病

大运有平气、太过和不及之分，其发病情况是：

1. 平气之纪与发病

运气的变化既非太过，又非不及，谓之平气之纪。木之平气称敷和之化，其病里急，支满，因肝主筋，故其病多在筋。火之平气称升明之纪，其病瞤动，瘈疭，因心主血脉，故其病多在脉。土之平气称备化之纪，其病痞满，因脾主肌肉，故其病多在肉。金之平气称审平之纪，其病咳嗽，因肺合皮毛，故其病多在皮毛。水之平气称静顺之纪，其病厥逆，因肾主骨，故其病多在骨。如《内经》云：“敷和之纪……其病里急支满……升明之纪，其病瞤瘈……备化之纪，其病痞……审平之纪，其病咳……静顺之纪，其病厥。”（《素问·五常政大论》）

2. 岁运太过与发病

凡阳干之年，其岁运太过。岁运太过是本运之气亢盛，本气流行而致病。

岁木太过：风气通于肝，木运太过，风气大来，脾土受邪，故人病则现泄泻食减、体重烦冤、肠鸣腹支满、吐甚等肝旺克伐中土之候。木运太过，肝气偏盛，故可现忽忽善怒、眩冒巅疾、胁痛等肝本脏受病的症状。

岁火太过：火运太过，火盛为邪，火灼肺金，肺伤则见呼吸少气、咳喘息鸣等症状。正气不足，感受疟邪及暑热之气，邪毒侵入人体而发病。所以火运太过，炎暑流迫，民病疟疾。火气上逆而致咽干，耳聋，两胁、两臂内、胸膺、背、肩胛之间疼痛，胁支满，身热，浸淫，全身骨节疼痛等。若火气独治，再逢少阴、少阳司天，其热尤甚，水源干涸，则谵妄狂越，咳喘息鸣，二便下血不止。

岁土太过：土运太过，脾土偏胜，土胜克水，肾脏受邪，故手足厥冷，忧郁不乐，体重烦冤、腹痛。土气亢盛，脾经自病，故现四肢不举，肌肉萎缩，足痿不行，抽掣拘挛，脚下痛，中满食减。若土胜水衰，木气来复，则现腹满、溏泄、肠鸣、泄泻不止等。

岁金太过：金运太过，肺金偏胜，金胜克木，肝脏受邪，故两胁少腹疼痛，目赤肿痛，眼角溃疡，耳聋等。若金胜木衰，火气来复，则现咳嗽喘促，呼吸困难，肩背痛，以及尻、阴、股、膝、髀、腨、骱、足等处均感疼痛之候。

岁水太过：水运太过，肾水偏胜，水胜克火，故心脏受邪，其病发热、心悸烦躁、四肢厥逆、全身发冷、谵妄、心痛。水邪泛滥，土不能制，则有腹水，足胫浮肿等。若逢太阳寒水之气司天，则病腹满泄泻、饮食不化、口渴、妄冒。

总之，岁运太过，是本运之气太过，因而本气流行。其发病除考虑岁运本身的影响外，还是根据五行生克关系考虑其所胜。

3. 岁运不及与发病

凡阴干之年，为见运不及。岁运不及，则胜运之气流行，因此就会出现克胜气的复气出现。其发病规律是：

岁木不及：胜运的燥气大行，肺金发病，故见寒热，咳而衄等。由于“已所不胜侮而乘之”，所以本运相应的脏腑被抑，肝气不足，则见胁、少腹等处疼痛。“已所胜轻而侮之”，木气不及，制土无权，故见中清（内寒）、肠鸣溏泄等病变。木运不及，金气大行，火气来复，故现寒热、疮疡、痱疹、痈痤等暑热病。

岁火不及：寒水之气大行，水胜侮土，阴寒凝积，阳气不化，则见胸中痛，胁支满，两胁、膺背肩胛间及两臂内痛，气郁上冒，眼花眩晕，心痛，暴喑，胸腹肿大，胁下与腰背相引而痛，甚则四肢屈不能伸，髋骨与腿之间不能活动自如。若火被水抑，土气来复，则脾失健运，出现大便溏泄，腹中胀满，饮食不下，中寒，肠鸣下注，腹痛，两足拘挛，萎缩麻木不能行走等。

岁土不及：风乃大行，木乘湿土，脾土气衰则现飧泄、霍乱、体重、腹痛、肌肉瞤动而疼痛。土为木克，金气来复，则肝气不舒，胸胁暴痛波及少腹，呼吸少气而善太息。

岁金不及：火气流行，金衰不能制木，木气旺盛，则病见肩背闷重，鼻塞流涕，喷嚏，大便下血，泄泻急剧等病。金气被制，水气来复，寒气偏胜，阴气厥逆而格拒，则现脑户痛，延及头顶，身体发热，口疮，心痛等。

岁水不及：湿土之气大行，火气亦旺，则病腹胀闷满，身重溏泄，阴性疮疡，脓水稀薄，腰股疼痛，下肢关节运动不利，烦闷抑郁，足痿厥冷，脚下痛，甚至足跗浮肿。若逢太阴司天，寒水在泉，则患下部寒疾，甚则腹满浮肿。水被土抑，木气来复，肝木克土，见面色时变，筋骨拘急疼痛，运动不利，肌肉跳动痉挛，两眼昏花，视觉不明或失常，风疹，心腹痛等。

表 9－11　五运太过不及胜复示意表

五运	太过					不及				
	木	火	土	金	水	木	火	土	金	水
胜气	（本气）木	（本气）火	（本气）土	（本气）金	（本气）水	（克我）金	水	木	火	土
所伤	（我克）土	金	水	木	火	（本气）木	（本气）火	（本气）土	（本气）金	（本气）水
复气	（克我）金	水	木	火	土	（我生）火	土	金	水	木

综上所述，五运太过和不及，由于有本气、胜气、复气的关系，其发病除影响到本脏外，根据五行生克制化的关系，又常关系到所胜和所不胜的脏腑，所谓“气有余，则制已所胜而侮所不胜；其不及，则已所不胜侮而乘之，已所胜轻而侮之。侮反受邪，侮而受邪，寡于畏也。”（《素问·五常政大论》）甚至还可波及其所生的脏腑。因此，发病脏腑和病情也各不相同。

表 9－12　五运三气之纪发病规律表

发病规律＼三气三化＼五运	平气	太过	不及
木	里急支满，其病宜在筋	掉，眩，巅疾，怒，吐利	筋脉拘缓，惊骇，摇动，惊恐，肢废，痈肿疮疡
火	瞤，瘈，其病宜在脉	妄，笑，疟，疮疡，失血，狂妄，目赤	昏，惑，悲，忘
土	痞，其病宜在肉	腹满，四肢不举	疡溃，痈肿，湿滞，胀满，痞塞，飧泄
金	咳，其病宜在皮毛	疡疰，喘喝，胸满仰息，咳	咳喘，嚏咳，鼻衄
水	厥，其病宜在骨	胀满	干燥枯槁，痿厥，大便秘结，癃闭

（二）六气与发病

六气有主气和客气之分，它对人体疾病的影响也各不相同。

1. 主气与发病

主气为一年季节性气候变化的主时之气，在正常情况下，为天之六气，对生物及人本无害而有益。在反常情况下，谓之六淫邪气，是破坏自然气候环境，导致人体发病的重要因素。故曰：“至而至者和。至而不至，来气不及也；

未至而至,来气有余也。”(《素问·六微旨大论》)

六气时至而气亦至者谓和平之气,即正常的主时之气。时至而气不至者为该来之气不及,时未至而气至者为该来之气太过,均属于六气的失常。六气失常,如果人体能够适应,就为顺而不病。否则,超过了人体的适应能力,就为逆而生病。故曰:“应则顺,否则逆,逆则变生,变则病。”(《素问·六微旨大论》)“当期为应,愆时为否,天地之气生化不息,无止碍也。不应有而有,是造化之气失常,失常则气变,变常则气血纷挠而为病也。天地变而失常,则万物皆病。”(《素问·六微旨大论》王冰注)

六淫的性质和致病特点各异,其发病的病变表现亦有不同的特征。

2. 客气与发病

六气司天在泉与发病:客气有司天在泉的不同,对人体发病的影响也不一样。对于司天在泉胜气发病,主要是从值年司天在泉上下二气的不同,找出一般的发病规律。推测时,根据该年年支查表,便可知何气司天,何气在泉。司天之气主管上半年,在泉之气主管下半年。何气司天在泉就是何气淫胜发病。三阴三阳司天,六气下临,而人之脏气上应。由于三阴三阳司天在泉不同,自然界六气变化各异,因此引起人体不同的脏器发病。其中也贯穿着五行生克的理论。现将司天在泉之气与人体发病的关系分述如下:

子午之年:为少阴之气司天。少阴君火司上半年之令,热气偏胜,火行其政。因其制已所胜,火旺克金,故以其所胜的肺金病变为主。但是,由于侮反受邪,所以,可见到心本脏的病变,甚至可以影响到生我之脏的肝木,出现胸中烦热,咽干,右胁满,皮肤疼痛,寒热,咳喘,唾血,下血,鼽衄,喷嚏,呕吐,小便变色,甚至疮疡,跗肿,肩背、臂、缺盆等皆痛,心痛,肺部胀满,腹部膨胀而咳喘。其下半年,为阳明在泉之气偏胜,燥淫所胜。由于制其所胜,故以其所胜的肝病为主。但由于侮反受邪及侮所不胜,也可引起肺本脏和心脏发病,出现呕吐苦味、善太息、皮肤面部干枯不泽、足外反热等。

丑未之年:为太阴之气司天。太阴湿土之气主上半年之令。因其制已所胜,故以其所胜的肾水病变为主。但由于侮反受邪,所以还可以见到脾本脏病变,甚至影响到生我之脏的心火,出现跗肿,骨痛阴痹,腰脊头项痛,眩晕,大便难,阴气不用,饥不欲食,咳唾带血,心如悬等。其下半年,为太阳在泉之气所主,寒气偏胜。寒淫于下,肾膀胱自伤,且水旺克火,故还可现心与小肠等脏器的病变,出现少腹疾病,控引睾丸腰脊,上冲心痛,见血,嗌痛颔肿等。

寅申之年:为少阳之气司天。少阳相火之气主上半年之令,火气偏胜,湿热流行。相火淫胜,金受其制,客热内燔,水不能制,故现头痛,发热恶寒而疟,皮肤疼痛，其色黄赤，面身浮肿，腹满仰息，泄泻暴注，赤白痢疾，咳嗽，吐血，烦心，胸中热，鼻衄等。其下半年，为厥阴在泉之气所主。风淫于地，木气有余，脾土受伤，故春病除现心痛支满、两胁里急等肝胆本脏证候外，还可现洒洒振寒，善呻数欠，饮食不下，鬲咽不通，食后呕吐，腹胀噫气，大便疏利或矢气则快然如衰等。

卯酉之年：为阳明之气司天。阳明燥金之气主上半年之令。燥金淫胜，木受其克，故春病在肝胆和肺等，表现为左胁痛，疟，肠鸣注泄鹜溏，心胁暴痛，不可反侧，嗌干面尘，腰痛，男子㿗疝，女子少腹痛，眼目昏昧不明，眼角疼痛，疮疡痈疽以及咳嗽痛等。其下半年，为少阴君火之气在泉。热气偏胜，火热内迫，逆乘于肺，侵及中下二焦，故现腹中常鸣，气上冲腹，喘不能立，寒热，皮肤痛，目瞑，齿痛，䪼肿，寒热如疟，少腹痛，腹胀大等。

表9－13　三阴三阳司天、六气下临、脏气上从与发病关系

三阴三阳司天	六气下临	脏气上从	发病规律
少阳	火气	肺气	咳嚏，鼽衄，鼻塞疮疡，寒热（谓疟疾），胕肿，心痛，胃脘痛，厥逆，膈不通
阳明	燥气	肝气	胁痛，目赤，动摇，战栗，筋脉萎弱，不能久立，小便赤黄，寒热如疟，心痛
太阳	寒气	心气	心热烦闷，咽喉干，常口渴，流涕，喷嚏，容易悲哀，常打呵欠，善忘，心痛，水饮内蓄，中满不食，皮肤麻痹，肌肉不仁，筋脉不利，浮肿，转身困难
厥阴	风气	脾气	身体发重，肌肉萎缩，食少，口不辨味，目转耳鸣，多病赤痢
少阴	热气	肺气	哮喘，呕吐，寒热，喷嚏，鼻衄，鼻塞不通，疮疡，高烧，胁痛，善太息
太阴	湿气	肾气	胸中不利，阴痿，腰臀疼痛，动转不便，厥逆，心下痞塞而痛，少腹痛，时碍饮食

注：根据《素问·五常政大论》

辰戌之年：为太阳之气司天，太阳寒水之气主上半年之令。寒气淫胜，如戊癸化火之运，则水火相激，寒水伤心化热，则现痈疡，厥逆心痛，呕血、下血、衄血，善恐，眩晕欲仆，胸腹满，手热，肘挛腋肿，心中憺憺大动，胸胁胃脘不适，面赤目黄，咽嗌干燥，甚至面黑如炲，渴欲饮水等。其下半年，为太阴湿土之气在泉，土胜湿淫，土胜克水，故其病在脾、肾、三焦、膀胱等，表现为饮邪积聚、心痛、耳聋浑浑焞焞，嗌肿喉痹，阴病见血如便血、溺血，少腹肿痛，小便不痛等，头痛，目痛如脱，项部掣痛，腰痛不可回转，腘如结，腨如别等。

巳亥之年:为厥阴之气司天。厥阴风木之气主上半年之令,风气淫胜,木邪乘土,故其病为风木克脾,土不胜木。表现为胃脘心部疼痛,连及两胁,鬲咽不通,饮食不下,舌本强,食入则呕,冷泄腹胀,便溏泄瘕,小便不通等。其下半年,为少阳相火之气在泉,相火淫胜,热极生寒,寒热更至,热在下焦则注泄赤白,少腹痛,溺赤,甚则血便。其余诸病与少阴在泉同候。

综上所述,司天在泉不同,六气变化各异,引起人体脏腑发病也不尽一致。但其发病规律都是用五行生克制化理论来加以说明的。如少阴君火司天,则火灼肺金,多见肺病;阳明燥金在泉,燥气太过,则金气克木,故肝病居多等。此外,六气有胜复之别,对人体脏腑发病的影响也不相同,其规律也是根据五行生克制化理论来制定的。六气盛衰不常,有所胜则必有所复。如,厥阴风木之气太过,木可胜土,土受其制,由于五行相制,金可克木,因此,土气被克过甚的情况下,金气变成为复气而产生异常。所以,我们不但要考虑到肝病、脾胃病,同时也要考虑到肺病。故曰:“厥阴之胜,此言风木气胜而土受制也……厥阴之复,此言木气先金制而既乃复也。”(《世补斋医书》)

3. 客主加临与发病

客主之气彼此是相生的,便相得而安和,气候正常不致为病。如果彼此是相克的,便不相得而为害,气候异常而致病。所谓“气相得则和,不相得则病”(《素问·五运行大论》)。由于客主加临的顺逆,也可使疾病有轻重缓急之不同。逆则病情深重,传变迅速,危害甚大;顺则病情轻浅,其势亦缓,其危亦微。故曰:“君位臣则顺,臣位君则逆,逆则其病近,其害速,顺则其病远,其害微。”(《素问·六微旨大论》)

表9-14 三阴三阳司天主胜客胜的发病情况

发病规律 / 司天在泉 客主胜气 / 三阴三阳	司天		在泉	
	客胜	主胜	客胜	主胜
厥阴	耳鸣眩晕,振掉,甚则咳	胸胁疼痛,舌强难言	大关节不利,痉挛,强直抽搐	筋骨摇动强直,腰腹疼痛
少阴	鼽嚏,颈项强,肩背发热,头痛,少气,发热,耳聋目昏,胕肿,血溢,疮疡,咳喘	心热烦躁,胁痛支满	腰痛,尻股腰髀腨骱足痛,瞀热以酸,胕肿不能久立,二便变色	逆气上冲,心痛发热,膈部诸痹皆作,发于胠胁,汗多不藏,四肢厥逆

续表

发病规律 / 司天在泉客主胜气 / 三阴三阳	司天		在泉	
	客胜	主胜	客胜	主胜
太阴	头面浮肿,呼吸气喘	胸腹满,食已而瞀	足痿下重,二便不正常,濡泻,前阴病变,浮肿,隐曲	寒气上逆,痞满,食饮不下,疝痛
少阳	丹疹外发,丹毒疮疡,呕逆,喉痹,头痛,咽肿,耳聋,血溢,手足抽搐	胸满,咳嗽,仰息,咳血,手热	腰痛腹痛而反恶寒,二便色白	热反上行而客于心,心痛,发热,格拒于中而呕吐
阳明	咳嗽,衄血,嗌咽窒塞,心鬲中热,咳嗽不止,血出不止	注:阳明属金,金属火位,金不胜火,故不言客胜	少腹坚满,屡次便泻	腰重腹痛,少腹生寒,大便溏泻,寒厥于肠,上冲胸中,甚则气喘不能久立
太阳	胸中不快,流清涕,感寒则咳	喉嗌中鸣响	腰尻疼痛,屈伸不利,股胫足腰中痛	注:太阳在泉为水居水位,无主胜客胜之分,故不复云主胜客胜而统以寒复内余概之

注:根据《素问·至真要大论》

4. 运气同化与发病

运气同化,因邪气有轻重,故发病亦有轻重缓急之不同。天符和太乙天符之年,气候专一,易形成太过之气为病;岁会之年,气候多和平。所以天符之年容易发生危重的急性病;太乙天符之年容易出现死亡率极高的暴发性疾病;岁会之年罹病后,多病情轻而病势缓。所以说:"天符为执法,岁会为行令,太乙天符为贵人","邪之中人奈何?……中执法者,其病速而危;中行令者,其病徐而恃;中贵人者,其病暴而死。"(《素问·六微旨大论》)"执隐者位于上,犹执政也。行令者位乎下,犹诸司也。贵人者,统乎上下,犹君主也……中执法才,犯司天之气也。天者生之本,故其病速而危。中行令者,犯地支之气也,害稍次之,故其病徐而持。持者,邪正相持而吉凶相半也。中贵人者,天地之气皆犯矣,故暴而死。"(《类经·运气类》)

综上所述,我们可以根据运气学说来推测每年气候变化和疾病发生的大致情况。其具体推算方法是:

其一,根据每年的主运主气变化的规律来推测气候变化和发病规律。每年气候变化的一般规律是春风、夏热、长夏湿、秋燥、冬寒。其发病情况是:春季多肝病,夏季多心病,长夏多脾病,秋季多肺病,冬季多肾病。

其二,根据该年的天干确定中运之气,根据地支确定司天在泉之气和客主加临,再找出该年干支的制约关系来确定大运之太过不及和运气同化,最后对上述诸方面进行综合分析,并根据五运和六气的特点来推算出该年的大致发病规律。如庚申年,大运之气为金运太过,少阳相火司天,厥阴风木在泉。六气的客主加临,一步为主气厥阴风木,客气少阴君火;二步为主气少阴君火,客气太阴湿土;四步为主气太阴湿土,客气阳明燥金;五步为主气阳明燥金,客气太阳寒水;六步为主气太阳寒水,客气厥阴风木。这五步均为客主相生为相得,但因主生客故为逆。第三步为主气少阳相火,客气少阳相火,是客主同气为顺。庚申年值年大运虽为金运太过,但司天之气少阳相火克大运之金气,故为平气之年。综合分析可知:庚申年为平气之年,气候正常或轻微变化,是年不致有大病流行。上半年虽为少阳相火司天,但三步客主加临是客生主,为相得为顺,故气候亦属正常不致为病。下半年为厥阴风木在泉,兼之五六步为主生客为逆,可能出现风淫为病,罹病之后病情较重,病势发展较快。但是,其年运为平气,所以不会造成疾病大流行。

表9-15　三阴三阳六气胜复与发病的关系

		胜气发病	复气发病
六气	厥阴	耳鸣头眩,愦愦欲吐,胃鬲如寒,胠胁气并,化而为热,小便黄赤,胃脘当心而痛,上支两胁,肠鸣飧泄,少腹痛,注下赤白,甚则呕吐,鬲咽不通	少腹坚满,腹胁里急疼痛,厥心痛,汗出,呕吐,饮食不入,食入则吐,筋骨振颤,目眩,手足逆冷,食痹
	少阴	心下热,善饥,脐下疼痛,呕逆烦躁,腹胀满痛,溏泄,尿血	烦闷发热,烦躁,鼻衄,喷嚏,少腹绞痛,身热如焚,咽嗌干燥,大便时泄时止,气动于左,上行于右,咳嗽,皮肤痛,暴喑心痛,昏不知人,洒淅恶寒振栗,谵妄,寒已而热,渴而欲饮,少气,骨痿,隔肠不便,浮肿,哕噫,疿疹,痈疽,痤痔,咳而鼻渊
	太阴	疮疡,病在胠胁,心痛,头痛,喉痹,项强,囟项痛,眉间牵痛,胃满,少腹满胀,腰椎沉重强直,屈伸不利,泄泻,足下温,头重,足跗胫肿	体重中满,食欲不化,阴气上厥,胸中不便,咳嗽,头顶痛重而掉瘈尤甚,呕吐而不愿动作,唾吐清液,泄泻不止

续表

		胜气发病	复气发病
六气	少阳	心烦，心痛，目赤，欲呕，呕酸，常感饥饿，耳痛溺赤，善惊谵妄，少腹痛，下利赤白	惊瘈咳衄，心热烦躁，便数憎风，面如浮埃，目乃瞤瘈，口糜呕逆，血溢便血，发为疟疾，恶寒鼓栗，咽干欲饮，溺色黄赤，少气，脉萎弱，浮肿，咳而出血
	阳明	左胠胁疼痛，泄泻，咽窒塞，阴囊肿大（胠癞疝），胸中不便，嗌塞而咳	病生胠胁，左胁不舒，善太息，心痛，痞满，腹胀泄泻，呕吐咳嗽，呃逆烦心，头痛，惊骇，筋挛
	太阳	疟疾痔疮，心痛阴疡，房事不利，痛引阴股，筋肉拘苛，血脉凝泣，络满色变，便血，皮肤痞肿，腹满食减，头项巅顶脑户痛，目痛如锐，泄泻	心胃生寒，胸中不利，心痛痞满，多恐惧，眩仆，食减腰椎反痛，屈伸不变，少腹控睾引腰脊，唾出清水，哕噫，善悲善忘

注：根据《素问·至真要大论》

三、运气与防病

人与自然有密切的关系，自然界春夏秋冬四季的变化，寒暑燥湿的气候直接影响着机体的生长发育与健康。

运气学说预测气候的目的在于事先采取有效措施，借以防止因气候变化而发生疾病。对于疾病的预防，从根本上说来，不外两个方面：一是尽量避免或减轻外邪的侵袭，即“虚邪贼风，避之有时”；一是增强体质与抵抗力，以期达到“风雨寒热，不得虚，邪不能独伤人”的目的。

中医学在“天人相应”理论的基础上，提出“法于阴阳，和于术数”的摄生保健之道，以适应四时气候的变化，这是预防疾病的根本措施之一。自然变化，四时分明，春温夏热，秋凉冬寒，人类要按照“法于阴阳，和于术数”之道，以适应四季气候的变化。春三月，“夜卧早起，广步于庭”；夏三月，“夜卧早起，无厌于日”；秋三月，“早卧早起，与鸡俱兴”；冬三月，“早卧晚起，必待日光”（《素问·四气调神大论》），从而达到“春夏养阳，秋冬养阴”的目的。人类长期生活在自然界之中，形成了自身的生理节律，只有适应自然的变化，调节脏腑功能，养精安神，益气补血，平衡阴阳，机体才能健康无病，而尽终其天年。否则，如果违反了自然规律，当春而收敛，当夏而伏匿，当秋而疏散，当冬而泄夺，必然损害健康而致发生疾病。因此，只有识运气，辨寒暑，和于阴阳，调于四时，才能保持健康，预防疾病。

四、运气与治疗

中医治疗疾病注意季节气候的变化，强调"必先岁气，无伐天和"（《素问·五常政大论》），"无失天信，无逆气宜，无翼其胜，无赞其复，是谓至治。"（《素问·六元正纪大论》）所以，"凡治病不明岁气盛衰，人气虚实，而释邪攻正，实实虚虚，医之罪也"，"凡治病而逆四时，生长化收藏之气，所谓违天者不祥，医之罪也。"（《医门法律·申明内经法律》）

兹将根据运气学说治病用药的规律介绍如下：

（一）主气客气致病的治疗

厥阴风木主气所致之病，以酸泻之，以辛补之。木性升散，酸味收敛，逆于散发，故以酸泻木气之味。辛味散发，合于木性，助其发生之气，故为补。"肝欲散，急食辛以散之，用辛补之，酸泻之。"（《素问·脏气法时论》）厥阴风木客气所致之病，以辛补之，以酸泻之，以甘缓之。辛补酸泻之义同上。肝主木，"肝苦急，急食甘缓之。"（《素问·脏气法时论》）故以甘缓肝气之急迫。所以说，"木位之主，其泻以酸，其补以辛"，"厥阴之客，以辛补之，以酸泻之，以甘缓之。"（《素问·至真要大论》）

少阴君火主气所致之病，以甘泻之，以酸收之，以咸补之。火性急速猛烈，甘味则反其性而缓其急，故以甘为泻。君火之邪气属心，心欲软，咸可软坚，从心所欲，故以咸为补。"心欲软，急食咸以软之，用咸补之，甘泻之。"（《素问·脏气法时论》）少阴君火客气所致之病，以咸补之，以甘泻之，以酸收之，补泻之义同上。酸味使火气收敛，故以酸收之。少阳相火主气所致之病，少阳相火之补泻与君火同，虽心非少阳，而君相皆火，故其味同。所以说，"火位之主，其泻以甘，其补以咸"，"少阴之客，以咸补之，以甘泻之，以咸（咸：明抄本'咸'作'酸'。林校云：按《素问·脏气法时论》云，'心苦缓，急食酸以收之'。此云以咸收之者误也）收之"。少阳相火客气所致之病，以咸补之，以甘泻之，以咸软坚。故曰："少阳之客，以咸补之，以甘泻之，以咸软之。"（《素问·至真要大论》）

太阴湿土主气所致之病，以苦泻之，以甘补之。土本性湿，苦性燥则反土性之湿，故以苦泻土之味。土性缓和，甘为缓和示，则顺其气而缓之，故以甘为补。"脾欲缓，急食甘以缓之，用苦泻之，甘补之。"（《素问·脏气法时论》）太阴湿土客气所致之病，与太阴主气主治相同。所以说，"土位之主，其泻以苦，其补以甘"，"太阴之客以甘补之，以苦泻之，以甘缓之。"（《素问·至真要大论》）

阳明燥金主气所致之病，以辛泻之，以酸补之。金性收敛，辛性散发，则反于金性，故以之为泻。金欲收，酸则顺其气，故以之为补。"肺欲收，急食酸以收之,用酸补之,辛泻之。”(《素问·脏气法时论》)阳明燥金客气所致之病,以酸补之,以辛泻之,以苦泻之。酸辛补泻之意同上。金主肺,肺苦于气之上逆,苦为沉降之味,故以苦泻其上逆而下之,“肺苦气上逆,急食苦以泻之”(《素问·脏气法时论》)之意。所以说,“金位之主,其泻以辛,其补以酸”,“阳明之客,以酸补之,以辛泻之,以苦泻之。”(《素问·至真要大论》)

太阳寒水主气所致之病,以咸泻之,以苦补之。水主肾,肾欲坚而恶泻,咸能软之泻之,苦则坚软而补水,故以咸为泻,以苦为补。“肾欲坚,急食苦以坚之,用苦补之,咸泻之。”(《素问·脏气法时论》)太阳寒水客气所致之病,苦补,咸泻、苦坚之义同上。辛气通达,气行而水行,水行则润,故以咸润之。“肾苦燥,急食辛以润之。”(《素问·脏气法时论》)所以说,“水位之主,其泻以咸,其补以苦,太阳之客,以苦补之,在咸泻之,以苦坚之,以辛润之,开发腠理,致津液通气也。”(《素问·至真要大论》)

(二)六气相胜的治疗

厥阴风气所胜之病,用甘清(凉)药主治,用苦辛药辅佐,用酸味药泻其胜气。木胜土败,甘为土味,清为金气,土金相生则木有制而土不受克,即甘能益土,清可平木,故以之为主。苦为火味以生土,辛为金味以制木,苦辛之味以散风邪,故为佐。酸为木之正味,木性条达,反其性而敛之,故为泻。所以“厥阴之胜,治以甘清,佐以苦辛,以酸泻之。”(《素问·至真要大论》)故曰:“风邪所胜,平以辛凉,佐以苦甘,以甘缓之,以酸泻之。”(《素问·至真要大论》)

少阴热气所胜之病,用辛寒药主治,用苦咸药,用甘药泻其胜气。辛为金味,寒为水气,金水相生则火有制而金不伤。苦从火化以助其辛,咸从水化以助其寒。火性急速,火之正味,其泻以甘。故曰:“少阴之胜,治以辛寒,佐以苦咸,以甘泻之。”(《素问·至真要大论》)

太阴湿气所胜之病,用咸热药主治,用辛甘药辅助,用苦药泻其胜气。咸为水味,热为火气,湿热则以咸化之,寒湿则以热治之。湿胜则土寒,辛能温土,甘能补土。若湿胜而土实则以苦泻之,土之正味,其泻以苦。故曰:“太阴之胜,治以咸热,佐以辛甘,以苦泻之。”(《素问·至真要大论》)

少阳火气所胜之病,用辛寒药主治,用甘咸药辅佐,用甘药泻其胜气。少阳相火胜气之治与少阴君火胜气之治基本相同,仅辅佐药少有差异。以甘泻之者,甘能泻火之故。故曰:“少阳之胜,治以辛寒,佐以甘咸,以甘泻之。”(《素问·至真要大论》)

阳明燥气所胜之病,用酸温药主治,用辛甘药辅助,用苦药泻其胜气。酸为木味,温为火气,木火相生则金有制而木不伤。阳明有清金之气和燥金之气,燥气有余则以辛散之,清气不足则以甘滋之,苦从火化能泻燥邪之实。故

曰:"阳明之胜,治以酸温,佐以辛甘,以苦泻之。"(《素问·至真要大论》)

太阳寒气所胜之病,用甘热药主治,用辛酸药辅助,用咸药泻其胜气。水胜则火衰,甘能益土而制水,热能扶阳以逐寒。辛散寒邪之实,酸收心气之伤,水之正味,其泻以咸。故曰:"太阳之胜,治以甘热,佐以辛酸,在咸泻之。"(《素问·至真要大论》)

(三)六气之复的治疗

厥阴复气所致之病,用酸寒药主治,用甘辛药辅助,用酸药泻其邪,用甘药缓其急。酸为木味,寒为水气。木之正味,其泻以酸。木火相生,宜清以寒。木胜土衰,以甘补土,辛从金化,以辛制木。泻肝之实,缓肝之急,酸泻甘缓,皆木之正味而为正治。故曰:"厥阴之复,治以酸寒,佐以甘辛,以酸泻之,以甘缓之。"(《素问·至真要大论》)

少阴复气所致之病,用咸寒药主治,用苦辛药辅助,用甘药泻其邪,用酸味收敛,用辛苦药发散,用咸药软坚。咸为水味,寒为水气,咸寒制以所不胜,苦辛发散其热,甘酸泻火而敛浮热,苦咸散火而解热结。故曰:"少阴之复,治以咸寒,佐以苦辛,以甘泻之,以酸收之,辛苦发之,以咸软之。"(《素问·至真要大论》)

太阴复气所致之病,用苦热药主治,用酸辛药辅助,用苦药泻其邪,燥其湿,或泄其湿邪。苦为火味,热为火气,苦能泻土,热能燥湿。酸能制土,辛能温寒。土位之主,其泻以苦,泻以夺其壅,燥以胜其湿,泄以利其水。故曰:"太阴之复,治以苦热,佐以酸辛,以苦泻之,燥之,泄之。"(《素问·至真要大论》)

少阳复气所致之病,用咸冷药主治,用苦辛药为佐,用咸药软坚,用酸药收敛,用苦辛药发汗,发汗之药不必忌热天,勿用温凉药。少阳相火之复与少阴君火之复,其治基本相同。"发不远热,无犯温凉",乃重申用发汗药勿犯寒凉之意。少阴之治亦然。故曰:"少阳之复,治以咸冷,佐以苦辛,以咸软之,以酸收之,辛苦发之,发不远热,无犯温凉,少阴同法。"(《素问·至真要大论》)

阳明复气所致之病,用辛温药主治,以苦甘药为佐,用苦药泄之、下之,用酸药补虚。辛为金味,温为火气。金之正味,泻之以辛,金之清燥,胜清以温,苦从火化,以苦制金。木被金伤,以甘缓急。苦泄开燥结以通实邪,酸补敛津液以滋干涸。故曰:"阳明之复,治以辛温,佐以苦甘,以苦泄之,以苦下之,以酸补之。"(《素问·至真要大论》)

太阳复气所致之病,以咸热药主治,以甘辛药为佐,以苦药坚其气。咸为水味,热为火气,泻水以咸,治寒以热。甘从土化,用以制水,辛能散寒,寒水通于肾,肾不坚则寒易起,故"肾欲坚,急食苦以坚之。"(《素问·脏气法时论》)

所以"太阳之复，治以咸热，佐以甘辛，以苦坚之。"(《素问·至真要大论》)

总之，凡治各种胜气复气所致之病，其基本原则是："寒者热之，热者寒之，温者清之，清者温之，散者收之，抑者散之，燥者润之，急者缓之，脆者坚之，衰者补之，强者泻之，各安其气，必清必静，则病气衰去，归其所宗，此治之大体也。"(《素问·至真要大论》)

(四)司天在泉淫胜的治疗

1. 司天淫胜之治

厥阴司天风淫所胜之病，以辛凉之药平其胜气，佐以苦甘之药，以甘药缓其急，以酸药泻其邪。风为木气，金能胜之。辛从金化，凉为金气，故治以辛凉。而过于辛则反伤其气，苦以温金，甘以益气，故以苦甘为佐。木性急，则以甘缓之。风邪胜，则以辛散木之正味，其泻以酸。"肝苦急，急食甘以缓之，以酸泻之。"(《素问·脏气法时论》)故曰："风淫所胜，平以辛凉，佐以苦甘，以甘缓之，以酸泻之。"(《素问·至真要大论》)

少阴司天热淫所胜之病，以咸寒之药平其胜气，佐以苦甘之药，以酸药收敛阴气。热为火气，水能胜之，故治以咸寒。甘能泻火胜咸，苦能泄热，故以苦甘为佐。热盛于经而不敛，故以酸收之。"心苦缓，急食酸以收之。"(《素问·脏气法时论》)所以说："热淫所胜，平以咸寒，佐以苦甘，以酸收之。"(《素问·至真要大论》)

太阴司天湿淫所胜之病，以苦味热性之药平其胜气，以酸淡之药为佐，以苦味药燥湿，以淡味药渗湿。如湿甚于上而有热，则以苦温之药治之，佐以甘辛之品，以汗解法恢复其常态为止。湿为土气，燥能胜之。苦从火化，火能助燥。酸从木化，以制湿土。淡渗利窍以去其湿。"脾苦湿，急食苦以燥之。"(《素问·脏气法时论》)湿郁于上而成热，以苦温燥其湿，佐以甘辛者取其汗适复其故，即戒过汗之谓。故曰："湿淫所胜，平以苦热，佐以酸辛，以苦燥之，以淡泄之……湿上甚而热，治以苦温，佐以甘辛，以汗为故而止。"(《素问·至真要大论》)

少阳司天火淫所胜之病，以酸冷之药平其胜气，用苦甘药为佐，以酸药收敛阴气，以苦药发泄火邪，以酸药恢复阴液。水能胜火，故平以酸冷。苦能泄火之实，甘能缓火之急，故以为佐。火郁则以苦发之，火盛而散越，则以酸收之，以发去火，未免伤气，故又以酸复之。所以说，"火淫所胜，平以酸冷，佐以苦甘，以酸收之，以苦发之，以酸复之，热淫同。"(《素问·至真要大论》)

阳明司天燥淫所胜之病，以苦温之药平其胜气，以酸辛之药为佐，以苦味药下其燥结。燥为金气，火能胜之，故平以苦温。以酸泻木而补金，以辛泻金而补火，故为之佐。苦则泻下燥结。故曰："燥淫所胜，平以苦温，佐以酸辛，

以苦下之。”(《素问·至真要大论》)

太阳司天寒淫所胜之病,以辛热药平其胜气,以甘苦药为佐,以咸味药泻之。热从火化,寒为水气,热能胜之。辛热以散寒,苦甘胜水。水之正味,其泻以咸。“肾苦燥急,急食辛以润之”,“肾欲坚,急食苦以坚之,用苦补之,咸泻之。”(《素问·脏气法时论》)所以说:“寒淫所胜,平以辛热,佐以甘苦,以咸泻之。”(《素问·至真要大论》)

2. 在泉淫胜之治

厥阴在泉风淫所胜之病,用辛凉药主治,以苦味为佐,以甘味缓和肝木,以辛味散其风邪。风为木气,金能胜之,辛从金化,故治以辛凉。苦胜辛,甘益气,过于辛,恐反伤其气,故佐以苦甘。木性急,故以甘缓之。风邪胜,故以辛散之。“肝苦急,急食甘以缓之。肝欲散,急食辛以散之。”(《素问·脏气法时论》)所以说:“诸气在泉,风淫于内,治以辛凉,佐以苦,以甘缓之,以辛散之。”(《素问·至真要大论》)

少阴在泉热淫所胜之病,用咸寒药主治,以甘苦为佐,以酸味收敛阴气,以苦药发散药邪。其义与少阴司天之治相同。又以苦发之者,乃热郁而不能散,故以苦发之。所以说:“热淫于内,治以咸寒,佐以甘苦,以酸收之,以苦发之。”(《素问·至真要大论》)

太阴在泉湿淫所胜之病,用苦热药主治,以酸淡为佐,以苦味燥湿,用淡味渗湿。此与太阴司天之治相同。但佐以酸淡,与彼之酸辛之佐不同。酸从木化所以制土,淡与甘同所以益土,且淡能渗湿,故以酸淡为佐。所以说:“湿淫于内,治以苦热,佐以酸淡,以苦燥之,以淡泄之。”(《素问·至真要大论》)

表9-16 六气淫胜胜复客主治法简表

	主气	客气	胜气	复气	司天	在泉
厥阴	酸泻辛补	辛补、酸泻、甘缓	治以甘凉,佐以辛苦,以酸泻之	治以酸寒,佐以甘辛,以酸泻之,以甘缓之	平以辛凉,佐以苦,以甘缓之,以酸泻之	治以辛凉,佐以苦,以甘缓之,以辛散之
少阴	甘泻咸补	咸补甘泻	治以辛寒,佐以苦咸,以甘泻之	治以咸寒,佐以苦辛,以甘泻之,以酸收之,以苦发之,以咸软之	平以咸寒,佐以苦甘,以酸收之	治以咸寒,佐以甘苦,以酸收之,以苦发之
太阴	苦泻甘补	甘补苦泻	治以咸热,佐以辛甘,以苦泻之	治以苦热,佐以酸辛,以苦泻之、燥之、泄之	平以苦热,佐以酸辛,以苦燥之,以淡泄之	治以苦热,佐以酸淡,以苦燥之,以淡泄之

续表

	主气	客气	胜气	复气	司天	在泉
少阳	甘泻咸补	咸补甘泻	治以辛寒，佐以甘咸，以甘泻之	治以咸冷，佐以苦辛，以咸软之，以酸收之，辛苦发之，发不远热，无犯温凉	平以酸冷，佐以苦甘，以酸收之，以苦发之，以酸复之	治以咸冷，佐以苦辛，以酸收之，以苦发之
阳明	辛泻酸补	酸补辛泻	治以酸温，佐以辛甘，以苦泻之	治以辛温，佐以苦甘，以苦泻之、下之，以酸补之	平以苦温，佐以酸辛，以苦下之	治以苦温，佐以甘辛，以苦下之
太阳	咸泻苦补	苦补咸泻	治以甘热，佐以辛酸，以咸泻之	治以咸热，佐以甘辛，以苦坚之	平以辛热，佐以甘苦，以咸泻之	治以甘热，佐以苦辛，以咸泻之，以辛润之，以苦坚之

少阳在泉火淫所胜之病，用咸冷药主治，以苦辛为佐，以酸味药收敛阴气，以苦味药发散火邪。水能制火，故治以咸冷，与在泉热淫之治同。苦能泄火，辛能散火，故当佐以苦辛。酸收、苦发之义与在泉热淫之治相同。所以说："火淫于内，治以咸冷，佐以苦辛，以酸收之，以苦发之。"(《素问·至真要大论》)

阳明在泉燥淫所胜之病，有苦温药主治，以甘辛为佐，以苦寒泄下。燥为金气，火能胜之，苦从火化，故治以苦温。木受金伤，以甘缓之；金之正味，以辛泻之，故以甘辛为佐。燥结不通，邪实于内，故以苦寒下之。"肺苦气上逆，急食苦以泄之……肺欲收，急食酸以收之，用酸补之，辛泻之。"(《素问·脏气法时论》)所以说："燥淫于内，治以苦温，佐以甘辛，以苦下之。"(《素问·至真要大论》)

太阳在泉寒淫所胜之病，用甘热药主治，以苦辛为佐，以咸味药泻之，以辛药温润之，以苦药坚实之。寒为水气，土能胜水，热能胜寒，甘从土化，热从火化，故治以甘热。佐以苦辛等义，即"肾苦燥，急食辛以润之。肾欲坚，急食苦以坚之，用苦补之，咸泻之"(《素问·脏气法时论》)之谓。所以说："寒淫于内，治以甘热，佐以苦辛，以咸泻之，以辛润之，以苦坚之。"(《素问·至真要大论》)

五、运气与预后

根据运气学说也可判断疾病的预后，预测死亡的日期和时刻。五脏病，凡真脏脉出现后，皆至其所不胜之日死。如"肝见庚辛死，心见壬癸死，脾见甲乙死，肺见丙丁死，肾见戊己死。是谓真脏脉见皆死。"(《素问·平人气象论》)庚辛属金,肝属木,金能克木,故"肝见庚辛死"。所以说:"庚辛者,金日也。肝之真脏脉见而全无胃气,则至庚辛日而死,以金克木也。"(《黄帝内经素问注证发微》)运气学说不仅能预测死亡的日期,还可以判断死亡的时刻。将十二地支按五行分属,五行又与五脏相配,则一昼夜的时辰可分属五脏。然后将时支的属性与所患病的属性,按五行相克规律,就可推测出死亡的大体时间。故曰:"一日一夜五分之,此所以占死生之早暮也。"(《素问·玉机真脏论》)即病死于克己者之分位。总之,运气学说判断预后是根据受病脏腑的属性和病情,结合季节日时的干支属性,按五行生克规律推算,如属相生,则病情在相应的日期减轻或向愈;若属相克,则病情恶化或死亡。

表9-17　司天太过不及的治疗

司天	太过				不及			
	胜气	治	佐	用药法则	胜气	治	佐	用药法则
厥阴	风	辛凉	苦甘	以甘缓之,以酸泻之	清气	酸温	甘苦	以辛平之
少阴	热	咸寒	苦甘	以酸收之	寒气	甘温	苦酸辛	以咸平之
太阴	湿	苦热	酸辛	以苦燥之,以淡泄之	热气	苦寒	苦酸	以苦平之
少阳	火	酸冷	苦甘	以酸收之,以苦发之,以酸复之	寒气	甘热	苦辛	以咸平之
阳明	燥	苦温	酸辛	以苦下之	热气	辛寒	苦甘	以酸平之
太阳	寒	辛热	甘苦	以咸泻之	热气	咸冷	苦辛	以苦平之

表9-18　在泉太过不及的治疗

司天	太过				不及			
	胜气	治	佐	用药法则	胜气	治	佐	用药法则
厥阴	风	辛凉	苦	以甘缓之,以辛散之	清气	酸温	苦甘	以辛平之
少阴	热	咸寒	甘苦	以酸收之,以苦发之	寒气	甘热	苦辛	以咸平之
太阴	湿	苦热	酸淡	以苦燥之,以淡泄之	热气	苦冷	咸甘	以苦平之
少阳	火	咸冷	苦辛	以酸收之,以苦发之	寒气	甘热	苦辛	以咸平之
阳明	燥	苦温	甘辛	以苦下之	热气	平寒	苦甘	以酸平之,以和为利
太阳	寒	甘热	苦辛	以咸泻之,以辛润之,以苦坚之	热气	咸冷	甘辛	以苦平之

12检